普通高等教育案例版系列教材

案例版

供临床、预防、基础、口腔、麻醉、影像、药学、检验、护理、法医等专业使用

传染病学

第 3 版

主　　编　邓存良　程明亮　陈永平
副主编　张　权　毛　青　丁向春
编　　委（以姓氏笔画为序）

丁向春（宁夏医科大学）　　　　　　马　臻（内蒙古医科大学）
毛　青（陆军军医大学）　　　　　　邓存良（西南医科大学）
左维泽（石河子大学医学院）　　　　卢明芹（温州医科大学）
冯　萍（四川大学华西医院）　　　　朱传龙（南京医科大学）
许烂漫（宁波大学）　　　　　　　　李　骥（温州医科大学）
李用国（重庆医科大学）　　　　　　吴　刚（西南医科大学）
张　权（贵州医科大学）　　　　　　陈　文（西南医科大学）
陈永平（温州医科大学）　　　　　　林　锋（海南医学院）
林世德（遵义医科大学）　　　　　　郑明华（温州医科大学）
郑素军（首都医科大学）　　　　　　孟忠吉（湖北医药学院）
赵雪珂（贵州医科大学）　　　　　　赵彩彦（河北医科大学）
胡　鹏（重庆医科大学）　　　　　　胡章勇（成都医学院）
敖康健（湖北医药学院）　　　　　　徐光华（延安大学医学院）
盛云建（西南医科大学）　　　　　　程明亮（贵州医科大学）
穆　茂（贵州医科大学）

其他编写人员（以姓氏笔画为序）

王　姣（海南医学院）　　　　　　　朱庆峰（石河子大学医学院）
任　珊（首都医科大学）　　　　　　刘　瑞（海南医学院）
赵颂涛（陆军军医大学）

科学出版社

北　京

郑 重 声 明

为顺应教学改革潮流和改进现有的教学模式，适应目前高等医学院校的教育现状，提高医学教育质量，培养具有创新精神和创新能力的医学人才，科学出版社在充分调研的基础上，首创案例与教学内容相结合的编写形式，组织编写了案例版系列教材。案例教学在医学教育中，是培养高素质、创新型和实用型医学人才的有效途径。

案例版教材版权所有，其内容和引用案例的编写模式受法律保护，一切抄袭、模仿和盗版等侵权行为及不正当竞争行为，将被追究法律责任。

图书在版编目（CIP）数据

传染病学/邓存良，程明亮，陈永平主编 . —3 版 . —北京：科学出版社，2023.4

普通高等教育案例版系列教材

ISBN 978-7-03-074482-1

Ⅰ. ①传… Ⅱ. ①邓… ②程… ③陈… Ⅲ. ①传染病–高等学校–教材 Ⅳ. ① R51

中国版本图书馆 CIP 数据核字（2022）第 252426 号

责任编辑：周 园/责任校对：宁辉彩
责任印制：赵 博/封面设计：陈 敬

科学出版社 出版
北京东黄城根北街 16 号
邮政编码：100717
http://www.sciencep.com
三河市骏杰印刷有限公司 印刷
科学出版社发行 各地新华书店经销

*

2008 年 5 月第 一 版 开本：850×1168 1/16
2023 年 4 月第 三 版 印张：21 1/2
2023 年 4 月第十一次印刷 字数：710 000

定价：88.00 元
（如有印装质量问题，我社负责调换）

前　言

随着社会的发展和人口的迁移与流动，传染病对人类健康的威胁不但没有减弱反而增强。消除公共卫生危害需要全世界的共同努力，创建科学的公共卫生防御体系、加强传染病防控势在必行。

《传染病学》（案例版）是科学出版社为高等医药院校 5 年制学生编制的，以临床逻辑思维能力培养为主的教材。编写过程中，编委们坚持"三基""五性""三特定"的编写原则，突出表现其启发性、实践性与创新性。本教材不仅为当代医学生掌握传染病发生发展规律提供基本理论、基本知识和基本技能，同时，引用大量临床典型案例，增强学习中的趣味性、启发性，能有效激发学生主动学习、自主学习的积极性。另外，本教材还结合国家执业医师资格考试大纲（2022 年）针对传染病学中各种疾病的考点提供了学习要点、复习思考题和习题精选，为培养学生成为公共卫生体系中专业人才发挥重要作用。

本版教材的修订秉承了前两版案例教材的特点，吸纳了近 5 年来传染病研究的一些新成果，特别是艾滋病、病毒性肝炎、败血症与感染性休克、真菌感染性疾病等最新临床指南和研究进展，以拓展学生视野，涉猎前沿知识。

在出版社大力支持以及各位编委共同努力下，本教材得以完成并出版，借此机会对大家的辛勤付出和奉献表示衷心感谢。由于编者的学识、水平有限，书中难免有疏漏之处，恳请同行专家、广大师生和读者们斧正。

邓存良　程明亮　陈永平

2022 年 2 月

目　　录

第一章 总 论

【学习要点】

1. 掌握传染病、感染性疾病、感染、免疫的概念。
2. 掌握传染病感染过程的表现、传染病的基本特征和流行的基本环节。
3. 掌握诊断要点、治疗及预防原则。

  人与自然斗争的过程形成了人类社会，病原体与人体斗争的过程形成感染。感染（infection）是指病原体（pathogen）克服机体的防御，侵犯或侵入人体的特定部位，并在体内生长繁殖的过程。感染性疾病（infectious diseases）是指由病原体感染所致的疾病，包括传染病和非传染性感染性疾病。传染病（communicable diseases）是指由病原微生物和寄生虫感染人体后产生的有传染性、在一定条件下可流行的疾病。

  传染病学（lemology）是研究传染病在人体内发生、发展的规律，探索其诊断、治疗的方法，控制其在人群中传播的一门临床学科。其重点在于研究这些疾病的发病机制、临床表现、诊断与治疗方法和预防措施，以求达到治病救人、防止传播的目的。传染病学与其他学科有密切联系，其基础学科和相关学科有微生物学、人体寄生虫学、免疫学、流行病学、病理学、药理学和诊断学等。掌握这些学科的基本知识、基本理论和基本技能对学好传染病学起着非常重要的作用。

  历史上传染病曾对人类造成很大的灾难。中华人民共和国成立后，在"预防为主、防治结合"的卫生方针指引下，我国各类传染病得到很好的控制，如消灭了天花、脊髓灰质炎。但是，近年来有些传染病如病毒性肝炎、结核病、艾滋病等仍然广泛存在，加上全球已经形成"一个整体"，使得国外新发生的传染病很快传入我国成为可能，因此，传染病的防治工作尚需进一步加强。

第一节 感染与免疫

一、感 染

  感染是指病原体与人体之间相互作用、相互斗争的过程。病原体是指感染人体后可导致机体出现组织损伤、甚至发生疾病的微生物和寄生虫。在漫长的生物进化过程中，人体与有些微生物、寄生虫之间达到了相互适应、互不损害的共生状态，如肠道的大肠埃希菌。一般情况下不致病或毒力弱的细菌在某些特定条件下诱发导致机体损伤称为条件致病菌（conditional pathogen），其感染致病具有条件依赖性，如寄居的位置改变（如肠道的大肠埃希菌从肠道进入腹腔或泌尿道）。病原体进入人体后引起的感染过程，由于适应程度的不同，在相互斗争过程中呈现不同的表现，称为感染谱（infection spectrum）。

二、感染过程的表现

  病原体经各种途径进入人体后即开启感染的历程。感染的过程及感染后的转归主要受病原体的致病力和人体免疫功能的影响，也与外界的干预如疾病预防控制与管理、治疗药物使用等有关。病原体的感染过程主要有以下5种表现。

（一）清除病原体

  清除病原体（elimination of pathogen）是指病原体进入人体后，在机体非特异性免疫屏障作用下，如皮肤黏膜的屏障、胃酸的杀菌作用，或在机体特异性免疫功能如被特异性抗体（通过预防接种或感染后获得主动免疫）中和下，在体内被消灭或通过体腔如口鼻、肛门或尿道排出体外，人体不出现任何症状。

（二）隐性感染

  隐性感染（covert infection）又称亚临床感染，指病原体侵入人体后，仅诱导机体产生特异性免疫应答，而不引起或只引起轻微的组织损伤，在临床上不显示出任何症状、体征甚至不出现任何生化改变，只能通过免疫学检查才能发现。在大多数传染病中，隐性感染是最常见的形式，隐性感染过程结束后，大多数人获得不同程度的特异性免疫，病原体被清除；少数人病原体可持续存在，成为病原携带者，如乙型肝炎病毒感染、伤寒沙门菌感染、志贺菌感染。隐性感染率高，则人群易感者减少，可使传染病流行度降低。

（三）显性感染

显性感染（overt infection）又称临床感染，指病原体侵入人体后，通过病原体本身的作用或刺激机体免疫应答，产生一系列炎症介质，导致组织损伤，引起明显的病理、病理生理改变和临床表现。在大多数传染病中，显性感染只占其受感染者的小部分。但在少数传染病如麻疹、水痘等发生中，感染者多表现为显性感染。显性感染结束后，病原体可被清除，受感染者可获得较为稳固的免疫力而不易再受感染，如麻疹、伤寒等。但有些传染病患病后获得的免疫力不牢固，可以再受感染而发病，如细菌性痢疾、流行性感冒等。少数显性感染者病原体不能被机体彻底清除而长期携带，成为传染源。

（四）病原携带状态

病原携带状态（carrier state）指病原体侵入人体后，留存于机体的某一器官或组织，引起轻度的病理损害，而人体不出现疾病的临床表现。按病原体种类不同，病原携带者可以分为带病毒者、带菌者或带虫者等。按其发生在显性感染或隐性感染之后分为恢复期与健康携带者，发生在显性感染临床症状出现之前称潜伏期携带者。携带病原体持续时间在3个月内称急性携带者，大于3个月以上称慢性携带者。所有病原携带者都有一个共同的特点，即无明显临床症状但可排出病原体。许多传染病的病原携带者为重要的传染源，如伤寒、细菌性痢疾、霍乱、乙型病毒性肝炎等。

（五）潜伏性感染

潜伏性感染（latent infection）指病原体感染人体后，机体免疫功能将病原体局限在人体某个部位，但不能将其彻底清除，病原体长期潜伏下来，待机体免疫功能下降时，病原体乘机活跃繁殖，引起显性感染。潜伏性感染期间，病原体不排出体外，这是与病原携带状态不同之处。并非每种传染病都存在潜伏性感染，常见的潜伏性感染有单纯疱疹病毒感染、水痘-带状疱疹病毒感染、疟原虫感染和结核杆菌感染等。

上述感染的五种表现形式在不同传染病发生时各有侧重。一般来讲，隐性感染最常见，病原携带状态次之，显性感染占比最少。显性感染一旦出现，容易识别。上述感染的五种表现形式在一定条件下可相互转变。

三、感染过程中病原体的作用

病原体侵入人体后能否引起疾病取决于病原体的致病能力和机体的免疫防御能力两个因素。病原体的致病力（pathogenicity）包括以下4个方面。

（一）侵袭力

侵袭力（invasiveness）指病原体侵入机体并在机体内生长、繁殖的能力。有些病原体可直接侵入人体，如钩端螺旋体及钩虫丝状蚴等；有些则需借助其产生的肠毒素（如霍乱弧菌）、细菌荚膜（如炭疽杆菌）、细菌表面的成分（如伤寒沙门菌的 Vi 抗原）及酶（如阿米巴原虫分泌的溶组织酶）等致病。

（二）毒力

毒力（virulence）包括毒素和其他毒力因子。毒素包括外毒素与内毒素。外毒素主要指革兰氏阳性菌在生长繁殖过程中分泌到细胞外、具有酶活性的毒性蛋白，以白喉外毒素和破伤风外毒素为代表。少数革兰氏阴性菌也能产生外毒素，如霍乱弧菌。内毒素主要是革兰氏阴性菌细胞壁中的一种脂多糖，菌体自溶或死亡后裂解释放出来，如伤寒沙门菌、痢疾杆菌等。外毒素通过与靶细胞的受体结合，进入细胞内起作用。内毒素则通过激活单核巨噬细胞、释放细胞因子而起作用。许多细菌都能分泌抑制其他细菌生长的细菌素以利于本身生长、繁殖。

（三）数量

在同一种传染病中，入侵病原体的数量（quantity）一般与致病力成正比。但在不同的传染病中，能引起疾病的最低病原体数量可有较大差异，如伤寒需 10 万个菌体，而细菌性痢疾仅需 10 个菌体。

（四）变异性（variability）

病原体可因环境、药物或遗传等因素而发生变异。一般来说，经人工培养多次传代，病原体的致病力会减弱，如用于结核病预防的卡介苗；在宿主间反复传播可使致病力增强，如 δ 新型冠状病毒。病原体的抗原变异可逃逸机体的特异性免疫作用，继而引起疾病或使疾病慢性化，如流行性感冒病毒、丙型肝炎病毒和人类免疫缺陷病毒等。

四、感染过程中免疫应答的作用

机体的免疫应答对感染过程的表现和转归起着重要的作用。免疫应答可分为有利于机体抵抗病原体的保护性免疫应答和促使病理改变的变态反应两大类。保护性免疫应答分为非特异性免疫和特异性免疫两种。变态反应都是特异性免疫。非特异性免疫和特异性免疫都有可能引起机体保护和病理损伤。

（一）非特异性免疫

非特异性免疫（nonspecific immunity）是机体对侵入病原体的一种清除机制，它不牵涉对抗原的识别和二次免疫应答的增强。

1. 天然屏障 包括外部屏障：皮肤、黏膜及其分泌物（如溶菌酶、气管黏膜上的纤毛等）和内部屏障（如血脑屏障、胎盘屏障等）。

2. 吞噬作用 单核巨噬细胞系统包括血液中的游走大单核细胞，肝、脾、淋巴结、骨髓中固有的吞噬细胞和各种粒细胞（尤其是中性粒细胞）。它们都具有非特异性吞噬功能，可清除机体内的病原体。

3. 体液因子 包括存在于体液中的补体、溶菌酶、备解素和各种细胞因子（cytokine）。细胞因子主要是单核巨噬细胞和淋巴细胞被激活后释放的一类有生物活性的肽类物质。这些体液因子能直接或通过免疫调节作用而清除病原体。与非特异性免疫有关的体液因子主要有以下 5 种。

（1）补体（complement）：是存在于人体内血清中的一组球蛋白，在抗体存在下，参与灭活病毒，杀灭与溶解细菌，促进吞噬细胞吞噬与消化病原体。抗原抗体复合物能激活补体系统，加强对病原体的杀伤作用，但过强时可引起免疫病理损伤。

（2）溶菌酶（lysozyme）：是一种低分子量、不耐热的蛋白质，存在于组织与体液中，主要对革兰氏阴性菌起溶菌作用。

（3）备解素（properdin）：是一种糖蛋白，能激活补体 C3，在镁离子的参与下，能杀灭各种革兰氏阳性菌，并可中和某些病毒。

（4）干扰素（interferon）：是由病毒作用于易感细胞产生的大分子糖蛋白。细菌、立克次体、真菌、原虫、植物血凝素、人工合成的核苷酸多聚化合物均可刺激机体产生干扰素。干扰素对肝炎病毒、单纯疱疹病毒、水痘-带状疱疹病毒、巨细胞病毒以及流感病毒、腺病毒均能起抑制作用。

（5）白细胞介素 2（interleukin-2）：是具有生物功能的小分子蛋白质，是在促有丝分裂素或特异性抗原刺激下，由辅助性 T 淋巴细胞分泌的一种淋巴因子，其功能是通过激活细胞毒性 T 淋巴细胞、LAK 细胞、NK 细胞等，从而杀伤病毒、细菌等，并能促进和诱导 γ 干扰素产生。

（二）特异性免疫

特异性免疫（specific immunity）指由于对抗原特异性识别而产生的免疫。由 T 细胞、B 细胞分别识别特异性抗原介导的免疫应答分别称为细胞免疫和体液免疫。

1. 细胞免疫 T 细胞是参与细胞免疫的淋巴细胞，受到抗原刺激后，转化为致敏淋巴细胞，并表现出特异性免疫应答。该免疫应答只能通过致敏淋巴细胞传递，故称为细胞免疫。免疫过程经过感应、反应、效应三个阶段。在反应阶段致敏淋巴细胞再次与抗原接触时，便释放出多种淋巴因子（转移因子、移动抑制因子、激活因子、皮肤反应因子、淋巴毒素、干扰素）。这些淋巴因子与巨噬细胞、杀伤性 T 细胞协同发挥免疫功能，参与机体抗感染、免疫监视、移植排斥、迟发型变态反应。此外，辅助性 T 细胞与抑制性 T 细胞还参与体液免疫的调节。

2. 体液免疫 致敏 B 细胞在相同的抗原再次刺激下转化为浆细胞，合成免疫球蛋白（能与靶抗原结合的免疫球蛋白即抗体），从而介导体液免疫。免疫球蛋白（immunoglobulin, Ig）分为 5 类。

笔记栏

（1）IgG：在血清中含量最多，是唯一能通过胎盘的抗体，对毒性产物起中和、沉淀、补体结合作用，临床上所用丙种球蛋白即为IgG。

（2）IgM：是相对分子质量最大的免疫球蛋白，在个体发育中最先合成，为一种巨球蛋白，不能通过胎盘。血清中检出的特异性IgM可作为传染病早期诊断的标志，提示新近感染或持续感染。

（3）IgA：分为两型，即分泌型与血清型。分泌型IgA存在于鼻腔、支气管分泌物、唾液、胃肠液及初乳中，其作用是将病原体黏附于黏膜表面，阻止扩散。血清型IgA免疫功能尚不完全清楚。

（4）IgE：是出现最晚的免疫球蛋白，可致敏肥大细胞及嗜碱性粒细胞脱颗粒，释放组胺。寄生虫感染时血清IgE含量增高。

（5）IgD：免疫功能尚不清楚。

第二节　传染病的特征

一、基本特征

传染病与其他疾病不同在于其具有以下4个基本特征。

（一）病原体

所有传染病均有其特异的病原体（pathogen），所以对传染病的确诊，必须有病原学的依据。病原体可以是微生物或寄生虫。

1. 病原微生物（pathogenic microorganism）　包括朊粒（prion）、病毒（virus）、衣原体（chlamydia）、立克次体（rickettsia）、支原体（mycoplasma）、细菌（bacteria）、真菌（fungus）、螺旋体（spirochete）。

2. 寄生虫（parasite）　包括原虫（protozoa）、蠕虫（helminth）、医学节肢动物（medical arthropod）。

历史上大多数传染病都是先认识其临床和流行病学特征，然后才认识其病原体的。迄今为止，还未能充分认识所有传染病病原体。随着现代科学技术的进步和微生物学研究的进展，对新型传染病病原体的识别逐渐加快，如丙型肝炎病毒、新型冠状病毒的发现。

（二）传染性

传染性（infectivity）指具有致病力的病原体从体内排出，并能通过特定途径感染他人的特有性质，是传染病与其他感染性疾病的主要区别。因而，具有传染性的任何传染源包括传染病患者均须隔离，而其他感染性疾病患者不必隔离。传染期是指传染源具有传染性的时期，此期在某种特定传染病中相对恒定，可作为确定隔离患者时长的依据。

（三）流行病学特征

传染病发生都表现出一定的流行病学特征（epidemiologic feature）。

1. 流行性　传染病的流行可表现为散发、流行、大流行和暴发流行。散发，即散在性发病，是指当地当年的发病率没有超过常年的水平。当某传染病的发病率显著高于近年来的一般水平时称为流行。若某种传染病的流行范围甚广，超出国界或洲界时称为大流行。传染病病例高度集中在某一时间内发生称为暴发流行。

2. 季节性　指由于受气温、湿度等环境因素的影响，不同传染病的发病率在每年不同季节升高的现象，如呼吸道传染病好发于冬春季节，而肠道传染病多发于夏秋季节。这是由于作为传播媒介的各种节肢动物，以及人体受到自然条件影响的结果。

3. 地方性和输入性　地方性是指因地理气候、人民生活习惯等自然因素或社会因素的影响，某些传染病常局限于一定的地理范围内发生，如血吸虫病好发于钉螺繁殖的水域地区。输入性是指某些传染病国内或地区内不存在，是从国外或外地传入的，如布鲁氏菌病从牧区输入内地。

传染病在不同人群（年龄、性别、职业）中发生率不同，也是流行病学特征，如流行性乙型脑炎患者多为10岁以下儿童，布鲁氏菌病及炭疽以畜牧工人和屠宰工人发病率高。

（四）感染后免疫

人体感染病原体后，针对病原体和（或）其产物（如毒素）产生的特异性免疫称为感染后免疫（postinfection immunity）。由于感染后免疫的存在，传染病痊愈后机体可对同一种病原体产生一定的免疫力。感染后免疫可以通过血清抗体检测获知。感染后免疫的持续时间在不同传染病中有所不同。有些病毒性传染病（如麻疹、水痘等）的感染后免疫持续时间长，甚至终身免疫；有些病毒性传染病（如流行性感冒）则可反复感染。细菌传染病、螺旋体传染病、原虫性传染病的感染后免疫时间通常较短，仅为数月至数年；但也有例外，如伤寒愈后可获得终身免疫，蠕虫病感染后通常不产生保护性免疫。

二、临床特点

（一）病程发展的阶段性

急性传染病的发生、发展和转归通常分为以下 5 个阶段。

1. 潜伏期 从病原体入侵人体至首发症状出现的一段时间称为潜伏期（incubation period），相当于病原体在体内定位、繁殖、转移，引起组织损伤、导致临床症状出现之前的整个过程。不同传染病的潜伏期长短不一，潜伏期的长短一般与感染病原体的数量成反比，但有例外，例如，细菌性食物中毒的潜伏期与细菌所产生毒素的量及其播散所需时间有关，因其致病主要是毒素引起，毒素在食物中已经存在，故其潜伏期可短至数十分钟。狂犬病的潜伏期取决于病毒进入人体的部位，伤口离中枢神经系统越近，则潜伏期越短。潜伏期是决定检疫期及密切接触者医学观察期的重要依据，医学观察期是该病的最长潜伏期。

2. 前驱期 从起病至症状明显前的时期称为前驱期（prodromal period）。在前驱期中的临床表现通常是非特异性的，如头痛、发热、疲乏、食欲缺乏和肌肉酸痛等，一般持续 1～3 天。起病急骤者，亦可无前驱期。

3. 症状明显期 绝大多数急性传染病如麻疹、水痘患者度过前驱期后，即转入症状明显期（period of apparent manifestation）。在症状明显期，该传染病（如伤寒）所特有的症状和体征相继表现出来，如持续的发热、皮疹、肝脾大等。然而，某些传染病，如流行性乙型脑炎，大部分患者从前驱期可随即进入恢复期，临床上称为顿挫型（abortive type），仅少部分患者进入症状明显期。

4. 恢复期 当机体的免疫力增强至一定程度，机体的病理生理基本恢复，患者的症状及体征逐渐消失，临床上称为恢复期（convalescent period）。在此期间，尽管体内病理生理基本恢复，但还有残余病理改变或生化改变，病原体也未被完全清除而再次繁殖，而导致临床出现再燃（recrudescence）或复发（relapse）。再燃是指当传染病患者的临床病情已缓解，但体温尚未恢复正常又见加重的现象。复发是指当患者进入恢复期后，已稳定退热一段时间，由于体内残存的病原体再度繁殖而使临床表现再度出现。再燃和复发可见于伤寒、疟疾等传染病。

5. 后遗症期 患者在恢复期结束后，某些器官功能未能恢复正常称为后遗症期（sequelae stage）。后遗症期多见于以中枢神经系统病变为主的传染病，如流行性乙型脑炎等。

（二）传染病常见的症状与体征

1. 发热 发热（fever）是传染病最常见的症状，大多数传染病均见发热，少数传染病如狂犬病、破伤风等则不发热。

（1）发热程度：临床上可在口腔、舌下、腋下或直肠探测体温。以口腔温度为标准，发热的程度可分为：①低热，体温为 37.3～38℃；②中度发热，体温为 38.1～39℃；③高热，体温为 39.1～41℃；④过高热，体温 41℃以上。

（2）发热过程：可分为 3 个阶段。

1）体温上升期（effervescence）：指病程初期患者体温逐渐上升的时期。患者体温逐渐升高，可出现畏寒，见于伤寒、细菌性痢疾等；若体温急剧上升至 39℃以上，伴寒战，可见于疟疾、登革热等。

2）极期（fastigium）：指体温上升至一定高度后并持续的时期。

3）体温下降期（defervescence）：指升高的体温缓慢或快速下降的时期。有些传染病，如伤寒、结核病等多需经数天后才能降至正常水平；有些传染病，如疟疾则可于数十分钟内降至正常水平，常伴大量出汗。

（3）热型及其意义：热型是传染病的重要特征之一，具有鉴别诊断意义。较常见的有以下 5 种热型。

1）稽留热（continued fever）：指体温升高达 39℃以上且 24 小时相差不超过 1℃，可见于伤寒、斑疹伤寒等的极期。

2）弛张热（remittent fever）：指 24 小时体温相差超过 1℃，但最低点未达正常水平，常见于败血症。

3）间歇热（intermittent fever）：指 24 小时内体温波动于高热与正常体温或之下，可见于疟疾、败血症等。

4）回归热（relapsing fever）：指高热持续数日后自行消退，但数日后又再出现，可见于回归热、布鲁氏菌病等。若在病程中反复出现并持续数月之久时称为波状热（undulant fever）。

5）不规则热（irregular fever）：指发热患者的体温曲线无一定规律的热型，常见于流行性感冒、败血症等。

2. 皮疹 许多传染病在发热时伴有皮疹称为疹热性传染病。皮疹分为外疹和内疹（黏膜疹）两大类。

（1）皮疹的种类：皮疹依其形态可分为以下 4 类。

1）斑丘疹（maculopapule）：斑疹是指局部皮肤发红，不凸出于皮肤表面；丘疹是局部皮肤发红，凸出于皮肤表面。斑丘疹则是指斑疹与丘疹同时存在，可见于麻疹、传染性单核细胞增多症等。玫瑰疹属于丘疹，呈粉红色，可见于伤寒沙门菌感染等。红斑疹为广泛成片的红斑，其中可见密集而形似凸起的点状充血性红疹，压之褪色，见于猩红热。

2）瘀点（petechia）：又称出血疹，压之不褪色。多见于流行性出血热、登革热和流行性脑脊髓膜炎等病。出血疹可相互融合形成瘀斑。

3）疱疹（herpes）：表面隆起，疹内含浆液，多见于水痘、单纯疱疹和带状疱疹等，亦可见于立克次体病。若疱疹液呈脓性则称为脓疱疹，可见于金黄色葡萄球菌败血症。

4）荨麻疹（urticaria）：为不规则或片块状高出皮面的皮疹，常伴瘙痒，可见于急性乙型病毒性肝炎、蠕虫蚴移行症和丝虫病等。

（2）出疹时间、顺序及分布：出疹时间、先后顺序及分布对诊断和鉴别诊断有重要的参考价值。例如，水痘、风疹多于病程的第 1 天出疹，猩红热于第 2 天出疹、天花于第 3 天出疹、麻疹于第 4 天出疹、斑疹伤寒于第 5 天出疹、伤寒于第 6 天出疹。水痘的皮疹主要分布于躯干，呈向心性分布；天花的皮疹多见于面部及头颈部，呈离心性分布；麻疹的皮疹先于耳后出现，渐及面部，后向躯干、四肢蔓延，同时有科氏斑（Koplik spot）；幼儿急疹则初起于躯干，1 天内波及全身。

有些疾病可同时出现斑丘疹和出血疹，有时还相互融合，如登革热、流行性脑脊髓膜炎等。焦痂也是一种皮疹，发生于昆虫传播媒介叮咬处，可见于恙虫病、立克次体病等。

3. 毒血症状（toxemic symptoms） 传染病发展过程中，病原体及其产生的各种代谢产物（包括毒素在内）进入血液循环，可引起除发热以外的多种症状，如疲乏，全身不适，头痛，肌肉、关节和骨骼疼痛等；重者可有意识障碍、谵妄、脑膜刺激征、中毒性脑病、呼吸衰竭及休克等，甚至还可引起肝、肾损害，表现为肝、肾功能异常。病原体及其毒素的全身扩散现象主要有以下 4 种。

（1）毒血症（toxemia）：病原体在局部繁殖，产生的毒素进入血液循环，全身出现中毒症状，而病原体不入血。

（2）菌血症（bacteremia）：病原体在局部繁殖，进入血液循环，但时间短暂，未引起明显全身炎症反应，并不出现全身中毒症状。

（3）败血症（septicemia）：病原体在局部繁殖，不断侵入血液循环并繁殖，产生毒素，引起全身严重中毒症状及其他组织器官明显损伤。菌血症和败血症统称为血流感染（blood stream infection，BSI）。败血症是严重的血流感染。

（4）脓毒败血症（septicopyemia）：在败血症的基础上，病原体随血液循环播散至全身脏器，形成迁徙性化脓病灶，引起严重中毒症状。

4. 单核巨噬细胞系统反应 在病原体及其代谢物的作用下，单核巨噬细胞系统可出现充血、增生等反应，临床上表现为肝、脾和淋巴结肿大。

（三）临床类型

传染病的临床类型按传染病临床过程的长短可分为急性、亚急性和慢性，按病情轻重可分为轻型、典型（也称中型或普通型）、重型和暴发型。各种传染病都有典型和不典型的临床类型，临床类型的确定对评估病情、判定预后、确定治疗方案和开展流行病学调查都有重要意义。

第三节 传染病的发病机制

一、传染病的发生与发展

传染病的发生与发展都有一个共同的特征，就是疾病发展的阶段性。发病机制中的阶段性与临床表现的阶段性大多数是互相吻合的。但有时并不一致，如在伤寒第一次菌血症时还未出现症状，而第4周体温下降时肠壁溃疡尚未完全愈合。

（一）入侵部位

病原体的入侵部位（position of invasion）与发病机制有密切关系，入侵部位适当，病原体才能定植、生长、繁殖及引起病变。例如，志贺菌和霍乱弧菌都必须经口感染，破伤风梭菌必须经伤口感染才能引起病变。

（二）机体内定位（location in the body）

病原体侵入并定植机体后，可在入侵部位直接引起病变，如炭疽的皮损黑痂；也可在入侵部位生长、繁殖，分泌毒素，在远离入侵部位引起病变，如白喉；或者进入血液循环，再定植于某一靶器官引起该器官的病变，如流行性脑脊髓膜炎；或经过一系列的生活史阶段，最后在某一脏器中定居，如蠕虫病。各种病原体在机体内定位都有其各自的特殊规律性。

（三）排出途径

各种传染病都有其病原体排出途径（route of exclusion），是决定对患者、病原携带者和隐性感染者实施隔离措施的重要依据。有些病原体的排出途径是单一的，如志贺菌只通过粪便排出；有些病原体通过多种途径排出，如手足口病既可通过粪便排出，又可通过飞沫排出；有些病原体则存在于血液中，当虫媒叮咬或输血时才离开人体（如疟原虫）。病原体排出体外的持续时间有长有短，因而不同传染病有不同的传染期。

二、组织损伤的发生机制

在传染病中，导致组织损伤的发生方式有以下机制。

（一）直接损伤（direct damage）

病原体借助其机械运动和（或）所分泌的酶可直接破坏组织（如溶组织阿米巴滋养体）或通过细胞病变而使细胞溶解。

（二）毒素作用（action of the toxin）

有些病原体能分泌毒力很强的外毒素，可选择性损害靶器官（如肉毒杆菌的神经毒素）或引起功能紊乱（如霍乱肠毒素）。革兰氏阴性杆菌裂解后产生的内毒素则可激活单核巨噬细胞分泌肿瘤坏死因子 α（TNF-α）和其他细胞因子，继而导致发热、休克及弥散性血管内凝血（disseminated intravascular coagulation，DIC）等现象。

（三）免疫机制

许多传染病的发病机制与免疫应答有关。有些传染病能抑制细胞免疫（如麻疹）或直接破坏 T 细胞（如艾滋病），更多的病原体则通过变态反应导致组织损伤，其中以Ⅲ型（免疫复合物）反应（流行性出血热）及Ⅳ型（细胞介导）反应（如结核）最为常见。

三、重要的病理生理变化

（一）发热

发热（fever）是传染病的一个重要临床表现，但并非传染病所特有，炎症、肿瘤和免疫介导的疾病亦可引起发热。当机体发生感染、炎症、损伤或受抗原刺激时，外源性致热原（病原体及其产物、免疫复合物、异性蛋白、大分子化合物或药物等）激活单核巨噬细胞，促使其释放内源性致热原，如白细胞介素 1（interleukin-1，IL-1）、TNF-α、IL-6、IFN 等。内源性致热原通过血脑屏障刺激体温调节中枢使得体温调定点升高、产热超过散热从而引起发热。

（二）代谢改变

传染病患者发生的代谢改变（change in metabolism）主要为进食量下降，能量吸收减少、消耗增加，蛋白质、糖原和脂肪分解增多，水、电解质平衡紊乱和内分泌改变。疾病早期，胰高血糖素和胰岛素分泌有所增加，甲状腺激素水平下降；恢复期，随着疾病的好转，垂体刺激甲状腺激素分泌升高，各种物质的代谢逐渐恢复正常。

第四节　传染病的流行过程与影响因素

传染病的流行过程就是传染病在人群中发生、发展和转归的过程。流行过程的发生需要有 3 个基本条件：传染源、传播途径和人群易感性。流行过程受自然因素和社会因素的影响。

一、传染病流行的基本条件

（一）传染源

传染源（source of infection）包括以下 4 个方面。

1. 患者　是重要的传染源，可通过咳嗽、呕吐、腹泻等方式促进病原体播散。急性患者病程相对较短、临床症状明显，常因住院或在家休息而隔离，故传播有限；慢性患者可长期排出病原体，活动不受限制而传播范围较大。

2. 隐性感染者　在某些传染病中如流行性脑脊髓膜炎等，隐性感染者数量多而不易被发现，在流行病学上的意义很大。

3. 病原携带者　慢性病原携带者无明显临床症状而长期排出病原体，如伤寒、细菌性痢疾等，有重要的流行病学意义。

4. 受感染动物　以动物为传染源的传染病称为动物源性传染病或人兽共患病（zoonosis），其中，以野生动物作为传染源的传染病则称自然疫源性传染病。动物源性传染病有两种，一种是受感染的动物本身患病，病原体经不同途径传染给人，引起严重疾病，如狂犬病、鼠疫、布鲁氏菌病等；另一种是受感染的动物本身不患病，只是携带病原体，或是病原体的储存宿主，所携带的病原体对人体有致病力，如钩端螺旋体病、恙虫病、肾综合征出血热等。

（二）传播途径

病原体离开传染源，随分泌物、排泄物或其他媒介，到达另一个易感者的路径称为传播途径（route of transmission）。传播途径主要有以下几种。

1. 呼吸道传播　指存在于空气飞沫或气溶胶中的病原体，被易感者吸入时获得感染，如麻疹、白喉、结核病、禽流感和新型冠状病毒感染等。

2. 消化道传播　指易感者进食被病原体污染的水源、食物时获得感染，如伤寒、细菌性痢疾和霍乱等。

3. 接触传播　指易感者接触被病原体污染的水或土壤时通过皮肤或黏膜而获得感染，如破伤风、钩端螺旋体病、血吸虫病和钩虫病等。

4. 虫媒传播　指病原体借助节肢动物机械携带或叮咬，把病原体传给易感者而获得感染，如疟疾、流行性乙型脑炎、斑疹伤寒等。

5. 血液、体液传播　指病原体存在于携带者或患者的血液或体液中，易感者通过输血、血制品、注射、分娩或性交等传播而获得感染，如疟疾、乙型病毒性肝炎、丙型病毒性肝炎和艾滋病等。

有些传染病只有一种传播途径，如伤寒只经消化道传播；有些传染病则有多种传播途径，如疟疾可经虫媒传播、血液传播。有些传染病还可通过母体向新生儿传播（又称母婴传播），母婴传播属于垂直传播（vertical transmission），如乙型病毒性肝炎；其他途径传播统称为水平传播（horizontal transmission）。

（三）人群易感性（susceptibility of the crowd）

对某种传染病缺乏特异性免疫力的人称为易感者，易感者对该病原体都具有易感性。当易感者在某一特定人群中的比例达到一定水平，若又有传染源和合适的传播途径时，则很容易出现该传染病的流行。某些病后免疫力很稳定的传染病（如麻疹、水痘、流行性乙型脑炎）经过一次流行之后，常需几年或更长一段时间当易感者比例上升至一定水平时才会再次发生流行，这种现象称为传染病流行的周期性。在普遍推行人工主动免疫的情况下，可把某种传染病的易感者始终保持很低水平，从而阻止其流行周期性的发生。有些传染病还可以通过长期坚持全民接种疫苗而被消灭，如天花、脊髓灰质炎等；接种疫苗后逐年减少的传染病，如乙型病毒性肝炎。

二、影响流行过程的因素

（一）自然因素

自然因素（natural factors）包括地理、气候和生态等，可影响传染病流行过程。寄生虫病和虫媒传染病对自然条件的依赖尤为明显。传染病的地区性和季节性与自然因素有密切关系。如血吸虫生活史中，必须要有钉螺，钉螺只在气候温和、雨量充沛、杂草丛生的河湖水网地区生长，因而血吸虫病只发生在我国长江及以南的地区，形成严格的地域性。疟疾、流行性乙型脑炎等之所以多发生于夏秋季，是因为传播这些疾病的蚊虫需要在较高的气温和湿度环境中才能滋生、繁殖。自然因素既可通过直接影响病原体在外环境中的生存能力（如钩虫病少见于干旱、寒冷地区），也可通过影响机体免疫力（如寒冷可减弱呼吸道抵抗力、炎热可减少胃酸的分泌等）而影响传染病发生。因此，冬春季多发呼吸道传染病、夏秋季多发消化道传染病。

（二）社会因素

社会因素（social factors）包括社会制度、生活条件、文化水平、风俗习惯等，对传染病流行过程有决定性影响。生活水平低、卫生条件差易发生传染病。中华人民共和国成立后，人民生活、文化水平不断提高，实行全民计划免疫，已使许多传染病的发病率明显下降或接近被消灭。当今世界交通便捷、出游方便，人口流动大，人们生活方式、饮食习惯发生较大改变，有可能使某些传染病如结核病、艾滋病的发病率有所增加，导致新发传染病如新型冠状病毒感染的发生。

第五节　传染病的诊断

传染病的诊断应根据流行病学资料、临床表现和特异的病原学检测综合考虑。早期、正确地诊断传染病有利于患者的及时隔离和治疗，有利于防止传染病的传播。

一、临床资料

全面而准确的临床资料来源于详尽的病史询问和细致的体格检查。发病的诱因和起病的方式对传染病的诊断有重要参考价值。发热的热型及伴随症状如有无腹泻、头痛和黄疸等都要从鉴别诊断角度来加以描述。进行体格检查时不要忽略任何体征，如玫瑰疹、科氏斑、腓肠肌压痛等。

二、流行病学资料

没有传染源就没有传染病。因此，流行病学资料在诊断传染病中占重要地位。多数动物源性传染病的传染源生长、繁殖具有显著的地域性和季节性，这决定了此类传染病在患者发病年龄、职业、生活习惯，及季节、地区方面有高度特异性，诊断时必须取得有关流行病学的支持。预防接种史和既往史有助于了解患者的免疫状况。当地或某一单位中发生类似疾病时有助于诊断。

三、实验室检查

实验室检查对传染病的确诊极其重要，病原体的检出或被分离培养可直接确定诊断，而免疫学检查也可提供重要依据。

（一）一般常规检查

1.血常规　大部分细菌性传染病患者白细胞总数及中性粒细胞增多，但患伤寒时减少，布鲁氏菌病患者减少或正常。大多数病毒性传染病患者白细胞总数减少、淋巴细胞比例增高，但患肾综合征出血热、流行性乙型脑炎时白细胞总数增高。机体血中出现异型淋巴细胞，见于肾综合征出血热、传染性单核细胞增多症。患原虫病时机体白细胞比例偏低或正常。

2.尿常规　肾综合征出血热、钩端螺旋体病患者尿内有蛋白质、白细胞、红细胞，病毒性肝炎患者可出现尿胆原、尿胆红素阳性。

3.粪便常规 细菌性痢疾患者大便呈黏液脓血便，肠阿米巴为果酱样大便，细菌性感染性腹泻多呈水样、血水样便或脓血便及黏液便。

4.生化检查 有助于病毒性肝炎和肾综合征出血热等疾病的诊断及病情判定。

（二）病原体检查

1.直接检查 光镜下查见脑膜炎双球菌、疟原虫、微丝蚴、溶组织阿米巴原虫及包囊、血吸虫卵、螺旋体等病原体，可及时确定诊断。

2.病原体分离 依不同疾病取血液、尿、大便、脑脊液、骨髓、鼻咽分泌物、渗出液、活组织等进行培养与分离鉴定。细菌能在普通培养基或特殊培养基内生长，病毒及立克次体必须在活组织细胞培养基内增殖。培养时根据不同病原体，选取不同的标本与培养基或动物接种。

（三）免疫学检查

免疫学检查是一种特异性的诊断方法，广泛用于临床，以确定诊断和流行病学调查。血清学检测可用已知抗原检查未知抗体，也可用已知的抗体检测未知抗原，抗体检查抗原的试验称为反向试验。抗原抗体直接结合称为直接反应，抗原和抗体利用载体后结合称为间接反应。

1.特异性抗原（specific antigen）检测 传染病在发病时，病原体正处在繁殖阶段，应能检测出病原体，对无法用培养方法获得病原体的疾病，如病毒感染，设法获得其特异性抗原，亦有病原学诊断价值，其诊断意义较抗体检测更为可靠，且更有早期诊断意义。

2.特异性抗体（specific antibody）检查 是诊断传染病应用得最早的方法。感染过程中，出现较早、持续时间较短的特异性 IgM 型抗体的检出有助于现症或近期感染的诊断，如 HAV-IgM 可用于甲型病毒性肝炎的诊断。出现较晚、持续时间较长的特异性 IgG 型抗体的检出则提示既往感染或曾经接受过预防接种，不能用于早期诊断，但可用于流行病学调查。在感染期间，如恢复期测定双份血清中的特异性抗体，抗体滴度呈 4 倍以上递增，有临床确诊意义。

3.细胞免疫功能检查 常用的有皮肤试验、E 玫瑰花环形成试验、淋巴细胞转化试验、血液淋巴细胞计数、T 淋巴细胞计数及用单克隆抗体检测 T 细胞亚群以了解各亚群下细胞数和比例。

（四）分子生物学检测

利用同位素 ^{32}P 或生物素标记的分子探针可以检出特异性的病毒核酸。聚合酶链反应（polymerase chain reaction，PCR）是利用人工合成的核苷酸序列作为"引物"，在耐热 DNA 聚合酶的作用下，通过变化反应温度扩增目的基因，用于检测体液、组织中相应核酸的存在。PCR 检查非常特异和灵敏，已经广泛用于临床病原学的诊断。

（五）高通量测序技术

高通量测序技术又称二代测序（next generation sequencing），是一次对几十万到几百万条 DNA 分子进行序列测定。根据发展时间分一代测序、二代测序、三代测序技术；基于测序策略的不同，针对微生物病原学检测的技术主要分 3 种：全基因组测序、靶向目标测序和宏基因组测序。

（六）其他

如消化内镜检查、纤维支气管镜检查。影像学检查包括超声检查、计算机断层扫描（computed tomography，CT）、磁共振成像（magnetic resonance imaging，MRI）、PET-CT 等。特别是活组织检查，即病理检查在各种传染病确诊中有重要价值。

第六节 传染病的治疗

一、治疗原则

治疗传染病的目的不仅在于促进患者康复，更在于控制传染源，防止疾病在人群中的传播。要坚持综合施治，即治疗、护理、隔离、消毒，采取一般治疗、支持对症治疗、病原治疗并重的原则。

二、治疗方法

（一）一般治疗

一般治疗是指针对机体的保护和支持而实施的非针对病原体的治疗措施。

1. 隔离 是传染病特有的保护性措施。根据病情及传染性的强弱、传播途径和传染期限的不同，可采取居家隔离、社区隔离、住院隔离、强制隔离。住院隔离可分为呼吸道隔离、消化道隔离、接触隔离等。无论何种隔离，都必须保证做好消毒工作。

2. 护理 保持环境安静清洁、空气流通，让患者有良好的休息环境。良好的基础和专科护理是治疗的先决条件，对高热、惊厥、昏迷和出血、休克、循环障碍以及窒息、呼吸衰竭等患者应进行专项特殊护理。

3. 饮食 根据不同病情给予流质、半流质、软食等饮食，保障必要维生素和基本能量供应。对进食有困难和障碍者可给予鼻饲或静脉补充。

4. 心理抚慰 医护人员的关心和鼓励是患者战胜疾病的动力源泉，因此，人文关怀、心理安慰、良好服务亦是治病良药。

（二）支持对症治疗

1. 支持治疗 总体要求尽量维持机体内环境平衡，包括水、电解质平衡，给予适当的营养、维生素，输注白蛋白、血液及免疫制品，以提高机体免疫能力和抗病能力。

2. 对症治疗 高热、呕吐、腹泻、大汗、多尿等常致水、电解质失衡，还可伴有酸或碱中毒，可通过口服或静脉输注，以补充、调节、纠正酸碱失衡和电解质紊乱。对高热患者采用冰袋、酒精擦浴、温水灌肠等物理降温，超高热可行亚冬眠疗法；脑水肿时采用脱水剂治疗，惊厥、抽搐时使用镇静药物，昏迷时采取复苏措施，心力衰竭时采取强心措施，休克时则改善微循环，严重中毒症状时可酌情使用糖皮质激素等。通过对症处理可减轻病患的痛苦、减少机体的消耗，达到调节机体各系统的功能、保护重要器官的作用。

（三）病原体的治疗

1. 抗菌药物 抗菌药物使用注意事项：①严格掌握适应证。②病毒感染性疾病不宜用。③使用前先做细菌培养及药物敏感试验，在敏感试验报告之前宜先经验性选择针对性强的抗菌药物，敏感试验报告后根据临床疗效和药敏结果调整。④多种抗菌药物治疗无效的未明原因发热患者，不宜继续使用。⑤预防使用抗菌药物必须目的性明确。

2. 抗病毒药物 ①金刚烷胺、金刚烷乙胺可用于甲型流行性感冒的预防；②更昔洛韦、利巴韦林分别可用于单纯疱疹病毒、EB 病毒感染；③核苷（酸）类似物、长效干扰素可用于乙型病毒性肝炎；④直接抗病毒药物（direct-acting antiviral agents，DAA）用于治疗丙型病毒性肝炎。

3. 免疫治疗 包括抗毒素和免疫调节剂的使用。

（1）抗毒素：用于治疗白喉、破伤风、肉毒杆菌中毒的患者。

（2）免疫调节剂：如用于临床的胸腺肽或胸腺素、转移因子、特异性免疫核糖核酸等。

（四）康复治疗

某些传染病如流行性乙型脑炎、流行性脑脊髓膜炎可引起一定程度的后遗症，需要采取康复训练、理疗、高压氧、针灸等功能康复治疗。

（五）中医治疗

传染病在祖国医学属"温病"范畴，部分疾病的不同临床阶段分别相当于中医卫、气、营、血病机，根据临床可依次用解表宣肺、清气泻下、清营开窍及滋阴化瘀的治则施以治疗。许多中药有抗菌、抗毒、调节免疫功能的作用，中西医结合治疗流行性乙型脑炎、病毒性肝炎、肾综合征出血热、晚期血吸虫病有一定效果。

第七节　传染病的预防

传染病的预防是传染病临床工作者的一项重要任务。作为传染源的患者总是由临床工作者首先发现的，因而及时报告和有效隔离患者就成为临床工作者不可推卸的责任。同时，针对构成传染病流行过程的三个基本环节，既要综合施策，又要根据各种传染病的特点，针对传播的主导环节，采取重点措施予以防范，防止传染病的传播。

一、管理传染源

(一)传染病的分类管理

传染病的报告制度是早期控制传染病流行的重要措施,必须严格遵守。根据 2013 年 6 月 29 日中华人民共和国主席令第 5 号公布施行的《中华人民共和国传染病防治法》,将法定传染病按其传染性的强弱、传播速度的快慢、对社会危害的大小分为 3 类管理。

1. 甲类 为强制管理传染病,2 种:鼠疫、霍乱。

2. 乙类 为严格控制管理传染病,25 种:严重急性呼吸综合征、艾滋病、病毒性肝炎、脊髓灰质炎、人感染高致病性禽流感、麻疹、流行性出血热、狂犬病、流行性乙型脑炎、登革热、炭疽、细菌性和阿米巴性痢疾、肺结核、伤寒和副伤寒、流行性脑脊髓膜炎、百日咳、白喉、新生儿破伤风、猩红热、布鲁氏菌病、淋病、梅毒、钩端螺旋体病、血吸虫病、疟疾。

3. 丙类 为监测管理传染病,10 种:流行性感冒、流行性腮腺炎、风疹、急性出血性结膜炎、麻风病、流行性和地方性斑疹伤寒、黑热病、包虫病、丝虫病,除霍乱、细菌性和阿米巴性痢疾、伤寒和副伤寒以外的感染性腹泻病。

近年来,我国新增乙类传染病 1 个:新型冠状病毒感染;丙类传染病 1 个:手足口病,同时也向 WHO 宣布消灭了脊髓灰质炎。

《突发公共卫生事件与传染病疫情监测信息报告管理办法》规定,发现甲类传染病和乙类传染病中的严重急性呼吸综合征、炭疽病中肺炭疽、人感染高致病性禽流感和脊髓灰质炎患者或疑似患者时,或发现其他传染病和不明原因疾病暴发时,应于 2 小时内将传染病报告卡通过网络报告;未实行网络直报的责任报告单位应于 2 小时内以最快的方式(电话、传真)向当地县疾病预防控制机构报告,并于 2 小时内寄出传染病报告卡。对于其他乙类或丙类传染病患者、疑似患者或规定的责任报告单位于 24 小时内进行网络报告;未实行网络直报的责任报告单位应于 24 小时内寄出传染病报告卡。

(二)对其他传染源的管理

1. 对病原携带者的管理 病原携带者因无临床症状而不易发现,可通过随访恢复期患者、检查接触者、追溯病史及健康检查等方法检查病原携带者,尤其对传播机会较多的人员(炊事员、食品加工供销人员、自来水管理员、保育员等)进行定期病原学检查,及时发现、及时治疗,必要时调换工作。

2. 对接触者的管理 按最长潜伏期进行检疫,包括医学观察、留验和集体检疫。

3. 对动物传染源的管理 对有经济价值和保护价值的野生动物、家畜家禽,应隔离治疗;对无经济价值和保护价值的动物传染源如狂犬、老鼠应发动群众给予捕杀,并深埋或焚烧。

二、切断传播途径

对于消化道传染病、虫媒传染病和寄生虫病,切断传播途径通常是起主导作用的预防措施,其主要措施包括消毒和隔离。开展爱国卫生运动、除四害(消灭老鼠、苍蝇、蟑螂、蚊子),采取严格、有效、规范的消毒、隔离和个人防护措施能最大限度地降低传染病的发生及蔓延。

(一)消毒

1. 消毒的意义和原则 消毒是指通过物理和化学的方法杀灭或清除污染环境的病原体,从而预防传染病传播(包括医院感染发生)的一系列方法。其目的在于控制传染源,切断传播途径,阻断和控制传染病的发生和蔓延。

消毒的基本原则是经济、方便、效果彻底和无公害。物理消毒方法是首选的消毒方法。对不能回收利用、没有保留价值的污染物品尽量采用焚烧消毒,对耐湿热、需重复应用的物品宜选用高压蒸汽灭菌消毒。

2. 消毒的种类

(1)根据实施消毒的目的不同,将消毒分为 2 类。

1)预防性消毒:指无明确的传染源存在,对可能受到病原微生物或其他有害病原体污染的场所和物品进行的消毒。

2）疫源地消毒：指对已存在或曾经存在传染源的场所进行的消毒。

（2）根据实施消毒的时间不同，又分为随时消毒和终末消毒。

1）随时消毒：指医院内有患者时所进行的消毒。在患者住院期间对其排出的带有病原微生物的吐泻物、分泌物或受到污染的环境、物品随时进行消毒，目的是迅速杀灭患者新近排出的病原体。

2）终末消毒：指患者因痊愈出院、转院或死亡离开医院后，对其所处的环境和用物进行彻底消毒，目的是完全杀灭遗留在医院内各个角落、各种物体上存活的病原体。

3. 常用的消毒方法　根据消毒方法的不同，将消毒分为物理消毒方法和化学消毒方法。

（1）物理消毒方法

1）机械除菌：用机械的方法从物体表面、空气中除去有害病原微生物，以降低其数量，减少感染机会。如流动水洗手、病室开窗通风、过滤除菌、物体表面冲刷、擦拭等。

2）热力灭菌：又分为干热灭菌和湿热灭菌两种方法。①干热灭菌：包括干烤消毒和焚烧消毒，前者适用于在高温下不损坏、不变质、不蒸发物品的消毒，如玻璃和金属制品；后者适用于无保留价值的医用垃圾和废弃物。②湿热灭菌：常用的有煮沸消毒和压力蒸汽灭菌，适用于耐热可湿物品和液体消毒。

3）紫外线消毒：适用于空气、污染物体表面的消毒。

4）电离辐射灭菌：适用于畏热、畏湿物品的消毒。

5）微波消毒：适用于医疗文件、信件、处方等的消毒。

（2）化学消毒方法：使用化学消毒剂进行消毒的方法，称为化学消毒方法。常用的化学消毒剂有过氧乙酸、过氧化氢、臭氧、含氯（溴）消毒剂、环氧乙烷、甲醛、碘和碘制剂、75%乙醇、氯己定（洗必泰）等。

（二）隔离

1. 隔离的定义与目的　隔离指将传染源在传染期间送到指定的传染病院（或隔离病房）进行治疗和护理，使他们与健康人或非传染患者隔开，暂时避免接触，以防止病原体向外扩散。隔离的目的在于控制传染源，防止交叉感染和传染病的扩散，并对传染病患者排出的病原体和污染物集中消毒处理，以切断传播途径。隔离的原则是患者与健康人分开，确诊患者与未确诊患者分开，清洁物品与污染物品严格分开。

2. 隔离的种类与要求

（1）严密隔离：对传染性强、病死率高的传染病，如霍乱、鼠疫、狂犬病等，患者应住单间病房，严格隔离。

（2）呼吸道隔离：如新型冠状病毒感染、严重急性呼吸综合征、肺结核、麻疹等病原体经患者的飞沫或分泌物传播，应注意呼吸道隔离。

（3）消化道隔离：如伤寒和副伤寒、细菌性痢疾、阿米巴痢疾等患者的排泄物可直接或间接污染食物、食具而传播疾病，应注意消化道隔离。

（4）接触隔离：对于病原体经体表或感染部位排出，直接或间接与他人受破损皮肤接触而感染引起的传染病，如破伤风、梅毒、炭疽等，应注意接触隔离。

（5）昆虫媒介隔离：对昆虫作为媒介传播的传染病，如乙型脑炎、疟疾、斑疹伤寒，应做到防蚊、防蝇、防螨、防虱等。

三、保护易感人群

提高人群免疫力可以从非特异性和特异性免疫力两个方面进行。但起关键作用的还是通过预防接种提高人群的主动或被动特异性免疫力。接种疫苗、菌苗、类毒素等之后可使机体具有对抗病毒、细菌、毒素的特异性主动免疫；注射抗毒素、丙种球蛋白或高滴度免疫球蛋白，可使机体具有特异性被动免疫。人类由于普遍接种牛痘苗、服食脊髓灰质炎疫苗，现已在全球消灭了天花、脊髓灰质炎，就是预防接种效果的见证。儿童计划免疫对传染病预防起关键作用，如乙型病毒性肝炎显著减少。

（一）提高非特异性免疫力

改善营养、锻炼身体等措施可以提高机体非特异性免疫力。

（二）提高特异性免疫力

提高特异性免疫力是预防传染病最有效的措施，可通过自动和被动免疫进行。自动免疫是目前应用最多的预防措施。

1. 自动免疫 给人接种病原体免疫原性强的成分，如纯化抗原疫苗、全菌或减毒的毒素（类毒素），可刺激机体产生相应的特异性免疫力。我国已将许多传染病的预防接种列入了计划免疫项目中，使婴幼儿和儿童免受许多传染病的危害。但部分疫苗诱生的特异性免疫力维持的时间有限，如麻疹、百日咳，已发现有许多成年人患麻疹、百日咳，提示有定期加强免疫的必要。

2. 被动免疫 感染某些病原体后，如来不及行自动免疫者，可用特异性抗体、抗毒素行被动性特异性免疫预防，如被 HBsAg 阳性血液污染的针头刺伤，为防止意外感染乙肝病毒（HBV），应立即注射乙肝高价免疫球蛋白；如外伤，可注射破伤风抗毒素。

【复习思考题】

1. 感染性疾病和传染性疾病各有什么异同点？
2. 急性传染病常见的临床分期是什么？
3. 感染过程有哪五种表现？
4. 传染病有哪些基本特征？
5. 传染病流行的基本环节是什么？
6. 传染病的主要传播途径有哪些？
7. 传染病如何诊断？
8. 传染病的预防原则是什么？如何管理传染源？
9. 试述消毒的原则和种类，什么是随时和终末消毒？
10. 临床常用的隔离有哪几种？

【习题精选】

1-1. 关于病原携带者的论述，正确的是（   ）

A. 所有的传染病均有病原携带者

B. 病原携带者不是重要的传染源

C. 发生于临床症状出现之前者称为健康携带者

D. 病原携带者不显出临床症状而能排出病原体

E. 处于潜伏期感染者就是病原携带者

1-2. 传染过程中，下列感染类型增多对防止传染病的流行有积极意义的是（   ）

A. 病原体被清除   B. 隐性感染者   C. 潜伏感染者   D. 显性感染者   E. 病原携带者

1-3. 表现为"显性感染"占优势的疾病是（   ）

A. 流行性乙型脑炎   B. 新型冠状病毒感染

C. 流行性脑脊髓膜炎   D. 百日咳   E. 麻疹

1-4. 用于检测病原体核酸的方法是（   ）

A. 聚合酶链反应（PCR）   B. 血清生化检验   C. 特异性抗体检查

D. 影像学检查   E. 放射免疫测定（RIA）

1-5. 伤寒患者经治疗后体温渐降，但未降至正常，体温再次升高，血培养阳性，属于（   ）

A. 复发   B. 再燃   C. 重复感染   D. 混合感染   E. 再感染

（邓存良）

第二章　病毒性传染病

第一节　病毒性肝炎

病毒性肝炎（viral hepatitis）是由多种肝炎病毒引起的，以肝损害为主要表现的一组全身性传染病。目前按病原学明确分类的有甲型、乙型、丙型、丁型、戊型五型肝炎病毒。各型病毒性肝炎的临床表现大致相似，以乏力、食欲减退、厌油、肝生化指标异常等为主，部分病例出现黄疸（尿黄、眼黄、身黄）。甲型和戊型肝炎病毒主要为急性感染，经粪-口途径传播；乙型、丙型、丁型肝炎病毒多呈慢性感染，部分病例可发展为肝硬化或肝细胞癌，主要经血液、体液等途径传播。

【学习要点】

1. 掌握各型病毒性肝炎的特点、诊断依据及治疗原则。

2. 熟悉病毒性肝炎的病因、发病机制、诊断及鉴别诊断、治疗、预防等。

3. 了解乙型肝炎、丙型肝炎抗病毒治疗中的难点和研究方向。

案例 2-1

患者，男，47 岁，工人。因"反复乏力、食欲减退 10 年，再发伴尿黄 3 天"入院。

患者于 10 年前无诱因出现乏力、食欲减退，无眼黄、身黄，查肝功能提示转氨酶增高（ALT 425U/L），乙肝两对半检查：HBsAg、HBeAg 阳性，HBV-DNA 定量 $1×10^6$IU/ml，给予拉米夫定 10mg qd 抗病毒治疗至今。发病期间病情稳定，定期复查肝功能正常，HBV-DNA 定量阴性。3 天前，患者劳累后再次感乏力、食欲减退、厌油，伴恶心，无呕吐，伴尿色加深，无发热，无腹痛、腹泻，无牙龈出血，无眼黄、身黄，复查肝功能示转氨酶异常，当地给予保肝治疗症状无明显好转入我院。

查体：慢性肝病面容，可见肝掌及蜘蛛痣，全身皮肤黏膜无黄染，腹软，无压痛、反跳痛，未触及肝，未触及脾，腹水征阴性，双下肢无凹陷性水肿。有乙肝家族史。有长期在外就餐史。

辅助检查：肝功能示：ALB 32.3g/L，ALT 863U/L，AST 554U/L，TBil 48.9μmol/L，DBil 32.3μmol/L。HBV-DNA 定量 $4.87×10^5$IU/ml。凝血酶原活性度 54%。血常规正常。

【问题】

1. 该患者诊断考虑什么？

2. 还需要进一步做哪些辅助检查？

3. 主要与哪些疾病相鉴别？

4. 如何治疗？

【病原学】

目前已证实甲、乙、丙、丁、戊五型肝炎病毒是病毒性肝炎的致病病原体。由这些病毒感染引起的肝炎称为"嗜肝病毒性肝炎"。其他，如 EB 病毒、巨细胞病毒、单纯疱疹病毒、风疹病毒、麻疹病毒、黄热病毒、严重急性呼吸综合征冠状病毒（SARS-CoV）等感染亦可引起肝脏炎症，但这些病毒感染所致的肝炎是全身感染的一部分，称为"非嗜肝病毒性肝炎"，不包括在"病毒性肝炎"的范畴之内。

（一）甲型肝炎病毒

甲型肝炎病毒（*Hepatitis A virus*，HAV）是 1973 年由 Feinstone 等应用免疫电镜方法在急性肝炎患者的粪便中发现的，1987 年获得 HAV 全长核苷酸序列。1981 年 HAV 归类为肠道病毒属 72 型，但由于其在生化、生物物理和分子生物学的特征与肠道病毒有所不同，1993 年又将其归类于微小 RNA 病毒科（*Picornaviridae*）中的嗜肝 RNA 病毒属（*Heparnavirus*），该属仅有 HAV 一个种。

HAV 呈球形，直径 27～32nm，无包膜，由 32 个亚单位结构（称为壳粒）组成二十面对称体颗粒。电镜下见实心和空心两种颗粒，实心颗粒为完整的 HAV，有传染性；空心颗粒为未成熟的不含 RNA 的颗粒，具有抗原性，但无传染性。HAV 基因组为单股线状 RNA，全长由 7478 个核苷酸组成。根据核苷酸序列的同源性，HAV 可分为 7 个基因型，其中 I、II、III、VII 型来自人类，IV、V、VI 型来自猿猴。目前我国已分离的 HAV 均为 I 型。在血清型方面，能感染人的血清型只有 1 个，因此只有 1 个抗原抗体系统，感染后早期产生 IgM 型抗体，是近期感染的标志，一般持续 8～12 周，少数可延续 6 个月，IgG 型抗体则是过去感染的标志，可长期存在。

HAV 对外界抵抗力较强，耐酸碱，室温下可生存 1 周，干粪中 25℃能生存 30 天，在贝壳类动物、污水、淡水、海水、泥土中能生存数月。60℃ 30 分钟，80℃ 5 分钟或 100℃ 1 分钟才能完全使之灭活。对有机溶剂较为耐受，在 4℃ 20% 乙醚中放置 24 小时仍稳定。对紫外线、氯、甲醛等敏感。

（二）乙型肝炎病毒

1965 年 Blumberg 等报道发现"澳大利亚抗原"，俗称"澳抗"，1967 年 Krugman 等发现澳大利亚抗原与肝炎有关，故称其为肝炎相关抗原（hepatitis associated antigen，HAA），1972 年世界卫生组织（WHO）将其命名为乙型肝炎表面抗原（hepatitis B surface antigen，HBsAg）。1970 年 Dane 等在电镜下发现乙型肝炎病毒完整颗粒，称为 Dane 颗粒。1979 年 Galibert 测定了乙型肝炎病毒全基因组序列。

乙型肝炎病毒（Hepatitis B virus，HBV）属于嗜肝 DNA 病毒科（Hepadnaviridae）正嗜肝 DNA 病毒属（Orthohepadnavirus），该属其他成员包括土拨鼠肝炎病毒（Woodchuck hepatitis virus，WHV）及地松鼠肝炎病毒（Ground squirrel hepatitis virus，GSHV）。鸭乙型肝炎病毒（Duck hepatitis B virus，DHBV）则属于嗜肝 DNA 病毒科中禽嗜肝 DNA 病毒属（Avihepadnavirus）。

1. 形态及生物学特性 在电镜下观察，HBV 感染者血清中存在的 HBV 颗粒有 3 种形式：①大球形颗粒，这是完整的 HBV 颗粒，称为 Dane 颗粒。该类颗粒直径 42nm，由包膜与核心组成。包膜厚 7nm，内含 HBsAg、糖蛋白与细胞脂质；核心直径 27nm，内含环状双股 DNA、DNA 聚合酶（DNA polymerase，DNAP）、核心抗原（hepatitis B core antigen，HBcAg），是病毒复制的主体。

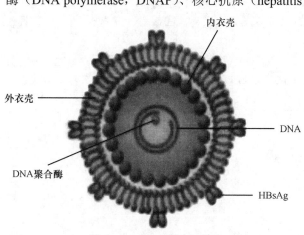

②小球形颗粒，直径 22nm。③管形颗粒，直径 22nm，长 100～1000nm。后两种颗粒由 HBsAg 组成，为空心包膜，不含核酸，无感染性。一般情况下，血清中小球形颗粒最多，Dane 颗粒最少（图 2-1）。

HBV 的抵抗力很强，对热、低温、干燥、紫外线及一般浓度的消毒剂均能耐受。在 37℃可存活 7 天，在 30～32℃血清中可保存 6 个月，20℃可保存 15 年。65℃ 10 小时，100℃ 10 分钟或高压蒸汽消毒可被灭活。对 0.2% 苯扎溴铵及 0.5% 过氧乙酸敏感。

图 2-1 HBV 结构示意图

2. 基因组结构及编码蛋白 HBV 基因组为不完全的环状双链 DNA，长链（负链）约含 3200 个碱基（bp），短链（正链）的长度可变，为长链的 50%～80%。HBV 基因组中有 4 个可读框（open reading frame，ORF），均位于长链，分别是 S 区、C 区、X 区和 P 区，其中 S 区完全嵌合于 P 区内，C 区和 X 区分别有 23% 和 39% 与 P 区重叠，C 区和 X 区有 4%～5% 重叠，ORF 重叠的结果使 HBV 基因组利用率高达 150%。

S 区又分为 S、前 S1、前 S2 三个编码区，分别编码 HBsAg、前 S1 蛋白（preS1）、前 S2 蛋白（preS2）。HBsAg 为小分子蛋白或主蛋白；preS2 与 HBsAg 合称为中分子蛋白；三者合称为大分子蛋白。

HBsAg 有很强的免疫原性，其抗原性较复杂，有一个属特异性的共同抗原决定簇"a"和至少两个亚型决定簇"d/y"和"w/r"，据此将 HBsAg 分为 10 个亚型，其中 2 个为混合亚型，主要亚型为 adw、adr、ayw 和 ayr。各地区的亚型分布有所不同，我国长江以北地区以 adr 占优势，长江以南地区为 adr 和 adw。根据 HBsAg 抗原性表现进行的分型与基因分型并不完全一致，分型仅在流行病学上有一定意义。

图中标注：内衣壳、外衣壳、DNA、DNA聚合酶、HBsAg

C区由前C基因和C基因组成，该区基因编码HBeAg（hepatitis B e antigen）和HBcAg（hepatitis B c antigen）。仅由C基因编码的蛋白质为HBcAg；由前C区基因（含前C基因和C基因）编码的蛋白质经加工后分泌到肝细胞外的蛋白质为HBeAg。前C基因1896位核苷酸是最常发生变异的位点之一，变异后可导致蛋白表达终止而致使HBeAg不能产生，形成HBeAg阴性的前C区变异株。

X区基因编码X蛋白HBxAg（hepatitis B x antigen），HBxAg可激活HBV本身的、其他病毒或细胞的多种调控基因，促进HBV或其他病毒（如艾滋病病毒）的复制。另外，HBxAg在原发性肝细胞癌（hepatocellular carcinoma，HCC）的发生机制中可能起到非常重要的作用。

P区在四个编码区中可读框最长，编码多种功能蛋白，包括具有反转录酶活性的DNA聚合酶、RNA酶H等，参与HBV的复制。

HBV基因组容易发生突变，但大部分突变为沉默突变，无明显生物学意义。S基因突变可引起HBsAg亚型改变或HBsAg阴性的慢性乙型肝炎；前C区及C区变异可引起HBeAg阴性/抗HBe阳性的慢性乙型肝炎；C区基因突变可致抗HBc阴性的乙型肝炎；P区突变可导致复制缺陷或复制水平的降低。这些HBV基因组的变异除了影响血清学指标的检测外，还可能与疫苗接种失败、肝炎慢性化、重型肝炎和肝细胞癌的发生有关系（图2-2）。

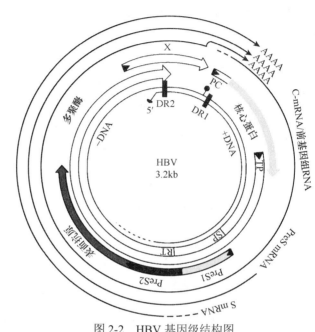

图2-2　HBV基因级结构图

3. HBV的抗原抗体系统

（1）HBsAg与抗HBs：成人感染HBV后最早1～2周，最迟11～12周血清中可首先检出HBsAg。急性自限性HBV感染时血中HBsAg大多持续1～6周，最长可达20周。HBV携带者和慢性乙型肝炎患者的HBsAg可持续存在多年，甚至终身。HBsAg本身只有抗原性，无传染性。抗HBs是一种保护性抗体，抗HBs阳性表示对HBV有免疫力，见于乙型肝炎恢复期、过去感染及乙肝疫苗接种后。在急性感染者，HBsAg转阴后抗HBs开始出现，在6～12个月逐步上升到高峰，可持续多年，但滴度会逐步下降；约半数病例抗HBs在HBsAg转阴后数月才可检出；少部分病例HBsAg转阴后始终不产生抗HBs。

（2）PreS1与抗PreS1：PreS1在感染早期即出现在血液中，在感染急性期很快阴转提示病毒清除和病情好转。PreS1阳性是HBV存在和复制的标志。如果PreS1持续阳性，提示感染慢性化。抗PreS1被认为是一种保护性抗体，在感染早期即可出现。

（3）PreS2与抗PreS2：PreS2在感染早期即出现在血液中，可作为判断HBV复制的一项指标。抗PreS2在急性肝炎恢复早期出现，并发挥其保护性抗体作用。

（4）HBcAg与抗HBc：HBcAg具有很强的免疫原性，肝组织中HBcAg主要存在于受感染的肝细胞核内；外周血液中的HBcAg主要存在于Dane颗粒的核心，游离的HBcAg极少，故一般不用于临床常规检测。抗HBc-IgM绝大多数在HBV感染后第1周出现，在6个月内消失；抗HBc-IgG出现较迟，可保持多年甚至终身。HBV感染者均可检出抗HBc（HBV C基因序列出现变异或感染者有免疫缺陷者除外）。

（5）HBeAg与抗HBe：HBeAg是一种可溶性蛋白，一般仅见于HBsAg阳性血清。急性HBV感染时HBeAg的出现时间略晚于HBsAg，在病变极期后消失，如果HBeAg持续存在提示感染慢性化趋势。在慢性HBV感染时HBeAg是重要的免疫耐受因子，大部分情况下其存在表示患者处于高感染低应答期。HBeAg消失而抗HBe产生称为血清转换，该转换发生后，病毒复制多处于静止状态，传染性降低。

4. 分子生物学标记

（1）HBV-DNA：HBV-DNA 是病毒复制和传染性高低的直接标志。外周血液中 HBV-DNA 主要存在于 Dane 颗粒内，检测前必须裂解病毒。HBV-DNA 定量检测对于判断病毒复制程度、传染性强弱、抗病毒药物疗效有重要意义。

（2）HBV-DNA 多聚酶（HBV-DNAP）：血清中 HBV-DNAP 活力是判断病毒复制、传染性强弱的指标。但因其位于 HBV 核心部位，需要特殊的仪器设备，故其临床应用极少。

（三）丙型肝炎病毒

丙型肝炎病毒（*Hepatitis C virus*，HCV）于 1989 年被发现，于 1991 年归为黄病毒科（*Flaviviridae*）丙型肝炎病毒属（*Hepacivirus*）。

1. 形态及生物学特性　HCV 呈球形颗粒，直径 30～60nm，外有脂质外壳、囊膜和棘突结构，内有由核心蛋白和核酸组成的核衣壳。

2. 基因组结构及编码蛋白　HCV 基因组为单股正链 RNA，全长约 9.4kb。基因组两侧分别为 5′和 3′ 非编码区，中间为 ORF，编码区从 5′ 端依次为核心蛋白区（C）、包膜蛋白区（E1、E2/NS1）、非结构蛋白区（NS2、NS3、NS4、NS5）。核心蛋白与核酸结合组成核衣壳。包膜蛋白为病毒外壳主要成分，可刺激机体产生保护性抗体。NS3 蛋白具有强免疫原性，刺激机体产生抗体，可用于临床诊断 HCV 感染。NS5 区编码依赖 RNA 的 RNA 多聚酶，在病毒复制中起重要作用。

HCV 基因组具有显著的异质性，同一基因组不同区段变异程度有显著差别。5′ 非编码区最保守，在设计用于诊断 HCV 感染的聚合酶链反应（PCR）引物时，此区段是首选部位。E2/NS1 区变异程度最大，此区含有两个高变区（HVR1/HVR2）。目前根据基因序列的差异，将 HCV 分为 6 个不同的基因型（以阿拉伯数字表示），同一基因型可再分为不同亚型（数字后加英文字母表示）。基因型分布有显著的地区性差异，我国以 1b 型为主。

HCV RNA 基因分型在流行病学和临床抗病毒治疗选择决策方面有一定意义，目前在有条件的医院已作为临床治疗前的常规检测项目。

丙型肝炎病毒对有机溶剂敏感，10% 氯仿可杀灭之，煮沸、紫外线等亦可使其灭活。血清经 60℃ 10 小时或甲醛溶液（福尔马林）37℃ 6 小时可使 HCV 传染性丧失。血制品中的 HCV 可用干热 80℃ 72 小时或加变性剂使之灭活。

3. HCV 的抗原抗体系统

（1）HCV 抗原与抗 HCV：血清中 HCV 抗原含量很低，很难检出。抗 HCV 不是保护性抗体，而是 HCV 感染的标志。在发病后即可检测到抗 HCV-IgM，一般持续 1～3 个月。如果抗 HCV-IgM 持续阳性，提示病毒持续复制，易转为慢性。

（2）HCV-RNA：HCV-RNA 阳性是病毒感染和复制的直接标志。HCV 感染后 1 周即可从外周血液或肝组织中检出 HCV-RNA。HCV-RNA 定量检测有助于了解病毒复制程度及评估抗病毒治疗的疗效。

（四）丁型肝炎病毒

1977 年在 HBsAg 阳性肝组织标本中发现了 δ 因子，1983 年其被命名为丁型肝炎病毒（*Hepatitis D virus*，HDV）。大部分情况下 HDV 是在 HBV 感染的基础上引起重叠感染，当 HBV 感染结束时，HDV 感染亦随之结束。

1. 形态、生物学特性及基因组结构　HDV 是一种缺陷病毒，在血液中由 HBsAg 包被，其复制、表达抗原及引起肝损害须在有 HBV 或其他嗜肝 DNA 病毒（如 WHV）感染的基础上。但细胞核内的 HDV-RNA 无须 HBV 的辅助能自行复制。HDV 呈球形，直径 35～37nm，其基因组为单股环状闭合负链 RNA，长 1679bp，其二级结构具有核酶（ribozyme）活性，能进行自身切割和连接。

2. HDV 的抗原抗体系统

（1）HDVAg：HDV 仅有一个血清型，HDVAg 是 HDV 唯一的抗原成分。HDVAg 最早出现，紧随其后分别是抗 HDV-IgM 和抗 HDV-IgG。抗 HDV 不是保护性抗体。

（2）HDV-RNA：血清或肝组织中发现 HDV-RNA 是诊断 HDV 感染最直接的依据。

（五）戊型肝炎病毒

1983 年在患者粪便中发现戊型肝炎病毒（hepatitis E virus，HEV），1989 年通过分子克隆技术获得 HEV-cDNA。根据同源性将 HEV 分为至少两个基因型，分别以 HEV 缅甸株和 HEV 墨西哥株作为代表，从中国新疆分离的 HEV 株与缅甸株同源性较大，属同一亚型。

HEV 为二十面对称体圆球形颗粒，无包膜，直径 27 ～ 34nm。其基因组为单股正链 RNA，全长 7.2 ～ 7.6kb，含 3 个 ORF，ORF-1 编码非结构蛋白，ORF-2 编码核壳蛋白，ORF-3 与 ORF-2 部分重叠，可编码部分核壳蛋白。

目前已发现黑猩猩、多种猴类、家养乳猪等对 HEV 易感，HEV 可在多种猴类中传代，连续传代后毒力无改变。

HEV 在碱性环境下较稳定，对高热、氯仿、氯化铯敏感。

HEV-RNA：戊型肝炎患者发病早期，粪便和血液中存在 HEV，但持续时间不长。

【流行病学】

我国是病毒性肝炎的高发区域。甲型肝炎（抗 HAV-IgG 阳性）的人群流行率高达 80%。HBV 感染呈世界性流行，但不同地区 HBV 感染的流行强度差异很大。据世界卫生组织报道，全世界 HBsAg 携带者约 2.96 亿人，我国人群携带率约 6.1%，每年约有 82 万人死于 HBV 感染所致的肝衰竭、肝硬化和肝细胞癌（HCC）。全球肝硬化和 HCC 患者中，由 HBV 感染引起的比例分别为 30% 和 45%。我国肝硬化和 HCC 患者中，由 HBV 感染引起的比例分别为 60% 和 80%。由于乙型肝炎疫苗广泛使用，急性 HBV 感染明显减少，慢性乙型肝炎患者所占比例上升。全球 HCV 感染者约 7100 万，我国人群 HCV 抗体检测阳性者占 0.43%，约 1000 万人。丁型肝炎人群的流行率约 1%，戊型肝炎人群流行率约 23.46%。

（一）甲型肝炎

1. 传染源　传染源为急性期患者和隐性感染者，甲型肝炎无病毒携带状态，隐形感染者数量远较急性期患者多。粪便排毒期传染性强，一般在起病前 2 周至血清丙氨酸转氨酶（alanine aminotransferase，ALT）达到高峰期后 1 周，少数患者排毒期可延长至其发病后 30 天。当血清 HAV 抗体出现时，粪便排毒基本停止。从某些动物如长臂猿、黑猩猩等体内曾分离到 HAV，但作为传染源的意义不大。

2. 传播途径　HAV 主要通过粪-口途径传播。粪便污染饮用水源、蔬菜、食物、玩具等可引起传播、流行。食物或水源污染可致暴发流行，例如，1988 年上海地区暴发甲型肝炎流行，即是食用被粪便污染的未煮熟的毛蚶引起。日常生活接触引起的感染多为散发性发病，输血引起的甲型肝炎极其罕见。

3. 易感人群　HAV 抗体阴性者均为易感人群。6 个月以下的婴儿体内有来自母亲的 HAV 抗体而不易感，6 月龄后，血中 HAV 抗体逐渐消失而成为易感染者。在我国，多数人在幼儿、儿童、青少年时期获得病毒感染，成人 HAV IgG 的检出率高达 80%。甲型肝炎的流行率与卫生习惯、居住条件及教育程度等有密切的关系，农村流行率高于城市，发展中国家流行率高于发达国家。随着社会经济的发展和卫生条件的改善，感染年龄有后移的趋势。感染后可产生持久的免疫。

（二）乙型肝炎

1. 传染源　主要是病毒携带者、急性和慢性乙型肝炎患者。急性乙型肝炎患者在潜伏期末及急性期均有传染性。病毒携带者和慢性患者作为传染源的意义最大，其传染性强弱与血液/体液中 HBV DNA 的含量成正比。

2. 传播途径　人类因含 HBV 血液或体液进入机体而获得感染，具体传播途径主要有下列几种。

（1）血液、体液传播：血液中 HBV 含量很高，经破损的皮肤或黏膜传播主要是由于使用未经严格消毒的医疗器械进行侵入性诊疗操作和不安全注射特别是注射毒品等，其他如修足、文身、穿耳洞、医务人员工作中的意外暴露、共用剃须刀和牙刷等也可传播。目前经注射、血液传播占重要的地位。随着一次性注射材料的普及，医源性传播有逐渐下降的趋势。由于对献血员实施严格的 HBsAg 和 HBV-DNA 筛查，经输血或血液制品引起的 HBV 感染已较少发生。现已证实汗液、唾液、阴道分泌物、精液、乳汁等体液均含有 HBV，性接触、密切的生活接触等亦是获得 HBV 感染的可能途径。与 HBV 阳性者发生无防护的性接触，特别是有多个性伴侣者，其感染 HBV 的危险性增高。

（2）垂直传播（vertical transmission）：又称母婴传播，母婴传播包括宫内感染、围产期传播、分娩后传播，主要发生在围产期。宫内感染主要经过胎盘获得，约占表面抗原阳性母亲的 5%，可能与妊娠期母体胎盘轻微剥离相关。经卵子或精子传播的可能性未被证实。围产期传播或分娩过程传播是母婴传播的主要方式，婴儿因破损的黏膜或皮肤接触羊水、阴道分泌物或母血而传染。分娩后传播主要由母婴间密切接触传播。随着新生儿出生后及时接种乙型肝炎疫苗联合应用乙型肝炎免疫球蛋白（HBIG）、孕中晚期母亲应用抗HBV药物，母婴传播已大为减少，体现了我国医疗卫生健康事业的发展和进步。

（3）其他传播途径：HBV不经呼吸道和消化道传播，因此，日常学习、工作或生活接触，如同一办公室工作（包括共用计算机等办公用品）、握手、拥抱、同住一宿舍、同一餐厅用餐和共用厕所等无血液暴露的接触，不会传染HBV。虽然经破损的消化道、呼吸道黏膜或昆虫叮咬在理论上有可能，但并无引起传染的临床数据。

3. 易感人群　HBV表面抗体阴性者均为易感人群。婴幼儿是获得HBV感染的最危险的时期。高危人群包括HBV-DNA阳性者的家属、HBV-DNA阳性母亲的新生儿、血液透析患者、反复输血及血制品者（如血友病患者）、注射药瘾者、接触血液的医务工作者、多个性伴侣者等。疫苗接种后或感染后出现HBV表面抗体者有免疫力。

4. 流行特征

（1）有地区性差异：按流行的严重程度分为高、中、低度三种流行地区。高度流行区表面抗原携带率8%～20%，以东南亚、非洲为代表。中度流行区表面抗原携带率2%～7%，以日本、东欧、俄罗斯、地中海地区和中国为代表。低度流行区表面抗原携带率0.2%～0.5%，以西欧、北美、澳大利亚为代表。据1992年全国肝炎流行病学调查结果，我国HBV总感染率（包括既往感染和现症感染）为57.6%，HBsAg阳性率为9.75%。2006年全国乙型肝炎血清流行病学调查表明，我国1～59岁一般人群HBsAg携带率为7.18%，5岁以下儿童的表面抗原阳性率为0.96%。2014年全国1～29岁人群乙型肝炎血清流行病学调查结果显示，1～4岁、5～14岁和15～29岁人群HBsAg流行率分别为0.32%、0.94%和4.38%。2016年我国一般人群HBsAg流行率为6.1%，慢性HBV感染者8600万例。南方高于北方，乡村高于城市，西部高于东部。

（2）无明显季节性。

（3）有性别差异：男性携带率高于女性，男女比例约为1.4∶1。

（4）有家庭聚集现象：此现象与日常生活接触传播及母婴传播有密切关系。

（5）以散发为主。

（6）婴幼儿感染多见。

（三）丙型肝炎

1. 传染源　无症状病毒携带者、急性和慢性患者。病毒携带者和慢性患者具有更重要的传染源意义。

2. 传播途径　类似HBV，由于体液中HCV含量较少，且为RNA病毒，外界抵抗力较弱，其传播较HBV局限。主要通过肠外途径（血液）传播。

（1）注射、骨髓移植、针刺、血液透析、器官移植：如使用非一次性注射器和针头、静脉注射毒品等。骨髓移植、器官移植及血液透析患者都是高危人群。

（2）输血及血制品：输血及血制品曾经是HCV最主要的传播途径。输血后肝炎70%以上都是丙型肝炎，随着筛查HCV感染方法的改进，此传播方式已得到明显控制，但输血及血制品仍有传播HCV的可能。目前，国家要求各大采血站采血时一并检测HCV抗体和HCV-RNA的方法筛查HCV感染，将输血及血制品传播HCV的风险大大降低。

（3）性传播：同性恋者及多个性伴侣者属高危人群，因此，树立正确的爱情观、婚姻观，洁身自好非常重要。

（4）生活密切接触传播：散发的HCV感染者中约40%无明确的输血及血制品输注史，称为社区获得性感染，其中的大部分感染者由生活密切接触传播。

（5）母婴传播：HCV-RNA阳性母亲传播病毒给新生儿的概率为4%～7%。

3. 易感人群　人类对HCV普遍易感。HCV抗体并非保护性抗体，感染后对不同的病毒株无保护性免疫。

（四）丁型肝炎

丁型肝炎传播途径和传染源与乙型肝炎相似。与 HBV 以重叠感染或同时感染的形式存在。我国西南地区的病毒感染率较高，在乙型肝炎表面抗原阳性人群中超过 3%。人类对 HDV 普遍易感。HDV 抗体不是保护性抗体。

（五）戊型肝炎

戊型肝炎传播途径和传染源与甲型肝炎相似，但具有如下特点。

1. 散发多由于不洁食物或饮品所引起。暴发流行均由于粪便等污染水源所致。

2. 有春冬季发病高峰。

3. 原有慢性 HBV 感染者或晚期孕妇感染 HEV 后病死率高。

4. 隐性感染者多见，显性感染主要发生于成年人。

5. HEV 抗体多在短期内消失，少数可持续 1 年以上。

【发病机制】

（一）甲型肝炎

HAV 经口进入体内后，经肠道进入血流，引起短暂的病毒血症，约 1 周后进入肝细胞内复制，2 周后由胆汁排出体外。HAV 引起肝细胞损伤的机制尚未完全明了，目前认为在感染早期，由于 HAV 大量增殖，引起肝细胞轻微损害。随后细胞免疫反应起了重要作用，由于 HAV 抗原性较强，容易激活特异性 $CD8^+T$ 淋巴细胞，通过直接作用和分泌细胞因子（如 γ 干扰素）使肝细胞变性、坏死。在感染后期体液免疫亦参与其中，抗 HAV 产生后可能通过免疫复合物机制使肝细胞破坏，肝脏出现明显病变，表现为肝细胞坏死和炎症反应。HAV 被机体的免疫反应所清除，一般不会发展为慢性肝炎、肝硬化或病毒性携带状态。

（二）乙型肝炎

临床上 HBV 感染包括非活动性 HBsAg 携带状态、症状不明显的肝炎、急性有症状的肝炎，甚至急性暴发性肝炎、慢性肝炎、肝硬化等各种状况。

慢性 HBV 感染的自然病程可分为 3 个阶段（图 2-3）：第一阶段为免疫耐受阶段，其特点是 HBV 复制活跃，血清 HBsAg 和 HBeAg 阳性，HBV-DNA 滴度较高（> 10^5 拷贝/ml），血清 ALT 水平正常或轻度升高，肝组织学无明显异常。患者一般无明显临床表现。该状态可能持续存在数十年时间。第二阶段为免疫清除阶段，患者免疫耐受状态消失而进入免疫活跃阶段，该阶段可能出现病毒清除，表现为 HBV-DNA 滴度下降，ALT 升高和肝组织学有炎症坏死等表现，这一阶段可以持续数月到数年，甚至有可能出现严重的重型肝炎、肝衰竭。第三阶段为非活动或低（非）复制阶段，这一阶段

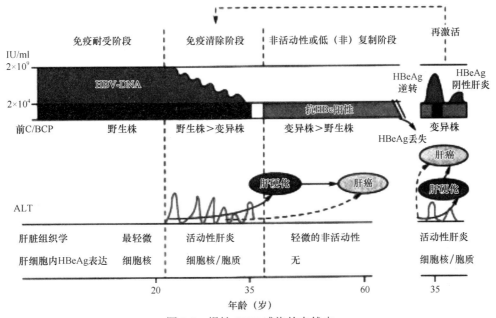

图 2-3 慢性 HBV 感染的自然史

表现为 HBeAg 阴性，抗 HBe 阳性，HBV-DNA 检测不到或低于检测下限，ALT/AST 水平正常，肝细胞坏死炎症得以缓解。该状态可以持续终身，但也有部分患者可能随后出现自发的或免疫抑制等导致 HBV-DNA 再复制。

感染 HBV 的年龄越轻，慢性化的可能性越高。在围生期和婴幼儿时期感染 HBV 者，分别有 90% 和 25%～30% 可能发展成慢性感染；在青少年和成人期感染 HBV 者，仅有 5%～10% 可能发展成慢性，一般无免疫耐受期。成人慢性 HBV 感染者每年有 0.1%～1% 可能出现 HBsAg 的血清消除。有报道认为，6 岁以前感染 HBV 的人群，约 25% 在成年时发展成肝硬化和 HCC，但有少部分与 HBV 感染相关的 HCC 患者无肝硬化证据。慢性乙型肝炎、代偿期和失代偿期肝硬化的 5 年病死率分别为 0%～2%、14%～20% 和 70%～86%。

乙型肝炎的发病机制非常复杂，目前尚未完全明了。HBV 侵入人体后，未被单核巨噬细胞系统清除的病毒到达肝脏或肝外组织，如胰腺、胆管、脾、肾、淋巴结、骨髓等。病毒包膜与肝细胞膜融合，使病毒侵入肝细胞。HBV 进入肝细胞后，HBV-DNA 进入肝细胞核形成共价闭合环状 DNA（covalently closed circular DNA，cccDNA），再以 cccDNA 为模板合成前基因组 mRNA，前基因组 mRNA 进入胞质作为模板合成负链 DNA，再以负链 DNA 为模板合成正链 DNA，两者形成完整的 HBV-DNA。HBV 复制过程非常特殊：细胞核内有稳定的 cccDNA 存在，有一个反转录步骤。

一般认为 HBV 本身并不直接引起肝细胞病变，但 HBV 基因整合于宿主的肝细胞染色体中，可能产生远期后果。肝细胞病变主要取决于机体的免疫应答，尤其是细胞免疫应答。免疫应答既可清除病毒，亦可导致肝细胞损伤，甚至诱导病毒变异。机体免疫反应不同，导致临床表现各异。即：乙型肝炎的肝细胞损伤主要是通过机体一系列免疫应答所造成，其中以细胞免疫为主。当机体处于免疫耐受状态时，一般不发生免疫应答，无肝内免疫损害发生，不表现为肝炎状态；当机体免疫功能正常时，多表现为急性肝炎（成年感染 HBV 常属于这种情况），大部分患者可彻底清除病毒；当机体免疫功能低下、不完全免疫耐受、自身免疫反应产生、HBV 基因突变逃避免疫清除等情况下，可导致慢性肝炎；当机体处于超敏反应，大量抗原-抗体复合物产生并激活补体系统，以及在 TNF、IL-1、IL-6、内毒素等参与下，导致大片肝细胞坏死，就会发生重型肝炎、肝衰竭。

乙型肝炎的肝外损伤主要由免疫复合物引起。急性乙型肝炎早期偶尔出现的血清病样表现很可能是循环免疫复合物沉积在血管壁和关节腔滑膜并激活补体所致，此时血清补体滴度通常显著下降；慢性乙型肝炎时循环免疫复合物可沉积在血管壁，导致膜性肾小球肾炎伴发肾病综合征，在肾小球基底膜上可检出 HBsAg、免疫球蛋白和补体 C3；免疫复合物也可导致结节性多动脉炎。这些免疫复合物多是抗原过剩的免疫复合物。

乙型肝炎慢性化的发生机制尚不清楚，现有证据表明，免疫耐受可能是关键因素之一。由于 HBeAg 是一种可溶性抗原，HBeAg 的大量产生可能导致免疫耐受。免疫抑制亦与慢性化有明显关系。慢性化还可能与遗传因素有关。

慢性 HBsAg 携带者的发生机制可能与年龄、遗传等因素有关。初次感染 HBV 的年龄越小，慢性携带率越高。这可能由于免疫系统发育未成熟，机体处于免疫耐受状态，不发生免疫应答有关。成人急性乙型肝炎恢复后长期携带 HBsAg 则可能与遗传因素有关。

（三）丙型肝炎

HCV 进入体内后，首先引起病毒血症，第 1 周即可从血液或肝组织中检出 HCV-RNA。第 2 周开始，可检出抗 HCV。少部分病例感染 3 个月后才检测到抗 HCV。目前认为 HCV 致肝细胞损伤有下列因素的参与。①HCV 直接杀伤作用：HCV 在肝细胞内复制干扰细胞内大分子的合成，增加溶酶体膜的通透性引起细胞病变；另外，HCV 表达产物（蛋白）对肝细胞有毒性作用。②宿主免疫因素：肝组织内存在 HCV 特异性细胞毒性 T 淋巴细胞（cytotoxic T lymphocyte，CTL，CD8$^+$T 细胞），可攻击 HCV 感染的肝细胞而导致肝细胞免疫损伤。另外，CD4$^+$T 细胞被致敏后分泌的细胞因子，在协助清除 HCV 的同时，也导致了免疫损伤。③自身免疫：HCV 感染者常伴有自身免疫病的改变，常合并自身免疫病，血清中可检出多种自身抗体，如抗核抗体、抗平滑肌抗体、抗单链 DNA 抗体、抗线粒体抗体等，均提示自身免疫机制的参与；而胆管病理损伤则与自身免疫性肝炎相似。④细胞凋亡：正常人肝组织无 Fas 分子的表达，HCV 感染的肝细胞可有大量 Fas 表达，同时，HCV 可激活 CTL 表达 FasL，Fas 和 FasL 结合导致细胞凋亡。

大多数 HCV 感染者在急性期及慢性感染早期症状隐匿，所以 HCV 感染号称"静悄悄的肝病"。急性 HCV 感染一般临床表现较轻，也可能出现较重的临床表现，但很少出现重型肝炎，且往往几周后随着 ALT 的降低症状更加隐匿。HCV 感染后易慢性化。慢性丙型肝炎发生后，自发痊愈的病例很少见。除非进行有效的抗病毒治疗，否则 HCV-RNA 很少自发清除。

HCV 感染慢性化的可能机制如下：① HCV 的高度变异性，HCV 在复制过程中由于依赖 RNA 的 RNA 聚合酶缺乏校正功能，复制过程容易出错；同时由于机体免疫压力，使 HCV 不断发生变异，甚至在同一个体出现不同准种毒株，来逃避机体的免疫监视，从而导致慢性化。② HCV 对肝外细胞的泛嗜性，特别是存在于外周血单核细胞中的 HCV，可能成为反复感染肝细胞的来源。③ HCV 在血液中负载低，免疫原性弱，机体对其免疫应答水平低下，甚至产生免疫耐受，造成病毒感染持续存在。

HCV 感染慢性化的发生率和 HBV 感染者相反，年轻人 HCV 感染慢性化发生率较低，20 岁以下的丙型肝炎患者慢性化发生率约为 30%，而 40 岁及以上感染 HCV 的患者慢性化发生率高达 76%。

HCV 与 HCC 的关系也很密切。HCV 与 HBV 不同，它不经过与肝细胞染色体整合的过程。从 HCV 感染到 HCC 的发生通常要经过慢性肝炎和肝硬化的阶段。现在认为，慢性炎症导致肝细胞不断破坏和再生是 HCC 发生的重要因素。

肝脏病理学检查是评价丙型肝炎病情以及发展的金标准。肝硬化和肝癌是慢性丙型肝炎的主要死亡原因，其中，失代偿期肝硬化是最主要的原因，一旦出现肝硬化失代偿，5 年死亡率约为 50%，10 年的死亡率为 75% ~ 80%。

（四）丁型肝炎

丁型肝炎的发病机制还未完全阐明，目前认为 HDV 的复制效率高，感染的肝细胞内含大量 HDV，HDVAg 的抗原性较强，可能作为病毒抗原特异性 CTL 攻击的靶抗原，因此，宿主细胞免疫反应参与了肝细胞的损伤。至于 HDV 及其表达产物是否对肝细胞有直接损伤作用，尚缺乏确切证据。

（五）戊型肝炎

HEV 经消化道侵入人体后，在肝脏复制，从潜伏期后半段开始，HEV 开始在胆汁中出现，随粪便排出体外，并持续至起病后 1 周左右。同时病毒进入血流导致病毒血症。至于其具体的发病机制目前尚不清楚，可能与甲型肝炎相似。细胞免疫可能是戊型肝炎引起肝细胞损伤的主要原因。

【病理与病理生理】

（一）病理解剖

1. 基本病变 各类嗜肝病毒肝炎以肝实质细胞损害为主，肝外器官可有一定程度的损害。基本病理改变表现为肝细胞变性、坏死，同时伴有不同程度的炎症细胞浸润、间质增生和肝细胞再生。

（1）肝细胞变性：通常表现为气球样变性（ballooning degeneration）和嗜酸性变（acidophilic degeneration）。病变早期以气球样变性为主，表现为肝细胞肿胀，胞核浓缩、胞质颜色变浅、透亮，状如气球。一些肝细胞体积缩小，胞核固缩甚至消失，由于核酸含量减少，胞质嗜酸性染色增强，成深红色圆形小体，称嗜酸性小体（eosinophilic body），此为嗜酸性变。

（2）肝细胞坏死：根据坏死的形态、范围可分为单细胞坏死、点状坏死（spotty necrosis，肝小叶内数个肝细胞坏死）、灶状坏死（focal necrosis，肝小叶内小群肝细胞坏死）、碎片状坏死（piecemeal necrosis，PN，肝实质与间质之间肝细胞的坏死）、桥接坏死（bridging necrosis，BN，小叶中央静脉之间或中央静脉与汇管区之间或汇管区之间形成的条索状肝细胞坏死）、融合坏死（confluent necrosis，多个小叶范围融合的坏死）。

（3）炎症浸润细胞主要为淋巴细胞，以 $CD8^+$ 或 $CD4^+$ T 细胞为主，其他还有单核细胞、浆细胞和组织细胞。炎症细胞浸润是判断炎症活动度的一个重要指标。

（4）间质增生：包括库普弗细胞（Kupffer cell）增生，间叶细胞和成纤维细胞增生，细胞外基质（extracellular matrix，ECM）增多和纤维化形成。

（5）肝细胞可再生，再生的肝细胞体积较大，沿网状支架生长，当网状支架塌陷时，再生肝细胞可排列成结节状，导致肝小叶结构紊乱。

2. 各临床型肝炎的病理特点

（1）急性肝炎（acute hepatitis）：肝大，肝细胞发生气球样变性和嗜酸性变，形成点状坏死、灶状坏死，汇管区炎症细胞浸润，坏死区肝细胞再生，网状支架和胆小管结构正常。黄疸型有明显的肝细胞内胆汁淤积。急性肝炎如出现碎片状坏死，提示极可能转为慢性。甲型和戊型肝炎，在汇管区可见较多的浆细胞；乙型肝炎汇管区炎症细胞浸润不明显；丙型肝炎有滤泡样淋巴细胞聚集和较明显的脂肪变性。

（2）慢性肝炎（chronic hepatitis）：病理诊断主要按炎症活动度和纤维化程度进行分级（G）和分期（S），炎症活动度分为 0 ～ 4 级（G0 ～ 4），纤维化程度分为 0 ～ 4 级（S0 ～ 4），见表 2-1。

表 2-1　慢性肝炎分级、分期标准

	炎症活动度（G）		纤维化程度（S）	
级	汇管区及周围	小叶内	期	纤维化程度
0	无炎症	无炎症	0	无
1	汇管区炎症	变性及少数点状坏死、灶状坏死	1	汇管区纤维化扩大，局限窦周及小叶内纤维化
2	轻度 PN	变性，点状坏死、灶状坏死或嗜酸性小体	2	汇管区周围纤维化，纤维间隔形成，小叶结构保留
3	中度 PN	变性、融合坏死或见 BN	3	纤维间隔形成伴小叶结构紊乱，无肝硬化
4	重度 PN	BN 范围广，多小叶坏死	4	早期肝硬化

PN. 碎片状坏死（piecemeal necrosis）；BN. 桥接坏死（bridging necrosis）

病理诊断与临床分型的关系：轻度慢性肝炎时，G1 ～ 2，S0 ～ 2 期；中度慢性肝炎时，G3，S1 ～ 3；重度慢性肝炎时，G4，S2 ～ 4。

（3）重型肝炎（severe hepatitis）

1）急性重型肝炎（acute severe hepatitis）：发病初肝脏无明显缩小，约 1 周后肝细胞大块或亚大块坏死或桥接坏死，坏死肝细胞占肝细胞总数的 2/3 以上，坏死区有中性粒细胞浸润，无纤维组织增生，亦无明显的肝细胞再生。肉眼观肝体积明显缩小，由于坏死区充满大量红细胞而呈红色，残余肝组织胆汁淤积而呈黄绿色，故也被称为红色或黄色肝萎缩。

2）亚急性重型肝炎（subacute severe hepatitis）：肝细胞呈亚大块性坏死，坏死肝细胞占肝细胞总数的 1/2 以下。肝小叶周边可见肝细胞再生，形成再生结节，周围被增生胶原纤维包绕，伴小胆管增生，胆汁淤积明显。肉眼可见肝内大小不等的小结节。

3）慢性重型肝炎（chronic severe hepatitis）：在慢性肝炎或肝硬化病变基础上出现大块或亚大块性的肝细胞坏死，大部分病例尚可见桥接坏死及碎片状坏死。

（4）肝炎肝硬化（cirrhosis）

1）活动性肝硬化：肝硬化伴明显炎症，假小叶边界不清。

2）静止性肝硬化：肝硬化结节内炎症轻，假小叶边界清楚。

（5）淤胆型肝炎（cholestatic hepatitis）：除有急性肝炎的病理变化外，还有毛细胆管内胆栓形成、肝细胞内胆色素滞留、小点状色素颗粒。严重者肝细胞呈腺管状排列，吞噬细胞肿胀并吞噬胆色素。汇管区有水肿、小胆管扩张和中性粒细胞浸润。

（6）无症状携带者（asymptomatic carrier）：约 10% 携带者肝组织正常，称为非活动性携带者（inactive carrier）；其余称为活动性携带者（active carrier），这些患者中部分表现为轻微病变，其余部分则表现为慢性肝炎甚至肝硬化的病理改变。由于病变分布不均匀，取材部位对无症状携带者的病理诊断有一定的影响。病理改变与临床诊断符合率为 40% ～ 80%。

（二）病理生理

1. 黄疸　可分为三大类：肝细胞性黄疸、梗阻性黄疸、溶血性黄疸。病毒性肝炎的黄疸以肝细胞性黄疸为主。肝细胞膜通透性增加，胆红素的摄取、结合、排泄等功能障碍引起黄疸，但多数病例可有不同程度的肝内梗阻性黄疸表现。

2. 出血　肝硬化患者凝血功能异常或出现脾功能亢进者血小板减少明显；重型肝炎患者凝血因子合成障碍；发生严重感染或出现 DIC 导致凝血因子和血小板消耗；少数并发血小板减少性紫癜及再生障碍性贫血。以上各因素都可引起出血，可表现为牙龈、鼻腔、皮下、消化道等出血，严重者全身均可能有出血表现。

3. 肝性脑病（hepatic encephalopathy） 也称肝昏迷。临床上导致肝性脑病的常见诱因有：大量利尿引起电解质紊乱（主要是低钾血症和低钠血症）、消化道大出血、感染、大量放腹水、高蛋白饮食、不合理使用镇静剂等。

（1）血氨及其他毒性物质的潴积：目前认为大量肝细胞坏死时，肝脏解毒功能降低；肝硬化时门-腔静脉短路；这些原因均可引起血氨及其他有毒物质（短链脂肪酸、硫醇、芳香族氨基酸）的潴积，导致肝性脑病。

（2）支链氨基酸/芳香氨基酸比例失调：严重肝损害如重型肝炎（肝衰竭）、肝硬化时多种芳香氨基酸（如苯丙氨酸、蛋氨酸、酪氨酸等）显著升高，而支链氨基酸（缬氨酸、亮氨酸、异亮氨酸等）正常或减少，导致支链氨基酸/芳香氨基酸比例失调，可导致肝性脑病。

（3）假性神经递质假说：严重肝损害如重型肝炎、肝硬化时，某些胺类物质（如羟苯乙醇胺）不能被清除从而通过血脑屏障，取代正常的神经递质，导致肝性脑病。

4. 腹水 重型肝炎、肝硬化失代偿时，由于醛固酮分泌过多和利钠激素的减少导致水钠潴留。水钠潴留是早期腹水产生的主要原因。另外，低蛋白血症、门静脉高压、肝淋巴液生成增多是后期腹水的主要原因。

5. 肝肾综合征（hepatorenal syndrome） 重型肝炎、肝硬化失代偿时，由于有效血容量下降、前列腺素 E_2 减少、感染导致内毒素血症、肾血管收缩、肾血流减少等使肾小球滤过率和肾血浆流量降低，可引起急性损伤，导致肾功能不全或功能性肾衰竭。

6. 肝肺综合征 重型肝炎、肝硬化失代偿时，因肺内毛细管扩张，出现动-静脉分流，严重影响气体交换功能；门静脉循环受阻、门-腔静脉分流，内毒素进入肺循环等原因，可出现胸腔积液、间质性肺炎、盘状肺不张、肺水肿、低氧血症等改变，统称为肝肺综合征。表现为低氧血症和高动力循环症。临床上可出现胸闷、气促、直立性呼吸困难、胸痛、发绀、头晕等症状，严重者可致晕厥与昏迷。

【临床表现】

不同类型嗜肝病毒引起的肝炎潜伏期长短不同，甲型肝炎 2 ～ 6 周，平均 4 周；乙型肝炎 1 ～ 6 个月，平均 3 个月；丙型肝炎 2 周～ 6 个月，平均 40 天；丁型肝炎 4 ～ 20 周；戊型肝炎 2 ～ 9 周，平均 6 周。

（一）急性肝炎

急性肝炎包括急性黄疸型肝炎和急性无黄疸型肝炎。各型嗜肝病毒均可引起急性肝炎，甲、戊型肝炎病毒感染绝大多数为急性肝炎。目前仅发现极少数急性戊型肝炎转为慢性，成年人急性乙型肝炎约 10% 转为慢性化，丙型超过 50% 转为慢性化，丁型约 70% 转为慢性化。

1. 急性黄疸型肝炎 临床阶段较为明显，可分为以下 3 期。

（1）黄疸前期：甲型、戊型肝炎起病较急，大约 80% 患者有发热、畏寒等病毒血症的表现。乙、丙、丁型肝炎起病较缓，仅少数有发热表现。此期主要症状有全身乏力、食欲减退、厌油、腹胀、恶心、呕吐、肝区疼痛、尿色加深等，肝生化指标主要异常表现为丙氨酸转氨酶（ALT）、天冬氨酸转氨酶（AST）升高，本期持续 5 ～ 7 天。

（2）黄疸期：尿色加深，可呈淡黄色、深黄色或浓茶色，巩膜和皮肤出现黄染，1 ～ 3 周黄疸水平达高峰。部分患者可有皮肤瘙痒、一过性粪色变浅、窦性心动过缓等梗阻性黄疸表现。肝大，边缘锐利、质软，有压痛或叩痛。部分病例有轻度脾大。肝生化指标检查结果显示 ALT、AST 和胆红素升高，尿胆红素阳性，本期持续 2 ～ 6 周。

（3）恢复期：临床症状逐渐消失，肝、脾回缩，黄疸消退，肝生化指标逐渐恢复正常，本期约持续 1 ～ 2 个月。

急性黄疸型肝炎总病程为 2 ～ 4 个月。

2. 急性无黄疸型肝炎 除无黄疸表现外，其他临床表现与黄疸型肝炎相似。无黄疸型肝炎发病率远高于黄疸型肝炎。急性无黄疸型肝炎通常起病较缓，症状较轻，主要表现为全身乏力、食欲减退、腹胀、恶心、肝区疼痛、肝大等。恢复较快，病程多在 3 个月以内。有些病例可无明显症状和体征，易被忽视。

急性丙型肝炎的临床表现较轻，多无明显症状，少数病例可有低热表现，血清 ALT、AST 轻中度升高。无黄疸型肝炎占 2/3 以上，即使是出现黄疸表现的病例，黄疸亦属轻度。

急性丁型肝炎可与乙肝病毒感染同时发生（同时感染，coinfection）或继发于乙肝病毒感染者中（重叠感染，superinfection），其临床表现部分取决于乙肝病毒的感染状态。同时感染的患者临床表现与急性乙型肝炎类似，大多数表现为黄疸型肝炎，有时可见双峰型 ALT 升高表现，分别提示乙型肝炎病毒和丁型肝炎病毒感染，预后良好，极少数发展为重型肝炎。重叠感染的患者病情常常较重，ALT、AST 升高可达数月，部分可进展为重型肝炎，此种发病类型大多会向慢性化进展。

戊型肝炎的黄疸前期可较长，平均约 10 天，症状相对较重，自觉症状往往在黄疸出现后 4～5 天、甚至更长才开始缓解，病程较长。妊娠晚期孕妇患戊型肝炎时，容易重症化，发生急性或亚急性重型肝炎。乙型肝炎病毒慢性感染者重叠戊型肝炎时，病情较重，病死率增高。老年患者往往病程较长，病情较重，病死率较高。目前一般认为戊型肝炎无慢性携带状态、无慢性化过程，但流行病学调查、临床观察和肝组织检查均发现，3%～10% 的戊型肝炎病例可有病程超过 6 个月的迁延现象。

（二）慢性肝炎

慢性肝炎通常包括以下情况：急性肝炎患者病程超过半年；原有乙型、丙型、丁型肝炎慢性感染基础上，再次出现肝炎相关症状、体征及肝功能检测异常者；感染、发病日期不确定或既往无肝炎病史，但根据症状、体征、实验室检查及影像学检查综合分析或根据肝组织病理学符合慢性肝炎表现者。依据病情轻重程度慢性肝炎可分为轻度、中度、重度（表 2-2），慢性乙型肝炎（chronic hepatitis B，CHB）依据 HBeAg 阳性与否可分为 HBeAg 阴性 CHB 或 HBeAg 阳性 CHB，分型有助于指导抗病毒治疗及判断预后。

表 2-2 慢性肝炎分度

	轻度	中度	重度
ALT（U/L）	$< 5 \times ULN$	$(5 \sim 10) \times ULN$	$> 10 \times ULN$
白蛋白（g/L）	> 35	32～35	< 32
白蛋白/球蛋白（白球比）	> 1.4	1.1～1.4	< 1.1
总胆红素（μmol/L）	$< 2 \times ULN$	$(2 \sim 5) \times ULN$	$> 5 \times ULN$
PTA（%）	> 70	60～70	40～60
胆碱酯酶	> 5400	$> 4500 \sim \leqslant 5400$	$\leqslant 4500$

注：ALT. 丙氨酸转氨酶；ULN. 正常值上限；PTA. 凝血酶原活动度（prothrombin time activity）

1. 轻度 病情较轻，可反复出现头晕、乏力、食欲减退、厌油、尿黄、睡眠欠佳、肝区不适，肝稍大、有轻微触痛，可有轻度脾大。一部分病例症状、体征不明显或缺如。肝生化指标仅 1～2 项轻度异常。凝血功能正常。

2. 中度 体征、症状、实验室检查结果介于轻度和重度之间。

3. 重度 有明显或持续的肝炎相关症状，如乏力、腹胀、食欲减退、厌油、便溏、尿黄、眼黄、身黄等，伴肝掌、肝病面容、脾大、蜘蛛痣等，ALT 和（或）AST 持续或反复升高，白蛋白水平降低，丙种球蛋白明显升高，白球比倒置，凝血功能下降（PT 延长，PTA 40%～60%）。

（三）重型肝炎

多种因素引起严重肝损害，导致合成、解毒、代谢和生物转化功能严重障碍或失代偿，出现以黄疸、凝血功能障碍、肝肾综合征、肝性脑病、腹水等为主要表现的一组临床症候群，既往被命名为重型肝炎，现在多个国内外指南命名其为肝衰竭（liver failure，HF）。重型肝炎是一个独立的临床诊断，肝衰竭不是一个独立的临床诊断，而是一种功能诊断。重型肝炎与肝衰竭的诊断与分型依据具有很多共同点，急性重型肝炎与急性肝衰竭、亚急性重型肝炎与亚急性肝衰竭相类似，慢性重型肝炎包括慢加急性肝衰竭和慢性肝衰竭。

肝衰竭的临床症候群包括：严重消化道症状，极度乏力，神经、精神症状体征（性格改变、嗜睡、昏迷、烦躁不安、定向力下降、计算力下降等），有明显的出血倾向、凝血酶原时间显著延长、凝血酶原活动度（PTA）＜ 40% 或国际标准化比值（INR）≥ 1.5，黄疸指标进行性加深、总胆红素每日上升 ≥ 17.1μmol/L 或大于正常上限值 10 倍，可出现肝臭、中毒性鼓肠、肝肾综合征、并发严重感染等；可见肝浊音界进行性缩小，扑翼样震颤及病理反射，血氨升高，胆酶分离等。

温馨提示 在我国引起肝衰竭的主要病因是肝炎病毒（主要是 HBV），其次是药物及肝毒性物质（如乙醇、化学制剂等）。在欧美国家，药物是引起急性、亚急性肝衰竭的主要原因。酒精性肝病常导致慢性肝衰竭。儿童肝衰竭还可见于遗传代谢性疾病。重型肝炎的诱因及病因较复杂，包括重叠感染（如 HBV 重叠其他嗜肝病毒感染）、妊娠、机体免疫状况、过度疲劳、HBV 前 C 区突变、饮酒、精神刺激、应用肝毒性药物、合并细菌感染、有其他合并症（如糖尿病、甲状腺功能亢进、心脏病）等。

1. 分类 根据病情进展速度和病理组织学特征，肝衰竭可分为以下 4 类。

（1）急性肝衰竭（acute liver failure，ALF）：既往无肝炎病史，急性起病，2 周内出现Ⅱ度及以上肝性脑病（按Ⅳ级分类法划分）并有以下表现者：极度乏力，并伴有明显厌食、腹胀、恶心、呕吐等严重消化道症状；短期内黄疸进行性加深，血清总胆红素（TBil）≥ 10× 正常值上限（ULN）或每日上升 ≥ 17.1μmol/L；有出血倾向，PTA ≤ 40%（或 INR ≥ 1.5），且排除其他原因；肝脏进行性缩小。肝活检显示肝细胞呈一次性大块性坏死（坏死面积 ≥ 肝实质的 2/3），或亚大块性坏死，或大灶性坏死伴肝细胞的重度变性水肿。急性重型肝炎发病多有过劳或酗酒等诱因。本型病情进展迅速，病死率高，病程一般不超过 3 周。

（2）亚急性肝衰竭（subacute liver failure，SALF）：既往无肝炎病史，起病较急，2 ～ 26 周出现以下表现者：极度乏力，有明显的消化道症状；黄疸迅速加深，血清 TBil ≥ 10×ULN 或每日上升 ≥ 17.1μmol/L；伴或不伴肝性脑病；有出血表现，PTA ≤ 40%（或 INR ≥ 1.5）并排除其他原因者。肝活检显示肝组织新、旧不一的亚大块坏死（坏死面积 ≤ 50%），较陈旧的坏死区网状纤维塌陷，并可有胶原纤维沉积，残留肝细胞增生成团；可见大量小胆管增生和胆汁淤积。肝浊音界无进行性缩小，与病期长、肝细胞再生有关。首先出现腹水及其相关症候群（包括胸腔积液等）者，称为腹水型；首先出现Ⅱ度以上肝性脑病者，称脑病型。亚急性重型肝炎病程较长，通常超过 3 周至数月。容易发展为慢性肝炎或肝硬化。

（3）慢加急性肝衰竭（acute-on-chronic liver failure，ACLF）：指在慢性肝病基础上，由各种诱因引起以急性黄疸加深、凝血功能障碍为表现的综合征，可合并包括肝性脑病、腹水、电解质紊乱、感染、肝肾综合征、肝肺综合征等并发症，以及肝外器官功能衰竭。患者黄疸迅速加深，血清 TBil ≥ 10×ULN 或每日上升 ≥ 17.1μmol/L；有出血表现，PTA ≤ 40%（或 INR ≥ 1.5）。根据不同慢性肝病基础分为 3 型：A 型，在慢性非肝硬化肝病基础上发生的慢加急性肝衰竭；B 型，在代偿期肝硬化基础上发生的慢加急性肝衰竭，通常在 4 周内发生；C 型，在失代偿期肝硬化基础上发生的慢加急性肝衰竭。

（4）慢性肝衰竭（chronic liver failure，CLF）：在肝硬化基础上，缓慢出现肝功能进行性减退和失代偿：血清 TBil 升高，常 ＜ 10×ULN；白蛋白（ALB）明显降低；血小板明显下降，PTA ≤ 40%（或 INR ≥ 1.5），并排除其他原因者；有顽固性腹水或门静脉高压、肝性脑病等表现。

急性重型肝炎与急性肝衰竭、亚急性重型肝炎与亚急性肝衰竭的临床表现、病情进展、病理学特征相同。慢性重型肝炎（CSH）是指在慢性肝炎、肝硬化或慢性 HBV 携带史的基础上，或无肝病史及无 HBsAg 携带史，但有慢性肝病体征及生化检查改变等或肝穿刺检查支持慢性肝炎，以亚急性重型肝炎相同的临床表现起病，随着病情发展而加重，达到重型肝炎诊断标准者（PTA ＜ 40% 或 INR ≥ 1.5，血清总胆红素大于正常值上限 10 倍），与慢加急性肝衰竭临床表现相同；在肝硬化基础上，缓慢出现肝功能进行性减退和失代偿达到重型肝炎诊断标准者，与慢性肝衰竭临床表现相同；慢性重型肝炎包含慢加急性肝衰竭慢性肝衰竭。

2. 分期 根据临床表现的严重程度，亚急性肝衰竭和慢加急性肝衰竭可分为早期、中期和晚期。在未达到标准时的前期要提高警惕，须密切关注病情发展。

（1）前期：极度乏力，并有明显厌食、呕吐和腹胀等严重消化道症状；ALT 和（或）天冬氨酸转氨酶（AST）大幅升高，黄疸进行性加深（85.5μmol/L ≤ TBil ＜ 171μmol/L）或每日上升 ≥ 17.1μmol/L；有出血倾向，40% ＜ PTA ≤ 50%（或 INR ＜ 1.5）。

（2）早期：极度乏力，并有明显厌食、呕吐和腹胀等严重消化道症状；ALT 和（或）AST 继续大幅升高，黄疸进行性加深（TBil ≥ 171μmol/L 或每日上升 ≥ 17.1μmol/L）；有出血倾向，30% < PTA ≤ 40%（或 1.5 ≤ INR < 1.9）；无并发症及其他肝外器官衰竭。

（3）中期：在肝衰竭早期表现基础上，病情进一步发展，ALT 和（或）AST 快速下降，TBil 持续上升，出血表现明显（出血点或瘀斑），20% < PTA ≤ 30%（或 1.9 ≤ INR < 2.6），伴有 1 项并发症和（或）1 个肝外器官功能衰竭。

（4）晚期：在肝衰竭中期表现基础上，病情进一步加重，有严重出血倾向，PTA ≤ 20%（或 INR ≥ 2.6），并出现 2 个以上并发症和（或）2 个以上肝外器官功能衰竭。

（四）淤胆型肝炎

淤胆型肝炎（cholestatic hepatitis）又称为毛细胆管炎型肝炎，是以肝内胆汁淤积为主要临床表现的一种特殊临床类型的肝炎。急性淤胆型肝炎的起病类似急性黄疸型肝炎，大多数患者能恢复。在慢性肝炎或肝硬化的基础上发生淤胆型肝炎表现者，为慢性淤胆型肝炎。有类似梗阻性黄疸的临床表现，包括肝大、皮肤瘙痒、粪便颜色变浅等。有明显黄疸，消化道症状较轻。肝功能检查表现为：血清总胆红素明显升高，以直接胆红素升高为主，γ-谷氨酰转移酶（gamma glutamyl transpeptidase，GGT 或 γ-GT），碱性磷酸酶（alkaline phosphatase，AKP 或 ALP），总胆固醇，总胆汁酸等升高。ALT、AST 升高不明显，凝血酶原时间无明显延长，PTA 多高于 60%。

（五）肝炎肝硬化

根据肝脏炎症活动的情况分为活动性与静止性两型。

1. 活动性肝硬化　有慢性肝炎活动的临床表现，乏力及食欲减退、厌油等消化道症状明显，ALT、AST 升高，白蛋白下降，黄疸。伴有肝缩小及质地变硬，腹水，腹壁、食管胃底静脉曲张，门静脉、脾静脉增宽，脾进行性增大等门静脉高压症的表现。

2. 静止性肝硬化　无肝脏炎症活动的临床表现，症状较轻或无明显症状，可有活动性肝硬化的体征。

根据临床表现及肝组织病理分为代偿性（期）肝硬化和失代偿性（期）肝硬化。

（1）代偿性肝硬化：也称为早期肝硬化，属 Child-Pugh 分级 A 级，其 TBil < 35μmol/L，ALB ≥ 35g/L，PTA ≥ 60%。可有门静脉高压表现，但无腹水、消化道大出血或肝性脑病。

（2）失代偿性肝硬化：也称为中晚期肝硬化，属 Child-Pugh 分级 B、C 级。有明显肝功能异常表现及失代偿期征象，如 TBil ≥ 35μmol/L，ALB < 35g/L，A/G < 1.0，PTA < 60%。出现腹水、门静脉高压引起的食管胃底静脉明显曲张或破裂出血、肝性脑病或肝肾综合征等。

未达到肝硬化的诊断标准，但肝纤维化相关表现明显者，称为肝炎肝纤维化。组织病理学检查能比较准确地判断肝纤维化的程度，血清学指标如透明质酸（hyaluronic acid，HA）、层粘连蛋白（laminin，LN）、Ⅲ型前胶原氨基末端肽（amino terminal procollagen type Ⅲ peptide，PⅢP）、Ⅳ型胶原（collagen Ⅳ，C-Ⅳ）弹性超声及瞬时弹性成像等可供参考。

肝炎的临床分期有助于判断预后及进行有效治疗。肝炎整个起病、进展过程是连续发展的，具有明显的时相性，若疾病进展期病情发展迅猛，及时有效的综合治疗对降低病死率有极大帮助；进入病情相对稳定的"平台期"或"缓解期"，有效的调理及防治相关并发症对患者的康复有较大的意义。

案例 2-1【诊断及诊断依据】

1. 诊断　①慢性乙型肝炎（重度）；②乙型肝炎肝硬化？

2. 诊断依据　①患者中年男性，起病缓慢，病程长。既往 HBsAg 阳性明确，超过半年。查体：慢性肝炎面容，可见肝掌及蜘蛛痣，全身皮肤黏膜无黄染，肝脾不大；外院肝功能明显异常：ALB 32.3g/L，ALT 863U/L，AST 554U/L，TBil 48.9μmol/L，DBil 32.3μmol/L。有乙型肝炎家族史。支持慢性乙型肝炎的诊断。②患者慢性乙型肝炎诊断明确，反复有乏力、食欲减退症状，可见肝掌及蜘蛛痣，外院肝功能提示白蛋白降低：ALB 32.3g/L。需警惕肝硬化，进一步完善检查明确或除外。

【实验室及其他检查】

（一）血常规

急性肝炎初期白细胞总数通常正常或轻微增高，黄疸期白细胞总数多正常或轻微降低，淋巴细胞比例相对增多，偶可见异型淋巴细胞。重型肝炎时白细胞可出现升高，红细胞及血红蛋白可正常或下降。肝炎肝硬化，尤其是伴脾功能亢进者可有白细胞减少、血小板、红细胞的"三系减少"现象。

（二）尿常规

尿胆原和尿胆红素的检测有助于黄疸类型的鉴别诊断。溶血性黄疸以尿胆原为主，肝细胞性黄疸时两者均阳性，梗阻性黄疸以尿胆红素为主。

（三）肝生化检查

1. 血清酶学测定

（1）ALT：是目前临床上反映肝细胞损伤最常用的指标之一。ALT 在肝细胞损伤时释放入血，对肝病诊断的特异性比 AST 高。急性肝炎时 ALT 升高较明显，ALT/AST 通常大于 1，黄疸出现后 ALT 开始下降。慢性肝炎和肝硬化时 ALT 轻度或中度升高或反复异常，ALT/AST 常小于1。重型肝炎患者可出现 ALT 快速下降；胆红素不断进行性升高的"胆酶分离"现象，提示肝细胞大面积坏死。

（2）AST：此酶在心肌中含量最高，依次为心脏、肝脏、骨骼肌、肾、胰。在肝脏中，80% AST 存在于肝细胞线粒体中，仅 20% 存在于胞质中。肝病时，AST 升高，提示线粒体损伤，病情较严重且易持久，通常与肝病病情的严重程度呈正相关。急性肝炎时如 AST 持续在高水平，转为慢性肝炎的可能性更大。

（3）乳酸脱氢酶（LDH）：在肝病时可显著增高，但肌病时亦可增高，须结合临床加以鉴别。

（4）γ-谷氨酰转移酶（GGT 或 γ-GT）：在肝癌、肝硬化和肝炎患者中可显著升高，在胆道阻塞或炎症的情况下升高更明显。

（5）胆碱酯酶：由肝细胞合成，其值降低提示肝细胞已有较明显的损伤，其值越低，提示病情越严重。对于病情程度的判断有重要意义。

（6）碱性磷酸酶（AKP 或 ALP）：正常人血清中 ALP 主要来源于肝脏和骨组织，ALP 测定主要应用于肝病和骨病的临床诊断。当肝外或肝内胆汁排泄受阻时，肝组织表达的 ALP 不能排出体外而回流入血，导致血清 ALP 升高。儿童生长发育期血清 ALP 水平可明显增加。

2. 血清蛋白 主要由 α_1、α_2、β、γ 球蛋白（G）和白蛋白（A）组成。白蛋白，α_1、α_2、β 球蛋白主要由肝细胞合成，而 γ 球蛋白主要由浆细胞合成。白蛋白的半衰期较长，约 21 天。急性肝炎时，血清蛋白质和量一般在正常范围内。慢性中度肝炎以上、重型肝炎、肝硬化时白蛋白多下降，γ 球蛋白多升高，出现白球比（A/G）下降甚至倒置。

3. 胆红素 胆红素含量是反映肝细胞损伤严重程度的重要指标。急性和慢性黄疸型肝炎时血清胆红素均升高，活动性肝硬化时胆红素亦可升高且消退缓慢，重型肝炎胆红素 > 171μmol/L。直接胆红素占总胆红素的比例有助于判断黄疸的原因，反映胆汁淤积的程度。

4. PT、PTA、INR PT 延长与肝损害的严重程度密切相关。INR 是根据凝血酶原时间与 ISI（国际敏感度指数）的比值计算而得出的。健康成年人 INR 大约为 1.0，INR 越大表示凝血功能越差。PTA ≤ 40% 或 INR ≥ 1.5 是诊断肝衰竭或重型肝炎的重要依据。

5. 血氨 肝衰竭时机体对氨的清除能力降低或丧失，可导致血氨升高，血氨升高是导致肝性脑病的机制之一。

6. 血糖 超过 40% 的重症肝病患者有血糖降低表现。临床上应注意将肝性脑病与低血糖昏迷相鉴别。

7. 胆固醇 60% ~ 80% 血浆中的胆固醇来源于肝脏。肝细胞严重受损时，胆固醇在肝脏内合成减少，故血浆胆固醇水平明显下降，胆固醇越低，预后越差。梗阻性黄疸时血浆胆固醇可升高。

8. 补体 当肝细胞严重受损时，补体合成下降。临床检测补体 C3 和 CH50（总补体活性）对预后有评估作用。

9. 胆汁酸 正常情况下，血清中胆汁酸的含量很低，当肝脏炎症活动时胆汁酸升高。由于肝脏对胆汁酸和胆红素的运转系统不同，检测胆汁酸有助于鉴别高胆红素血症和胆汁淤积。

（四）甲胎蛋白

甲胎蛋白（alpha-fetal protein，AFP）水平检测是筛查和早期诊断 HCC 的常规方法，但应注意有假阴性、假阳性情况的发生。AFP 阴性不能除外 HCC 的可能，需结合影像学等其他检查结果综合判断。肝炎活动、肝细胞修复及再生时 AFP 可升高，应动态随访及观察。AFP 升高也可见于生殖系统肿瘤。

（五）维生素 K 缺乏或拮抗剂-Ⅱ诱导蛋白

维生素 K 缺乏或拮抗剂-Ⅱ诱导蛋白（protein induced by vitamin K absence or antagonist-Ⅱ，PIVKA-Ⅱ），又名脱 γ 羧基凝血酶原（des-gamma-carboxy-prothrombin，DCP），是诊断肝癌的另一个重要指标，可与 AFP 互为补充。

（六）肝纤维化指标

HA（透明质酸）、LN（层粘连蛋白）、PⅢP（Ⅲ型前胶原氨基末端肽）、PH（脯氨酰羟化酶）、C-Ⅳ（Ⅳ型胶原）等，对肝纤维化的诊断有一定的临床参考价值，但缺乏特异性。

（七）病原学检查

1. 甲型肝炎

（1）抗 HAV-IgM：是新近感染 HAV 的证据，是临床早期诊断甲型肝炎最简单而又可靠的血清学标志物。患者在发病后数天即可出现阳性，3～6 个月转阴。临床上一般采用酶联免疫吸附试验（ELISA）检测。

（2）抗 HAV-IgG：比抗 HAV-IgM 出现稍晚，可于 2～3 个月达到高峰期，持续存在多年或终身，属于保护性抗体，是具有免疫力的标志物。单份抗 HAV-IgG 阳性表示感染过 HAV 或疫苗接种后的反应。如果急性期及恢复期双份血清抗 HAV-IgG 滴度有 4 倍以上的增长，亦是诊断甲型肝炎的依据。

其他的检测方法如免疫电镜观察和鉴定 HAV 颗粒、cDNA-RNA 分子杂交法检测 HAV-RNA、反转录聚合酶链反应（RT-PCR）检测 HAV-RNA、体外细胞培养分离病毒等，临床较少采用，只用于实验研究。

2. 乙型肝炎

（1）表面抗原与表面抗体：常采用 ELISA 法检测。表面抗原在感染 HBV 2 周后即可呈阳性。表面抗原阳性反映现症 HBV 感染，阴性亦不能完全排除 HBV 感染。表面抗体为保护性抗体，呈阳性时表示对 HBV 有免疫力，但有少部分病例始终不产生表面抗体。表面抗原和表面抗体同时呈阳性可能出现在 HBV 感染的恢复期，此时表面抗原尚未消失，表面抗体已经产生；另一种情形是 S 基因发生突变，原型表面抗体不能将其清除；或者表面抗体阳性者感染了免疫逃避株等。

（2）E 抗原与 E 抗体：常用 ELISA 法检测。急性 HBV 感染时 E 抗原的出现时间略晚于表面抗原。E 抗原与 HBV-DNA 水平有良好的相关性，因此，E 抗原的存在表示 HBV 复制活跃且具有较强的传染性。E 抗原消失而 E 抗体产生称为 E 抗原血清学转换。E 抗体阳转后，病毒复制一般处于静止状态，传染性大大降低。长期 E 抗体阳性者并不代表 HBV 复制处于停止状态或无传染性，研究显示 20%～50% 的患者仍可检测到 HBV，部分可能由于前 C 区基因突变，导致不能形成 E 抗原。

（3）核心抗原与核心抗体：血清中核心抗原主要存在于 HBV 完整颗粒（Dane 颗粒）的核心，游离者极少，采用常规方法不能检出。核心抗原与 HBV-DNA 呈正相关，核心抗原阳性表示 HBV 处于复制状态，具有传染性。抗 HBc-IgM 是 HBV 感染后出现较早的抗体，在发病第 1 周即可出现，持续时间有较大差异，多数在 6 个月以内消失。高滴度的抗 HBc-IgM 对诊断慢性乙型肝炎急性发作或急性乙型肝炎有帮助。抗 HBc-IgM 的检测结果受类风湿因子（RF）的影响较大，低滴度的抗 HBc-IgM 应警惕为假阳性。抗 HBc-IgG 可长期存在于血清中，高滴度的抗 HBc-IgG 往往提示现症感染，常与乙型肝炎表面抗原并存；低滴度的抗 HBc-IgG 提示既往感染，常与乙型肝炎表面抗体并存。单一 IgG 核心抗体阳性者可以是过去感染，因其可长期存在于血清中，亦可以是低水平感染，特别是滴度较高者。

（4）HBV-DNA：主要用于判断慢性 HBV 感染的病毒复制水平，是 HBV 复制和传染性的直接标志物，可用于抗病毒治疗适应证的选择及疗效的判断。目前常用聚合酶链反应（PCR）法和分子杂交法检测。分子杂交法敏感性低，目前临床已少用。PCR 法灵敏，对临床诊断有较大帮助，但可能因实验污染出现假阳性。准确定量需采用实时定量聚合酶链反应法。HBV-DNA 检测方面，还有基因分型、前 C 区变异及基因耐药、变异位点等检测。常用的方法有：①基因型特异性引物聚合酶链反应法；②基因序列测定法；③线性探针反向杂交法。我国主要基因型为 B 型和 C 型，基因分型对预测抗病毒药物的疗效及预后判断等有一定意义；前 C 区出现变异可能与重型肝炎（肝衰竭）发生有关；而基因耐药、变异位点检测对核苷（酸）类似物抗病毒治疗具有重要意义，对核苷（酸）类似物抗病毒治疗过程中调整用药具有参考意义。

（5）组织中 HBV 标志物的检测：可采用免疫组织化学方法检测肝组织中表面抗原、核心抗原的存在及分布，原位 PCR 方法或原位杂交可检测肝组织中 HBV-DNA 的存在及分布，对血清中 HBV 标志物阴性患者的诊断具有较大的意义。但由于需要行肝组织活检，方法烦琐等，其应用受到一定限制，在疑难病例的诊断中具有较大价值。

3. 丙型肝炎

（1）抗 HCV-IgM 和抗 HCV-IgG：HCV 抗体是 HCV 感染的标志物，但不是保护性抗体。抗 HCV-IgM 在患者发病后即可检测到，一般持续 1～3 个月，因此，抗 HCV-IgM 呈阳性提示现症 HCV 感染。抗 HCV-IgM 的滴度受较多因素的影响，如球蛋白、类风湿因子等，其稳定性不如抗 HCV-IgG。抗 HCV-IgG 呈阳性提示既往感染或现症感染。

（2）HCV-RNA：HCV 在血液中含量较低，通常采用巢式 PCR 以提高 HCV 的检出率。HCV-RNA 呈阳性是 HCV 感染和复制的直接标志物。HCV-RNA 定量检测方法常用荧光定量法，HCV 定量测定有助于了解病毒复制的程度、抗病毒治疗方案的选择及疗效评估等。

（3）HCV 基因分型：HCV 基因分型的检测方法较多，Simmonds 等的 1～6 型分型法应用最为广泛。HCV 基因分型的结果有助于预测治疗的效果、判断治疗的难易程度及制订抗 HCV 治疗的个体化方案。

（4）组织中 HCV 标志物的检测：基本同 HBV，可检测 HCV 抗原及 HCV-RNA。

4. 丁型肝炎

（1）HDV-Ag、抗 HDV-IgM 及抗 HDV-IgG：HDV 抗原是 HDV 颗粒内部成分，阳性是诊断急性 HDV 感染的直接证据。HDV 抗原在病程早期出现，持续时间平均约为 21 天，随着 HDV 抗体的产生，HDV 抗原多以免疫复合物形式存在，此时检测 HDV 抗原为阴性。在慢性 HDV 感染中，由于有高滴度的 HDV 抗体，HDV 抗原多为阴性。抗 HDV-IgM 阳性是现症感染的标志物，当感染处于 HDV 抗原和抗 HDV-IgG 之间的窗口期时，可仅有抗 HDV-IgM 阳性。抗 HDV-IgG 并非保护性抗体，高滴度的抗 HDV-IgG 提示 HDV 感染的持续存在，低滴度提示 HDV 感染静止或终止。

（2）HDV-RNA：血清或肝组织中的 HDV-RNA 呈阳性是诊断 HDV 感染最直接的证据。可采用 RT-PCR 和分子杂交方法检测。

5. 戊型肝炎

（1）抗 HEV-IgM 和抗 HEV-IgG：抗 HEV-IgM 在戊型肝炎发病初期即可产生，是近期 HEV 感染的标志物，大多数在 3 个月以内转阴。抗 HEV-IgG 的滴度在急性期较高，恢复期则明显下降。如果抗 HEV-IgG 的滴度较高，或由低滴度升为高滴度，或由阴性转为阳性，或由高滴度降至低滴度甚至转阴，均可诊断为 HEV 感染。抗 HEV-IgG 持续时间的长短报道不一，多认为于发病后 6～12 个月转阴，亦有报道持续几年甚至十余年。少数戊型肝炎患者始终不产生 HEV 抗体，两者均阴性时不能完全除外戊型肝炎。

（2）HEV-RNA：应用 RT-PCR 法在血液和粪便标本中检测到 HEV-RNA，可明确戊型肝炎诊断。

（八）肝纤维化非侵袭性诊断

1. APRI 评分 天冬氨酸转氨酶（AST）和血小板（PLT）比率指数（aspartate aminotransferase-to-platelet ratio index，APRI）可用于肝硬化的评估。成人中 APRI 评分＞2，预示患者已经发生肝硬化。APRI 计算公式为 [（AST/ULN）×100/PLT（10^9/L）]。

2. FIB-4 指数 基于 ALT、AST、PLT 和患者年龄的 FIB-4 指数可用于慢性乙型肝炎患者肝纤维化的诊断和分期。FIB-4=（年龄×AST）/（血小板×ALT 的平方根）。

3. 瞬时弹性成像 瞬时弹性成像（transient elastography，TE）作为一种较为成熟的无创伤性检查，其优势为操作简便、可重复性好，能够比较准确地识别出轻度肝纤维化和进展性肝纤维化或早期肝硬化；但其测定成功率受肥胖、肋间隙大小及操作者的经验等因素影响，其测定值也受肝脏炎症坏死、胆汁淤积及脂肪变等多种因素影响。鉴于胆红素异常对 TE 诊断效能的显著影响，应考虑在胆红素正常情况下进行 TE 检查。TE 结果判读需结合患者 ALT 水平等指标，将 TE 与其他血清学指标联合使用可以提高诊断效能。

TE 的临床应用：胆红素正常没有进行过抗病毒治疗者肝硬度测定值（liver stiffness measurement，LSM）≥ 17.5kPa 诊断肝硬化，LSM ≥ 12.4kPa（ALT < 2× 正常值上限时为 10.6kPa）可诊断为进展性肝纤维化；LSM < 10.6kPa 可排除肝硬化可能；LSM ≥ 9.4kPa 可诊断显著肝纤维化；LSM < 7.4kPa 可排除进展性肝纤维化；LSM 7.4 ~ 9.4kPa 患者如无法决定临床决策，考虑肝穿刺活组织检查。转氨酶及胆红素均正常者 LSM ≥ 12.0kPa 诊断肝硬化，LSM ≥ 9.0kPa 诊断进展性肝纤维化，LSM < 9.0kPa 排除肝硬化，LSM < 6.0kPa 排除进展性肝纤维化，LSM 6.0 ~ 9.0kPa 者如无法决定临床决策，考虑肝穿刺活组织检查。

（九）影像学检查

影像学检查的主要目的是监测肝炎的临床进展、了解有无肝硬化、发现占位性病变和鉴别其性质，尤其是监测和诊断 HCC。可对肝脏、胆囊、脾脏进行超声、CT 和磁共振成像（MRI）等检查。

1. 腹部超声（US）检查 因操作简便、直观、无创性和价廉，US 检查已成为肝脏检查最常用的重要方法。该方法可以协助明确肝脏、脾脏的形态，肝内重要血管情况及肝内有无占位性病变，但容易受到仪器设备、解剖部位、操作者的技术和经验等因素的限制。

2. 电子计算机断层成像（CT） 目前是肝脏病变诊断和鉴别诊断的重要影像学检查方法，用于观察肝脏形态，了解有无肝硬化，及时发现占位性病变和鉴别其性质，动态增强多期扫描对于 HCC 的诊断具有高度敏感性和特异性。

3. 磁共振（MRI 或 MR） 无放射性辐射，组织分辨率高，可以多方位、多序列成像，对肝脏的组织结构变化如出血坏死、脂肪变性及肝内结节的显示和分辨率优于 CT 和 US。动态增强多期扫描及特殊增强剂显像对鉴别良、恶性肝内占位病变优于 CT。

（十）肝脏组织病理学检查

肝脏组织病理学检查对明确病因、诊断、衡量肝组织炎症活动度、纤维化程度及评估治疗效果、排除其他肝脏疾病等具有重要的价值。还可在肝组织中原位检测核酸或病毒抗原，有助于确定病毒复制的状态。

案例 2-1【辅助检查】

为明确或除外是否存在肝硬化，患者需进一步完善腹部影像学检查（腹部彩超/上腹部 MRI/上腹部 CT）、肝脏纤维化检查、血常规、电子胃镜等相关检查。

【并发症】

肝内的并发症多发生于乙肝病毒和（或）丙肝病毒感染，主要有脂肪肝、肝硬化和肝细胞癌等。肝外并发症包括胰腺炎、胆道炎症、甲状腺功能亢进、糖尿病、溶血性贫血、再生障碍性贫血、心肌炎、肾小管性酸中毒、肾小球肾炎、乙肝相关性肾病综合征等。

不同病因所导致的重型肝炎（肝衰竭）均可发生严重并发症，主要包括：

（一）上消化道出血

上消化道出血病因主要有：①门静脉高压引起门静脉高压性胃病，导致胃黏膜广泛糜烂和溃疡；②门静脉高压引起食管-胃底静脉曲张；③血小板、凝血因子减少。上消化道出血可诱发感染、腹水、肝性脑病、肝肾综合征等其他并发症。也可出现下消化道出血，消化道大出血可引起失血性休克，导致死亡。

（二）肝性脑病

肝性脑病（hepatic encephalopathy，HE）是由肝功能不全所引起的一组神经、精神症候群，可发生于肝硬化和重型肝炎患者。常见的诱因包括高蛋白饮食、上消化道出血、大量排钾利尿、感染、大量放腹水及使用镇静剂等，其发生发展可能是多个因素综合作用的结果。

根据神经精神学症状（即认知功能表现）、神经系统体征、脑电波异常程度将肝性脑病分级。①无 HE：认知功能表现正常，神经系统体征正常，神经心理测试正常；②MHE（潜在 HE）：没有能觉察的人格或行为变化，神经系统体征正常，但神经心理测试异常；③HE 1 级：存在轻微临床征象，如轻微认知障碍，注意力减弱，睡眠障碍（失眠、睡眠倒错），欣快或抑郁，扑翼样震颤可引出，神经心理测试异常；④HE 2 级：明显的行为和性格变化，嗜睡或冷漠，轻微的定向力异常（时间、定向），计算能力下降，运动障碍，言语不清，扑翼样震颤易引出，不需要做神经心理测试，脑电图可见异常波 θ 波；⑤HE 3 级：明显定向力障碍（时间、空间定向），行为异常，半昏迷到昏迷，有应答，扑翼样震颤通常无法引出，踝阵挛、肌张力增高、腱反射亢进，不需要做神经心理测试，脑电图可见三相慢波和异常波 θ 波；⑥HB 4 级：昏迷（对言语和外界刺激无反应），肌张力增高或中枢神经系统阳性体征，不需要做神经心理测试。

（三）感染

重型肝炎患者容易发生难以控制的感染，以腹膜、胆道、肺等部位多见，部分患者可出现败血症，以革兰氏阴性杆菌为主要致病菌，细菌多来源于肠道，肠道中微生态的失衡与内源性感染的发生密切相关，应用广谱抗菌药物后，也可能并发真菌感染。

（四）肝肾综合征

肝肾综合征（hepatorenal syndrome）往往是严重肝病的终末期表现。主要表现为少尿或无尿、电解质平衡失调、氮质血症，甚至肾衰竭。约半数病例有大量放腹水、出血、严重感染、利尿等诱因。

几种特殊人群的肝炎表现如下。

1. 老年人病毒性肝炎 老年人群的急性病毒性肝炎以急性戊型肝炎较多见，黄疸型为主。老年人慢性肝炎较急性肝炎多，临床特点为症状持续时间较长，黄疸较深，易发生胆汁淤积；并发症较多；老年人基础疾病较多；肝衰竭发生率高，预后较差。

2. 小儿病毒性肝炎 小儿急性肝炎以甲型肝炎为主，多为黄疸型。往往起病较急，黄疸前期较短，呼吸道症状和消化道症状较明显，早期容易误诊为呼吸道疾病或消化道疾病。婴儿肝炎病情一般较重，可进展为急性重型肝炎。小儿慢性肝炎以乙型肝炎和丙型肝炎较多见，病情大多较轻。因小儿的免疫系统发育尚未成熟，感染 HBV 后容易形成免疫耐受状态，多成为无症状的 HBV 携带者或无症状而成为隐性感染者。

3. 妊娠期合并病毒性肝炎 病情往往较重，尤其以妊娠晚期最为严重，较易发展为肝衰竭，产后大出血多见，病死率较高。妊娠合并戊型肝炎，病死率可高达 30% 以上。

【诊断】

（一）流行病学

1. 甲型肝炎 发病前患者是否在甲型肝炎流行区，有无进食未煮熟的海产品如蛤蜊、毛蚶及饮用被污染的水。多见于儿童。

2. 乙型肝炎 是否有不洁注射史、输血史，与 HBV 感染者接触史，家庭成员有无 HBV 感染者，特别是患者的母亲是否有 HBV 感染等有助于乙型肝炎的诊断。

3. 丙型肝炎 有静脉吸毒、输血及血制品、多个性伴侣、血液透析、不洁注射及文身等病史的肝炎患者应警惕丙型肝炎。

4. 丁型肝炎 我国以西南部感染率较高，流行病学史类似乙型肝炎。

5. 戊型肝炎 流行病学史基本同甲型肝炎，暴发多为经水传播。多见于成年人。

（二）临床诊断

1. 急性肝炎 起病常较急，常有乏力、食欲减退、厌油、畏寒、发热、恶心、呕吐等急性感染症状。肝脏增大、质地偏软，ALT、AST 可显著升高。血清胆红素可正常或 > 17.1μmol/L，尿胆红素呈阳性。典型的黄疸型肝炎可有黄疸前期、黄疸期、恢复期三期临床经过，病程不超过 6 个月。

2. 慢性肝炎 是指肝炎病程超过半年或发病日期不确定而有慢性肝炎的症状、体征、辅助检查改变者。常有乏力、食欲减退、厌油、腹胀、肝区不适等症状，可有肝病面容、胸前毛细血管扩张、肝掌、蜘蛛痣、肝大、质地偏硬，脾大等体征。根据症状、体征、辅助检查结果等综合评定轻、中、重三度。

3. 重型肝炎　主要有重型肝炎相关症候群表现。急性黄疸型肝炎病情迅速进展、恶化，在2周以内出现Ⅱ度以上肝性脑病或者其他肝衰竭临床表现者，称为急性肝衰竭；2～26周出现肝衰竭表现者为亚急性肝衰竭；在慢性肝炎的基础上短期内出现急性肝功能失代偿为慢加急性肝衰竭。在肝硬化基础上出现慢性肝功能失代偿为慢性肝衰竭。

4. 淤胆型肝炎　起病、临床表现、体征类似于急性黄疸型肝炎，黄疸持续时间较长，症状较轻，有肝内梗阻的类似临床表现。

5. 肝炎肝硬化　既往多有慢性肝炎病史。有乏力、食欲减退、腹胀、尿少、腹水、双下肢水肿、肝掌、蜘蛛痣、脾大、白蛋白下降、A/G倒置、肝脏形态改变、胃底食管下段静脉曲张等肝功能损害和门静脉高压的临床表现。

（三）病原学诊断

1. 甲型肝炎　具有急性肝炎的临床表现，并具备以下任意一项者均可确诊为甲型肝炎：抗HAV-IgM呈阳性；抗HAV-IgG急性期呈阴性，恢复期呈阳性；粪便中检出HAV颗粒、抗原或HAV-RNA。

2. 乙型肝炎　急性乙型肝炎现已较少见。既往有乙型肝炎病史或HBsAg阳性超过6个月，现HBsAg和（或）HBV-DNA仍为阳性者，可诊断为慢性HBV感染。根据HBV感染者的血清学、病毒学、生物化学试验及其他临床和辅助检查结果，可将慢性HBV感染分为以下类型。

（1）HBeAg阴性CHB：血清乙肝表面抗原和HBV-DNA阳性，HBeAg持续阴性，抗HBe阴性或阳性，ALT反复或持续异常，或者肝组织学病理检查提示有慢性肝炎病变。

（2）HBeAg阳性CHB：血清乙肝表面抗原、HBV-DNA阳性和HBeAg阳性，抗HBe阴性或阳性，ALT反复或持续异常，或者肝组织病理学检查提示有慢性肝炎病变。根据患者症状、体征、生化学检查、病毒学检查及其他临床和辅助检查结果，上述两型慢性乙型肝炎可进一步分为轻度、中度和重度。

（3）慢性HBV携带者（chronic HBV carrier）：多为年龄较轻的处于免疫耐受期的HBsAg、HBeAg和HBV-DNA阳性者，1年内连续随访2次以上均显示血清ALT和AST在正常范围，肝组织学检查无病变或病变轻微。

（4）非活动性乙型肝炎表面抗原携带者（inactive HBsAg carrier）：血清乙肝表面抗原阳性、HBeAg阴性、抗-HBe阳性或阴性，HBV-DNA低于检测下限，1年内连续随访3次以上，每次至少间隔3个月，ALT均在正常范围。肝组织学检查显示：组织学活动性指数（HAI）＜4或根据其他的半定量计分系统判定病变轻微。

（5）隐匿性CHB：血清HBsAg阴性，但血清和（或）肝组织中HBV-DNA阳性，并有慢性乙型肝炎的临床表现。除HBV-DNA阳性外，患者可有血清抗-HBs、抗-HBe和（或）抗-HBc阳性，但约20%隐匿性慢性乙型肝炎患者的血清学标志物均为阴性。诊断主要通过HBV-DNA检测，有时需采用多区段套式PCR辅以测序确认，因常规荧光定量PCR检测灵敏度受限且受引物序列变异影响，可能会存在一定程度的漏检，尤其对抗-HBc持续阳性者。诊断需排除其他病毒及非病毒因素引起的肝损伤。

3. 丙型肝炎　抗HCV-IgM和（或）抗HCV-IgG阳性，HCV-RNA阳性，可诊断为丙型肝炎。无任何相关症状、体征，肝生化指标和肝脏组织病理学检查正常者为无症状丙肝病毒携带者。

4. 丁型肝炎　有现症乙肝病毒感染，同时血清中丁肝抗原阳性或HDV-RNA阳性或抗HDV-IgM阳性或高滴度抗HDV-IgG阳性，或肝脏组织内丁肝抗原或HDV-RNA阳性。可诊断为丁型肝炎。低滴度的抗HDV-IgG阳性有可能为既往感染。不具备临床症状、体征等，仅血清乙肝表面抗原和丁肝病毒血清标志物阳性时，可诊断为无症状丁肝病毒携带者。

5. 戊型肝炎　急性肝炎患者抗HEV-IgG为高滴度，或由阴性转换为阳性，或由低滴度升为高滴度，或由高滴度降为低滴度甚至阴转，或HEV-RNA呈阳性，或者粪便中HEV-RNA阳性或检出戊肝病毒颗粒，均可诊断为戊型肝炎。抗HEV-IgM存在假阳性可能，可作为诊断参考。

■【鉴别诊断】

（一）其他原因引起的黄疸

1. 肝外梗阻性黄疸　常见病因有胆石症、胆囊炎、肝癌、胰头癌、胆管癌、壶腹周围癌、阿米巴脓肿等。此类黄疸有原发病的症状和体征，肝功能损害较轻，胆红素明显升高，以直接胆红素升高为主。肝内外胆管均可扩张。

2. 溶血性黄疸 常有感染或药物等诱因，表现为发热、腰痛、贫血、血红蛋白尿，实验室检查提示网织红细胞升高，胆红素升高，主要为间接胆红素升高。治疗后（如运用肾上腺皮质激素、丙种球蛋白等）黄疸消退较快。

（二）其他原因引起的肝炎

1. 其他非嗜肝病毒所致的肝炎 如传染性单核细胞增多症、巨细胞病毒感染、风疹病毒感染、EB 病毒感染等。可根据原发疾病的临床表现和病原学检查、血清学检查等结果综合进行鉴别。

2. 感染中毒性肝炎 如败血症、恙虫病、阿米巴肝病、流行性出血热、钩端螺旋体病、伤寒、急性血吸虫病、华支睾吸虫病等。主要根据原发疾病的临床表现和辅助检查等结果加以鉴别。

3. 药物性肝损害 发病前有使用肝损害药物的病史，停用肝损伤药物后肝功能可逐渐恢复。排除病毒性肝炎、自身免疫性肝病、酒精性肝病等其他原因引起的肝损害。

4. 酒精性肝病 既往有长期大量饮酒的病史，排除其他原因引起的肝损害。

5. 自身免疫性肝病 主要包括原发性胆汁性肝硬化（PBC）、自身免疫性肝炎（AIH）和原发性硬化性胆管炎（PSC）。PBC 主要累及肝内胆管，自身免疫性肝炎主要破坏肝细胞。诊断主要依靠自身抗体谱的检测和组织病理学检查。

6. 脂肪肝及妊娠合并急性脂肪肝 脂肪肝大多发生于身体肥胖者或继发于肝炎后。血中甘油三酯多增高，超声检查有较特异的表现。妊娠合并急性脂肪肝多以急性腹痛起病，可并发急性胰腺炎，黄疸较深，肝脏缩小，严重时出现低血糖及低蛋白血症，尿胆红素阴性，较凶险。

7. 肝豆状核变性（Wilson disease） 主要表现为眼角膜边沿可发现凯-弗环（Kayser-Fleischer ring），血清铜及铜蓝蛋白降低。

> **案例 2-1【鉴别诊断】**
> 　　重叠其他嗜肝病毒感染：患者中年男性，起病缓，病程长。既往 HBsAg 阳性明确，超过半年。病程有反复乏力、食欲减退症状。查体有慢性肝病面容、肝掌及蜘蛛痣，其慢性 HBV 感染明确。本次急性起病，病程短，伴明显肝功能损伤，有经常在外就餐史，故是否在慢性 HBV 感染基础上重叠其他嗜肝病毒感染需进一步除外。

【治疗】

　　病毒性肝炎的治疗应该根据不同病原体、不同临床类型及不同组织学损害区别对待。各型肝炎的治疗原则均以充足的休息、营养为主，辅以适当药物治疗，避免饮酒、过劳和使用损害肝脏的药物。

（一）一般治疗

1. 急性肝炎 一般多为自限性，可完全康复。

（1）适当休息：急性期应进行隔离，症状明显及有黄疸者应卧床休息，恢复期可逐渐增加活动量，但要避免过度劳累。

（2）合理饮食：饮食宜清淡易消化，低脂肪、高维生素饮食，碳水化合物摄取要适量不可过多，以免发生脂肪肝。绝对禁酒和避免应用损害肝脏的药物。

2. 慢性肝炎

（1）适当休息：症状明显或病情较重者应强调卧床休息，卧床可增加肝脏血流量，有助恢复。病情轻者以活动后不觉疲乏为度。

（2）合理饮食：适当的高蛋白、高热量、高维生素的易消化食物有利于肝脏修复，不必过分强调高营养，以免发生脂肪肝，禁止饮酒。

（3）心理辅导：使患者有正确的疾病观，对肝炎治疗应有耐心和信心。切勿乱投医，以免延误治疗。

3. 重型肝炎

（1）休息：患者应卧床休息，减少体力消耗，实施重症监护，密切观察病情，防止医院感染。

（2）合理饮食：饮食方面宜清淡易消化。由于重型肝炎患者食欲极差，肝脏合成能力低下，热量摄入不足，应给予以高碳水化合物为主、低脂肪、适量蛋白饮食的营养支持治疗，提供每千克体重 30～40kcal 总热量，以减少脂肪和蛋白质的分解。尽可能减少饮食中的蛋白质，以控制肠内氨的来源。

（3）注意维持水、电解质及酸碱平衡：补液量为 1500～2000ml/d，注意出入量的平衡。

（4）营养支持：补充足量维生素 B、维生素 C 及维生素 K。输注新鲜血浆、白蛋白或免疫球蛋白以加强支持治疗。

（二）药物治疗

1. 抗病毒治疗

（1）慢性乙型肝炎的抗病毒治疗

1）治疗目标：最大限度地长期抑制 HBV 复制，减轻肝细胞炎症坏死及肝脏纤维组织增生，延缓和减少肝衰竭、肝硬化失代偿、HCC 和其他并发症的发生，改善患者生命质量，延长其生存时间。对于部分适合条件的患者，应追求临床治愈（或功能性治愈），即停止治疗后仍保持 HBsAg 阴性（伴或不伴抗-HBs 出现）、HBV-DNA 检测不到、肝脏生化指标正常、肝脏组织病变改善。但因患者肝细胞核内 cccDNA 未被清除，因此存在 HBV 再激活和发生 HCC 的风险。

2）抗病毒治疗的适应证：血清 HBV-DNA 阳性的慢性 HBV 感染者，若其 ALT 持续异常（＞1×ULN）且排除其他原因导致的 ALT 升高，建议抗病毒治疗。导致 ALT 升高的其他原因包括：其他病原体感染、药物性肝损伤、酒精性肝炎、非酒精性脂肪性肝炎、自身免疫性肝病、全身系统性疾病累及肝脏等。同时，也应注意排除应用降酶药物后 ALT 的暂时性正常。存在肝硬化的客观依据，不论 ALT 和 HBeAg 状态，只要可检测到 HBV-DNA，均应进行积极的抗病毒治疗。对于失代偿期肝硬化者，若 HBV-DNA 检测不到但 HBsAg 阳性，建议抗病毒治疗。

对于血清 HBV-DNA 阳性者，无论 ALT 水平高低，只要符合下列情况之一，建议进行抗病毒治疗：①有乙型肝炎肝硬化家族史或 HCC 家族史；②年龄＞30 岁；③无创指标或肝组织学检查，提示肝脏存在明显炎症（G≥2）或纤维化（F≥2）；④ HBV 相关肝外表现（如 HBV 相关性肾小球肾炎等）。

另外，HBV 相关的肝衰竭、肝细胞癌，以及合并 HCV 感染者应用 DAA 治疗 HCV 时，只要 HBsAg 阳性，均建议抗病毒治疗。

3）治疗终点。①理想的终点：HBeAg 阳性与 HBeAg 阴性患者，停药后获得持久的 HBsAg 消失，可伴或不伴 HBsAg 血清学转换。②满意的终点：HBeAg 阳性患者，停药后获得持续的病毒学应答，ALT 复常，并伴有 HBeAg 血清学转换；HBeAg 阴性患者，停药后获得持续的病毒学应答和 ALT 复常。③基本的终点：如无法获得停药后持续应答，抗病毒治疗期间长期维持病毒学应答（HBV-DNA 检测不到）。

4）抗病毒药物种类及临床治疗方案

核苷（酸）类似物（NAs）治疗：目前该类药物大致可分为两类，即核苷类似物和核苷酸类似物，前者包括拉米夫定（lamivudine，LAM）、恩替卡韦（entecavir）、恩曲他滨（emtricitabine）、替比夫定（telbivudine）、克拉夫定（clevudine）等，后者包括阿德福韦酯（adefovir dipivoxil，ADV）、替诺福韦（tenofovir）等。核苷酸类似物作用于 HBV 的聚合酶区，通过取代病毒复制过程中延长聚合酶链所需的结构相似的核苷，终止链的延长，从而抑制病毒复制。目前该类一线推荐药物包括恩替卡韦、富马酸替诺福韦酯、富马酸丙酚替诺福韦 3 种。

A. 恩替卡韦（entecavir，ETV）：大量研究数据显示，采用 ETV 治疗可强效抑制病毒复制，改善肝脏炎症，安全性较好，长期治疗可改善乙型肝炎肝硬化患者的组织学病变，显著降低肝硬化并发症和 HCC 的发生率，降低肝脏相关和全因病死率。

B. 富马酸替诺福韦酯（tenofovir disoproxil fumarate，TDF）：应用 TDF 治疗 CHB 患者的多中心临床研究结果显示，其可强效抑制病毒复制，耐药发生率低。TDF 长期治疗可显著改善肝脏组织学病变，降低 HCC 发生率。

C. 富马酸丙酚替诺福韦（tenofovir alafenamide fumarate，TAF）：TAF 的有效成分与 TDF 相同，也是目前一线推荐的强效低耐药抗病毒药物。甚至安全性较 TDF 更佳。

其他药物：替比夫定（telbivudine，LdT），可改善 eGFR，但总体耐药率仍偏高。LdT 在阻断母婴传播中具有良好的效果和安全性。

A. NAs 的选择：初治患者应首选强效低耐药药物（ETV、TDF、TAF）治疗。不建议 ADV 和 LAM 用于 HBV 感染者的抗病毒治疗。正在应用非首选药物治疗的患者，建议换用强效低耐药药物，以进一步降低耐药风险。应用 ADV 者，建议换用 ETV、TDF 或 TAF；应用 LAM 或 LdT 者，建议换用 TDF、TAF 或 ETV；曾有 LAM 或 LdT 耐药者，换用 TDF 或 TAF；曾有 ADV 耐药者换用 ETV、TDF 或 TAF；联合 ADV 和 LAM/LdT 治疗者，换用 TDF 或 TAF。

B. NAs 耐药的预防和处理：初治患者强调选择强效低耐药药物，推荐 ETV、TDF、TAF。治疗中定期检测 HBV-DNA 定量，以便及时发现病毒学突破，并尽早给予挽救治疗。对于 NAs 发生耐药者，改用干扰素-α 类联合治疗的应答率较低。

C. NAs 治疗的监测

a. 治疗前相关指标基线检测：①生物化学指标主要有 ALT、AST、胆红素、白蛋白等。②病毒学和血清学标志物主要有 HBV-DNA 定量和 HBsAg、HBeAg、抗-HBe。③根据病情需要，检测血常规、血清肌酐水平、血磷水平、肾小管功能等。④肝脏无创纤维化检测如肝硬度值测定。⑤当 ETV 和 TDF 用于肌酐清除率＜ 50ml/min 患者时均需调整剂量；TAF 用于肌酐清除率＜ 15ml/min 且未接受透析的患者时，无推荐剂量；其余情况均无需调整剂量。

b. 密切关注患者治疗依从性问题：包括用药剂量、使用方法、是否有漏用药物或自行停药等情况，确保患者已经了解随意停药可能导致的风险，提高患者依从性。

c. 少见或罕见不良反应的预防和处理：NAs 总体安全性和耐受性良好，但在临床应用中确有少见、罕见严重不良反应的发生，如肾功能不全（服用 TDF、ADV）、低磷性骨病（服用 TDF、ADV）、肌炎/横纹肌溶解（服用 LdT）、乳酸酸中毒等（服用 ETV、LdT），应引起关注。建议治疗前仔细询问相关病史，以降低风险。对治疗中出现血肌酐、肌酸激酶或乳酸脱氢酶水平明显升高，并伴相应临床表现如全身情况变差、肌痛、肌无力、骨痛等症状的患者，应密切观察。一旦确诊为肾功能不全、肌炎、横纹肌溶解、乳酸酸中毒等，应及时停药或改用其他药物，同时给予积极的相应治疗干预。

d. 耐药监测及处理：随着强效低耐药药物的应用，NAs 长期治疗出现耐药发生率大幅降低。如果在治疗过程中出现 HBV-DNA 定量较治疗中最低值升高＞ 2lgIU/ml，排除依从性问题后，需及时给予挽救治疗，并进行耐药检测。

干扰素-α 治疗： 可用于慢性乙型肝炎抗病毒治疗，它主要通过诱导宿主产生细胞因子起作用，在多个环节抑制病毒复制。

A. 治疗方案

a. 单药治疗方案：普通 IFN-α 每次 3 ～ 6MU，推荐剂量为每次 6MU，每周 3 次，皮下或肌内注射，疗程 6 个月，根据病情可延长至 1 年。聚乙二醇化干扰素（pegylated interferon α，Peg-IFN-α）每周 1 次，疗程 1 年。多数认为 Peg-IFN-α 治疗慢性乙型肝炎抗病毒效果优于普通干扰素。

b. 与 NAs 联合治疗：对 NAs 经治 CHB 患者中符合条件的优势人群联合 Peg-IFN-α 可使部分患者获得临床治愈。治疗前 HBsAg 低水平（＜ 1500IU/ml）及治疗中 HBsAg 快速下降（12 周或 24 周时 HBsAg ＜ 200IU/ml 或下降＞ 1lgIU/ml）的患者，联合治疗后 HBsAg 阴转的发生率较高。

有下列情况之一者不宜用 IFN-α：血清胆红素＞正常值上限 2 倍；失代偿性肝硬化；未控制的自身免疫病；有重要器官病变（严重心、肾疾患，糖尿病，甲状腺功能亢进或减退及神经精神异常等）；妊娠或短期内有妊娠计划。

B. Peg-IFN-α 抗病毒疗效的预测因素：①治疗前的预测因素：HBV-DNA ＜ 2×10^8 IU/ml，ALT 高水平［（2 ～ 10）×ULN］或肝组织炎症坏死 G2 以上，A 或 B 基因型，基线低 HBsAg 水平（＜ 25 000IU/ml），基线核心抗体定量检测（qAnti-HBc）定量高水平，基线信号转导及转录激活蛋白 4（signal transducer and activator of transcription 4，STAT4）为 rs7574865，是提示 Peg-IFN-α 疗效较好的预测指标。② Peg-IFN-α 治疗 12 周时的 HBV-DNA 水平、HBsAg 定量及其动态变化，可用于预测 Peg-IFN-α 疗效。

C. Peg-IFN-α 的不良反应及其处理。①流感样综合征：发热、头痛、肌痛和乏力等，可在睡前注射 Peg-IFN-α 或用药时服用非甾体抗炎药。②骨髓抑制：中性粒细胞计数≤ 0.75×10^9/L 和（或）血小板计数＜ 50×10^9/L，应降低 Peg-IFN-α 剂量，1 ～ 2 周后复查，如恢复，则增加至原量。中性粒细胞计数≤ 0.5×10^9/L 和（或）血小板计数＜ 25×10^9/L，则应暂停使用 Peg-IFN-α。对中性粒细胞计数明显降低者，可试用粒细胞集落刺激因子（granulocyte colony stimulating factor，G-CSF）或粒细胞巨噬细胞集落刺激因子（granulocyte macrophage colony stimulating factor，GM-CSF）治疗。③精神异常：抑郁、妄想、重度焦虑等应及时停用 Peg-IFN-α，必要时会同精神心理方面的专科医师进一步诊治。④自身免疫病：部分患者可出现自身抗体，仅少部分患者出现甲状腺疾病、糖尿病、血小板计数减少、银屑病、白斑病、类风湿关节炎和系统性红斑狼疮样综合征等，应请相关科室医师会诊共同诊治，严重者应停药。⑤其他少见的不良反应：视网膜病变、间质性肺炎、听力下降、肾脏损伤、心血管并发症等，应停止 Peg-IFN-α 治疗。

D. 干扰素治疗的禁忌证

a. 绝对禁忌证：妊娠或短期内有妊娠计划、精神病病史（具有精神分裂症或严重抑郁症等病史）、未能控制的癫痫、失代偿期肝硬化、未控制的自身免疫病，以及严重感染、视网膜疾病、心力衰竭、慢性阻塞性肺疾病等基础疾病。

b. 相对禁忌证：甲状腺疾病，既往抑郁症史，未控制的糖尿病、高血压、心脏病。

E. 特殊人群抗病毒治疗的推荐意见

a. 应答不佳患者。① CHB 患者：采用 ETV、TDF 或 TAF 治疗 48 周，若 HBV-DNA ＞ 2×10^3 IU/ml，排除依从性和检测误差后，可调整 NAs 治疗方案（采用 ETV 者换用 TDF 或 TAF，采用 TDF 或 TAF 者换用 ETV，或 2 种药物联合使用）。也可以联合 Peg-IFN-α 治疗。②乙型肝炎肝硬化患者：采用 ETV、TDF 或 TAF 治疗 24 周，若 HBV-DNA ＞ 2×10^3 IU/ml，排除依从性和检测误差后，建议调整 NAs 治疗方案（采用 ETV 者可改用 TDF 或 TAF，采用 TDF 或 TAF 者可改用 ETV），或 2 种药物联合使用（ETV 联用 TDF 或 TAF）。

b. 应用化学治疗和免疫抑制剂治疗的患者：慢性 HBV 感染者接受肿瘤化学治疗或免疫抑制剂治疗有可能导致 HBV 再激活，重者可导致肝衰竭甚至死亡。20% ～ 50% 的 HBsAg 阳性、抗-HBc 阳性肿瘤患者，8% ～ 18% 的 HBsAg 阴性、抗-HBc 阳性肿瘤患者，在抗肿瘤治疗后发生 HBV 再激活。预防性抗病毒治疗可以明显降低乙型肝炎再激活发生率。建议选用强效低耐药的 ETV、TDF 或 TAF 治疗。所有接受化学治疗或免疫抑制剂治疗的患者，起始治疗前应常规筛查 HBsAg、抗-HBc。HBsAg 阳性者应尽早在开始使用免疫抑制剂及化学治疗药物之前（通常为 1 周）或最迟与之同时应用 NAs 抗病毒治疗。HBsAg 阴性、抗 HBc 阳性患者，若 HBV-DNA 阳性，也需要进行预防性抗病毒治疗；如果 HBV-DNA 阴性，可每 1 ～ 3 个月监测 ALT 水平、HBV-DNA 和 HBsAg，一旦 HBV-DNA 或 HBsAg 转为阳性，应立即启动抗病毒治疗。HBsAg 阴性、抗-HBc 阳性患者，若使用 B 细胞单克隆抗体或进行造血干细胞移植，HBV 再激活风险高，建议预防性使用抗病毒药物治疗。应用化学治疗和免疫抑制剂的 CHB 或肝硬化患者，NAs 抗病毒的疗程、随访监测和停药原则与普通 CHB 或肝硬化患者相同。处于免疫耐受和免疫控制状态的慢性 HBV 感染患者，或 HBsAg 阴性、抗 HBc 阳性、需要采用 NAs 预防治疗的患者，在化学治疗和免疫抑制剂治疗结束后，应继续 ETV、TDF 或 TAF 治疗 6 ～ 12 个月。对于应用 B 细胞单克隆抗体或进行造血干细胞移植患者，在免疫抑制治疗结束至少 18 个月后方可考虑停用 NAs。NAs 停用后可能会出现 HBV 复发，甚至病情恶化，应随访 12 个月，其间每 1 ～ 3 个月监测 HBV-DNA。

c. 妊娠相关情况处理：育龄期及准备妊娠女性均应筛查 HBsAg，对于 HBsAg 阳性者需要检测 HBV-DNA。对于有抗病毒治疗适应证患者，可在妊娠前应用 Peg-IFN-α 治疗，以期在妊娠前 6 个月完成治疗。在治疗期间应采取可靠的避孕措施。若不适合应用 Peg-IFN-α 或治疗失败，可采用 TDF 抗病毒治疗。对于妊娠期间首次诊断 CHB 的患者，其治疗适应证同普通 CHB 患者，可使用 TDF 抗病毒治疗。妊娠前或妊娠期间开始服用抗病毒药物的 CHB 孕产妇，产后应继续抗病毒治疗，并根据病毒学应答情况，决定是继续原治疗方案，还是换用其他 NAs 或 Peg-IFN-α 继续治疗。抗病毒治疗期间意外妊娠的患者，若正在服用 TDF，建议继续妊娠；若正在服用 ETV，可不终止妊娠，建议更换为 TDF 继续治疗；若正在接受 IFN-α 治疗，建议向孕妇和家属充分告知风险，由其决定是否继续妊娠，若决定继续妊娠则要换用 TDF 治疗。血清 HBV-DNA 高水平是母婴传播的高危因素，妊娠中后期如果 HBV-DNA 定量＞ 2×10^5 IU/ml，建议在与患者充分沟通，在其知情同意的基础上，于妊娠第 24 ～ 28 周开始抗病毒治疗，应用 TDF 或 LdT。应用 TDF 时，母乳喂养不是禁忌证。免疫耐受期口服 NAs 的孕妇，可于产后即刻或服用 1 ～ 3 个月后停药。停药后 17.2% ～ 62% 的患者可能发生肝炎活动，且多发生在 24 周内，应加强产后监测。可于产后 4 ～ 6 周时复查肝脏生化指标及 HBV-

DNA，如肝脏生化指标正常，则每 3 个月复查 1 次至产后 6 个月，如果处于乙型肝炎活动期，建议抗病毒治疗。

男性患者抗病毒治疗相关生育问题：应用 IFN-α 治疗的男性患者，应在停药后 6 个月方可考虑生育；应用 NAs 抗病毒治疗的男性患者，目前尚无证据表明 NAs 治疗对精子的不良影响，可在与患者充分沟通的前提下考虑生育。

d. 儿童患者：儿童 HBV 感染者如果处于免疫耐受期，暂不考虑抗病毒治疗。对于 CHB 或肝硬化患儿，应及时进行抗病毒治疗。儿童 CHB 患者抗病毒治疗可明显抑制 HBV-DNA 复制，增加 ALT 复常率及 HBeAg 血清学转换率。但需考虑长期治疗的安全性及耐药性问题。目前美国食品药品监督管理局（food and drug administration，FDA）批准用于儿童患者治疗的药物包括普通 IFN-α（≥ 1 岁）、ETV（≥ 2 岁）和 TDF（≥ 2 岁，且体重 ≥ 10kg）。我国已批准 TAF 用于青少年（≥ 12 岁，且体重 ≥ 35kg）。Peg-IFN-α-2a 可应用于 ≥ 5 岁 CHB 儿童。ALT 升高的 HBeAg 阳性 CHB 儿童患者可选用有限疗程的普通 IFN-α 或 Peg-IFN-α-2a 治疗以实现 HBeAg 血清学转换，也可选用 ETV、TDF 或 TAF 治疗。普通 IFN-α 用于儿童患者的推荐剂量为每周 3 次，每次 300 万～ 600 万单位/m² 体表面积，最大剂量不超过 1000 万单位/m² 体表面积，推荐疗程为 24 ～ 48 周；Peg-IFN-α-2a 每次剂量 180μg/1.73m² 体表面积，疗程为 48 周。ETV、TDF 或 TAF 剂量参照 FDA、WHO 推荐意见和相关药物说明书（对于普通 IFN-α 或 Peg-IFN-α-2a 治疗未实现 HBeAg 血清学转换或 HBeAg 阴性的 CHB 患儿及肝硬化患儿，可应用 NAs 治疗）。

e. 肾功能损伤患者：肾脏损伤高危风险包括以下 1 个或多个因素：失代偿期肝硬化、eGFR < 60ml/（min•1.73m²）、控制不良的高血压、蛋白尿、未控制的糖尿病、活动期的肾小球肾炎、伴随使用肾毒性药物或接受实体器官移植等。当存在肾脏损伤高危风险时，应用任何 NAs 抗病毒过程中均需监测肾功能变化。若应用 ADV 或 TDF 治疗，无论患者是否存在肾脏损伤高危风险，均需定期监测血清肌酐、血磷水平。慢性肾脏病患者、肾功能不全或接受肾脏替代治疗的患者，推荐 ETV 或 TAF 作为一线抗 HBV 治疗药物，或可根据患者情况选用 LdT 进行抗病毒治疗，不建议应用 ADV 或 TDF。目前上市的 NAs 中，若不合并 HIV 感染的患者 eGFR ≥ 15ml/（min•1.73m²）不需调整 TAF 剂量，若 eGFR < 50ml/（min•1.73m²）时则需调整给药剂量，具体剂量调整方案可参考相关药品说明书。对于 HBsAg 阳性的肾移植患者，可选用 ETV 或 TAF 作为预防或治疗药物。由于存在增加排斥反应的风险，肾移植患者应避免使用普通 IFN-α 或 Peg-IFN-α 治疗。HBV 相关肾小球肾炎可应用 NAs 抗病毒治疗，推荐使用 ETV 或 TAF。已应用 ADV 或 TDF 抗病毒治疗的患者，当发生肾脏或骨骼疾病或存在其他高危风险时，建议改用 ETV 或 TAF。

（2）丙型肝炎的抗病毒治疗

1）急性丙型肝炎：急性丙型肝炎容易转化为慢性，早期应用抗病毒治疗可降低急性感染患者转化为慢性的概率。可选用普通 IFN-α 或 Peg-IFN-α，同时加用利巴韦林（ribavirin）治疗。

2）慢性丙型肝炎

A. 抗病毒治疗目标：清除 HCV，获得治愈，清除或减轻 HCV 相关肝损害，逆转肝纤维化，阻止进展为肝硬化、失代偿期肝硬化、肝衰竭或 HCC，提高患者的长期生存率与生活质量，预防 HCV 传播。其中进展期肝纤维化及肝硬化患者 HCV 的清除可降低肝硬化失代偿的发生率，降低 HCC 的发生率但不能完全避免其发生，需长期监测 HCC 的发生情况；失代偿期肝硬化患者 HCV 的清除有可能降低肝移植的需求，对该部分患者中长期生存率的影响需进一步研究；肝移植患者移植前抗病毒治疗可改善移植前的肝功能及预防移植后再感染，移植后抗病毒治疗可提高生存率。

B. 治疗方案：所有 HCV-RNA 阳性的患者，只要有治疗意愿，无治疗禁忌证，均应接受抗病毒治疗。

a. Peg-IFN-α 加利巴韦林（PR）方案：曾是我国 HCV 感染者接受抗病毒治疗的主要方案，可应用于所有基因型 HCV 现症感染同时无干扰素治疗禁忌证的患者。干扰素中优选推荐 Peg-IFN-α，每次 Peg-IFN-α-2a 135 ～ 180μg 或 Peg-IFN-α-2b 1.0 ～ 1.5μg/kg，皮下或肌内注射，每周 1 次；也可考虑普通 IFN-α 3 ～ 6MU，皮下或肌内注射，每周 3 次。同时服用利巴韦林 800 ～ 1000mg/d。疗程 4 ～ 6 个月，无效者停药；有效者可继续治疗至 12 个月。疗程结束后随访 6 ～ 12 个月。用药期间少数病例可发生溶血性贫血。孕妇禁用，用药期间及治疗结束后至少应避孕 6 个月。

b. DAA 方案：指应用直接抗病毒的小分子药物。其中非结构蛋白 NS3/4A、NS5B 和 NS5A 是目前 DAA 的主要作用靶位。随着多种 DAA 在我国获批上市，慢性 HCV 感染者的抗病毒治疗已经进入 DAA 的泛基因型时代。获批的 DAA 包括索磷布韦（SOF）、来迪派韦/索磷布韦（LDV/SOF）、索磷布韦/维帕他韦（SOF/VEL）及艾尔巴韦/格拉瑞韦（EBR/GZR）等，目前优选泛基因型 DAA 方案，其在已知主要基因型和主要基因亚型的 HCV 感染者中都能达到 90% 以上的持续病毒学应答（sustained virologic response，SVR），并且在多个不同临床特点的人群中方案统一，药物相互作用较少，除了失代偿期肝硬化、DAA 治疗失败等少数特殊人群以外，也不需要联合利巴韦林（ribavirin，RBV）治疗，因此，泛基因型 DAA 方案的应用可以减少治疗前的检测和治疗中的监测，也更加适合于在基层对慢性 HCV 感染者实施治疗和管理。

失代偿期肝硬化或曾有失代偿病史患者禁止使用 NS3/4A 蛋白酶抑制剂类 DAA 以及干扰素。失代偿期肝硬化患者可以选择来迪派韦/索磷布韦（基因型 1、4、5、6）或索磷布韦/维帕他韦（泛基因型）或索磷布韦联合达拉他韦（泛基因型），以及 RBV（< 75kg 者 1000mg/d；≥ 75kg 者 1200mg/d）治疗 12 周。如果患者有 RBV 禁忌或无法耐受 RBV，则不联合 RBV，但疗程延长至 24 周。青少年患者，12 岁及以上或者体重超过 35kg，HCV 基因 1、4、5、6 型感染，可给予 400mg 索磷布韦/90mg 来迪派韦治疗 12 周，经代偿期肝硬化患者疗程延长至 24 周；HCV 基因 2 型，予以 400mg 索磷布韦联合 RBV 治疗 12 周；HCV 基因 3 型，治疗 24 周。3 ～ 12 岁患者根据体重调整剂量。

2. 抗炎保肝治疗　对于各类急慢性肝脏炎症，血清 ALT 水平显著升高或肝组织学有明显炎症坏死者，在及时进行病因治疗的同时，应给予适当的抗炎保肝治疗。虽然抗病毒治疗对于慢性乙型肝炎（CHB）及慢性丙型肝炎（CHC）等具有极为重要的作用，但并不能充分和直接控制肝脏炎症反应，包括 ALT 增高的问题，故应同时适当予以抗炎保肝治疗。用药疗程一般认为，已取得疗效者，应根据病情逐渐减量、维持治疗，然后缓慢停药，以免病情反复。常见种类有以下几种。

（1）甘草酸类制剂：具有类似糖皮质激素的非特异性抗炎作用而无抑制免疫功能的不良反应，可改善肝功能。代表药物为异甘草酸镁注射液、甘草酸二铵肠溶胶囊。

（2）肝细胞膜修复保护剂：代表药物为多烯磷脂酰胆碱，多元不饱和磷脂胆碱是肝细胞膜的天然成分，可进入肝细胞，并以完整的分子与肝细胞膜及细胞器膜相结合，增加膜的完整性、稳定性和流动性，使受损肝功能和酶活性恢复正常。

（3）解毒类药物：代表药物为谷胱甘肽（GSH）、乙酰半胱氨酸及硫普罗宁等，分子中含有巯基，可从多方面保护肝细胞。

（4）抗氧化类药物：代表药物主要为水飞蓟素类和双环醇。水飞蓟素对 CCl_4 等毒物引起的各类肝损伤具有不同程度的保护和治疗作用。还能增强细胞核仁内多聚酶 A 的活性，刺激细胞内的核糖体核糖核酸，增加蛋白质的合成。双环醇具有抗脂质过氧化、抗线粒体损伤、促进肝细胞蛋白质合成、抗肝细胞凋亡等多种作用机制。临床可快速降低 ALT、AST，尤其是 ALT。

（5）利胆类药物：本类主要有 S-腺苷蛋氨酸（SAMe）及熊脱氧胆酸（UDCA）。SAMe 有助于肝细胞恢复功能，促进肝内淤积胆汁的排泄，从而达到退黄、降酶及减轻症状的作用，多用于伴有肝内胆汁淤积的各种肝病。

3. 免疫调节　如胸腺肽或胸腺素、转移因子、特异性免疫核糖核酸等。胸腺肽主要是从猪或小牛胸腺中提取的多肽，每日 100 ～ 160mg，静脉滴注，3 个月为 1 个疗程。胸腺肽 α_1（thymosin α_1）为合成肽，每次 1.6mg，皮下注射，每周 2 次，疗程 6 个月。有报道白介素-2（IL-2）、淋巴因子激活的杀伤细胞（lymphokine-activated killer cell，LAK cell）回输有免疫调节效果。

4. 抗肝纤维化　主要有丹参、核仁提取物、γ 干扰素及中成药（安络化纤丸、扶正化瘀胶囊）等。丹参抗纤维化作用有较一致共识，研究显示其能提高肝胶原酶活性，抑制 I、III、IV 型胶原合成。γ 干扰素在体外试验中抗纤维化作用明显，有待更多临床病例证实。

5. 促进肝细胞再生

（1）前列腺素 E_1（PGE_1）：可保护肝细胞，减少肝细胞坏死，改善肝脏的血液循环，促进肝细胞再生。目前采用其脂质微球载体制剂，临床应用后部分患者肝功能有明显改善，阻止重型肝炎病情的发展。静脉滴注 10 ～ 20μg/d。

（2）肝细胞生长因子（HGF）：临床上应用的 HGF 主要来自动物（猪、牛等）的乳肝或胎肝，为小分子多肽类物质。静脉滴注 120 ～ 200mg/d，疗程 1 个月或更长，可能有一定疗效。

（三）手术治疗

1. 非生物型人工肝支持系统　非生物型人工肝支持系统已应用于临床，主要作用是清除患者血中毒性物质及补充生物活性物质，治疗后可使血胆红素明显下降，PTA 升高，但部分病例几天后又回复到原水平。非生物型人工肝支持系统对早期重型肝炎有较好疗效，对于晚期重型肝炎亦有助于争取时间让肝细胞再生或为肝移植作准备。

适应证：

（1）各种原因引起的肝衰竭早、中期，PTA 在 20%～40% 和血小板 > $50×10^9$/L 为宜；晚期肝衰竭患者也可进行治疗，但并发症多见。未达到肝衰竭诊断标准，但有肝衰竭倾向者，也可考虑早期干预。

（2）晚期肝衰竭肝移植术前等待供体、肝移植术后排异反应、移植肝无功能期。

2. 肝移植　目前该技术基本成熟。近年采用核苷类似物、高效价抗乙肝免疫球蛋白进行移植前后抗病毒治疗明显提高了 HBV 感染所致的重型肝炎患者肝移植的成功率。肝移植是终末期肝病患者的主要治疗手段，术后 5 年生存率可达 30%～40%。由于肝移植价格昂贵、供肝来源稀少、排异反应、继发感染（如巨细胞病毒）等阻碍其广泛应用。

（1）适应证：①各种原因所致的中晚期肝衰竭，经积极内科治疗和人工肝治疗疗效欠佳；②各种类型的终末期肝硬化。

（2）禁忌证

1）绝对禁忌证：①难以控制的全身性感染；②肝外有难以根治的恶性肿瘤；③难以戒除的酗酒或吸毒；④合并严重的心、脑、肺等重要脏器器质性病变；⑤难以控制的精神疾病。

2）相对禁忌证：①年龄 > 65 岁；②肝脏恶性肿瘤伴门静脉主干癌栓或转移；③合并糖尿病、心肌病等；④严重感染；⑤获得性人类免疫缺陷病毒感染；⑥明显门静脉血栓形成等解剖结构异常。

3. 其他　对于失代偿期肝硬化患者，有脾功能亢进或门静脉高压明显时可选用手术或介入治疗，如经颈静脉肝内门腔内支架分流术（TIPSS）。

（四）并发症治疗

1. 肝性脑病治疗　限制蛋白饮食，保持大便通畅，口服乳果糖、诺氟沙星等抑制肠道细菌，采用乳果糖或弱酸溶液保留灌肠，及时清除肠内含氨物质，使肠内 pH 保持在 5～6 的偏酸环境，减少氨的形成和吸收，达到降低血氨的目的。在合理应用抗生素的基础上，及时应用微生态制剂，可改善肠道菌群失调，减轻内毒素血症。静脉用乙酰谷酰胺、谷氨酸钠、精氨酸，有一定的降血氨作用。纠正假性神经递质可用左旋多巴，静脉滴注 0.2～0.6g/d。维持支链/芳香氨基酸平衡可用氨基酸制剂。出现脑水肿表现者可用 20% 甘露醇和呋塞米快速滴注，并注意水、电解质平衡。治疗肝性脑病的同时，应积极消除其诱因。

2. 预防上消化道出血　可使用组胺 H_2 受体拮抗剂或质子泵抑制剂，如法莫替丁（famotidine）、西咪替丁（cimetidine）等，有消化性溃疡者可用奥美拉唑。补充维生素 K、维生素 C。输注新鲜血液或血浆、浓缩血小板、纤维蛋白原。降低门静脉压力，如普萘洛尔等。出血时可口服凝血酶或去甲肾上腺素，应用垂体后叶素，巴曲酶（立止血），生长抑素，特利加压素，卡巴克络（安络血）等。必要时在内镜下直接止血（血管套扎、电凝止血、注射硬化剂等）。肝硬化门静脉高压引起的出血还可用手术治疗，介入治疗，如 TIPSS。

3. 继发感染治疗　重型肝炎患者极易合并感染，一旦出现感染，应及早应用抗菌药物，根据细菌培养结果及临床经验选择抗生素。胆系及腹膜感染以革兰氏阴性杆菌多见，可选用头孢菌素类或喹诺酮类；腹膜感染者可试用腹腔内注射抗生素。肺部感染怀疑革兰氏阳性球菌可选用去甲万古霉素；厌氧菌可用甲硝唑（metronidazole）。严重感染可选用强效广谱抗生素，如头孢他啶（ceftazidime）、头孢曲松（ceftriaxone）、头孢吡肟（cefepime）、亚胺培南（imipenem）等，或联合用药，同时要警惕二重感染的发生。应用免疫调节药物如胸腺肽等，可提高机体的防御功能，预防继发感染。

4. 肝肾综合征治疗　目前对肝肾综合征尚无有效治疗方法，可应用前列腺素 E、特利加压素或多巴胺静脉滴注并配合使用利尿剂，使 24 小时尿量不低于 1000ml。避免应用肾损伤药物，避免引起血容量降低的各种因素。早期隔日腹腔穿刺放液，并积极补充人血白蛋白，有一定效果。对难治性腹水进行大量腹腔穿刺放液往往也不能获得满意疗效，且有诱发肝性脑病发生的危险，应尽早争取肝脏移植。

> **案例 2-1【治疗】**
> **1. 一般治疗** ①适当休息；②合理饮食；③心理辅导。
> **2. 抗病毒治疗** 换用一线抗病毒治疗药物替诺福韦 300mg 口服 qd。
> **3. 其他** 抗炎保肝治疗。
> **思考：** 该患者 HBV-DNA 定量较前升高的可能原因是什么？

【预后】

（一）急性肝炎

多数急性肝炎患者在 3 个月以内可临床康复。甲型肝炎大多预后良好，病死率约为 0.01%；急性乙型肝炎 60%～90% 可完全康复，10%～40% 转为病毒携带或慢性患者；急性丙型肝炎易慢性化；急性丁型肝炎重叠 HBV 感染时约 70% 转为慢性化；戊型肝炎病死率为 1%～5%，妊娠晚期合并戊型肝炎病情较重者病死率为 10%～40%。

（二）慢性肝炎

轻度慢性肝炎患者通常预后良好；重度慢性肝炎患者预后较差，约 80% 5 年内可进展为肝硬化，少部分患者可转为肝细胞癌（HCC）。中度慢性肝炎的预后介于轻度和重度肝炎之间。慢性乙型肝炎预后较慢性丙型肝炎稍差。

（三）重型肝炎

重型肝炎预后往往不佳，病死率为 50%～70%。年龄较小、无并发症、治疗及时的患者病死率较低。急性重型肝炎的存活者，远期预后多较好，大多不进展为慢性肝病；亚急性重型肝炎的存活者大多数转为慢性肝炎或者肝炎后肝硬化；慢性重型肝炎的病死率最高，可达 80% 以上，存活的患者病情可能多次反复。

（四）淤胆型肝炎

急性淤胆型肝炎预后较好，大多数都能康复。慢性淤胆型肝炎预后较差，容易发展成胆汁淤积性肝硬化。

（五）肝炎肝硬化

活动性肝硬化预后不佳，静止性肝硬化可较长时间维持生命。

【预防】

（一）控制传染源

肝炎患者和病毒携带者是病毒性肝炎的传染源。急性患者应隔离治疗。慢性患者和携带者可根据病毒复制指标评估传染性大小。符合抗病毒治疗条件的尽可能予抗病毒治疗。现症感染者不能从事食品加工、饮食服务、托幼保育等工作。对献血者进行严格筛选，不合格者不得献血。

（二）切断传播途径

1. 甲型和戊型肝炎 搞好环境卫生和个人卫生，加强粪便、水源管理，做好食品卫生、食具消毒等工作，防止"病从口入"。

2. 乙、丙、丁型肝炎 加强托幼保育单位及其他服务行业的监督管理，严格执行餐具、食具消毒制度。理发、美容、洗浴等用具应按规定进行消毒处理。养成良好的个人卫生习惯，接触患者后用肥皂和流动水洗手。提倡使用一次性注射用具，各种医疗器械及用具实行一用一消毒措施。对带血及体液污染物应严格消毒处理。加强血制品管理，每一个献血者和每一个单元血液都要经过最敏感方法检测 HBsAg 和抗 HCV，有条件时应同时检测 HBV-DNA 和 HCV-RNA。采取主动和被动免疫阻断母婴传播。

（三）保护易感人群

1. 甲型肝炎　目前在国内使用的甲肝疫苗有甲肝纯化灭活疫苗和减毒活疫苗两种类型。灭活疫苗抗体滴度高，保护期可持续 20 年以上，由于病毒被充分灭活，不存在毒力恢复的危险，安全性有充分保障，国外均使用灭活疫苗。接种对象为抗 HAV-IgG 阴性者。在接种程序上，减毒活疫苗接种一针，灭活疫苗接种两针（0，6 个月）。于上臂三角肌处皮下注射，一次 1.0ml。对近期有与甲型肝炎患者密切接触的易感者，可用人丙种球蛋白进行被动免疫预防注射，时间越早越好，免疫期2～3 个月。

2. 乙型肝炎

（1）乙型肝炎疫苗：接种乙型肝炎疫苗是我国预防和控制乙型肝炎流行的最关键措施。易感者均可接种，新生儿应进行普种。现普遍采用 0、1、6 个月的接种程序，每次注射 10～20μg（基因工程疫苗），高危人群可适量加大剂量，抗 HBs 阳转率可达 90% 以上。接种后随着时间的推移，部分人抗 HBs 水平会逐渐下降，如果少于 10mIU/ml，宜加强注射 1 次。HBV 慢性感染母亲的新生儿出生后 24 小时内尽早（最好在出生后 12 小时）注射 HBIG 100～200IU，同时在不同部位接种乙肝疫苗 10μg，出生后 1 个月重复注射 1 次，6 个月时再注射乙肝疫苗，保护率可达 95% 以上。

（2）HBIG：属于被动免疫。从人血液中制备。主要用于 HBV 感染母亲的新生儿及暴露于 HBV 的易感者，应及早注射，保护期约 3 个月。

目前对丙、丁、戊型肝炎尚缺乏特异性免疫预防措施。

【复习思考题】

1. 为何 HBV 难以清除？

2. 如何有效阻断母婴传播？

3. 乙型肝炎抗病毒治疗的指征和抗病毒药物的选择各是什么？

4. 丙型肝炎抗病毒治疗的指征和抗病毒药物的选择各是什么？

【习题精选】

2-1. 对 HBV 感染具有保护作用的是（　　　）

A. 抗 HBe　　　　　B. 抗 HBs　　　　　C. DNA 聚合酶　　　D. 抗核抗体　　　　E. 抗 HBc

2-2. 对乙型肝炎患者进行人工被动免疫可以采用的生物制品是（　　　）

A. 抗毒素　　　　　　　B. 丙种球蛋白　　　　C. 胎盘球蛋白

D. 特异性高效价免疫球蛋白　　　　　E. 乙型肝炎疫苗

2-3. 慢性肝炎确诊的依据是（　　　）

A. 病程超过半年　　　　　　　　　　B. 肝功能异常

C. 血清球蛋白增高　　　　　　　　　D. 自身免疫抗体阳性

E. 肝穿刺组织检查可见碎片状及桥状坏死

2-4. 急性重型肝炎最有诊断意义的临床表现是（　　　）

A. 黄疸加深　　　　　　　　　　　　B. 肾功能不全

C. 出血倾向明显　　　　　　　　　　D. 腹水出现

E. 中枢神经系统症状（肝性脑病）

2-5. 乙型肝炎"两对半"不包括（　　　）

A. HBsAg　　　　　B. HBsAb　　　　　C. HBeAg　　　　　D. HBeAb　　　　　E. HBcAg

（胡　鹏）

第二节　病毒感染性腹泻

【学习要点】

1. 掌握病毒感染性腹泻的常见病原体、临床表现及诊断。

2. 熟悉病毒感染性腹泻的流行病学、治疗和预防。

3. 了解病毒感染性腹泻的发病机制及病理改变。

案例 2-2

　　患儿，男，2.5 岁。因"发热腹泻 2 天"入院。
　　2 天前患儿无明显诱因下开始出现发热，体温最高 38.2℃，伴腹泻，为黄色稀水样便，6 次/日。当地医院予头孢克肟颗粒治疗 2 天，无好转。以"感染性腹泻"收入院。
　　体格检查：T 38.1℃，P 120 次/分，R 30 次/分，BP 98/55mmHg，皮肤弹性可，眼眶无凹陷，哭时有泪，口唇稍干，扁桃体 Ⅰ 度肿大，颈软，右侧颈部可触及数枚黄豆大小淋巴结，质中，活动度可，无触痛、粘连，结膜无充血，双眼无分泌物。心肺阴性。
　　实验室检查：血常规示 WBC 6.9×10^9/L，N 0.59，L 0.33，Hb 117 g/L，PLT 158×10^9/L；粪便轮状病毒抗原检测：轮状病毒抗原（+）。

【问题】

　　1. 该病诊断考虑什么？
　　2. 主要通过哪些途径传播？
　　3. 如何治疗？

　　病毒感染性腹泻是一组由各种病毒引起的急性肠道传染病，又称病毒性胃肠炎（viral gastroenteritis），主要临床特征为呕吐、腹泻、水样便，可发生在各年龄段，婴幼儿多见。目前最常见的病原体主要是轮状病毒（*Rotavirus*）、诺如病毒（*Norovirus*）和肠腺病毒（*Entertadenovirus*）等。据统计，诺如病毒是病毒感染性腹泻暴发流行的最常见病因，而 A 组轮状病毒则是 5 岁以下儿童重症腹泻的主要原因。

【病原学】

（一）轮状病毒

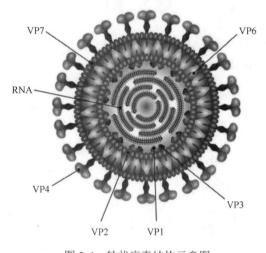

图 2-4　轮状病毒结构示意图

　　轮状病毒属于呼肠孤病毒科轮状病毒属，为双股 RNA 病毒，直径 70 ～ 75nm，其双层衣壳从内向外放射状排列，类似于车轮状，故称为轮状病毒（图 2-4）。轮状病毒基因组长 18 550bp，含 11 个 RNA 片段，共编码 6 种结构蛋白（VP1 ～ VP4、VP6 和 VP7）和 5 种非结构蛋白（NSP1 ～ NSP5）。外壳蛋白 VP4 是轮状病毒表面的棘突，可与宿主细胞表面受体分子连接，有利于病毒附着；VP7 是病毒表面的糖蛋白；VP4 和 VP7 决定了人轮状病毒的血清型，分为 P 型（P1 ～ P20）和 G 型（G1 ～ G14），其中 G1 ～ G4 血清型对人类致病而被用于制备疫苗。另根据 VP6（病毒内衣壳蛋白）抗原性的不同，轮状病毒还可分为 A ～ G 7 个组，其中 A、B 和 C 3 组可感染人类和动物，其他组仅见于动物。A 组致病性最强，是婴幼儿腹泻的主要原因；B 组主要感染成人，目前仅中国境内有报道流行；C 组散发为主，可引起儿童和成人轻度腹泻。非结构蛋白中 NSP1 和 NSP2 是核糖核酸结合蛋白，NSP3 可抑制宿主细胞的蛋白质合成功能，NSP4 具有肠毒素作用，是导致腹泻的重要致病机制之一。在肠道胰蛋白酶的参与下，轮状病毒与宿主细胞膜上的受体结合，以胞膜融合内吞方式进入细胞质内形成内涵体开始复制。

　　婴幼儿轮状病毒在外界环境中比较稳定，而成人轮状病毒很不稳定。95% 乙醇、酚、漂白粉等对轮状病毒具有较强的灭活作用。

（二）诺如病毒

　　诺如病毒属于嵌杯病毒科诺沃克样病毒属，为单链 RNA 病毒，直径 27 ～ 30nm。基因组长约 7.5kb，有 3 个可读框（ORF1、ORF2、ORF3），其中 ORF1 编码非结构多聚蛋白，ORF2 编码衣壳蛋白（VP1），ORF3 编码碱性蛋白（VP2）。依据衣壳蛋白 VP1 氨基酸序列可将其分为 5 个基因群

（GI～GV），其中 GI 和 GII 是感染人类的主要基因群，流行病学检测发现 70% 是 GII 4 型感染所致。另外，诺如病毒易变异而形成新变株。

诺如病毒耐热、耐酸，对乙醚和常用消毒剂有较强抵抗力，加热至 60℃ 30 分钟仍有传染性，含氯 10mg/L 消毒液浸泡 30 分钟方可将其灭活，该病毒感染性强，较低剂量摄入即可引起感染，且感染者粪便中病毒量高，排病毒时间往往持续 2 周以上，免疫力低下者可长达 8 个月。

（三）肠腺病毒

肠腺病毒为球形、无包膜的双链线性 DNA 病毒，呈二十面体对称，直径 70～90nm，基因组长 36kb。病毒表面衣壳由 252 个亚单位（包括 240 个六邻体，12 个五邻体）和纤突结构组成。其中纤突含有血凝素，可与受体结合。人腺病毒依据血凝素的凝集特点可以分为 7 个亚群（A～G）及 60 个以上的血清型（Ad1～60）。腺病毒 F 亚群 40 型、41 型及 30 型可侵袭小肠而引起腹泻，故称为肠腺病毒，但以 40 型、41 型多见。肠腺病毒是引起婴幼儿病毒性胃肠炎的第二大重要病原体。

肠腺病毒耐酸、耐碱，56℃ 2～5 分钟、75℃ 30 秒或紫外线照射 30 分钟可将其灭活。由于其不含脂质，故对脂溶剂如胆盐等有较强的抵抗力，易在肠道中存活。

【流行病学】

（一）传染源

病毒感染性腹泻的传染源有人和动物，患者、隐性感染者和病毒携带者是主要传染源。家禽、家畜可携带轮状病毒，是人类潜在传染源。但在肠腺病毒中，患者和隐性感染者是唯一传染源。患者感染轮状病毒后出现症状前 2 天和出现症状后 10 天都可持续排毒，每克粪便中病毒含量高达 $1×10^{12}$ 病毒颗粒，而摄入 10 个病毒颗粒即可致病，传染性强。

（二）传播途径

病毒感染性腹泻主要为粪-口传播，也可通过水源污染、家庭密切接触或呼吸道传播。轮状病毒、诺如病毒可通过污染的水、食物引起暴发流行。

（三）易感人群

病毒感染性腹泻人群普遍易感。儿童较成人易感轮状病毒，病后免疫力短暂，且可反复感染。A 组轮状病毒以 6～24 月龄婴幼儿多见，成人感染多无明显症状或仅有轻症表现。B 组轮状病毒成人易感，20～40 岁最多。C 组轮状病毒主要感染儿童，成人发病少见。诺如病毒感染以成人和大龄儿童多见。GI 群诺如病毒性胃肠炎多见于学龄儿童和成人，GII 群主要以 5 岁以下儿童发病为主。肠腺病毒以 6～12 月龄幼儿多见。

（四）流行特征

病毒感染性腹泻因病原体不同，流行病学特征有些差异。轮状病毒是婴幼儿秋冬季腹泻的主要原因，A 组轮状病毒世界性分布，全年可发病，但秋冬季多见；B 组主要以暴发流行为主，多发生在 4～7 月份；C 组散发为主。诺如病毒也在秋冬季多见，常出现暴发流行，占急性非细菌性腹泻的 1/3 以上，学校、幼儿园等人员密集场所易引起聚集性疫情。肠腺病毒呈世界性分布，全年均可发病，夏秋季多见。我国婴幼儿腹泻病因中，肠腺病毒的患病率居第二位，是医院感染导致病毒性腹泻的主要病原体。

【发病机制与病理变化】

不同病原体感染引起腹泻的发生机制有所不同，但大多数病毒感染性腹泻与肠腔内渗透压增加有关，以水样便为主。

（一）轮状病毒

轮状病毒主要感染十二指肠及空肠。肠上皮刷状缘的乳糖酶被认为是轮状病毒的受体，其可通过乳糖酶脱去衣壳进入上皮细胞，导致上皮细胞变性、坏死，肠黏膜微绒毛变短，固有层可见单核细胞浸润。婴幼儿因肠黏膜上皮细胞内含有大量乳糖酶而容易感染，随着年龄的增长，乳糖酶减少，易感性下降。轮状病毒在上皮细胞内复制，致肠绒毛上皮细胞受损，乳糖酶等二糖酶减少，乳糖难以消化，在肠腔内积聚造成高渗透压，水分进入肠腔，引起腹泻和呕吐。此外，轮状病毒的非结构蛋白 NSP4 有肠毒素样作用，可引起肠上皮细胞分泌增加而导致腹泻。严重者可由于频繁吐泻导致脱

笔记栏

水、代谢性酸中毒和电解质紊乱。

轮状病毒感染后是否发病取决于侵入病毒的数量、机体的免疫状态及患者的生理特征。轮状病毒特异性血清 IgA 和粪便 IgA 与保护性免疫相关；另外机体循环中及肠道特异性 CTL 对轮状病毒的清除也起着重要作用。

（二）诺如病毒

诺如病毒感染可致肠上皮细胞内酶活性异常，使十二指肠及空肠对脂肪、D-木糖和乳糖等双糖的一过性吸收异常，肠腔内渗透压增加，水分进入肠道而腹泻呕吐，酶活性异常也可使胃排空时间延长，从而进一步加重恶心、呕吐症状。诺如病毒主要在肠道黏膜细胞质中复制，引起肠道黏膜的可逆性病变，肠绒毛变短、变小，线粒体受损，细胞坏死少见，肠固有层可见淋巴细胞浸润，病理改变一般 2 周左右恢复。

（三）肠腺病毒

肠腺病毒主要感染空肠、回肠，镜下可见肠黏膜绒毛变短变小，细胞变性溶解，肠道吸收功能障碍，肠固有层可见淋巴细胞浸润，隐窝肥大，以渗透性腹泻为主。

【临床表现】

病毒感染性腹泻临床表现主要以腹泻水样便等胃肠炎症状为主，临床上无明显的特征性差异。

1. 轮状病毒 轮状病毒腹泻临床类型多样，可从无症状感染到轻型腹泻甚至严重脱水及电解质紊乱。起病急，潜伏期为 1～3 天，6～24 月龄婴幼儿临床表现较重，大龄儿童和成人较轻。起初低热、恶心呕吐，继而腹泻，为水样或黄绿色稀便，每日 10 余次或数十次，往往无黏液脓血。严重者可伴有脱水、代谢性酸中毒、电解质紊乱甚至死亡。部分患儿可伴有咳嗽、流涕，严重者可有支气管炎或肺炎。病程常为自限性，总病程约 1 周。免疫功能低下者可出现肠道外症状及慢性腹泻，引起肺部感染、坏死性肠炎、肝脓肿、心肌炎、脑膜炎等。且临床严重程度与肠道病变程度无直接关联。

2. 诺如病毒 诺如病毒感染约 1/3 为无症状感染者。起病急，潜伏期通常为 1～2 天。症状以恶心、呕吐、腹痛、腹泻为主。粪便为黄色稀水样，每日数次至十数次，无黏液或脓血。约半数病例可伴有低中度发热、畏寒、肌肉酸痛症状。病程短，常 1～3 天自行缓解。老年人或免疫功能低下患者病情较重，可出现脱水甚至死亡。

3. 肠腺病毒 潜伏期为 3～10 天，平均 7 天。多数感染者无症状，但粪便中可分离出病毒，以 40 型或 41 型为主。本病毒所致感染以 5 岁以下儿童发病为主，主要出现腹泻症状，为黄色水样便，每日 10 余次，可伴呕吐和低热，少数可有咽痛、咳嗽等呼吸道症状。疾病呈自限性，常持续 8～10 天。肠腺病毒感染可引起肠系膜淋巴结炎、婴幼儿肠套叠等。

【实验室检查】

1. 血常规 白细胞总数多为正常范围，偶有淋巴细胞增高；继发细菌感染可见白细胞偏高。

2. 粪便常规 粪质为黄色稀水样便，无脓细胞、红细胞，白细胞亦少见。

3. 病原学检查

（1）酶联免疫吸附试验（ELISA）、免疫胶体金检测（GICA）等检测粪便中特异性病毒抗原，如轮状病毒、肠腺病毒、诺如病毒等。临床广泛采用 ELISA 法、GICA 法检测粪便（或肛拭子）轮状病毒。

（2）分子生物学检测：聚合酶链反应（PCR）或反转录 PCR（RT-PCR）可以特异性检测出粪便病毒 DNA 或 RNA，敏感性高。应用 PCR 技术可对粪便标本中的肠腺病毒测序、定量及分型。

（3）凝胶电泳分析：从粪便提取液中提取病毒 RNA 行聚丙烯酰胺凝胶电泳（PAGE），可对轮状病毒基因片段特殊分布图进行分组分析。

（4）电镜或免疫电镜：根据病毒的生物学特征、排毒时间，可从粪便提取液中检出致病的病毒颗粒，但诺如病毒因病毒量少而不易被发现。

（5）粪便培养一般无致病菌生长。

4. 血清抗体的检测 通过 ELISA 法检测发病初期和恢复期双份血清特异性抗体，若抗体效价大于 4 倍以上增高则有诊断意义。轮状病毒 IgA 检测的临床价值较大。

笔记栏

【诊断与鉴别诊断】

1. 诊断 根据发病的季节、年龄、临床表现及实验室检查做出诊断。秋冬季节，儿童、青少年多见，往往有集体发病的特征，患者突然出现呕吐、腹痛、腹泻等胃肠炎表现，粪质为黄色稀水样便，粪常规仅发现少量白细胞，血常规提示白细胞不高，需警惕是否为病毒感染性腹泻。确诊需粪便中检出特异性抗原，或血清中检出特异性抗体，抗体效价呈 4 倍以上增高或电镜下找到病毒颗粒。

2. 鉴别诊断 本病主要与细菌、真菌、寄生虫感染等引起的腹泻相鉴别，同时因好发于儿童，故也应与婴儿喂养不当及其他疾病所导致的水样泻进行鉴别。特异性病原学检测对鉴别不同病因及确诊有重要意义。

> **案例 2-2【诊断及传播途径】**
>
> 患儿 2.5 岁，急性起病，有发热、腹泻，实验室检查提示血象不高，粪便轮状病毒抗原阳性，故诊断上首先考虑轮状病毒感染引起的腹泻。轮状病毒感染引起的腹泻主要传播途径为粪-口传播，也有通过水源污染、家庭密切接触传播的可能。

【治疗】

病毒感染性腹泻目前暂无特效药物，主要以对症支持治疗为主。多数患者为轻症，病程短且呈自限性，以口服米汤、糖盐水、口服补液盐（oral rehydration salt，ORS）等为主；部分吐泻严重导致重度脱水及电解质紊乱者需住院治疗，给予静脉补液，及时补钾，纠正酸碱平衡。

饮食建议清淡、富含水分，如白粥、米糊等，吐泻频繁者可禁食 8 ~ 12 小时，同时给予止吐剂或止泻剂，目前 WHO 推荐给予蒙脱石散剂作为腹泻的辅助治疗，有利于改善各种腹泻症状，尤其是轮状病毒感染，且不良反应小。另外也推荐消旋卡多曲，其是一种脑啡肽酶抑制剂，可激活肠道的阿片受体，导致肠黏膜 cAMP 减少，抑制水和电解质的过度分泌。伴明显痉挛性腹痛者可给予山莨菪碱（654-2）等缓解症状。

> **案例 2-2【治疗】**
>
> 该患者发热腹泻伴轻度脱水，可给予口服补液盐、物理降温、蒙脱石散止泻等对症治疗，治疗 3 天后患者症状消失，体温恢复正常出院。

【预防】

1. 控制传染源 早发现和早隔离患者及隐性感染者，严密观察密切接触者和疑似患者，防止交叉感染。

2. 切断传播途径 加强手卫生、不吃生冷食物，保护水源，避免粪便污染，做好饮用水和食品卫生。

3. 保护易感人群 尤其是对 6 ~ 24 月龄婴幼儿，口服减毒轮状病毒疫苗是目前预防轮状病毒性胃肠炎最有效的办法，有效率达 80% 以上，母乳喂养可减轻婴幼儿症状和发病率。诺如病毒的重组疫苗尚未获得批准。肠腺病毒尚无疫苗。

【复习思考题】

1. 病毒感染性腹泻主要由哪些病毒引起，流行病学特征有哪些？

2. 病毒感染性腹泻与细菌感染性腹泻如何鉴别？

3. 病毒感染性腹泻应如何治疗？

【习题精选】

2-6. 患儿，男，2 岁。因"腹泻、呕吐伴发热 2 天"入院。患儿 2 天前出现腹泻，为黄色水样便，约 10 余次，伴呕吐，非喷射性，伴发热，体温波动于 37.5 ~ 38.5℃。于 10 月 16 日拟"腹泻"收住入院。入院查体：T 38.5℃，P 130 次/分，R 34 次/分，BP 75/35mmHg。神志尚清，精神软，皮肤弹性较差，前囟和眼窝凹陷，无皮疹，颈软，浅表淋巴结未触及肿大，腹软，无明显压痛及反跳痛，心肺检查无明显异常，四肢肢端冰凉，神经系统检查阴性。实验室检查：血常规示 WBC $7.1×10^9$/L，N 0.61，L 0.34，Hb 122 g/L，PLT $219×10^9$/L；粪常规提示为黄色水样便，粪白细胞少见，隐血弱阳性。

2-6-1. 本病最可能的临床诊断是（　　　）

A. 轮状病毒性肠炎　　B. 细菌性痢疾　　　C. 急性坏死性肠炎　D. 阿米巴肠病　　　E. 溃疡性结肠炎

2-6-2. 对明确病因诊断有较大意义的实验室检查是（　　　）

A. 血常规　　　　　　B. 粪便常规　　　　C. 粪便病毒抗原检测　　　　D. 腹部影像学

E. 尿常规

2-6-3. 本例最可能出现的并发症是（　　　）

A. 肺部炎症　　　　　B. 肠坏死　　　　　C. 肠套叠　　　　D. 脱水休克　　　E. 肠出血

2-6-4. 你认为针对本例病例最主要的治疗措施是（　　　）

A. 静脉补液，维持水、电解质平衡　　　B. 抗病毒治疗　　　C. 抗生素治疗　　　D. 给予止泻

E. 给予止吐

2-7. 轮状病毒性肠炎的临床表现不包括（　　　）

A. 发热　　　　　　　B. 鼻塞和流涕　　　C. 脓血便　　　　D. 呕吐

E. 脱水和代谢性酸中毒

2-8. 轮状病毒性婴幼儿急性感染性腹泻临床特点是（　　　）

A. 多数以发热起病　　　　　　　　　　　B. 先有腹泻再出现呕吐

C. 大便每日 10～20 次　　　　　　　　　D. 多为黄色水样便，常伴有黏液的脓血

E. 总病程多为 2 周

2-9. 关于诺如病毒病原学，正确的是（　　　）

A. 诺如病毒属于嵌杯病毒科诺沃克样病毒属，为单链 DNA 病毒

B. 依据衣壳蛋白 VP1 氨基酸序列可将其分为 8 个基因群（GI～GⅧ），其中 GI 和 GⅡ 是感染人类的主要基因群

C. 诺如病毒耐热、耐酸，对乙醚和常用消毒剂抵抗力弱，加热至 60℃ 30 分钟仍有传染性，含氯 10mg/L 消毒液浸泡 30 分钟方可将其灭活

D. 诺如病毒感染可致肠上皮细胞内酶活性异常，使十二指肠及空肠对脂肪、D-木糖和乳糖等双糖的一过性吸收异常，肠腔内渗透压增加

E. 诺如病毒感染约 2/3 为无症状感染者

2-10. 预防诺如病毒暴发，下列措施错误的是（　　　）

A. 厨工应保持良好的手部卫生，避免裸手直接接触即食食品

B. 厨工出现腹泻、呕吐等症状时应该避免进入厨房和制作食物

C. 目前有疫苗可以预防诺如病毒感染

D. 呕吐或腹泻后应清洗和消毒被污染的地方和衣物

E. 不吃生冷食物，做好饮用水和食品卫生

2-11. 关于诺如病毒感染引起的胃肠炎，说法不正确的是（　　　）

A. 具有发病急、传播速度快、涉及范围广等特点

B. 主要出现腹泻，可伴呕吐、低热等症状

C. 症状常持续 7～14 天

D. 症状一般于病毒感染后 24～48 小时出现

E. 治疗上无须抗生素

2-12. 腹泻患者为迅速明确诊断，应立即进行的检查是（　　　）

A. 血液中找疟原虫　　　　　　　　　　　B. 血培养+药敏试验　　　　　　C. 脑脊液检查

D. 粪便常规检查+胶体金法病毒抗原检测

E. 血液生化检查

2-13. 不属于轮状病毒特点的是（　　　）

A. 为双股 RNA 病毒　　　　　　　　　　B. 电镜下呈车轮状形态

C. 主要经粪-口途径传播　　　　　　　　D. 主要感染部位是回肠

E. 可引起婴幼儿腹泻

2-14. 下列关于肠腺病毒的说法错误的是（　　　）

A. 肠腺病毒腹泻主要传播方式为粪-口传播

B. 潜伏期约 1 周   C. 疾病呈自限性

D. 除发热、呕吐和水样腹泻外，没有肠腺病毒感染的眼结膜及呼吸道症状

E. 好发于 5 岁以下儿童

2-15. 肠腺病毒感染引起的腹泻容易出现（   ）

A. 败血症   B. 脱水、酸中毒   C. 中毒性脑病   D. 肠穿孔   E. 高钠血症

（许烂漫）

第三节　流行性感冒

【学习要点】

1. 掌握流行性感冒的流行病学特点、临床表现、诊断和鉴别诊断、治疗和预防原则。

2. 熟悉流行性感冒的病原学分型、变异特点、并发症及预后。

案例 2-3

患者，男，15 岁，学生。因"发热寒战、全身酸痛 2 天"于 2020 年 5 月 20 日就诊。既往体健，无慢性病史，无传染病史。近 1 周，患者有多名同学出现相似症状。

患者 2 天前无明显诱因下出现发热寒战，体温最高达到 39.5℃，伴鼻塞，全身酸痛，食欲减退，无流涕、咳嗽，无气促、呼吸困难，无头晕、乏力，无恶心、呕吐、腹痛、腹泻，无胸闷、心悸等不适。辅助检查：血常规示 WBC $3.84×10^9$/L，N 0.39，L 0.42；肝肾功能、心肌酶谱均未见异常，X 线胸片检查亦未见异常。

体格检查：T 39.5℃，P 105 次/分，R 20 次/分，BP 123/83 mmHg，神志清，精神萎靡。急性病面容，皮肤、巩膜无黄染，无发绀，咽部无充血，扁桃体未见肿大，全身浅表淋巴结未及肿大。心、肺无特殊，腹软，无压痛，四肢感觉、肌力正常。病理反射（−），脑膜刺激征（−）。

【问题】

1. 该患者首先考虑的诊断是什么？

2. 需要进一步完善哪些辅助检查？

3. 针对该患者如何制订相应的治疗方案？

流行性感冒（influenza）简称流感，是流行性感冒病毒引起的急性呼吸道传染病。疾病起病急，主要表现为高热、头痛、乏力、眼结膜炎和全身肌肉酸痛等中毒症状明显，而咳嗽、流涕、打喷嚏、鼻塞等呼吸道卡他症状轻微。在我国，北方常在冬春季发病流行，而南方全年均可以流行，由于变异率高，人群普遍易感。流感病毒的传染性强，发病率高，主要通过接触及空气飞沫传播，尤其是甲型流感病毒极易发生变异，在全世界有多次流行，已引起高度关注。

【病原学】

流感病毒属正黏病毒科，由核心和包膜组成。病毒颗粒呈球形或丝状，直径 80～120nm（图 2-5），是一种有包膜的单股负链 RNA 病毒。其核心为分节段的单股负链 RNA、与其结合的核蛋白和 RNA 多聚酶组成。病毒表面有一层脂质包膜，包膜由糖蛋白突起、脂质双层膜和基质蛋白组成。其中糖蛋白突起由血凝素（hemagglutinin，HA）和神经氨酸酶（neuraminidase，N）构成，且两者均具有

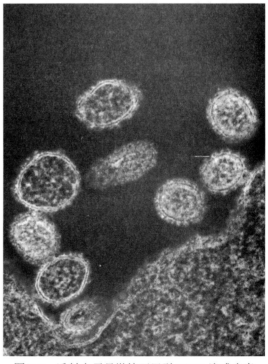

图 2-5　透射电子显微镜下甲型 H1N1 流感病毒

抗原性和亚型特异性。根据核蛋白抗原性不同，可将流感病毒分为甲、乙、丙三型；根据血凝素和神经氨酸酶抗原性的差异将甲型流感病毒分为不同的亚型。抗原变异是流感病毒最显著的特征。

甲型流感病毒根据表面的 H 和 N 结构，可分为 16 个 H 亚型（H1～H16）和 9 个 N 亚型（N1～N9）。针对 H 的抗体为中和抗体，能够结合宿主细胞的病毒受体，可预防流感的传染。抗 N 的抗体不具有保护性，但是能在一定程度上抑制病毒的复制，减轻病情的严重程度。

流感病毒甲型、乙型极易发生变异，丙型变异较少，变异主要是血凝素 H 和神经氨酸酶 N 的抗原结构发生改变。甲型流感病毒 H 有 16 种，N 有 9 种，由于 H 和 N 的不同组合可形成新的亚型。乙型流感病毒的抗原变异很慢。根据抗原变异，人群的易感性也随之改变，导致新的流感流行。流感病毒变异的主要形式有两种：①抗原漂移（antigenic drift），由于抗原漂移基因变异频率较高，但幅度较小，而且有积累效应，当达到一定程度后可产生新的变异株。因人群对新的变异株缺乏免疫力，可引起新的流感流行。②抗原转换（antigenic shift），抗原转换是甲型流感病毒所特有的病毒变异形式，由于变异幅度大，容易形成新的亚型，人群对抗原转换后出现的新亚型缺乏免疫力，产生新的强毒株可导致新的流感流行。如果流感病毒感染动物，不仅可以在其体内被长期携带和储存，并经过基因重组产生新的毒株，形成人兽共患的状态，可再次感染到人类造成新的流行。流感病毒也可在中间宿主体内发生抗原转换。但近年的研究表明禽流感病毒的某些毒株发生抗原变异后也可直接感染人类。如 2013 年 H7N9 型禽流感，因并发重症肺炎和急性呼吸窘迫综合征而出现死亡病例，引起了极大关注。

流感病毒不耐热，100℃ 1 分钟或 56℃ 30 分钟即可灭活，对常用的消毒剂及紫外线均比较敏感，但耐低温和干燥，真空干燥或–20℃ 以下仍可存活。在 pH＜5 或 pH＞9 的环境下，其感染性很快被破坏。流感病毒有包膜，对影响膜的试剂如离子和非离子清洁剂、氯化剂和有机溶剂均敏感。

【流行病学】

（一）传染源

流感患者和病毒携带者是重要的传染源。从潜伏期末至急性期均具有传染性。动物也可能为重要储存宿主和中间宿主。

（二）传播途径

空气中的病毒颗粒通过人-人传播，飞沫传播等途径是流感传播的主要途径，同时也可通过口腔、鼻、眼等处黏膜进行直接或间接接触传播。接触被病毒污染的物品也有可能引起感染。

（三）人群易感性

人群对流感病毒普遍易感，感染率最高的人群通常是免疫力低下人群。感染后可获得一定程度的免疫，但维持时间较短，不同亚型间无交叉免疫。流感病毒发生变异后，人群可重新成为易感者，可反复发病。由于易感人群的变化，甲型流感病毒通常每隔 2～3 年可能发生重要的抗原变异进而发生流行。

（四）流行特征

流感具有较强的传染性，以人与人之间的飞沫传播为主要传播途径，因此极易发生区域内流行和大流行。在我国北方流感发病季节主要以冬春季为主，但处在热带亚热带地区的南方常年均可发病。传播速度主要与人类活动、交通出行方式有关。主要发生在学校、医院、工厂及公共娱乐场所等人群密集处。一次流行常可持续 6～8 周，流行后人群可获得一定程度的免疫力。而甲型流感极易发生流行，甚至发生世界性的大流行。乙型流感常为局部暴发，很少引起大范围内的流行。丙型流感一般散发出现，不引起流行。

【发病机制与病理解剖】

1. 发病机制 流感病毒通常依靠 HA 与呼吸道表面纤毛柱状上皮细胞中相应受体结合而进入细胞，并在此细胞内进行迅速复制，引起上呼吸道感染症状。在 NA 的协助下新的病毒颗粒被不断释放并播散继续感染其他细胞，被感染的纤毛柱状上皮细胞坏死后排出大量病毒，可再次侵入附近的上皮细胞，临床上表现为发热、肌肉酸痛、白细胞下降等全身症状。单纯流感病变主要损害上呼吸道黏膜，一般很少引起呼吸道基底膜的破坏，一般也不引起病毒血症。排出的病毒可伴随呼吸道分泌物排出体外，造成传播流行。同时，也可沿呼吸道向下侵犯气管、支气管，甚至肺泡。患者在此基础上可继发细菌感染，引起细菌性肺炎。

2. 病理解剖　流感的病理改变：主要病变在上呼吸道黏膜，可引起大量的纤毛上皮细胞变性、坏死和脱落，4～5天后基底细胞层上皮细胞化生，2周后纤毛上皮细胞重新修复。原发慢性疾病的中老年人、婴幼儿等体弱者或接受免疫抑制剂治疗者可能会出现一定程度的流感病毒性肺炎。此时，全肺呈暗红色，水肿严重，气管与支气管内出现血性液体，黏膜下层有灶性出血、水肿和炎症细胞的浸润，肺泡腔内含纤维蛋白和渗出液，呈浆液性、出血性支气管肺炎。如有继发感染，则肺部可呈大、小叶实变或片状实变，甚至发生脓胸、气胸。

【临床表现】

（一）流感的临床症状及体征

流感的潜伏期为1～3天，短者数小时，常有明显的流行病学史，呈流行或暴发出现。急性起病，出现畏寒、高热、头痛、头晕、全身酸痛、乏力等中毒症状，一般持续1周左右，呼吸道症状较轻。分为单纯型、胃肠型、肺炎型和中毒型。

1. 单纯型流感　此型最为常见。起病急骤，体温可达39～40℃，急性病面容，有畏寒或寒战、发热、乏力、全身酸痛、头晕头痛等症状，少数可有食欲减退、恶心、呕吐等消化道症状，呼吸道症状轻微，可表现为咽喉痛、干咳、鼻塞、流涕等，可持续至热退后数日。若未出现并发症，通常呈自限性过程，在发病3～4天后体温恢复正常，但咳嗽和体力的恢复需要1～2周。

2. 胃肠型流感　儿童患者为主，患者感染流感病毒后，发热和呼吸道症状均不明显，通常以腹痛、腹胀、呕吐和腹泻等消化道症状为主。一般病程持续2～3天即可恢复。

3. 肺炎型流感　多见于小儿、老年人或体弱多病、免疫力低下者。起病时与单纯型流感相似，但在发病24小时内，出现高热不退、剧烈咳嗽、呼吸困难、咯血、发绀等症状。病程可延长3～4周。

4. 中毒型流感　肺部病变轻微，由于病毒对血管神经系统的损伤，出现明显的脑炎或脑膜炎症状，如昏迷，高热不退。成人可出现谵妄，儿童可出现抽搐，并出现脑膜刺激征，如颈强直、布氏征阳性等体征。严重者可出现血管神经系统紊乱、肾上腺出血而导致血压下降甚至休克等。

（二）重症病例的临床表现

1. 流感病毒肺炎　表现为持续的高热不退、易激惹、烦躁、咳血性痰、呼吸困难，可有明显发绀等症状。双肺广泛闻及湿啰音，呼吸音明显减低。病程可达3～4周，外周血白细胞明显减少。X线胸部平片可发现双肺弥漫性结节状阴影，无实变。病程可进行性加重，发展成急性呼吸窘迫综合征，抗生素治疗无效，病死率较高。

2. 肺外表现

（1）心脏损害：主要有心肌炎和心包炎，心电图出现ST段移位和T波倒置，肌酸激酶升高，病程多为自限，可在短时间内自行恢复，而严重者可出现心力衰竭等严重并发症，预后极差。

（2）神经系统损伤：主要有横断性脊髓炎、脑脊髓炎、无菌性脑膜炎、局灶性神经功能紊乱及急性感染性脱髓鞘性多发性神经根疾病。

（3）肌炎和横纹肌溶解综合征：在流感中较为罕见，主要症状包括肌无力及肾衰竭，实验室检查可提示肌酸激酶水平升高。危重患者可发生弥散性血管内凝血和多器官功能衰竭，甚至死亡。

（三）并发症

1. 继发细菌性肺炎　流感恢复期病情反而进一步加重，出现高热寒战、剧烈咳嗽、咳脓痰，严重者可出现呼吸困难，双肺可闻及干、湿啰音和肺实变体征。X线胸部平片检查可发现多种形态肺部阴影。外周血白细胞总数及中性粒细胞比例显著升高。病原菌以金黄色葡萄球菌、肺炎链球菌或流感嗜血杆菌为主。

2. 其他病原菌所致肺炎　常见的有支原体、衣原体、嗜肺军团菌及真菌等。

3. 其他病毒所致肺炎　包括鼻病毒、呼吸道合胞病毒、冠状病毒及副流感病毒等，在慢性阻塞性肺疾病患者中发生率相对较高，可引起病情进展。病原学和血清学检测有助于诊断。

4. 脑病合并内脏脂肪变性综合征（Reye综合征）　见于14岁以下儿童，是儿童在流感病毒感染康复过程中发生的一种罕见的疾病，以服用水杨酸类药物（如阿司匹林）为重要诱因。广泛的线粒体受损为其病理基础。Reye综合征会影响身体的所有器官，尤其对肝脏和大脑带来的危害最大。

若不及时治疗，很快会导致肝、肾衰竭，脑损伤，甚至死亡。

5. 神经系统损伤 如果患者出现发热，头痛，恶心呕吐，惊厥抽搐，意识不清，或肢体无力或者无法活动，考虑神经系统损伤，包括脑炎、脑膜炎、脊髓炎等。

6. 肌炎和横纹肌溶解 出现肌肉疼痛无力、肾损伤、肌红蛋白升高、肾衰竭等。

7. 感染性休克 主要表现为高热，休克和多脏器功能障碍。

【实验室检查】

1. 外周血象 白细胞总数一般正常或降低，淋巴细胞总数增多。若同时继发细菌感染，白细胞及中性粒细胞均会增多。

2. 血清学诊断 疾病初期和恢复期双份血清抗流感病毒抗体滴度有 4 倍以上升高。采集血清检测流感病毒特异性 IgG 和 IgM 抗体。动态检测 IgG 抗体在恢复期较急性期升高超过 4 倍具有诊断价值。该检查耗时较久，因此不适用于早期诊断，多用于回顾性调查。

3. 病毒核酸检测 鼻咽分泌物或口腔含漱液可用于分离流感病毒，取患者呼吸道病毒标本（咽拭子、鼻拭子、鼻咽或气管抽取物中的黏膜上皮细胞），采用反转录聚合酶链反应（RT-PCR）检测流感病毒核酸，可快速区分病毒类型和亚型，特异性和敏感性好。

4. 病毒分离培养 起病 3 天内，取得患者口腔含漱液、鼻咽部或气管分泌物并接种于鸡胚羊膜腔或尿囊，此法为实验室检查的金标准，是确诊的主要依据。

5. 病毒特异抗原检测 取患者呼吸道标本，采用免疫荧光法或酶联免疫吸附试验检测流感病毒抗原，用单克隆抗体区分甲型、乙型流感，一般可在数小时内得到结果。对快读检测结果的解释应综合考虑患者的流行病学史和临床表现。在非流行期，阳性结果可能是假阳性；在流行期，阴性的结果可能是假阴性。此时均应结合使用 RT-PCR 或病毒分离培养等实验室检查以进一步确认。

案例 2-3【临床特点】

1. 患者，男，15 岁，症状为寒战、高热、鼻塞、全身酸痛、食欲减退。所在班级多名同学发生类似症状。

2. 体征 T 39.5℃，P 105 次/分，精神萎靡，急性病面容。

3. 辅助检查 WBC $3.84×10^9$/L，N 0.39，L 0.42。

初步诊断：流行性感冒。

需完善病毒特异性抗原及基因检查和病毒分离培养，进一步确诊。

【诊断与鉴别诊断】

1. 诊断 流感流行期间，根据流行病学史（发病前 7 天内在无有效个人防护的情况下与疑似或确诊的流感患者有密切接触，或属于流感样病例聚集发病者之一，或有明确的传染他人的证据），短时间内出现数量较多的具有相似症状和体征的患者，基本可以临床诊断。但散发病例诊断困难，需结合流行病学史、相关临床表现进行病毒分离、病毒抗原和基因检测及血清学检查以明确。

2. 鉴别诊断

（1）普通感冒：多为散发，起病较为缓慢，上呼吸道症状显著，全身症状较轻，不发热或仅轻、中度发热，无寒战，病程 5 ～ 7 天，一般不出现并发症。流感病原学检测阴性或可检测到鼻病毒、冠状病毒等感染原。

（2）新型冠状病毒感染：以发热、乏力、干咳为主要表现，鼻塞、流涕等上呼吸道症状少见，出现缺氧低氧状态。约半数患者多在 1 周后出现呼吸困难，严重者快速进展为急性呼吸窘迫综合征、感染性休克、难以纠正的代谢性酸中毒和出凝血功能障碍。部分患者起病症状轻微，可无发热，多在 1 周后恢复。多数患者预后良好，少数患者病情危重，甚至死亡。根据影像学检查、咽拭子、下呼吸道分泌物等实验室检查可以确诊。

（3）钩端螺旋体病：多起病急骤，早期有高热、全身酸痛、软弱无力、结膜充血、腓肠肌压痛、表浅淋巴结肿大等钩体毒血症状。流感伤寒型钩端螺旋体病的早期中毒症状与流感易混淆。该病多发于夏秋季，有疫水接触流行病学史，可有典型的腓肠肌压痛，腹股沟淋巴结肿大、压痛，病原学及血清学检查有助鉴别。

（4）其他：应与严重急性呼吸综合征（SARS）、流行性脑脊髓膜炎、细菌性肺炎、支原体肺炎、衣原体肺炎等疾病相鉴别。根据临床特征可做出初步判断，根据病原学检查可进一步确诊。

【治疗】

1. 隔离 对疑似和确诊患者应进行隔离。

2. 支持及对症治疗 注意休息，加强营养，多饮水，进易消化饮食；高热、中毒症状严重者可酌情给予解热镇痛药或行物理降温，但儿童应避免使用阿司匹林等水杨酸类药物，以避免诱发 Reye 综合征。高热和剧烈呕吐患者应适当给予补液和支持治疗。对继发细菌感染明确者应及早使用有效抗生素治疗。对老年人和儿童需积极治疗，避免并发症的发生。中药制剂如感冒冲剂、板蓝根冲剂等在发病最初 1～2 天使用可以减轻症状，但不具有抗病毒作用。

3. 抗病毒治疗 可抑制病毒复制，早期（起病 1～2 天）适当应用抗流感病毒药物可缩短病程。

（1）神经氨酸酶抑制剂：这类药物对甲型、乙型流感病毒敏感，可阻止病毒在被感染细胞的释放和入侵相邻细胞，被抑制的流感病毒致病性降低，症状缓解。此类药物毒性低，较少发生耐药。

奥司他韦（oseltamivir）和扎那米韦（zanamivir）：临床研究证明神经氨酸酶抑制剂能有效缓解患者症状，缩短病程和住院时长，降低并发症发生率和患者死亡率。奥司他韦的用量，成人：75mg，2 次/天，疗程 5 天。扎那米韦为粉雾吸入剂，用于 9 岁以上患者，剂量：100mg，2 次/天，疗程 5～7 天。这类药物不良反应少，主要是恶心、呕吐等消化道症状。

（2）玛巴洛沙韦：为 first-in-class（即同类最优）的口服抗病毒药物，服用一次即可见效，可用于对奥司他韦耐药的病毒株和禽流感病毒株。玛巴洛沙韦通过抑制流感病毒的 Cap-依赖型核酸内切酶来抑制病毒复制，在流感病毒自我繁殖的早期发挥药效，因此阻断流感的速度比神经氨酸酶抑制剂更快，是近年来全新机制的抗流感病毒药物。适用于 12 周岁及以上的流感患者，包括存在流感并发症高风险的患者。

（3）M_2 离子通道阻滞剂：包括金刚烷胺（amantadine）和金刚乙胺（rimantadine），仅对甲型流感有效，可阻断病毒吸附于宿主细胞，抑制病毒复制，减少病毒排出，能减轻发热和全身症状。成人用量一般为每日 200mg，疗程 5 天。神经系统不良反应有注意力不集中、焦虑、神经质和轻度头痛等。目前，流感病毒对此类药物广泛耐药，临床上已经较少使用。

案例 2-3【诊断与治疗】

（1）春季属于流行性感冒高发时期，且患者近期有与类似症状患者的接触史。患者，男，15 岁，症状表现为高热、寒战、鼻塞、全身酸痛、食欲减退。

（2）体征：T 39.5℃，P 105 次/分，精神萎靡，急性病面容。

（3）血常规提示白细胞总数下降，淋巴细胞比例升高，提示病毒性疾病可能性大。完善免疫荧光法检测到甲型流感病毒核蛋白抗原。X 线胸片检查未见异常。

诊断：流行性感冒。

治疗：患者暂时不去上学，呼吸道隔离，注意休息，加强营养，多饮水，适宜饮食。奥司他韦 75mg，2 次/天，共 5 天。对症处理，对乙酰氨基酚 0.3g，物理降温。

【预防】

（一）控制传染源

呼吸道隔离患者至病后 1 周或体温正常后 2 天。单位流行应进行集体检疫。

（二）切断传播途径

流行期间减少聚集性活动，到公共场所应戴医用口罩。对剧院、宿舍、工厂等公共场所，保持空气流通，实施完备的消毒措施。患者用具及分泌物需进行彻底消毒。

（三）保护易感者

1. 疫苗接种 应用与现行流行株一致的流感疫苗接种是目前预防流感病毒感染的最有效措施。老年人、儿童、慢性病患者和免疫力低下者是最适合的接种对象。流感疫苗可分为灭活疫苗和减毒活疫苗两种。灭活疫苗多采用皮下注射，最适合老年人、儿童、免疫力低下者等高危人群，成人 1ml，学龄前儿童 0.2ml，学龄儿童 0.5ml，间隔 6～8 周加强注射 1 次。每年秋季需加强注射 1 次。为获得稳定的保护效果，每年需根据流行病学调查结果补充或更换疫苗抗原组成。减毒活疫苗的接种采用喷雾接种，剂量为两侧鼻腔各喷 0.25ml，可产生呼吸道局部的高抗体滴度水平，接种对象主要为健康成人。

2. 药物预防 可用奥司他韦、金刚烷胺或金刚乙胺进行预防性治疗，连续 1～2 周。药物预防仅对甲型流感效果较明显。注意药物预防也会有一定程度的不良反应，老年人及血管硬化患者慎用，孕妇和癫痫患者禁用。此外，药物预防不能代替流感疫苗接种。

【复习思考题】

1. 流行性感冒的病原学及流行病学的特征有哪些？

2. 流行性感冒与普通感冒的异同有哪些？

3. 流行性感冒的正确治疗措施有哪些？

【习题精选】

2-16. 2020 年秋冬季，上海市某高中 19 名学生出现类似症状，表现为突发高热，体温均在 39℃以上，伴肌肉酸痛、头晕、头痛、乏力、咽痛、轻微流涕、腹痛、腹泻、咳嗽，无痰，无心悸、胸闷及呼吸困难，无寒战。咽部充血 1 例。胸部 X 线片均未见异常。

2-16-1. 根据目前的资料，最有可能的诊断是（　　）

A. 流行性感冒　　　　B. 普通感冒　　　　C. 流行性脑脊髓膜炎　　　　D. 支原体肺炎

E. 军团病

2-16-2. 对本病诊断意义最大的依据是（　　）

A. 从患者鼻咽分泌物分离出病原体

B. 胸部 X 线片可显示单侧或双侧肺炎，少数可伴有胸腔积液等

C. 外周血白细胞总数正常或偏低，淋巴细胞相对增加

D. 脑脊液呈脓性

E. 抗生素诊断性治疗

2-16-3. 下列用药正确的是（　　）

A. 红霉素　　　　B. 青霉素　　　　C. 阿司匹林　　　　D. 利巴韦林　　　　E. 金刚烷胺

2-16-4. 关于本病的叙述正确的是（　　）

A. 主要病理改变为化脓性炎症

B. 高热、肌肉酸痛等表现是病原体局部入血后引起的毒血症症状

C. 患者需要隔离至热退后 5 天　　　　D. 常留下后遗症　　　　E. 主要发病机制为致细胞病变效应

2-17. 患者，男，37 岁，某公司行政职员。因"高热、寒战、剧烈头痛、乏力、肌肉酸痛、头晕 1 天"就诊。自服头孢类抗生素无效，发病前 3 天曾有外地出差史。体格检查：T 39.6℃，P 119 次/分，BP 145/98mmHg；口角疱疹，咽部明显充血；双肺呼吸音粗；肝、肾区无叩痛。

2-17-1. 下列检查不必要的是（　　）

A. 咽拭子分离病毒血常规　　　　　　　　B. 胸膜刺激征检查血细菌培养+药敏试验

C. 胸部 X 线片　　　　　　　　　　　　D. 血常规

E. 血细菌培养+药敏试验

2-17-2. 辅助检查：血常规示 WBC $5.62×10^9/L$，N 0.69；胸部 X 线片提示双肺纹理增多，脑膜刺激征阴性。目前应给予的治疗不包括（　　）

A. 抗菌治疗　　　　　　　　　　　　　B. 给予非甾体抗炎药，降低体温，补充维生素和电解质

C. 补充维生素和电解质　　　　　　　　D. 补充液体

E. 抗病毒治疗

2-17-3. 目前最有效的特异性治疗药物可选择（　　）

A. 金刚烷胺　　　　B. 奥司他韦　　　　C. 阿昔洛韦　　　　D. 玛巴洛沙韦　　　　E. 利巴韦林

2-17-4. 对与患者同行的密切接触者的处理措施是（　　）

A. 接种疫苗　　　　B. 隔离观察 7 天，并口服玛巴洛沙韦预防　　　　C. 加强体育锻炼

D. 抗生素预防感染　　　E. 注射高效价丙种球蛋白

（陈永平）

第四节　人禽流感

【学习要点】

1. 掌握人禽流感的病因、临床表现、诊断依据、治疗措施。

2. 熟悉人禽流感的传播途径、实验室检查、鉴别诊断。

3. 了解人禽流感的发病机制和病理解剖、预防措施。

案例 2-4

患者，女，65 岁。因发热 7 天，呼吸费力 1 天入院。

患者于 7 天前无明显诱因下出现发热，当时测体温 38.6℃，伴畏寒无寒战，有鼻塞、流涕、咳嗽，腹泻 2 次，此后体温逐渐上升，3 天后体温持续在 39.5℃ 左右，感明显乏力、肌肉酸痛，当地医院治疗未见好转。1 天前出现呼吸费力、急促，并逐渐加重，吸氧未见缓解。入院查体：T 39.6℃，R 30～40 次/分，面罩给氧下 SPO_2 85%，两下肺可闻及湿啰音，腹平软。肝脾肋下未触及。

当地实验室检查：血常规示 WBC $3.4×10^9$/L，N 0.67，L 0.19，PLT $48×10^9$/L；CRP 238mg/L；血气分析 PO_2 60mmHg，PCO_2 40mmHg，胸部 CT 示两下肺大片渗出性改变伴实变。追问病史，既往体健，家中养有 10 余只鸡，但家中及同村鸡无发生鸡瘟。

【问题】

1. 考虑哪种疾病的可能性大？

2. 主要需要和哪些疾病相鉴别？

3. 需行哪些检查进一步明确诊断？

禽流感（avian influenza）的全称是禽类流行性感冒病毒感染，人禽流感是由禽甲型流感病毒某些亚型中的一些毒株引起的人类的急性呼吸道传染病。病情轻重不一，其中重症肺炎病例常并发急性呼吸窘迫综合征（acute respiratory distress syndrome，ARDS）、感染性休克、多器官功能障碍综合征（MODS），甚至导致死亡。

禽流感病毒属于甲型流感病毒，根据禽流感病毒对鸡和火鸡的致病性的不同，分为高、中、低/非致病性三级。由于禽流感病毒的血凝素结构等特点，一般感染禽类，当病毒在复制过程中发生基因重配，致使结构发生改变，获得感染人的能力，才可能造成人感染禽流感病毒疾病的发生。至今发现能直接感染人的禽流感病毒亚型有 H5N1、H7N1、H7N2、H7N3、H7N7、H9N2 和 H7N9 亚型。其中，2003 年发现的高致病性 H5N1 亚型和 2013 年 3 月在人体上首次发现的新禽流感 H7N9 亚型尤为引人关注，不仅造成了人类的伤亡，同时重创了家禽养殖业。近些年主要为 H7N9 禽流感病毒。

【病原学】

流感病毒属正黏病毒科，病毒颗粒呈多形性，其中球形直径 80～120nm，有囊膜。基因组为分节段单股负链 RNA。依据其外膜血凝素（H）和神经氨酸酶（N）蛋白抗原性不同，目前可分为 18 个 H 亚型（H1～H18）和 11 个 N 亚型（N1～N11）。禽流感病毒属甲型流感病毒属，除感染禽外，还可感染人、猪、马、水貂和海洋哺乳动物。可感染人的禽流感病毒亚型为 H5N1、H7N9、H9N2、H7N7、H7N2、H7N3、H5N6、H10N8 等，近些年主要为 H5N1 和 H7N9 禽流感病毒。

与 H5N1 禽流感病毒不同，H7N9 禽流感病毒对禽类的致病力很弱，在禽类间易于传播且难以发现，增加了人感染的机会。

各种化学或物理方法可灭活禽流感病毒，包括肥皂、乙醇和含氯消毒液等。紫外线直接照射可迅速破坏其活性。禽流感病毒对热敏感，加热至 65℃ 30 分钟或 100℃ 2 分钟以上可灭活。对低温抵抗力较强，在 4℃ 水中或有甘油存在的情况下可保持活力 1 年以上。

【流行病学】

1. 传染源　为病禽及携带禽流感病毒的禽类。目前，大部分为散发病例，有家庭聚集性发病现象，尚无持续人际间传播的证据，应警惕医院感染的发生。

2. 传播途径 呼吸道传播或密切接触感染禽类的分泌物或排泄物而获得感染；或通过接触病毒污染的环境感染。

3. 易感人群 普遍易感。在发病前 10 天内接触过禽类或者到过活禽市场者（特别是中老年人）、接触禽流感病毒感染材料的实验室工作人员、与禽流感患者有密切接触的人员为高危人群。

【发病机制和病理解剖】

人类上呼吸道组织和气管主要分布有唾液酸 α-2,6 型受体（人流感病毒受体）；人类肺组织分布有唾液酸 α-2,3 型受体（禽流感病毒受体）和唾液酸 α-2,6 型受体。禽流感病毒可以同时结合唾液酸 α-2,3 型受体和唾液酸 α-2,6 型受体，但 H7 血凝素与唾液酸 α-2,3 型受体亲和力更高，较季节性流感病毒更容易感染人的下呼吸道上皮细胞，病毒可持续复制，重症病例病毒核酸阳性可持续 3 周以上。禽流感病毒感染人体后，可以诱发细胞因子风暴，如干扰素诱导蛋白 10（IP-10）、单核细胞趋化蛋白-1、白细胞介素-6 和白细胞介素-8（IL-6，IL-8）等，导致全身炎症反应，可出现 ARDS、休克及 MODS。

病理检查显示肺急性渗出性炎症改变，肺出血，弥漫性肺泡损伤和透明膜形成等。

【临床表现】

人禽流感潜伏期多为 1～7 天，通常为 3～4 天，也可长达 10 天。

患者发病初期表现为流感样症状，包括发热，体温多持续在 39℃以上，可伴有鼻塞流涕、咽痛、咳嗽、头痛、肌肉酸痛和全身不适。部分患者可有恶心、腹痛、腹泻等消化道症状。在疾病初期即有胸闷、气短及呼吸困难，常提示肺内病变进展迅速，可迅速发展为严重缺氧状态和呼吸衰竭。重症患者病情发展迅速，多在 5～7 天出现重症肺炎，体温大多持续在 39℃以上，呼吸困难，可伴有咯血痰；可快速进展为急性呼吸窘迫综合征、脓毒血症、感染性休克，部分患者可出现纵隔气肿、胸腔积液等。有相当比例的重症患者同时合并其他多个系统或器官的损伤或衰竭，如心肌损伤导致心力衰竭，个别患者也表现有消化道出血和应激性溃疡等消化系统症状，也有的重症患者发生昏迷和意识障碍。少数患者可为轻症，仅表现为发热伴上呼吸道感染症状。

体格检查可发现受累肺叶段区域实变体征，包括叩诊呈浊声、触觉语颤和语音传导增强、吸气末细湿啰音及支气管呼吸音等。病程初期常见于一侧肺的局部，但随病情进一步恶化，可扩展至双肺的多个部位，肺内可闻细湿啰音。合并心力衰竭时，部分病例心尖部可闻舒张期奔马律。

【实验室检查】

1. 血常规 早期白细胞总数一般不高或降低。重症患者淋巴细胞、血小板减少。

2. 血生化检查 多有 C 反应蛋白、乳酸脱氢酶、肌酸激酶、天冬氨酸转氨酶、丙氨酸转氨酶升高，肌红蛋白可升高。

3. 病原学及相关检测 抗病毒治疗前必须采集呼吸道标本（如鼻咽分泌物、痰、气道吸出物、支气管肺泡灌洗液），标本留取后应及时送检。下呼吸道标本检测阳性率高于上呼吸道标本。

（1）核酸检测：对可疑人感染禽流感病毒患者宜首选核酸检测。对重症病例应定期检测呼吸道分泌物核酸，直至阴转。有人工气道者优先采取气道内吸取物。

（2）甲型流感病毒通用型抗原检测：呼吸道标本甲型流感病毒通用型抗原快速检测禽流感病毒阳性率低。对高度怀疑人禽流感患者，应尽快送检呼吸道标本检测核酸。

（3）病毒分离：从患者呼吸道标本中分离出禽流感病毒。

（4）血清学检测：动态检测急性期和恢复期双份血清禽流感病毒特异性抗体水平呈 4 倍或以上升高。

4. 胸部影像学检查 患者 X 线胸片和胸部 CT 检查可见肺内片状高密度影，且动态变化较快。疾病早期（发病 3 天左右）肺内出现局限性片状影，可呈肺实变或磨玻璃状改变，病灶多局限于一个肺段或肺叶内。绝大多数病例肺内病灶在短期内迅速进展为大片状或融合斑片状影，其间可见"支气管充气征"，累及多个肺叶或肺段，严重时发展为"白肺"样改变。少数病例可合并单侧或双侧胸腔积液。某些病例在初次影像学检查时病变已经累及较大肺野，呈多叶段病变。在病情好转后，肺内病灶 2 周左右开始逐渐吸收，大部分炎症影吸收较快。有些病例在疾病后期出现肺间质改变或纤维化，表现为网格状、小叶间隔增厚及纤维索条影，肺内残留影像可持续数月以上。

> **案例 2-4【实验室检查】**
>
> 入院后检查：血常规示 WBC 4.6×10^9/L，N 0.75，L 0.10，PLT 2.5×10^9/L；CRP 286mg/L；血气分析 PO_2 56mmHg，PCO_2 51mmHg，胸部 CT 示两肺大片渗出性改变伴实变，较当地 10 小时前检查进展迅速，超过 60%。咽拭子检测 H7N9 病毒核酸阳性。

【诊断与鉴别诊断】

（一）诊断

1. 流行病学史 发病前 10 天内，有接触禽类及其分泌物、排泄物，或者到过活禽市场，或者与人感染禽流感病例有密切接触史。

2. 诊断标准

（1）疑似病例：符合上述流行病学史和临床表现，尚无病原学检测结果。

（2）确诊病例：有上述临床表现和病原学检测阳性。

（3）重症病例：符合下列 1 项主要标准或 ≥ 3 项次要标准者可诊断为重症病例。

主要标准：①需要气管插管行机械通气治疗；②感染性休克经积极液体复苏后仍需要血管活性药物治疗。

次要标准：①呼吸频率 ≥ 30 次/分；②氧合指数 ≤ 250mmHg（1mmHg=0.133kPa）；③多肺叶浸润；④意识障碍和（或）定向障碍；⑤血尿素氮 ≥ 7.14 mmol/L；⑥收缩压 < 90 mmHg 需要积极的液体复苏。

易发展为重症的危险因素：①年龄 ≥ 65 岁；②合并严重基础病或特殊临床情况，如心脏或肺部基础疾病、高血压、糖尿病、肥胖、肿瘤、免疫抑制状态、孕产妇等；③发病后持续高热（T ≥ 39℃）；④淋巴细胞计数持续降低；⑤ CRP、LDH 及 CK 持续增高；⑥胸部影像学提示肺炎快速进展。

（二）鉴别诊断

本病主要依靠病原学检测与其他的不明原因肺炎进行鉴别，如季节性流感（含甲型 H1N1 流感）、细菌性肺炎、严重急性呼吸综合征（SARS）、新型冠状病毒感染、腺病毒肺炎、衣原体肺炎、支原体肺炎等疾病。

> **案例 2-4【诊断】**
>
> 患者确诊为 H7N9 人禽流感。
>
> 诊断依据如下。
>
> （1）患者，女，65 岁。家中饲养有 10 余只鸡。因发热 7 天、呼吸费力 1 天入院。
>
> （2）查体：T 39.6℃，呼吸急促 30 ～ 40 次/分，面罩给氧下 SpO_2 85%，两肺可闻及湿啰音。
>
> （3）实验室检查：血常规示 WBC 4.6×10^9/L，N 0.75，L 0.10，PLT 2.5×10^9/L；CRP 286mg/L；血气分析 PO_2 56mmHg，PCO_2 51mmHg，胸部 CT 示两肺大片渗出性改变伴实变，较当地 10 小时前检查进展迅速，超过 60%。咽拭子检测 H7N9 病毒核酸阳性。

【预后】

感染甲型禽流感病毒（H5N1 及 H7N9 亚型）者预后较差。影响预后的因素可能包括患者年龄、基础疾病、并发症等。

【治疗】

（一）隔离治疗

对疑似病例和确诊病例应尽早隔离治疗。

（二）对症治疗

根据患者缺氧程度可采用鼻导管、经鼻高流量氧疗、开放面罩及储氧面罩进行氧疗。高热者可进行物理降温，或应用解热药物。咳嗽咳痰严重者可给予止咳祛痰药物。

（三）抗病毒治疗

对怀疑感染禽流感的患者应尽早应用抗流感病毒药物。强调临床的治疗时机要"早、快、准"。

抗病毒药物在使用之前应留取呼吸道标本，并应尽量在发病 48 小时内使用，对于临床认为需要使用抗病毒药物的病例，发病超过 48 小时也可使用。

1. 抗病毒药物使用原则

（1）在使用抗病毒药物之前宜留取呼吸道标本。

（2）抗病毒药物应尽早使用，无须等待病原学检测结果。

2. 抗病毒药物

（1）神经氨酸酶抑制剂

1）奥司他韦（oseltamivir）：成人剂量每次 75mg，每日 2 次，疗程 5～7 天，重症病例剂量可加倍，疗程可适当延长。1 岁及以上年龄的儿童患者应根据体重给药（宜选择儿童剂型）。

2）帕拉米韦（peramivir）：重症病例或无法口服者可用帕拉米韦氯化钠注射液，成人用量为300～600mg，静脉滴注，每日 1 次，常规疗程 5～7 天，可根据临床需要调整。

3）扎那米韦（zanamivir）：适用于 7 岁以上人群。每日 2 次，间隔 12 小时；每次 10mg（分两次吸入）。不建议用于重症或有并发症的患者。

（2）M_2 离子通道阻滞剂：目前监测资料显示所有 H7N9 禽流感病毒对金刚烷胺（amantadine）和金刚乙胺（rimantadine）耐药，不建议使用。

（四）中医药辨证论治

1. 热毒犯肺，肺失宣降证（疑似病例或确诊病例病情轻者）

症状：发热，咳嗽，甚者喘促，少痰，或头痛，或肌肉关节疼痛。舌红苔薄，脉数滑。

治法：清热解毒，宣肺止咳。

参考处方和剂量：银翘散、白虎汤、宣白承气汤。金银花 30g，连翘 15g，炒杏仁 15g，生石膏 30g，知母 10g，桑白皮 15g，全瓜蒌 30g，青蒿 15g，黄芩 15g，麻黄 6g，生甘草 6g。水煎服，每日 1～2 剂，每 4～6 小时口服 1 次。

加减：咳嗽甚者加枇杷叶、浙贝母。

中成药，可选择疏风解毒胶囊、连花清瘟胶囊、金莲清热泡腾片等具有清热解毒、宣肺止咳功效的药物。中药注射液：痰热清注射液、喜炎平注射液、热毒宁注射液、血必净注射液、参麦注射液。

2. 热毒壅肺，内闭外脱证（临床表现为高热、ARDS、感染性休克等患者）

症状：高热，咳嗽，痰少难咯，憋气，喘促，咯血，或见痰中带血，伴四末不温，四肢厥逆，躁扰不安，甚则神昏谵语。舌暗红，脉沉细数或脉微欲绝。

治法：解毒泻肺，益气固脱。

参考处方和剂量：宣白承气汤、参萸汤、参附汤。生大黄 10g，全瓜蒌 30g，炒葶苈子 30g，人参 15g，生石膏 30g，栀子 10g，虎杖 15g，制附子 10g，山萸肉 15g。水煎服，每日 1～2 剂，每4～6 小时口服或鼻饲 1 次。

加减：高热、神志恍惚，甚至神昏谵语者，上方送服安宫牛黄丸；肢冷、汗出淋漓者，加煅龙骨、煅牡蛎。

中成药，可选择参麦注射液、参附注射液、痰热清注射液、血必净注射液、喜炎平注射液、热毒宁注射液。

3. 以上中药汤剂、中成药和中药注射液不作为预防使用，宜尽早中医治疗。

（五）加强支持治疗，维持内环境稳定，防治继发感染

一旦出现继发感染征象或存在感染的高危因素，应合理选择抗菌药物治疗。

（六）重症病例的治疗

采取抗病毒、抗休克、纠正低氧血症、防治 MODS 和继发感染、维持水电解质平衡等综合措施。对出现呼吸功能障碍者给予吸氧及其他相应呼吸支持，发生其他并发症的患者应积极采取相应治疗。

1. 氧疗　患者病情出现下列情况之一，应进行氧疗：①吸空气时 $SpO_2 < 92\%$；②呼吸频率增快（呼吸频率＞24 次/分），呼吸困难或窘迫。

2. 呼吸功能支持

（1）机械通气：患者经氧疗 2 小时，SpO_2 仍＜ 92%，或呼吸困难、呼吸窘迫改善不明显时，宜进行机械通气治疗。可参照 ARDS 机械通气的原则进行治疗。ARDS 治疗中可发生纵隔气肿、呼吸机相关肺炎等并发症，应当引起注意。

（2）无创正压通气：出现呼吸窘迫和（或）低氧血症、氧疗效果不佳的患者，可早期尝试使用无创通气，推荐使用口鼻面罩。无创通气治疗 1 ～ 2 小时无改善，需及早考虑实施有创通气。

（3）有创正压通气：运用 ARDS 保护性通气策略，采用小潮气量，合适的呼吸末正压通气（PEEP），积极的肺复张，严重时采取俯卧位通气。有条件的可根据病情选择体外膜氧合（ECMO）。

案例 2-4【治疗】

入院后给予奥司他韦抗病毒、气管插管、呼吸机机械通气、降温、维持水电平衡、丙种球蛋白、白蛋白等对症支持治疗，予以抗生素控制继发感染等治疗，病情逐渐好转，6 周后出院。

【预防】

携带病毒的禽类是人感染禽流感的主要传染源，要做好动物和人的流感监测。早发现、早诊断禽流感患者，及时、有效、合理地实施病例隔离和诊治。减少人群的活禽或病死禽暴露机会，培养个人呼吸道卫生和预防习惯，做到勤洗手、保持环境清洁、合理加工烹饪食物等。需特别加强人感染禽流感高危人群和医护人员的健康教育和卫生防护。疫苗尚在研制中。

【复习思考题】

1. 什么是人禽流感？

2. 人禽流感有哪些临床症状和体征？

3. 人禽流感治疗措施有哪些？

【习题精选】

2-18. 禽流感是（　　）的简称。

A. 流感　　　　　　　B. 禽流行性感冒　　　C. 甲型流感　　　　　D. 人流感

2-19. 根据病原体的类型不同，禽流感可分为（　　）类型。

A. 致病性和不致病性　　　　　　　　B. 致病性和低致病性

C. 易致病性和不易致病性　　　　　　D. 高致病性、低致病性和非致病性

2-20. 中国将人感染高致病性禽流感列为（　　）传染病。

A. 甲类　　　　　　　B. 乙类　　　　　　　C. 丙类　　　　　　　D. 丁类

2-21. 人禽流感的易感人群是（　　）

A. 任何年龄　　　　　B. 12 岁以下儿童　　　C. 青年　　　　　　　D. 老年人

2-22. 人禽流感的鉴别诊断依据是（　　）

A. 临床表现　　　　　B. 影像学检查　　　　C. 病原学检查　　　　D. 实验室检查

2-23.（多选题）人禽流感的传播途径有（　　）

A. 呼吸道　　　　　　B. 密切接触　　　　　C. 直接接触　　　　　D. 消化道　　　　　E. 血液

2-24.（多选题）人禽流感疫情监测"五早"是（　　）

A. 早发现　　　　　　B. 早报告　　　　　　C. 早隔离　　　　　　D. 早诊断　　　　　E. 早治疗

2-25.（多选题）人禽流感治疗原则有（　　）

A. 隔离原则　　　　　B. 对症原则　　　　　C. 抗病毒治疗　　　　D. 中医治疗

E. 加强支持治疗预防并发症

2-26.（多选题）人禽流感的病例有（　　）

A. 医学观察病例　　　B. 临床诊断病例　　　C. 疑似病例　　　　　D. 确诊病例　　　　E. 监测病例

2-27.（多选题）易发展为重症的危险因素有（　　）

A. 年龄≥ 65 岁　　　　B. 免疫抑制状态　　　C. 孕产妇　　　　　　D. 肺部基础疾病　　　E. 心脏病

（李 骥）

第五节 麻 疹

【学习要点】

1. 掌握 麻疹的临床表现、诊断、鉴别诊断及治疗。

2. 熟悉 麻疹的流行病学、发病机制及病理解剖。

3. 了解 麻疹病毒的病原特征、麻疹的预防。

案例 2-5

患儿，男，4 岁。因"发热 4 天、加重伴皮疹 1 天"就诊。

患儿 4 天前无明显诱因出现发热，体温 38.0℃，伴咳嗽，无咳痰，容易流泪，眼分泌物增多，1 天前上述症状加重，耳后、发际出现淡红色皮疹，并蔓延至面、颈、躯干及四肢。无呼吸困难、声音嘶哑、发绀、气促、昏迷、惊厥等不适。11 天前与该患儿同一幼儿园班级儿童曾出现类似症状。患儿既往体健，无出疹性疾病史，未行麻疹疫苗接种，近期未使用任何药物。

体格检查：T 37.8℃，P 108 次/分，R 20 次/分。神志清，对答切题。全身可见直径 2～4mm 红色斑丘疹，面、颈、躯干较多，部分融合成片，压之褪色，疹间皮肤正常。结膜充血明显，有少量浆液性分泌物。科氏斑阳性。余无异常体征。

【问题】

1. 该患儿的诊断是什么？

2. 为明确诊断，还需要进行哪些检查？

3. 该患儿如何治疗？

【概述】

麻疹（measles）是由麻疹病毒（*Measles virus*）引起的急性呼吸道传染病。其临床特征为发热、流涕、咳嗽、眼结合膜炎、口腔科氏斑及全身皮肤斑丘疹。1965 年我国自制麻疹减毒活疫苗成功，疫苗推广应用后，麻疹发病率已显著下降。

【病原学】

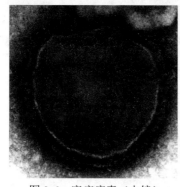

图 2-6 麻疹病毒（电镜）

麻疹病毒属副黏液病毒科麻疹病毒属。电镜下呈球形或丝状，中心为单链 RNA，由核衣壳包裹，核衣壳外为 10～20nm 厚的脂蛋白包膜，表面有短小突起（图 2-6）。包膜含有 3 种蛋白，是主要的致病物质：①基质蛋白（matrix protein，M），位于包膜脂质双层内，与病毒装配、芽生、维持病毒颗粒完整性有关。缺乏基质蛋白则形成缺损麻疹病毒，可能是发生亚急性硬化性全脑炎的原因。②血凝素（hemagglutinin，HA），位于包膜表面，有吸附于宿主细胞的作用，还能凝集猴红细胞。③融合蛋白（fusion protein）或溶血素（haemolysin，HL），位于包膜表面，能促使病毒与宿主细胞融合及使机体产生溶血。这三种包膜蛋白的抗原性相对稳定，可以刺激机体产生相应抗体，可用于临床诊断。

麻疹病毒在体外的抵抗力弱，易被紫外线及一般消毒剂灭活，不耐热，56℃ 30 分钟即可被破坏。耐寒、耐干燥，室温下可存活数天，–70℃存活 5 年，冷冻干燥可存活 20 年。

【流行病学】

（一）传染源

人是麻疹病毒的唯一宿主，因此急性期患者是最重要的传染源。发病前 2 天至出疹后 5 天内均具有传染性，恢复期不带病毒。传染期患者口、鼻、咽、眼结合膜分泌物均含有病毒。该病传染性强，易感者直接接触后 90% 以上可发病。无症状感染者和隐性感染者少，作为传染源的意义不大。

笔记栏

（二）传播途径

经呼吸道飞沫传播是主要的传播途径。患者咳嗽、打喷嚏时，病毒随飞沫排出，直接通过易感者的呼吸道或眼结合膜而致感染。密切接触者也可通过手的污染而传播，通过第三者或衣物间接传播很少。

（三）易感人群

人群对麻疹病毒普遍易感。未患过麻疹，也未接种麻疹疫苗者均易感；接种麻疹疫苗，抗体水平下降后，未再复种者亦可发病。病后有较持久的免疫力。麻疹通常在 6 个月～5 岁小儿间流行。

（四）流行特征

麻疹是世界范围流行的传染病，也是导致儿童死亡最主要的传染病之一。常年均可发生，流行多发生于冬春两季。20 世纪 60 年代麻疹疫苗面世后，普遍接种疫苗的国家麻疹发病率大大降低。我国自从将麻疹疫苗纳入婴幼儿计划免疫项目后，麻疹的流行已经得到控制。目前，全国仍有少量局部、散发的流行。我国最新的一项流行病学调查显示，麻疹预防存在薄弱地区薄弱人群，需要扎实地落实既定的消除麻疹策略与措施，即除继续婴幼儿全程接种麻疹疫苗外，还应加强麻疹疫苗强化免疫活动。

【发病机制与病理解剖】

麻疹病毒由呼吸道黏膜或眼结膜侵入，在局部上皮细胞及附近淋巴组织大量复制，于感染后第 2～3 天入血，形成第一次病毒血症。进入血液的病毒进入全身单核巨噬细胞系统并进行大量增殖。感染后第 5～7 天，大量繁殖的病毒再次释放入血，形成第二次病毒血症，播散至全身各组织器官，主要有呼吸道、眼结合膜、口咽部、皮肤、胃肠道等，在这些器官组织里复制增殖，造成组织炎症、坏死，引起高热、出疹等一系列临床症状。

麻疹病毒病理变化特点是在感染部位，多个细胞融合形成多核巨细胞（图 2-7），如在皮肤、眼结合膜、呼吸道、胃肠道黏膜、全身淋巴组织、肝、脾等器官组织中，镜检可见大小不等，含有数个至数百个细胞核、细胞质内及细胞核内均有嗜酸性包涵体的细胞。另外，在皮肤、黏膜、呼吸道及上皮还可查见形态不规则、细胞核单个或数十个聚集成球状、细胞质伊红色的细胞，称为上皮巨细胞。上述细胞于前驱期及出疹后 1～4 天常见，故有早期临床诊断价值。

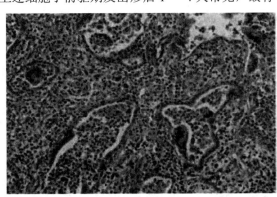
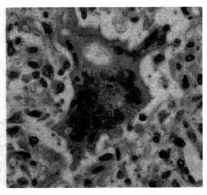

图 2-7 麻疹多核巨细胞

麻疹相关皮疹多认为由麻疹病毒感染上皮细胞和血管内皮细胞后发生Ⅳ型变态反应所致。其病变为上皮细胞肿胀，空泡变性坏死、角化脱屑，真皮层毛细血管内皮细胞肿胀增生伴淋巴细胞和组织细胞浸润，血管扩张，红细胞及血浆渗出。科氏斑与皮疹相仿，由于黏膜与黏膜下炎症引起局部充血、渗出、坏死及角化。胃肠黏膜也有类似病变。

麻疹病程中呼吸道病变较显著，有充血、水肿、单核细胞浸润，黏膜可坏死形成溃疡；肺泡壁有增生和细胞浸润，有多核巨细胞及透明膜形成等。一般当皮疹出现时，肺部多核巨细胞消失，而 T 细胞功能低下者，则多核巨细胞反而增加，常因形成麻疹巨细胞肺炎而死亡。患者肺部除有麻疹病毒原发损害外，易继发细菌感染，引起化脓性支气管肺炎病变。合并脑炎时，脑组织可见多核巨细胞、炎症充血水肿与脱髓鞘改变。肝、肾等实质器官可见上皮细胞变性或灶性坏死。心肌也可出现间质水肿及单核细胞浸润。

温馨提示　麻疹病毒感染过程中，非特异免疫反应也有变化，如白细胞总数减少，中性粒细胞比例下降，导致特异免疫力下降。故容易合并结核或结核复发或加重，甚至出现血行播散型结核，但结核菌素试验常阴性；但如合并湿疹、哮喘、肾病综合征，患者可因免疫反应降低而出现症状暂时减轻的假象。

【临床表现】

潜伏期平均为 10 天左右（6～21 天）。严重感染者可短至 6 天；被动免疫或接种疫苗者，可长达 3～4 周。

（一）典型麻疹

本病典型经过可分 3 期。

1. 前驱期　从发热到出现皮疹为前驱期，持续 3～4 天，但体弱、重症或滥用退热剂者可延至

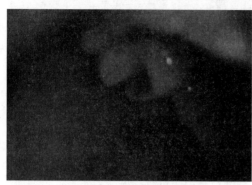

图 2-8　科氏斑

7～8 天。其主要表现为上呼吸道及眼结合膜炎症所致的卡他症状，表现为急起发热、咳嗽、流涕、打喷嚏、畏光流泪，结膜充血、眼睑水肿、咽痛、全身乏力等。咳嗽逐日加重。婴儿可伴有呕吐、腹泻。起病 2～3 天，第一磨牙对面的颊黏膜上出现针尖大小、细盐粒样灰白色斑点，微隆起，周围有红晕，称为科氏斑（图 2-8），此征有早期诊断价值。随后，科氏斑融合，并扩散至整个颊黏膜及唇龈等处，科氏斑多数在出疹后 2～3 天完全消失。下睑缘可见充血的红线。

温馨提示　科氏斑又称麻疹黏膜斑，是麻疹的特征性病变，在病程早期出现，因此具有早期诊断价值。

少数患者起病初 1～2 天在颈部、胸部、腹部出现风疹样或猩红热样皮疹或荨麻疹，数小时即退，称为麻疹前驱疹。此时在腭垂、扁桃体、咽后壁、软腭处亦可见到红色斑点，出疹期才消退。

2. 出疹期　发热 3～4 天开始出疹，皮疹首先开始于耳后及发际，渐及前额、面颈、躯干与四肢，出疹 2～3 天后遍及全身，待手掌及足心见疹时，则为"出齐"或"出透"（图 2-9）。皮疹初为稀疏淡红色斑丘疹，直径 2～4mm，压之褪色，疹间皮肤正常。出疹高峰时，皮疹增多，融合成片，皮疹出透后转为暗棕色。病情严重时，皮疹可突然隐退。部分病例可有出血性皮疹，压之不褪色。此期持续 3～5 天。

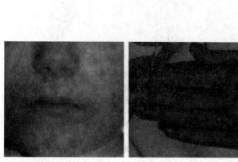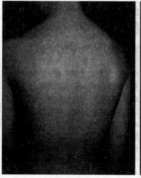

图 2-9　麻疹患者的皮疹

本期全身感染中毒症状加重，体温高达 40℃，精神萎靡、嗜睡，有时谵妄抽搐。面部水肿，皮疹，眼分泌物增多，甚至粘连眼睑不易睁开，流脓涕，上述表现之面貌称为麻疹面容。舌乳头红肿，咽部肿痛，咳嗽加重，声音嘶哑，呼吸急促。

重症患者肺部闻有细湿啰音。该期患者浅表淋巴结及肝脾可肿大，婴幼儿易伴腹泻稀水样便，粪检含有少许脓细胞。

3. 恢复期　出疹 3～4 天后皮疹出齐，体温开始下降，1～2 天降至正常，中毒症状明显缓解，精神、食欲好转，呼吸道炎症迅速减轻。皮疹按出疹顺序消退并留有糠麸样细小脱屑和淡褐色色素沉着，以躯干居多，1～2 周后消失。若无并发症的典型麻疹病程为 10～14 天。

（二）非典型麻疹

由于感染麻疹的患者年龄不同、机体免疫状态不同，感染病毒的毒力强弱、数量不一，加之患者是否接种疫苗存在差异，故临床上可出现非典型麻疹，包括以下4种。

1. 轻型麻疹 多见于对麻疹具有部分免疫力人群。可见于1岁以内婴儿，免疫尚未消失，接触麻疹后被动免疫者或曾接种麻疹减毒疫苗者及第二次得麻疹者均为轻型。

潜伏期长，可达20天以上，症状轻，低热2～4天可为唯一症状；或伴少许皮疹，皮疹稀疏色淡，2～3天消退，无色素沉着，无科氏斑或科氏斑不典型，为细小白点，无红晕，1天内即消失。极少有并发症。病程在1周左右，但病后所获得的免疫力与典型麻疹患者相同。

2. 重型麻疹 由于病毒毒力较强加之感染者全身状态差、免疫低下或为继发严重感染者，可为中毒性、休克性、出血性等。

患者起病后即有高热，体温达40℃以上，伴谵妄、昏迷、抽搐、发绀、呼吸急促等严重中毒症状。皮疹呈暗红色，融合成片或为疱疹样，可融合成大疱；也可呈出血性，同时伴内脏出血；有的患者皮疹稀少，颜色暗淡，迟迟不能透发或皮疹未透骤然隐退，并出现循环衰竭。本型麻疹病情危重，病死率较高。

3. 异型麻疹 主要发生于接种麻疹灭活疫苗后4～6年的再感染者。本型临床特征为全身中毒症状较重，体温高，多达40℃以上，热程长，约半个月。起病即可出皮疹，多数出疹在2～3天，皮疹从四肢远端开始，渐向躯干、面部蔓延。此疹多样，呈荨麻疹、斑丘疹、疱疹或出血疹。多数无科氏斑及呼吸道卡他症状。常伴肢体水肿、肺部浸润病变，甚或有胸膜炎症渗出，但上呼吸道卡他症状不明显。异型麻疹病情较重，但多为自限性。

4. 成人麻疹 成人患麻疹时一般中毒症状较儿童为重，但并发症较少。

【实验室及其他检查】

（一）血常规

白细胞总数降低，淋巴细胞相对增高。继发细菌感染时，白细胞总数，尤其是中性粒细胞总数增加；淋巴细胞严重减少时，常提示预后不良。

（二）麻疹多核巨细胞检查

鼻咽部、眼分泌物或尿沉渣涂片染色查找多核巨细胞。前驱期及出疹期均可发现，出疹前2日阳性率最高，有早期诊断价值，尿沉渣镜检可发现单核细胞质内包涵体。

（三）病原学检查

1. 病毒分离 取早期患者眼、鼻、咽分泌物或血、尿标本接种于原代人胚肾细胞，分离病毒，但不作为常规检查。

2. 病毒抗原检测 取鼻、咽、眼分泌物及尿沉淀物涂片，以荧光抗体染色，可在脱落细胞内检测到麻疹病毒抗原，阳性率高，有早期诊断价值。

3. 采用反转录聚合酶链反应（RT-PCR） 从患者体液标本中扩增麻疹病毒RNA，具有灵敏度高、特异性强、需时短等优点。

（四）血清学检查

酶联免疫吸附试验（ELISA）或免疫荧光法检测患者血清麻疹病毒抗体IgM，病后5～20天滴度最高，呈阳性可作为早期诊断的标志；以血凝抑制试验、中和试验、补体结合试验检测麻疹病毒抗体IgG，恢复期比早期升高4倍以上即为阳性，可以诊断麻疹。

【并发症】

1. 喉炎 比较常见，病程各期均可发生，可为麻疹病毒所致，也可继发细菌感染时发生，表现为声嘶、喘咳、失声、吸气性呼吸困难、三凹征、发绀、烦躁不安，甚至窒息死亡，故喉炎严重时需及早做气管切开。

2. 肺炎 是麻疹最常见的并发症，也是麻疹患儿死亡的最主要原因，多见于5岁以下儿童，特别是2岁内的小儿。本病可由麻疹病毒侵犯肺部引起，病情较轻。严重者多为继发细菌感染及其他病毒感染。常表现为皮疹高峰后体温不退或体温下降后复升，咳嗽加剧，呼吸急促，发绀，肺部啰音增多。

3. 心肌炎　多见于 2 岁以下重型麻疹或并发肺炎的幼儿，常发生在出疹后 5 ～ 14 天。临床特点为患儿烦躁不安，面色苍白，气急，发绀，心率增速，心音低钝，四肢厥冷，脉细速，肝进行性肿大，皮疹隐退，心电图可见低电压，T 波低平，传导异常。

4. 脑炎　多见于 2 岁以下幼儿，发生率为 0.01% ～ 0.5%，为麻疹病毒直接侵犯中枢神经系统所致。多发生于出疹期，也偶见于前驱期和恢复期。主要表现为发热、头痛、呕吐、嗜睡、惊厥、昏迷，少数患者出现精神症状及肢体瘫痪；脑膜刺激征和病理反射阳性。脑脊液与一般病毒脑炎相似，少数也可完全正常；15% 患者在 1 周内死亡，多数经 1 ～ 5 周痊愈，约 30% 患者留有智力障碍、瘫痪等后遗症。

5. 亚急性硬化性全脑炎（subacute sclerosing panencephalitis，SSPE）　本病罕见，是麻疹的一种远期并发症。患者大多在 2 岁前有麻疹病史；少数有麻疹活疫苗接种史，但这些儿童是否原有亚临床麻疹病毒感染尚不清楚。本病系慢性神经退行性变。目前认为与病毒变异有关，变异的病毒不能被相应抗体清除，造成病毒在中枢神经系统持续感染。从麻疹到本病的潜伏期为 2 ～ 17 年，发病初期学习能力下降，性格异常，数周或数月后出现智力障碍，嗜睡、言语不清，运动不协调及癫痫样发作，最后痴呆、失明、昏迷、去大脑强直。多数患者发病数月至数年后死亡。

> **案例 2-5【诊断及诊断依据】**
> （1）发病前可能存在接触其他麻疹患者的流行病学史。
> （2）患者，男，发热 3 天后出疹，伴有发热，咳嗽，容易流泪，眼分泌物增多等表现；皮疹从耳后、发际开始，表现为淡红色皮疹，并蔓延至面部、颈部、躯干及四肢。
> （3）体格检查：T 37.8℃，P 108 次/分，R 20 次/分。神志清，对答切题。全身可见直径 2 ～ 4mm 大小红色斑丘疹，面部、颈部、躯干较多，部分融合成片，压之褪色，疹间皮肤正常。结膜充血明显，有少量浆液性分泌物。
> （4）科氏斑阳性。
> 根据以上特点初步诊断为麻疹。
> 患者临床症状及体征符合麻疹的典型表现，可行病原学或血清学检查以进一步确诊。

【诊断】

典型麻疹的诊断相对容易，根据流行病学资料及临床表现即可诊断。流行病学包括询问当地是否有麻疹流行，是否接种过麻疹疫苗，是否有与麻疹患者接触史。在麻疹流行期间，出现急性发热、咳嗽、流涕、畏光、结膜充血、流泪等症状应疑为麻疹，如口腔查见科氏斑，可基本确诊。若有典型皮疹，退疹后留有色素沉着，其他症状相应减轻，则诊断更加明确。非典型麻疹患者需进行病毒分离、病毒抗原检测或特异性 IgM 抗体检测等实验室检查才能确诊。

> **案例 2-5【实验室检查】**
> 患者实验室检查，血常规：WBC $8.4×10^9$/L，N 0.55，L 0.3，PLT $155×10^9$/L。血清学检查：麻疹病毒抗体 IgM（＋），麻疹病毒抗体 IgG（＋）。
> 根据患者的血清学检查结果，结合特征性的临床表现及体征，确诊为麻疹。

【鉴别诊断】

1. 风疹　前驱期短，多见于幼儿，中毒症状及呼吸道炎症状轻，无科氏斑，起病 1 ～ 2 天即出疹，为细小稀疏淡红色斑丘疹，以面部、躯干为主，1 ～ 2 天疹退，无色素沉着及脱屑。耳后、枕后、颈部淋巴结肿大是其显著特点。

2. 幼儿急疹　多见于 2 岁以内婴幼儿，骤发高热，上呼吸道症状轻微，患儿精神好，高热持续 3 ～ 5 天骤退，热退时或退后出疹，为淡红色斑丘疹，无色素沉着，亦不脱屑，是本病的特征。

3. 猩红热　前驱期发热、咽痛，起病 1 ～ 2 天出疹，皮疹为针头大小，红色丘疹或粟粒疹，疹间皮肤充血，皮肤弥漫性潮红，压之褪色，退疹时脱屑脱皮，白细胞总数及中性粒细胞明显升高。

4. 药物疹　近期有用药史，主要为躯干及四肢出现斑丘疹，有瘙痒感，伴低热或不发热，停药后皮疹可逐渐消退，无科氏斑及呼吸道卡他症状。血嗜酸性粒细胞可增多（表 2-3）。

表 2-3 麻疹与其他出疹性疾病鉴别

	结膜炎	咽痛	科氏斑	出疹时间	出疹特点
麻疹	+	+	+	发热 3～4 天	红色斑丘疹由耳后开始
风疹	+/-	+/-	-	发热 1～2 天	淡红色斑丘疹由面部开始
幼儿急疹	-	-		热骤降出疹	全身针尖大小红色丘疹，疹间皮肤充血
猩红热	+/-	+	-	发热 1～2 天	
药物疹				用药后	

【预后】

单纯麻疹预后良好。年幼体弱、营养不良、佝偻病、细胞免疫功能低下且有并发症的患者预后较差，重症麻疹病死率较高。

【治疗】

目前尚无特异的抗麻疹病毒药物，治疗上主要为对症支持治疗，加强护理，防治并发症。

（一）一般治疗及护理

保持室内温暖及空气流通，给予易消化、营养丰富的流质或半流质饮食，水分要充足，住院患儿应补充维生素 A 来降低并发症和病死率；保持皮肤及眼、鼻、口、耳的清洁，用温热水洗脸，生理盐水漱口。

（二）对症治疗

高热者可用小剂量退热药或物理降温，但应避免骤然退温导致虚脱，或适量用镇静剂以防止惊厥。咳嗽重、痰多者，可服止咳祛痰药，前驱期症状严重者，早期给予丙种球蛋白，以减轻病情。

（三）并发症治疗

1. 喉炎 缺氧者供氧；雾化吸入以稀释痰液；有继发细菌感染者可加用抗生素；重症者可使用糖皮质激素缓解喉部水肿；喉梗阻严重者，应用上述治疗无效时，给予气管切开。

2. 肺炎 轻症者一般给予对症支持疗法。合并感染者给予抗菌治疗。中毒症状重者，可予糖皮质激素。

3. 心肌炎 如患儿烦躁不安，心率超过 160 次/分，呼吸频率超过 60 次/分，肝脏呈进行性肿大等心力衰竭表现，宜及早应用强心药物。同时，应用呋塞米等利尿剂。另外，重症者也应加用糖皮质激素保护心肌。

4. 脑炎 处理同一般病毒性脑炎。亚急性硬化性全脑炎目前无特殊治疗。

> **案例 2-5【治疗】**
>
> （1）卧床休息，单间隔离，保持室内安静、通风，温度适宜。保持眼、鼻、口腔、皮肤的清洁，补充足够的营养，必要时给予能量合剂，并维持水、电解质平衡。
>
> （2）给予布洛芬混悬液，按千克体重计算，该患儿口服 4ml，体温若未下降，可于 4～6 小时后重复使用。
>
> （3）该患儿无合并细菌感染的证据，暂不考虑应用抗生素。
>
> （4）密切观察病情变化，警惕可能发生的并发症。

温馨提示 高热者可用小剂量退热药或适量镇静剂防止惊厥，也可行物理降温，用温湿毛巾擦拭患者；忌用强退热剂、冰水及酒精擦浴，使体温骤降，影响皮疹透发。

【预防】

（一）管理传染源

对麻疹患者应做到早诊断、早报告、早治疗。患者应单病室呼吸道隔离、治疗至出疹后 5 天。有并发症患者应住院隔离治疗，隔离期延长 5 天。对易感的接触者隔离检疫 3 周，并使用被动免疫制剂。流行期间托儿所、幼儿园等儿童机构应加强检查，及时发现患者。

（二）切断传播途径

病室注意通风换气，充分利用日光或紫外线照射；医护人员离开病室后应洗手更换外衣或在空气流通处停留 20 分钟方可接触易感者。流行期间避免去公共场所或人多拥挤处，出入应戴口罩。

（三）保护易感人群

1.主动免疫 麻疹活疫苗的应用是预防麻疹最有效的根本办法。可在流行前 1 个月，对未患过麻疹的 8 个月以上幼儿或易感者皮下注射 0.2ml，12 天后产生抗体，1 个月达高峰，2～6 个月逐渐下降，但可维持一定水平，免疫力可持续 4～6 年，反应强烈的可持续 10 年以上；易感者在密切接触麻疹患者后 2 天内接种活疫苗，仍可预防麻疹发生或减轻病情。对 8 周内接受过输血、血制品或其他被动免疫制剂者，因其影响疫苗的功效，应推迟接种。有发热、传染病者应暂缓接种。孕妇、过敏体质、免疫功能低下者、活动性肺结核者均应禁忌接种。

2.被动免疫 有密切接触史的体弱、患病、年幼的易感儿应采用被动免疫。肌内注射丙种球蛋白 0.25ml/kg，接触后 5 天内注射者可防止发病，6～9 天注射者可减轻症状，免疫有效期为 3～4 周。

温馨提示 对易感者接种麻疹活疫苗，提高其免疫力，是预防麻疹的关键措施。

【复习思考题】

1. 麻疹的临床特点是什么？

2. 麻疹怎么诊断？

3. 麻疹如何治疗？

【习题精选】

2-28. 在（　　）处见到皮疹后，表示麻疹已出齐。

A. 前胸　　　　　　B. 后背　　　　　　C. 四肢　　　　　　D. 手掌、足底

2-29. 麻疹的出疹顺序是（　　　　）

A. 颈部、颜面部、耳后、躯干、四肢、手掌、足底

B. 耳后、颈部、颜面部、躯干、四肢、手掌、足底

C. 颜面部、耳后、颈部、四肢、躯干、手掌、足底

D. 耳后、颈部、颜面部、四肢、躯干、手掌、足底

2-30. 麻疹的隔离期是（　　　　）

A. 出疹期 3 天　　　B. 出疹期 5 天　　　C. 前驱至出疹后 5 天　　　D. 21 天

2-31. 麻疹的传播方式是经（　　　　）

A. 肠道　　　　　　B. 呼吸道　　　　　C. 血源　　　　　　D. 虫媒

2-32. 麻疹的主要症状有（　　　　）

A. 发热、咳嗽、流涕并伴出疹　　　B. 杨梅舌　　　C. 头痛、腰痛　　　D. 荨麻疹

2-33. 麻疹的并发症主要为（　　　　）

A. 肺炎　　　　　　B. 肾炎　　　　　　C. 脑炎　　　　　　D. 肠炎

2-34. 预防麻疹最有效的措施是（　　　　）

A. 远离患者　　　　B. 戴口罩　　　　　C. 接种疫苗　　　　D. 做好消毒

（李用国）

第六节　风　疹

【学习要点】

1. 掌握风疹的临床表现、诊断、鉴别诊断。

2. 熟悉鉴别出疹性传染病。

案例 2-6

患者，男，8 岁。因发热 4 天，皮疹 2 天就诊。

笔记栏

患者 4 天前无明显诱因出现畏寒发热，体温最高 37.8℃，伴有咳嗽流涕，未予治疗。2 天前颜面部开始出现皮疹，其后逐渐扩展至躯干、四肢，皮疹为淡红色，无明显瘙痒。既往体健，按时预防接种，无类似症状。起病前 4 天其同班同学患风疹。

体格检查：T 37.6℃，神志清。颜面、颈部、躯干、四肢散在淡红色皮疹，颈部、耳后、颈后及腹股沟淋巴结肿大，触痛阳性，心肺未见异常。腹部平软，无压痛及反跳痛，肝、脾肋下未触及，双下肢无水肿。

实验室检查：血常规示 WBC 3.5×10^9/L，L% 45%，异型淋巴细胞 3%。

【问题】

1. 该患者的可能诊断是什么？

2. 需要做哪些检查？

3. 如何进一步治疗？

风疹（rubella, german measles）是由风疹病毒引起的急性出疹性传染病，临床上主要表现为低热、皮疹、耳后和枕部淋巴结肿大。一般前驱期短，病情较轻，病程短，预后良好。但孕妇感染风疹，会导致胎儿严重损害，引起先天性风疹综合征（congenital rubella syndrome，CRS）。

【病原学】

风疹病毒（*Rubella virus*，RV）是单股正链 RNA 病毒，为披膜病毒科风疹病毒属。风疹病毒外形呈球形，主要有外层囊膜和内层的核衣壳两部分，包含 3 种结构蛋白即 E1、E2 和 C。在 E1 蛋白上具有与 RV 的血凝活性、溶血活性和诱导中和抗体反应有关的抗原决定簇，并在 RV 的免疫损伤中起主要作用。病毒在体外抵抗力较弱，不耐热，多对紫外线、乙醚、氯仿、甲醛敏感，pH ＞ 8.1 和 pH ＜ 6.8 均不易生长，pH ＜ 3.0 可将其灭活。

【流行病学】

（一）传染源

患者是本病唯一的传染源，包括亚临床型和隐性感染者。在发病前 5 ～ 7 天和病后 3 ～ 5 天均有传染性，起病前 1 天和当日传染性最强。

（二）传播途径

风疹病毒主要通过飞沫传播，人与人之间密切接触也可传染。风疹病毒还可通过胎盘传给胎儿，引起流产、死产、早产或有多种先天畸形的先天性风疹综合征。

温馨提示 胎内被风疹病毒感染的新生儿，咽部可排病毒数周、数月甚至 1 年以上，因此通过污染的奶瓶、衣被及直接接触等感染家庭成员、医务人员或在婴儿室中引起传播。

（三）人群易感性

人群普遍易感风疹病毒，高发年龄在发达国家为 5 ～ 9 岁，在发展中国家为 1 ～ 5 岁，可在集体机构中流行，四季均可发病，冬春季高发。

（四）流行特征

在疫苗问世前风疹呈世界性分布，周期性流行，一般间隔 5 ～ 7 年。与人群的流动、免疫水平的升降和易感人群的增加有关。

温馨提示 风疹在我国被列为丙类传染病。在我国发病情况仍有发生，不一定呈现周期性流行，可表现为局部地区暴发。近年来由于儿童疫苗的接种，风疹发病呈现出成年人发病，年龄有所后移的趋势。

【发病机制与病理解剖】

风疹病毒感染后首先在上呼吸道黏膜及颈部淋巴结生长繁殖，然后进入血液循环，播散至全身淋巴组织，引起淋巴结肿大。病毒侵犯皮肤黏膜等组织后病毒血症很快消退，而鼻咽部在出疹后可持续排病毒 6 天。孕妇原发感染后，无论有无症状，病毒都会在病毒血症期感染胎儿。

本病病情较轻，病理发现不多。淋巴结可见水肿、滤泡细胞增生和结构特征消失；呼吸道见轻度炎症；皮疹处真皮上层毛细血管充血和轻微炎性渗出；并发脑炎时，可见弥漫性肿胀、非特异性血管周围浸润、神经细胞变性及轻度脑膜反应；并发关节炎时，滑膜可见散在脓性纤维蛋白渗出、滑膜细胞增生、淋巴细胞浸润和血管增生。先天性风疹患儿可发生脑、心血管、眼、耳、肺、肾、肝、脾、骨骼等病理改变。

【临床表现】

风疹临床上可分为获得性风疹和先天性风疹综合征，前者最为常见。

（一）获得性风疹

1. 潜伏期　14～21天，平均18天。

2. 前驱期　1～2天，婴幼儿前驱期症状较轻或无前驱期症状；青少年和成人则症状明显，可持续5～6天。表现为低热或中度发热、头痛、食欲减退、乏力、咳嗽、打喷嚏、流涕、咽痛、结膜充血等轻微上呼吸道症状。部分患者咽部及软腭可见玫瑰色或出血性斑疹，但无颊黏膜粗糙、充血及黏膜斑。

3. 出疹期　常于发热1～2天后出现皮疹，皮疹初见于面部，且迅速扩展至躯干四肢，1天内布满全身，但手掌、足底大都无疹。皮疹为细点状淡红色斑疹、斑丘疹或丘疹。四肢远端皮疹较稀疏，部分融合类似麻疹，躯干尤其背部皮疹密集，融合成片，又类似猩红热皮疹。面部有疹为风疹的特征。个别患者呈出血性皮疹，伴全身出血。出疹期常有低热、轻度上呼吸道症状、脾大及全身淋巴结肿大，尤以耳后、枕后、颈后淋巴结肿大最为明显。

4. 恢复期　皮疹一般持续3天左右消退。疹退一般不留色素，无脱屑。仅少数重症患者可有细小糠麸样脱屑，大块脱皮则极少见。疹退时体温下降，上呼吸道症状消退，肿大的淋巴结也逐渐恢复，但完全恢复需数周时间。

温馨提示　部分患者为无疹性风疹，患者只有发热、上呼吸道炎、淋巴结肿痛而无皮疹；也可在感染风疹病毒后没有任何症状、体征，血清学检查风疹抗体为阳性，即所谓隐性感染或亚临床型患者。显性感染患者和无皮疹或隐性感染患者的比例为1：(6～9)。

（二）先天性风疹综合征

母体在孕期前3个月感染风疹病毒可导致胎儿发生多系统的出生缺陷，感染发生越早，对胎儿损伤越重。胎儿被感染后，重者可死胎、流产、早产；轻者可导致胎儿发育迟缓，甚至累及全身各系统出现多种畸形。多数先天性风疹综合征患者于出生时即具有临床症状，也可于出生后数月至数年才出现进行性症状和新的畸形。

温馨提示　新生儿先天畸形中15%由先天性风疹所致，需高度重视。

案例2-6【临床特点】

（1）男性患儿，急性起病，有流行病学接触史。

（2）主要症状：发热4天，皮疹2天。

（3）查体：颜面、颈部、躯干、四肢散在淡红色皮疹，颈部、耳后、颈后及腹股沟淋巴结肿大，触痛阳性。

初步诊断：风疹。

需进一步行血清学标志物检查。

【实验室检查】

1. 外周血象　白细胞总数减少，淋巴细胞增多，并出现异型淋巴细胞和浆细胞。

2. 病毒分离　风疹患者取鼻咽分泌物，先天性风疹综合征患儿取尿、脑脊液、血液、骨髓等培养于RK-13、非洲绿猴肾异倍体细胞系或正常兔角膜异倍体细胞系等传代细胞，可分离出风疹病毒，再用免疫荧光法或酶标法鉴定。

3. 血清学检查　血凝抑制试验、中和试验、补体结合试验等检测特异性抗体，需要双份血清（间隔1～2周）特异性抗体效价增高≥4倍有诊断意义。也可应用ELISA法检测血清及唾液的风疹特异性IgM抗体，于出疹后5～14天阳性率可达100%，阳性者提示近期感染。

4. 斑点杂交法检测　可用RT-PCR检测风疹病毒RNA。

【诊断】

典型风疹主要依据接触史、前驱期短、皮疹特点、枕后和耳后淋巴结肿大等临床表现和检查等做出诊断。不典型病例常需借助病原学诊断手段。对先天性风疹综合征若已知孕母妊娠期有明确感染风疹病史诊断亦不困难。

【鉴别诊断】

风疹患者的皮疹形态介于麻疹与猩红热之间,因此应着重对此三种常见的发热出疹性疾病进行鉴别诊断。此外,风疹尚需与幼儿急疹、药物疹、传染性单核细胞增多症、肠道病毒感染相鉴别。

1. 麻疹 主要表现为发热、咳嗽、流涕等卡他症状及眼结合膜炎,并有口腔科氏斑,发热后3～4天开始出现皮疹,持续1周左右,皮疹为淡红色斑丘疹,疹间皮肤正常,疹退时有糠麸样细小脱屑。

2. 猩红热 前驱期发热,咽痛明显,1～2天后全身出现针尖大小红色丘疹,疹间皮肤充血,压之褪色,面部无皮疹,环口苍白圈,皮疹持续4～5天随热降而退,出现大片脱皮。外周血白细胞总数及中性粒细胞可增多。

3. 幼儿急疹 突起高热,持续3～5天,上呼吸道症状轻,热骤降后出现皮疹,皮疹散在,呈玫瑰色,多位于躯干,1～3天皮疹退尽,热退后出疹为其特点。

先天性风疹综合征还需与宫内感染的弓形体病、巨细胞病毒感染、单纯疱疹病毒感染相鉴别。

> **案例 2-6【诊断与诊断依据】**
>
> 进一步检查风疹病毒抗体 IgM 阳性。
>
> 基于以下依据,诊断为风疹。
>
> (1)男性患儿,急性起病,有流行病学接触史。
>
> (2)发热4天,皮疹2天入院。发热2天后出现皮疹,出疹顺序为颜面、躯干、四肢,皮疹为淡红色,无明显瘙痒。
>
> (3)多发浅表淋巴结肿大,其中颈部、耳后、颈后及腹股沟淋巴结肿大为著,触痛阳性。
>
> (4)血常规示白细胞无明显升高,淋巴细胞比例增高,且可见异型淋巴细胞。
>
> (5)病原学检测风疹病毒抗体 IgM 阳性,诊断较为明确。
>
> 应从全身症状、出疹时间、出疹顺序,皮疹形态及伴随症状等,与麻疹、幼儿急疹、猩红热等发疹性疾病相鉴别。

【治疗】

1. 风疹感染无特殊治疗方法,主要是对症与支持治疗。急性期应卧床休息,给予维生素及富营养、易消化食物,发热、头痛可用解热止痛药物。若并发脑炎(高热、嗜睡、昏迷、惊厥者)按流行性乙型脑炎处理。

2. 先天性风疹综合征

(1)无症状感染者无须特别处理,但应随访观察,以期及时发现迟发性缺陷。

(2)有严重症状者应相应处理:①有明显出血者可考虑静脉输注免疫球蛋白,必要时输血;②肺炎、呼吸窘迫、黄疸、心瓣膜畸形、视网膜病等处理原则同其他新生儿;③充血性心力衰竭和青光眼者需积极处理,白内障治疗最好延至1岁以后处理;④早期和定期进行脑干听觉诱发电位检查,以早期诊断耳聋而及时干预。

> **案例 2-6【治疗】**
>
> 风疹患者一般症状轻微,不需特殊治疗,主要为对症治疗即可。可适当卧床休息。

【预防】

1. 隔离检疫 患者应隔离至出疹后5天。但本病症状轻微,隐性感染者多,易被忽略,一般接触者可不进行检疫,但妊娠期,特别是妊娠早期的孕妇在风疹流行期间应尽量避免接触风疹患者。

2. 主动免疫 接种风疹减毒活疫苗是目前预防风疹的最有效方法。风疹疫苗有单价配方和风疹-麻疹-腮腺炎三联疫苗两种。接种后的不良反应一般较轻微。

【复习思考题】

1. 风疹临床表现及出疹特点是什么？

2. 风疹与麻疹的皮疹如何鉴别？

【习题精选】

2-35. 常见的可引起先天性婴儿畸形的病毒是（　　）

A. 风疹病毒　　　　　B. 麻疹病毒　　　　　C. 狂犬病毒　　　　　D. 脊髓灰质炎病毒　　E. EB 病毒

2-36. 下列出疹性传染病，按出疹出现的先后排列，依次为（　　）

A. 猩红热、天花、水痘、麻疹、斑疹伤寒、伤寒

B. 猩红热、风疹、水痘、麻疹、斑疹伤寒、伤寒

C. 天花、水痘、猩红热、麻疹、斑疹伤寒、伤寒

D. 水痘、天花、猩红热、麻疹、斑疹伤寒、伤寒

E. 水痘、猩红热、天花、麻疹、斑疹伤寒、伤寒

（李用国）

第七节　水痘和带状疱疹

【学习要点】

1. 掌握　水痘和带状疱疹的临床特点、诊断、鉴别诊断及治疗。

2. 熟悉　水痘和带状疱疹的流行病学、实验室检查。

3. 了解　水痘-带状疱疹病毒的病原学特点、发病机制、病理解剖及并发症。

案例 2-7

患者，女，8 岁，学生。因"发热 2 天，皮疹 1 天"入院。

患者 2 天前无明显诱因出现发热，体温最高 39℃，伴畏寒、头痛，偶感胸闷，无胸痛，无恶心呕吐，无腹痛腹泻，遂至当地发热门诊就诊，给予退热对症处理后体温仍反复波动。1 天前出现腹部和后背部多发皮疹，后累及额面部、双前臂，局部水疱透亮，伴有瘙痒。以"感染性发热、皮疹"收入院。诉近期班级里同学也曾有类似发热皮疹症状。

体格检查：T 39.3℃，P 110 次/分，神清，皮肤、巩膜无黄染，额面部、双前臂、全腹部散在鲜红色皮疹，直径 3 ～ 5mm，局部水疱透亮，心肺听诊无特殊。腹平软，无压痛、反跳痛及肌紧张，未扪及包块，肝脾肋下未扪及，双下肢无水肿。

实验室检测：新冠病毒核酸检测为阴性，WBC $2.7×10^9$/L，N% 74.2%，L% 15.3%，CRP 12.0mg/L，胸部 CT 平扫：右肺中叶及下叶胸膜下斑片炎症。

【问题】

1. 该病诊断是什么？

2. 需与哪些疾病相鉴别？

3. 如何治疗？

水痘（varicella）和带状疱疹（herpes zoster）均是由水痘-带状疱疹病毒（*Varicella-zoster virus*，VZV）感染引起，但临床表现不同的两种病症。水痘是水痘-带状疱疹病毒初次感染引起的一种全身分批出现斑疹、丘疹、疱疹及痂疹的急性传染病，以儿童期多见。水痘痊愈后，病毒可潜伏在脊髓后根神经节或三叉神经节等感觉神经节部位。而带状疱疹是潜伏在感觉神经节中的水痘-带状疱疹病毒再激活发生的皮肤病变，以沿身体一侧神经支出现带状成簇分布的疱疹和神经痛为特征，好发于中老年人及免疫缺陷患者。

【病原学】

水痘-带状疱疹病毒属疱疹病毒亚科，是人类疱疹病毒 3 型，球形病毒颗粒直径 150 ～ 200nm，外层为脂蛋白包膜，内含二十面体核衣壳所包被的长度约 125 000bp 的线性双链 DNA（图 2-10）。该病毒仅对人有传染性，且只有一个抗原血清型，与单纯疱疹病毒抗原有部分交叉反应。该病毒具有潜

伏-活化特性，原发感染（水痘）后可潜伏在感觉神经节中，免疫功能低下时再激活引起带状疱疹。水痘-带状疱疹病毒对外界抵抗力弱，不耐热和酸，能被乙醚等消毒剂灭活，在高温下也极易被灭活，常温下仅能存活 24 ～ 36 小时。

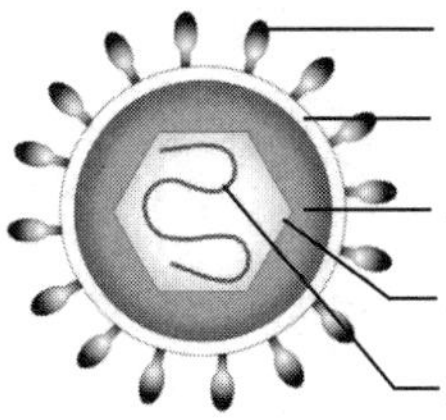

图 2-10　水痘-带状疱疹病毒的典型结构图

标注：包膜蛋白、包膜、被膜、衣壳、双链DNA

【流行病学】

（一）传染源

患者是本病的唯一传染源，自发病前 1 ～ 2 天直至疱疹完全干燥结痂均具有极强的传染性。

（二）传播途径

本病主要通过飞沫或气溶胶经呼吸道传播，另可通过接触疱疹渗出液或患者使用过的器具、被褥等物品传染。传染性强，易感者接触后 80% ～ 90% 发病。带状疱疹是潜伏的病毒再激活而发病，但易感儿童接触带状疱疹患者疱疹液后也可发生水痘。

（三）易感人群

本病人群普遍易感，水痘以婴幼儿和学龄前、学龄期儿童发病较多，免疫功能低下者感染后病情严重可致死。带状疱疹好发于老年人、糖尿病、高血压、近期精神压力大、劳累等免疫功能低下人群。水痘病后可获得持久免疫，再发极少，但带状疱疹可因机体免疫功能改变而反复发生。

（四）流行病学特征

本病一年四季均可发病，以冬春季较为多见，该病的传播主要取决于气候、人口密度及医疗卫生条件等，水痘往往在幼儿园、小学等集体机构易发生流行。

【发病机制与病理解剖】

水痘-带状疱疹病毒可经空气飞沫感染呼吸道黏膜上皮细胞、球结膜，并迁移至鼻咽部淋巴结，复制增殖 4 ～ 6 天后侵入血流，形成第一次病毒血症。后进一步在单核巨噬细胞系统增殖和入血，造成第二次病毒血症，此时病毒所在的角质层细胞发生炎症反应，细胞损伤并最终溶解，形成充满病毒颗粒的小疱，即水痘。水疱多在 12 ～ 72 小时后分批次破裂并结痂，随着痂的形成和脱落，传染性逐渐减弱。

水痘痊愈后病毒可沿感觉神经轴突逆行，或经感染的 T 细胞与神经元细胞融合，潜伏于脊髓后根神经节或脑神经节内，形成终身潜伏感染，当机体免疫力降低时，病毒再次激活复制，经感觉神经轴突转移到皮肤，穿透表皮引起带状疱疹。

水痘病变主要在皮肤的棘细胞层，细胞肿胀变性，组织液渗入形成含大量病毒的疱疹，其周边和基底部可见含嗜酸性包涵体的多核巨细胞，水疱起初透明，后因上皮细胞脱落、炎症细胞聚集或继发感染等可变为脓疱，最后下层上皮细胞再生，疱疹液减少，结痂，皮肤病变表浅，脱痂后一般不遗留瘢痕。少数患者可累及肺、胃肠道、肝、脾、肾上腺、胰等多脏器，可有炎症细胞浸润及局灶性坏死。

带状疱疹皮肤病变与水痘相似，位于表皮深层，疱疹内及边缘可见明显肿胀的气球状表皮细胞；病变相应神经节处因病毒活化并分泌促细胞溶解因子，诱发局部炎症反应（出血、脱髓鞘、轴突变性、感觉神经纤维及细胞的坏死等），导致剧烈疼痛。

【临床表现】

（一）水痘

1. 潜伏期　10 ～ 21 天，以 14 ～ 16 天多见。

2. 前驱期　50% 以上的儿童和成人有畏寒、发热、乏力、头痛、咽痛、恶心、腹痛等前驱症状，1 ～ 2 天后才开始出现皮疹；婴幼儿症状轻微，可有低热、易激惹、拒奶等，可同时出现皮疹。

3. 出疹期　水痘先发于躯干部，后延至头面部和四肢；初为红色斑丘疹，数小时后逐渐演变为疱疹，直径 3 ～ 5mm，中间为小的充满液体的透明水疱，周围伴红晕，类似"玫瑰花瓣上的露珠"（图 2-11），且常伴有瘙痒。疱疹液初为清亮，24 ～ 48 小时后变浑浊，数日后疱疹从中心干枯，最后结痂，1 ～ 2 周脱落愈合，常无瘢痕。因水痘皮疹分批出现，故可见斑疹、丘疹、疱疹及结痂同时存在。部分患者可在口腔、眼结膜、外阴等发生疱疹并破溃成溃疡。

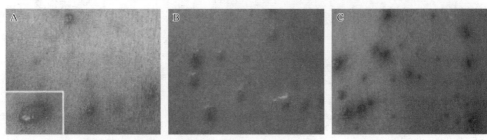

图 2-11　周围伴红晕的透明水疱（A）、水痘水疱期（B）、水痘结痂（C）

水痘为自限性疾病，通常 10 天左右可自愈。但免疫功能低下者易出现播散性水痘，皮疹融合成大疱，甚至发展为严重的出血型水痘，皮肤黏膜出现瘀点瘀斑，血小板减少、内脏出血、弥散性血管内凝血（DIC），甚至死亡。儿童水痘较轻，成人水痘常较重，但都可伴发有肺炎。局部皮肤继发感染可发生蜂窝织炎、败血症，亦可合并病毒性脑炎等并发症。

（二）带状疱疹

带状疱疹患者初期常有低热、乏力、淋巴结肿痛等前驱症状，随后自觉患处皮肤疼痛、灼热感。其特征为在受累神经相应皮肤出现成簇的红色斑丘疹，逐渐发展为水疱，疱壁透明清亮，疱液澄清，外周围有红晕（图 2-12A）。水疱常于 1～2 周干涸结痂，2～4 周痊愈，水疱脱落后可有暂时性的色素沉着，但多无瘢痕。

皮损沿外周神经呈带状分布，伴有显著的神经痛，但往往仅见于躯体一侧。最常累及的皮部为胸部，其次为腹部和面部。同时累及不连续皮肤部位较少，但可偶见原发皮肤部位外少量孤发皮损。

神经痛为本病的突出特征，可于发疹前、发疹时以及皮损愈合后出现。疱疹后神经痛（postherpetic neuralgia，PHN）为本病常见并发症。轻症者可仅表现为节段性神经痛而不出现皮疹。重型带状疱疹常见于免疫功能缺陷和恶性肿瘤患者（图 2-12B），弥散性的带状疱疹除皮损表现外，多伴严重的全身症状如失明、血管病变、疱疹侵袭内脏等。

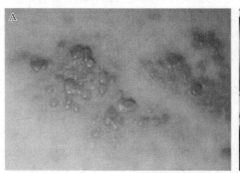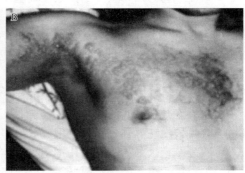

图 2-12　早期带状疱疹（A）、严重的弥散性带状疱疹（B）

【实验室检查】

1. 血常规　白细胞总数正常或减少，淋巴细胞增高。

2. 病毒学检查

（1）电子显微镜检查：取新鲜疱疹内液体直接在电镜下观察疱疹病毒颗粒。

（2）病毒分离：取患者新鲜的疱疹液，立即接种到易感细胞，如人胚胎肺成纤维细胞，并在 35～37℃下培养 3～7 天，然后在显微镜下检查培养物的细胞病变效应。此技术成本高，速度慢，在诊断中不作为首选。

3. 免疫学检查　酶联免疫吸附试验或补体结合试验检测血清特异性抗体。水痘患者于出疹 1～4 天血清中即出现补体结合抗体，2～6 周达到高峰，6～12 个月后逐渐下降。但血清学检测并不是一种非常敏感或特异的诊断方法。

4. 分子生物学检查

（1）聚合酶链式反应（PCR）：PCR 检测水痘-带状疱疹病毒具有灵敏度高、特异性强、快速（≤1 天）等优点，是目前水痘-带状疱疹病毒检测的最佳诊断方法。

（2）直接免疫荧光技术（direct immunofluorescence technique）：此法比病毒培育更敏感，但检测不如 PCR 灵敏。

案例 2-7【诊断及鉴别诊断】

根据该患者学校类似发病接触史，结合患者发热、典型皮损、血象及 CRP 不高等依据，诊断首先考虑水痘。另肺部有炎性灶，故需考虑存在水痘肺炎。

目前仍需与手足口病、丘疹样荨麻疹、单纯疱疹等疾病相鉴别。

（1）手足口病：可发热伴皮疹，但皮疹往往多见于手、足、口腔等部位，以小疱疹或小溃疡为主。

（2）丘疹样荨麻疹：多有跳蚤、蚊虫、螨虫叮咬史，皮疹多呈纺锤形、质硬的红色丘疹，中心可见有小水疱，皮疹常分批出现，分布于四肢或躯干，奇痒，常因搔抓而继发感染，但高热少见。

（3）单纯疱疹：常见于成人，主要发生于口角、鼻孔等皮肤或黏膜交界处，起初可有灼痒感，逐渐进展为红斑、小丘疹、水疱、结痂，群集分布，易在原皮疹处复发。

本案例则是先发热，再出现典型疱疹样皮疹，部位以躯干为主，后累及额面部、双前臂，局部水疱透亮，符合水痘典型皮疹。

【诊断与鉴别诊断】

（一）水痘

根据水痘接触史和典型皮损特征，不难做出临床诊断。必要时可选做实验室检查以明确诊断。需与手足口病、丘疹样荨麻疹、带状疱疹和单纯疱疹相鉴别。重症患者及并发细菌感染时，另还需与脓疱疮进行鉴别。

（二）带状疱疹

根据单侧沿外周神经分布的成簇水疱性损害伴有神经痛，不难诊断。应与单纯疱疹、手足口病、丘疹样荨麻疹、药疹或接触性皮炎引起的皮疹相鉴别。应注意发生在胸部、腹部的带状疱疹产生的神经痛易误诊为肋间神经痛、胸膜炎或急腹症等。

案例 2-7【治疗】

1. 隔离患者，嘱其卧床休息；保持皮肤清洁，防止抓破水疱继发感染。

2. 可予布洛芬混悬滴剂等药物退热，辅以物理降温，同时静脉使用阿昔洛韦抗病毒，5～10mg/kg，8 小时/次，疗程 5～7 天。

3. 局部皮疹伴瘙痒，可予炉甘石洗剂止痒，如水疱破裂，可予莫匹罗星软膏预防感染。

4. 肺部炎症可予化痰等对症支持治疗。

【治疗】

（一）水痘

1. 一般治疗　患者应隔离，勤换衣服，保持皮肤清洁，防止因抓破水疱而继发感染，皮肤瘙痒可用炉甘石洗剂，破裂后可以用抗生素软膏如莫匹罗星等。水痘是一种自限性疾病，大多数病例对症治疗已经足够。

2. 抗病毒治疗　阿昔洛韦、泛昔洛韦和伐昔洛韦是被批准用于水痘-带状疱疹病毒感染治疗的抗病毒药物。阿昔洛韦口服给药适用于年龄＞1 岁患者：儿童每次 20mg/kg（最大剂量为 800mg），每日 4 次；成人，最大剂量为 800mg，每日 5 次，共 5 天。静脉注射阿昔洛韦适用于患有水痘的肺炎、肝炎、血小板减少症或脑炎的高危患者，静脉滴注为每次 5～10mg/kg，8 小时 1 次，滴注时间＞1 小时。此外，麻疹减毒活疫苗、阿糖腺苷和干扰素也可试用，有利于提升免疫功能、缩短病程。

3. 并发症治疗　水痘继发细菌感染时可选用适当的抗菌药物；并发脑炎者应给予对症处理，包括吸氧、降颅内压、保护脑细胞、止惊等措施；并发肺炎应给予化痰等相应治疗。水痘禁止使用糖皮质激素，以防加重病情，导致二重感染、肺炎、脑炎等一系列并发症的发生。

（二）带状疱疹

带状疱疹主要发生于免疫功能低下的患者，局部疱疹伴剧烈疼痛，因此治疗原则以抗病毒、止痛、免疫调节和对症治疗为主。

1. 抗病毒药物　阿昔洛韦对发病 48～72 小时接受治疗的带状疱疹患者有临床获益，可缓解神经痛、阻止皮损扩散、缩短病程。口服阿昔洛韦至少给予 800mg，每日 5 次，每次 0.2～0.4g，疗程 7～10 天；对有全身症状的高危患者每 8 小时静脉滴注阿昔洛韦 10mg/kg，治疗持续 7 天或新病变停止形成后 2 天。

2. 止痛治疗　多数患者用对乙酰氨基酚或布洛芬足以缓解疼痛。罗通定、布桂嗪、卡马西平、阿米替林、加巴喷丁、普瑞巴林或吗啡类镇痛剂也可缓解疼痛，严重者可做普鲁卡因局部封闭。

3. 糖皮质激素　对老年人和眼受累患者，早期给予中等剂量泼尼松 20～40mg/d，10～14 天，具有缓解神经痛、预防疱疹后神经痛的作用。糖皮质激素不应在没有伴随抗病毒治疗的情况下使用。

4. 干扰素、胸腺肽或丙种球蛋白等　可酌情使用，有利于减轻症状、缩短病程；同时充分的休息和营养支持也有利于免疫功能的恢复。

5. 其他治疗　包括中医、针灸、激光、紫外线照射等可能有一定的消炎止痛作用。另局部皮损以干燥、消毒为主，可用炉甘石洗剂，也可用阿昔洛韦乳膏。

【预防】

患者需在隔离病房中进行隔离直至皮损结痂，一般不少于病后 2 周。此外患者呼吸道分泌物或水疱液污染的地方要做好消毒，以限制病毒向易感人群传播。

1. 主动免疫　Oka 株水痘减毒活疫苗是在许多国家应用的疱疹病毒疫苗。未患过水痘的 1 岁以上儿童，皮下注射 0.5ml，12～18 月龄初种，4～6 岁复种；13 岁以上儿童或成人注射 2 次，间隔 4～12 周。据统计，该疫苗保护率可达 73% 以上。

2. 被动免疫　水痘-带状疱疹免疫球蛋白（varicella-zoster immunoglobulin, VZIG）是一种高滴度的 VZV IgG 抗体制剂，适用于易感高危人群，包括免疫功能受损的儿童和孕妇，可以在接触后 96 小时内（最好是 48 小时内）接受 VZIG 治疗。新生儿剂量为 125U，其他年龄组 125U/10kg，肌内注射。被动免疫仍有半数会发病，但病情较轻。

【复习思考题】

1. 水痘和带状疱疹的临床特点分别是什么？

2. 水痘和带状疱疹应如何治疗？

【习题精选】

2-37. 水痘是由水痘-带状疱疹病毒引起的出疹性疾病，下列说法中不正确的是（　　）

A. 任何年龄均可以感染水痘，但儿童期高发

B. 水痘为呼吸道传播，日常密切接触传播不传染

C. 水痘潜伏期为 10～21 天，常见为 14 天，所以密切接触者医学观察时间为 21 天

D. 发生水痘疫情时，先将患者在家隔离，同时加强晨午检，做到早发现、早隔离、早治疗

E. 水痘为自限性疾病，通常 10 天左右可自愈

2-38. 下列关于水痘临床特点的说法不正确的是（　　）

A. 发热 1～2 天后出疹　　　　　　　　B. 斑疹、丘疹、疱疹及结痂可同时存在

C. 皮疹分布以四肢末端为主　　　　　　D. 可累及黏膜　　　E. 疹退后多无瘢痕遗留

2-39. 患者，女，10 岁。因发热 7 天，全身皮疹 2 天就诊，体检发现皮疹散在分布，椭圆形，直径 3～5mm，周围有红晕，疱疹内疱液清亮。该患者首先考虑诊断的疾病是（　　）

A. 水痘　　　　　　B. 传染性单核细胞增多症　　　　　　C. 麻疹

D. 风疹　　　　　　E. 流行性出血热

2-40. 下列关于水痘叙述不正确的是（　　）

A. 水痘患者为水痘主要传染源　　　　　B. 通过空气飞沫传播

C. 通过消化道传播　　　　　　　　　　D. 水痘患者不建议使用激素

E. 通过接触患者疱疹内的疱浆传播

2-41. 下列关于带状疱疹说法错误的是（　　　）

A. 老年人病情较重，病程易迁延，疱疹后神经痛也较突出

B. 本病常发生于免疫力低下人群

C. 该病可经呼吸道、消化道、性接触、皮肤接触等多途径传播

D. 该病皮肤的病变主要在真皮，水疱位于真皮的浅层

E. 带状疱疹疼痛的性质多样，多伴有痛觉过敏和痛觉异常

2-42. 患者，女，63岁。左侧胸背部疼痛8天，夜间疼痛明显，影响睡眠，查体：左胸背部无畸形，左侧乳房下方可见集簇性红色疱疹，沿胸第6～10肋间分布。压痛（＋），双肺呼吸音清。

2-42-1. 该患者初步诊断是（　　　）

A. 疱疹样皮炎　　　　B. 带状疱疹　　　　C. 单纯疱疹　　　　D. 寻常型天疱疮　　　　E. 脓疱疮

2-42-2. 患者为进一步明确诊断可选择的检查有（　　　）

A. 胸部软组织B超检查　　　　B. 血常规　　　　C. 胸部CT　　　　D. 胸部X线

E. 疱液涂片检查

2-42-3. 该患者以下治疗不适用的是（　　　）

A. 抗病毒　　　　　　　　　B. 局部皮肤护理治疗　　　　　　　　C. 镇痛

D. 类固醇皮质激素治疗　　　　E. 抗生素静脉治疗

（许烂漫）

第八节　流行性腮腺炎

【学习要点】

1. 掌握流行性腮腺炎的流行病学特点、临床表现、诊断和鉴别诊断、治疗和预防原则。

2. 熟悉流行性腮腺炎的临床诊治思路。

案例 2-8

患者，男，4岁。因"发热、腮腺肿大8天，头痛嗜睡1天"就诊。

患者8天前无明显诱因出现畏寒、发热，左侧腮腺肿大伴疼痛，进食酸性食物时疼痛加剧，无恶心呕吐，无咳嗽、咳痰，无腹痛、腹泻。6天前出现右侧腮腺肿痛，于当地医院就诊后，用利巴韦林抗病毒治疗，体温逐渐降至正常，且腮腺肿痛明显减轻。1天前，患者再次发热，体温40℃，并出现头痛、嗜睡，遂来我院就诊。既往体检，无类似症状，起病前1周同班同学患流行性腮腺炎。

体格检查：T 38.5℃，神志尚可，脑膜刺激征阳性，双侧腮腺肿大，触痛阳性，心肺未见异常。腹部平软，无压痛及反跳痛，肝、脾肋下未触及，双下肢无水肿。

【问题】

1. 该患者的诊断是什么？

2. 需要完善哪些检查？

3. 如何进一步治疗？

流行性腮腺炎（mumps）是由腮腺炎病毒（*Paramyxovirus parotitis*）引起的急性、全身感染性疾病，多见于儿童和青少年，临床以腮腺非化脓性炎症、腮腺肿痛为主要特征。病毒累及其他组织和腺体时，亦可发生病毒脑炎、睾丸炎、胰腺炎及卵巢炎等。本病四季均有流行，以冬春季常见。多为自限性疾病，目前尚缺乏特效药物，抗生素治疗无效。

【病原学】

流行性腮腺炎的病原体为腮腺炎病毒（MuV）（图2-13），副黏病毒科腮腺炎病毒属，基因组全长15 384个核苷酸，为不分节段的单链（负链）核糖核酸（RNA）病毒，呈球形，大小悬殊，直径为100～200nm。该病毒抗原结构稳定，只有一个血清型。其中小疏水性蛋白基因（SH）全长316bp，编码57个氨基酸，是病毒复制的一种非必要蛋白，因变异程度最大，常被作为MuV基因分型依据，

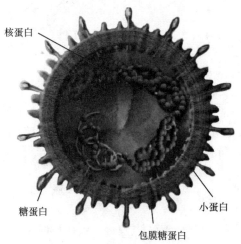

核蛋白

糖蛋白

小蛋白

包膜糖蛋白

图 2-13 腮腺炎病毒示意图

将 MuV 分为 A～N（不包括 E 和 M）共 12 个基因型。自 1995 年以来，我国一直以 F 基因型为主。此病毒有 6 种主要蛋白，均为可溶性抗原，称为 S 抗原，如核蛋白、多聚酶蛋白和 L 蛋白。还有两种包膜糖蛋白，即含血凝素和神经氨酸酶糖蛋白，以及血溶-细胞融合糖蛋白（又称 V 抗原），此外还有基质蛋白在包装病毒中起作用。发病后 1 周即可出现 S 抗体，可用补体结合试验检测，此抗体无保护作用，但可用于诊断。无论发病与否，人感染腮腺炎病毒后，对 V 抗原诱导机体产生保护性抗体进行检测，可反映感染后的免疫应答水平。流行性腮腺炎至今无特效药物治疗，接种腮腺炎疫苗是最为有效的防控措施。

【流行病学】

（一）传染源

本病传染源为早期患者或隐性感染者。传染性在患者腮腺肿大前 7 天至肿大后 2 周最强，唾液中可分离出腮腺炎病毒。

（二）传播途径

腮腺炎具有高度传染性，可通过呼吸道飞沫、直接接触或污染物传播，可在人口密集的地方迅速传播。

（三）人群易感性

人群对本病普遍易感，但因 1 岁以内婴儿体内尚有从母体获得的抗腮腺炎病毒抗体，约 80% 的成年人曾患显性感染或隐性感染，体内也存在一定抗体，故 1～15 岁少年儿童发病率最高。大多数患者可以经一次感染治疗后获得终身免疫。

（四）流行特征

本病全年均可发生，以春季和冬季较为常见。

【发病机制与病理解剖】

1. 发病机制　腮腺炎病毒在进入呼吸道后，在局部黏膜上皮细胞和淋巴结中复制，之后进入血液，可累及腮腺和中枢神经系统，引起腮腺炎和脑膜炎。病毒进一步繁殖，再次入血，形成第二次病毒血症，累及更多器官，如颌下腺、舌下腺、睾丸、胰腺等，引起相应的临床表现。病程早期，从口腔、呼吸道分泌物、血、尿、乳汁、脑脊液及其他组织中可分离出腮腺炎病毒。因此，流行性腮腺炎可致多器官受累，临床表现形式多样，是一种系统性疾病。

腮腺炎病毒所致脑膜炎的发病机制目前认为由腮腺炎病毒的血溶-细胞融合糖蛋白所致。动物实验表明应用此蛋白的单克隆抗体能预防脑炎和脑细胞坏死的发生。

2. 病理解剖　流行性腮腺炎的病理特征是腮腺非化脓性炎症。腮腺肿胀发红，可见渗出、出血性病灶和白细胞浸润。大部分患者腮腺导管有卡他性炎症，镜下可见导管周围和纤维壁有淋巴细胞浸润，伴有壁细胞肿胀。腮腺导管的阻塞、扩张通常是由周围间质水肿引起，同时可引起淀粉酶潴留。淀粉酶排出受阻，则经淋巴管进入血液循环，血和尿中淀粉酶增高。睾丸、胰腺等其他脏器受累时亦可观察到淋巴细胞浸润，表现为睾丸炎和胰腺炎等。本病毒易累及成熟睾丸，幼年患者则很少出现睾丸炎。

【临床表现】

潜伏期通常为 16～18 天（范围为 14～25 天）。患者在腮腺肿大前 7 天至肿大后 9 天均具有传染性。

流行性腮腺炎发作初期，可表现为发热、头痛、肌痛、疲劳和厌食等，但多数患者无前驱症状。发病后 48 小时内出现腮腺的触痛，偶尔伴有耳痛，后出现腮腺肿大，肿胀部位以耳垂为中心，向前、

笔记栏

向下、向后发展，边缘不清（图2-14）。局部皮肤因皮下组织水肿而发亮、表面灼热，但不发红及压之凹陷。由于腮腺炎时唾液腺导管堵塞，当进食酸性食物促进唾液分泌时疼痛加重。肿大的腮腺常常双侧受累，一般一侧肿大后2～4天另一侧也开始肿大。腮腺肿大2～3天达高峰，持续4～5天，以后开始消退，总共持续时间长10天左右。腮腺炎通常是自限性的，大多数人会在几周内完全康复。

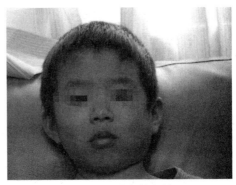

图2-14 肿大的腮腺

腮腺病毒性脑膜炎是常见的神经系统并发症，约15%的病例可出现症状。在腮腺炎发病后4～5天，患者出现头痛、嗜睡和脑膜刺激征等症状，病情较轻一般在1周内消失，通常预后良好。重症脑膜脑炎患者常有高热、谵妄、抽搐、昏迷，甚至致死，生存者恢复期可遗留耳聋、视物障碍等后遗症。

附睾睾丸炎是腮腺炎感染最常见的并发症。症状通常在腮腺炎发作后5～10天出现，起病突然，包括发热、睾丸肿胀和疼痛，可并发附睾炎、鞘膜积液和阴囊水肿。睾丸炎多为单侧，约1/3的病例为双侧受累。急性症状持续3～5天，10天内逐渐好转。30%～50%的患者患睾丸炎后发生不同程度的睾丸萎缩，这是腮腺炎病毒引起睾丸细胞坏死所致，但很少引起不育症。5%的成年女性可出现卵巢炎，表现为下腹疼痛。右侧卵巢炎可酷似阑尾炎，有时可触及肿大的卵巢，一般不影响生育能力。另外乳腺炎和过早绝经可与腮腺炎有关。

胰腺炎常于腮腺肿大数天后发生，可有恶心、呕吐和上腹疼痛与压痛。由于单纯腮腺炎即可引起血淀粉酶、尿淀粉酶增高，故脂肪酶升高则有助于胰腺炎的诊断。腮腺炎合并胰腺炎的发病率低于10%。

案例2-8【临床特点】

（1）幼儿，起病急，腮腺肿大伴头痛，班内有同学出现类似症状。

（2）主要症状：体温40℃、腮腺肿大伴疼痛，进食酸性食物后疼痛加剧，头痛、嗜睡。

（3）体格检查：双侧腮腺肿大，触痛阳性，脑膜刺激征阳性。

初步诊断：流行性腮腺炎伴脑膜炎。

需要进一步行血常规、血清学标志物检查、脑脊液检查及腮腺超声检查等。

【实验室检查】

1. 常规检查 外周血白细胞计数和尿常规一般正常，淋巴细胞相对增多。有睾丸炎者白细胞可增高，合并有肾损害时尿中可出现蛋白和管型。

2. 血清和尿液中淀粉酶测定 90%患者的血清和尿中的淀粉酶轻至中度增高。淀粉酶增高的程度往往与腮腺肿胀程度成正比。部分无腮腺肿大的脑膜炎患者，其血和尿液中的淀粉酶也可升高。血脂肪酶增高，有助于胰腺炎的诊断。

3. 脑脊液检查 有腮腺炎而无脑膜炎症状和体征的患者，约半数脑脊液中白细胞计数轻度升高，且能从脑脊液中分离出腮腺炎病毒。脑膜炎患者脑脊液白细胞计数在$25×10^6/L$左右，主要是淋巴细胞增高，IgM抗体阳性，其阳性率与脑脊液炎性改变有显著相关性。少数患者脑脊液中糖降低。

4. 血清学检查 ①中和抗体试验：低滴度如1:2即提示现症感染。近年来应用凝胶溶血试验，与中和抗体试验基本一致，而比中和抗体的检测简便迅速。②补体结合试验：对可疑病例有辅助诊断价值，双份血清（病程早期及第2～3周）效价有4倍以上的增高，或一次血清效价达1:64者有诊断意义。如条件许可，宜同时测定S抗体和V抗体。S抗体增高表明新近感染，V抗体增高而S抗体不增高时仅表示以往曾受过感染。

5. 病毒分离 早期病例，唾液、尿、血、脑脊液以及脑、甲状腺等组织中可分离出腮腺炎病毒。

6. 心电图检查 合并心肌炎时心电图显示心律不齐、T波低平、ST段压低。

【诊断与鉴别诊断】

1. 诊断 流行性腮腺炎根据发热和以耳垂为中心的腮腺肿大，结合流行情况和发病前2～3周有接触史，诊断一般不困难。患腮腺炎（或其他唾液腺肿胀）时，可以通过实验室检测来确定诊断。

腮腺炎病毒感染的实验室确认可以通过以下一种或多种方式实现。

（1）通过反转录聚合酶链反应（RT-PCR）检测到血清或口腔拭子标本中有腮腺炎病毒RNA。

（2）血清腮腺炎免疫球蛋白IgM抗体阳性（通常保持阳性长达4周）。在某些情况下，IgM可能要到症状出现5天后才能检测到。因此，如果在腮腺炎发作后≤3天收集急性期血清样本，并且腮腺炎IgM抗体和腮腺炎病毒RT-PCR均为阴性，则应对腮腺炎发作后5～10天收集的血清样本重复血清腮腺炎IgM检测。

（3）病毒分离：血清或口腔拭子取标本可用于病毒培养。

2. 鉴别诊断

（1）其他病毒性腮腺炎：引起腮腺炎的病毒感染包括甲型流感病毒、副流感病毒、腺病毒、柯萨奇病毒、EB病毒、巨细胞病毒、单纯疱疹病毒、人类免疫缺陷病毒（HIV）和淋巴细胞性脉络丛脑膜炎病毒。毒性腮腺炎与化脓性（细菌性）腮腺炎的区别在于前者在前驱期之后受累腺体急性肿胀，持续5～10天，通常是双侧的，不会引起腮腺导管产生脓性分泌物。可根据血清学检查和病毒分离进行鉴别。

（2）化脓性腮腺炎：急性化脓性腮腺炎可以由多种病原微生物引起，金黄色葡萄球菌最常见。化脓性腮腺炎的特征是耳前和耳后区域突然出现坚硬的红斑肿胀，并延伸至下颌角，伴有细腻的触痛；高热、寒战等全身中毒症状典型。外周血中白细胞总数和中性粒细胞计数明显升高。

（3）其他原因的腮腺肿大：许多慢性病如糖尿病、慢性肝病、结节病、营养不良和腮腺导管阻塞等均可引起腮腺肿大，一般不伴急性感染症状，局部也无明显疼痛和压痛。

【治疗】

1. 一般治疗　卧床休息，给予流质饮食并忌酸性食物，否则会加重腮腺疼痛。注意口腔卫生，餐后用生理盐水漱口。

2. 抗病毒治疗　目前还没有特效的抗病毒药物。发病早期可试用利巴韦林1g/d，儿童15mg/kg静脉滴注，疗程5～7天，但效果有待确定。

3. 对症治疗　头痛和腮腺肿胀可应用镇痛药。发热温度较高、患者食欲减退时，应补充水、电解质和能量，以减轻症状。

4. 并发症治疗　腮腺炎病毒性脑膜炎、脑膜脑炎患者治疗同其他病毒性中枢神经系统感染。并发睾丸炎者可用棉花垫和丁字带托起，局部冷敷，可考虑短期应用肾上腺皮质激素。胰腺炎大多较轻，可暂禁食、补液，必要时应用阿托品或东莨菪碱。

案例2-8【诊断与治疗】

（1）血常规4.5×10⁹/L；L 0.44。

（2）流行性腮腺炎抗体IgM阳性。

（3）彩色超声：双侧腮腺肿大。

诊断：患者为年幼患儿，急性起病，有流行病学接触史，以发热和腮腺肿大为主要表现，并发脑膜炎，血常规示白细胞无明显升高，病原学检测流行性腮腺炎抗体IgM阳性，诊断较为明确，为流行性腮腺炎。而化脓性腮腺炎多为一侧腮腺肿大，不伴睾丸炎，挤压有脓液从腮腺管口流出，且外周血白细胞总数和中性粒细胞计数明显升高可以与之鉴别。其他病毒性腮腺炎可通过血清学检测予以鉴别。

治疗：应卧床休息，可进行抗病毒治疗，应用利巴韦林静脉滴注，短期应用肾上腺皮质激素。

【预防】

1. 管理传染源　患者应按呼吸道传染病隔离。由于症状开始前数天患者已开始排出病毒，腮腺炎住院患者应采取飞沫预防措施进行隔离，直到腮腺肿胀消退。腮腺炎门诊患者应避免与他人接触，从诊断之日起至出现症状后至少5天，尽可能不上学留在家中休息，并尽可能待在单独的房间里。

2. 保护易感者　国际上推荐应用麻疹-流行性腮腺炎-风疹（MMR）活疫苗。MMR的接种程序：1～2岁替代麻疹疫苗复种和风疹、流行性腮腺炎初种，小学一年级、初中一年级、高中三年级（包括技校、中专、职业中学毕业班）和大学一年级外地学生各加强一针。

流行性腮腺炎具有较强的传染性，学生和学龄前儿童是主要的易感群体，所以，各级必须加强

笔记栏

学校对于防控流行性腮腺炎的工作，落到实处。建立信息登记与报告制度，做到早发现、早报告、早隔离、早治疗。相关部门及医务人员应加强疫情防范意识，并且增强全民的流行性腮腺炎的预防知识普及，避免疫情扩散。

【复习思考题】

1. 流行性腮腺炎的病原学及流行病学有哪些特征？

2. 流行性腮腺炎与化脓性腮腺炎有哪些异同？

3. 流行性腮腺炎如何治疗？

【习题精选】

2-43. 以下对腮腺炎病毒的描述错误的是（　　　）

A. 为单股 RNA 病毒 　　　　　　　　B. 低温的抵抗力较弱

C. 紫外线、甲醛可使其迅速死亡 　　　D. 56℃ 20 分钟，乙醇 2～5 分钟可使其失去活性

2-44. 对于流行性腮腺炎的临床表现，以下说法正确的是（　　　）

A. 有些人感染流行性腮腺炎后没有出现症状或症状轻微

B. 没有病例出现头痛、食欲减退、低热

C. 在感染病毒后，70%～80% 患者出现腮腺炎

D. 流行性腮腺炎患者可出现中性粒细胞大量增加

2-45. 流行性腮腺炎的主要治疗方式是（　　　）

A. 抗生素治疗 　　　B. 抗病毒治疗 　　　C. 激素治疗 　　　D. 对症治疗

2-46. 流行性腮腺炎的病理特征是（　　　）

A. 腮腺的急性化脓性炎症 　　　　　　B. 腮腺的急性非化脓性炎症

C. 非化脓性胰腺炎 　　　　　　　　　D. 睾丸炎或卵巢炎

E. 病毒性脑膜炎或脑膜脑炎

（陈永平）

第九节　肾综合征出血热

【学习要点】

1. 掌握肾综合征出血热中型的临床特征、重症预警指征、诊治要点，与其他发热性疾病的鉴别。

2. 熟悉肾综合征出血热的流行病学、实验室检查。

3. 了解肾综合征出血热的病原学、发病机制与病理解剖、预后及预防。

案例 2-9

　　患者，男，45 岁。因"发热、腰痛 4 天，加重伴皮疹 2 天"入院。

　　入院前 4 天患者不明原因出现发热，最高体温 39℃，全身肌肉关节酸痛、腰痛、头痛、恶心未呕。于当地社区卫生服务站就诊后服用"感冒药"治疗，无好转。2 天前发现双侧腋下皮疹，上述不适有所加重，并出现双侧眼结合膜、颜面、颈及上胸部潮红。以"发热待诊"收入院。

　　体格检查：T 39.2℃，P 95 次/分，BP 110/70mmHg，面色潮红，颜面、颈及上胸部充血，双侧眼结合膜充血、水肿似"金鱼眼"样改变，双侧腋下、前胸皮肤可见散在出血点，颈阻阴性，心肺阴性，肝脾阴性，双肾区叩痛，双下肢不肿。

　　实验室检查：血常规示 WBC $1.0×10^9$/L，N 0.75，L 0.32，Hb 115g/L，PLT $100×10^9$/L；尿常规示蛋白（＋）；肝功能示 ALT 67U/L，AST 62U/L，TBil 16μmol/L，ALB 40g/L。

　　给予利巴韦林、补液支持、对症处理，并行肥达试验及外斐反应、汉坦病毒特异性 IgM 抗体、血细菌培养等常见感染性疾病病原相关检测，嘱严密监测病情变化。

　　入院 3 小时后，T 38.4℃，P 110 次/分，BP 90/65mmHg；患者恶心加重，呕吐 1 次为胃内容物，心慌气短，四肢发凉；血常规示 WBC $1.5×10^9$，Hb 160g/L，见异型淋巴细胞，PLT $85×10^9$/L；尿蛋白（＋＋）。

【问题】
1. 该患者临床诊断考虑什么?
2. 主要与哪些疾病鉴别?
3. 如何治疗?

肾综合征出血热(hemorrhagic fever with renal syndrome,HFRS)又称流行性出血热(epidemic hemorrhagic fever),是由汉坦病毒引起的自然疫源性疾病,以啮齿类动物为主要传染源。主要病理变化是全身小血管和毛细血管广泛性损害,临床常见发热期、低血压休克期、少尿期、多尿期和恢复期5期经过。疫源地主要分布在亚洲和欧洲大陆,我国为高发区。

【病原学】

汉坦病毒属布尼亚病毒目汉坦病毒科(*Hantaviridae*)的正汉坦病毒属(*Orthahantavirus*)。迄今为止全球至少确立24个血清型,每一型还可进一步分为不同的亚型。从我国不同地区、不同宿主动物及患者分离出的汉坦病毒仅限于汉滩型(Ⅰ型或姬鼠型)病毒和汉城型(Ⅱ型或家鼠型)病毒;汉坦病毒有多形性特征,可呈圆形、椭圆形或长条形,其大小差别较大,直径80～210nm,平均122nm,由核心和包膜组成,为单股负链RNA,分为大(L)、中(M)、小(S)三个基因片段。其中L基因编码病毒RNA聚合酶;M基因编码G1和G2两种病毒包膜糖蛋白,均存在中和抗原位点和血凝位点,可刺激机体产生特异性中和抗体对宿主有保护作用;S基因编码病毒核衣壳蛋白,其含有属特异性、型特异性和病毒株特异性,具有很强的免疫原性,可刺激机体产生特异性细胞免疫应答。汉坦病毒感染人体后可引发强烈而迅速的免疫反应,病程早期即出现高滴度的IgM、IgG抗体(包括中和抗体),部分淋巴母细胞分化成异型淋巴细胞。汉坦病毒通过病毒糖蛋白吸附在细胞表面感染内皮细胞、巨噬细胞和淋巴细胞等宿主细胞,进入细胞完成脱壳,在聚合酶作用下,以病毒RNA为模板进行核酸复制,然后翻译相应的病毒结构蛋白,再行装配,最后释放至胞外。

汉坦病毒抵抗力较弱,4～20℃温度下相对稳定,一般脂溶剂和消毒剂如乙醇、碘伏、氯仿、丙酮、β-丙内酯、乙醚、酸(pH < 3.0)、苯酚、甲醛等均很容易将其灭活;60℃加热30分钟,100℃煮沸1分钟、^{60}Co照射(> 10^5rad)及紫外线(距离50cm、60分钟)也可将其灭活。

【流行病学】

(一)传染源

鼠类啮齿动物是肾综合征出血热的主要宿主动物和传染源,这些自然感染或携带汉坦病毒的动物既充当汉坦病毒的储存宿主,又是肾综合征出血热的主要传染源,其病毒携带率均比较高,在我国主要是野鼠型和家鼠型肾综合征出血热,分别由黑线姬鼠、大林姬鼠等携带的汉滩病毒和褐家鼠、大白鼠等携带的汉城病毒引起。

(二)传播途径

携带肾综合征出血热病毒的鼠类啮齿动物的尿、粪、唾液等排泄物污染环境,病毒通过污染皮肤或黏膜破损处侵入机体,吸入被带病毒宿主动物排泄物污染的尘埃或气溶胶而感染,食入被带病毒鼠类排泄物、分泌物污染的食物而发病,在野外遭遇革螨、恙螨等虫媒叮咬也可导致传播,患病孕妇、带毒孕鼠(革螨、恙螨)可发生垂直传播,后者在鼠间传播对保持肾综合征出血热疫源地有较大意义。

(三)人群易感性

人类对汉坦病毒普遍易感,感染后发病与否、病情轻重与感染病毒的型别等因素相关。人群感染汉坦病毒后,大多表现为隐性感染,在疫区人群隐性感染率高于显性感染率数十倍以上。患病后可产生巩固而持久的免疫力。

(四)流行特征

肾综合征出血热人间疫情在空间分布上既高度分散又相对集中,我国的病例主要发生在海拔较低的东部,这些区域受季风影响,气候潮湿,多森林覆盖,土层丰厚,系宿主动物适生区。该病的流行具有周期性波动特征,主要与宿主动物消长、汉坦病毒在鼠类种群间的传播和易感人群比例、接触机会相关。肾综合征出血热全年均可发病,呈春季(3～5月份)和秋冬季(11～12月份)两个流行高峰；男女均可发病，男女比例约为 3∶1，以青壮年为主，10～70 岁的病例约占 96.71%，农民是高发人群。

【发病机制与病理解剖】

1. 发病机制 肾综合征出血热病毒感染的致病机制目前尚不完全清楚。迄今认为，汉坦病毒具有泛嗜性，侵入人体后，凭借宿主细胞表面 β_3 整合素受体、协同受体等特殊结构蛋白吸附并进入血管内皮细胞、骨髓、肝、脾、肺、肾和淋巴结等组织细胞中繁殖，直接损伤被感染的小血管即小动脉、小静脉及毛细血管内皮细胞，导致细胞肿胀、变性和坏死，病毒释放入血，出现病毒血症，进一步激发宿主固有免疫应答，活化自然杀伤细胞（natural killer cell, NK cell）、树突状细胞（dendritic cell, DC）；与此同时，病毒抗原刺激机体产生适应性免疫应答，启动强烈的体液和细胞免疫，释放大量促炎因子/趋化因子等活化和上调免疫功能，发生炎症因子风暴，在清除病毒的同时，也导致了组织细胞的免疫损伤，引起全身小血管和毛细血管广泛性损害，通透性增加，脆性增加，血浆外渗，产生组织水肿、血液浓缩、低血容量、低血压、弥散性血管内凝血（DIC），导致一系列原发性休克病理生理变化。继发性休克系少尿期以后由于大出血，继发感染和多尿期水与电解质紊乱，出现有效循环血量不足所致。有效血容量不足、肾血流量减少，使肾小球滤过率下降；肾素-血管紧张素-醛固酮系统激活、肾小球微血栓、抗原抗体复合物形成是导致基底膜和肾小管损伤的重要原因，也是肾衰竭的重要原因。全身小血管损伤、血小板数量减少及功能异常是发热期皮肤黏膜出血点发生的原因；低血压休克期至多尿前期，主要是 DIC 导致凝血机制异常，血小板数量减少及功能障碍、肝素类物质增加和尿毒症等亦能导致出血。除此之外，宿主个体的遗传背景、细胞凋亡和氧化应激等在汉坦病毒的致病机制中也发挥了重要作用。

2. 病理解剖 肾综合征出血热的基本病理变化是全身小血管（包括小动脉，小静脉和毛细血管）广泛性损害，表现为内脏毛细血管高度扩张、充血，毛细血管腔内可见血栓形成。血管内皮细胞肿胀、变性，基底膜疏松断裂；平滑肌细胞和血管周围细胞变性。重者血管壁呈网状或纤维蛋白样坏死，内皮细胞可与基底膜分离或坏死脱落。这些病理变化使小血管壁的脆性和通透性增加，引起组织和器官水肿，构成了出血、凝血、血浆外渗和血管功能障碍的结构基础。

器官出血以肾脏、右心房和脑垂体等部位最为明显。肾脏体积增大，质软，包膜下可见出血点和血肿；切面肾皮质呈苍白或灰黄色，肾髓质充血、出血，可见灰白色缺血坏死区，皮髓交界处尤为明显。光镜下，肾小囊上皮肿胀，囊内有浆液和红细胞渗出；肾小球毛细血管扩张充血，内皮细胞肿胀，基底膜疏松，毛细血管间隙增宽，甚至肾小球纤维化；肾小管上皮细胞肿胀，呈水样变性，管腔狭窄呈裂隙状或闭塞；肾髓质血管高度扩张淤血、水肿伴有弥漫性出血，乳头部水肿；肾间质有轻微炎症细胞浸润，以单核细胞、淋巴细胞、巨噬细胞和浆细胞为主。电镜发现并被免疫组化证实少数肾小球毛细血管基底膜有免疫复合物沉积，近曲小管免疫复合物呈阳性，在肾小球、肾小管和间质毛细血管内皮细胞中可检测到病毒抗原和核酸。

心脏病变以右心房最显著，内膜下可见特征性的广泛大片状出血，可累及整个心肌层和外膜下；镜下可见心肌间质内出血，重者伴有微血管结构破坏；心肌纤维多表现为不同程度的变性，横纹模糊，心肌纤维胞核两端可见大量脂褐素沉积；电镜下，在非坏死区心肌线粒体呈灶性增生、肿胀、空泡变性、嵴杆状变，心肌传导系统病变以窦房结较显著。

垂体轻度肿胀，呈灰红色，包膜充血和出血；腺垂体充血、出血显著，可见灰白色坏死灶，散在分布；镜下观察，腺垂体显著充血，垂体柄出血，腺垂体出血伴梗死样坏死，重者呈大片状出血和坏死；坏死组织周围、垂体中间部、神经垂体及其周围组织中可见少量单核细胞和淋巴细胞浸润。

【临床表现】

潜伏期一般为 4～45 天，平均 7～14 天。肾综合征出血热临床特征明显，一般情况下没有前驱症状，典型病例临床表现分为 5 期，即发热期、低血压休克期、少尿期、多尿期和恢复期。轻型病例可没有低血压休克期和少尿期，重者前三期可重叠，进展为重型甚至危重型病例。

1. 典型肾综合征出血热临床特征

（1）发热期：大多数患者起病急骤，发热为首发症状，伴有畏寒或寒战，体温 38～40℃，以稽留热和弛张热多见，发热程度与疾病轻重存在正相关趋势，通常温度越高病情越重，发生低血压休克和少尿的机会越多，因此，体温升高程度可作为肾综合征出血热早期预测病情进展的指标之一。

发热期一般持续 4 ～ 6 天，平均 5 天左右，典型病例体温超过 39℃者，多持续 1 ～ 2 天；若高热持续超过 6 天，提示病情危重，易发生病期重叠。典型病例呈热退病进现象，即于第 4 ～ 6 病日，体温下降，病情反而加重，出现低血压休克期表现。

肾综合征出血热在发热第 2 ～ 3 天出现充血、出血和渗出水肿，表现为眼结合膜、颜面、颈和上胸部皮肤充血潮红，似"酒醉貌"，软腭、悬雍垂、咽后壁黏膜及舌部充血，其充血程度往往同消化道症状轻重相一致；于双侧腋下、前胸和肩背部可见点状、簇状或搔抓样出血点，重症患者常在躯干受压处、静脉穿刺部位有大片瘀斑出现，眼结合膜、口腔黏膜出血呈点或斑片状，少数患者可出现鼻出血、呕血、黑便、咯血或泌尿生殖道出血；渗出水肿在第 3 病日即可出现，常见球结膜、眼睑和面部等组织疏松部位水肿，突出表现为球结膜水肿，轻者用拇指、示指挤压上下眼睑时，可在内眦和外眦呈现涟漪状波纹或皱褶，重者隆起的球结膜似胶冻状或鲜荔枝肉样，突出于睑裂，多数情况下球结膜水肿渗出的轻重可反映小血管损害的程度，部分患者可有渗出性腹水、胸腔积液和心包积液，大部分患者有肾区叩击痛，重者表现为剧痛，平卧及翻身受限，呈被动半卧位，局部拒按、拒叩。

在整个发热期，患者全身感染中毒症状明显，大部分患者伴有头痛、腰痛、眼眶痛和全身肌肉关节酸痛，往往病初即出现明显的消化道症状，表现为食欲减退、恶心、呕吐、腹痛、腹泻、呃逆、烦渴，其中以腹泻起病者，易进展至低血压休克期，出现顽固性呃逆、剧烈腹痛伴有呕血、黑便，系病情进展危重征兆；部分患者还可出现精神神经症状，如头晕、嗜睡、谵语、烦躁不安、幻觉、视物不清等，危重型患者亦可有抽搐、昏迷、脑膜刺激征及锥体束征表现；家鼠型病例，可有肝脾大伴有黄疸。

（2）低血压休克期：一般发生于第 4 ～ 6 病日，多数患者在发热末期或热退同时出现血压下降，危重型病例在高热的同时亦可出现低血压休克，称为发热和低血压休克两期重叠，休克发生率为 5% ～ 20%；低血压休克持续时间通常为 1 ～ 3 天，轻者数小时或呈一过性低血压，重者可达数日，确认及时，救治得当可缩短低血压休克持续时间；在发热末期，随着体温下降，脉搏反而加快，出现"温脉交叉"现象，往往提示即将进入低血压休克期，初始见血压波动不稳，收缩压 < 13.33kPa（100mmHg），脉压 < 3.47kPa（26mmHg），进而收缩压 < 9.33kPa（70mmHg），部分患者有短暂性代偿性血压升高，收缩压 > 13.33kPa（100mmHg），舒张压 > 12kPa（90mmHg），但脉压 < 2.66kPa（20mmHg），同时伴有其他休克早期表现。早期患者心率加快，心音低钝，脉搏细数，皮肤湿冷，进一步表现为四肢厥冷，口唇及肢端发绀，全身皮肤发花，浅表静脉塌陷，静脉穿刺困难。休克出现越早，持续时间越长，病情越重；部分患者经积极抗休克治疗 24 小时仍不能逆转，称为难治性休克，一旦至此，预后凶险。

低血压休克期常伴有水、电解质、酸碱代谢紊乱，主要表现为呼吸性碱中毒合并代谢性酸中毒、低血钠、低血氯、低血钙和低血钾。与发热期相比，充血出血、水肿渗出表现更加突出，全身感染中毒症状越发明显。患者出现两期重叠或发热、低血压休克、少尿三期重叠时，容易并发 DIC，一旦进入 DIC 阶段，患者所有症状体征均可加重，预后不良。在休克救治过程中或休克纠正后部分患者可发生成人急性呼吸窘迫综合征（acute respiratory distress syndrome，ARDS），亦可出现多器官功能衰竭（MOF），易导致患者死亡。

（3）少尿期：一般出现在第 5 ～ 8 病日，大多持续 2 ～ 6 天，少数可达 2 周以上。少尿或无尿是该期最突出的表现。少尿期与低血压休克期常无明显界限，当休克纠正后，24 小时尿量仍少于 500ml，或每小时平均尿量少于 17ml，患者即进入少尿期，此时应与肾前性少尿加以鉴别；肾损害严重病例，24 小时尿量可少于 50ml，呈现无尿状态。此期除尿量减少之外，尿常规异常也较前期加重，可出现血尿、尿膜状物，后者可为团状、絮状或片状，呈白色或淡红色，大小、多少不等，系由凝固的蛋白质、纤维素、血细胞、脱落上皮细胞及各种管型构成。

随着少尿期时日延续，患者出现程度不一的氮质血症表现，重者进展为尿毒症，继前期消化道症状加重基础上可有畏食，顽固性呃逆，口干舌燥，黏膜红赤，舌苔厚、色焦黑，或舌面光滑、质红无苔、舌面龟裂；由于前期救治休克输液量多，患者烦渴饮水，少尿期入量过大，再加上此期肾损害滞后于小血管损伤的恢复，潴留于组织间隙的水分大量回流至血液循环，没能及时随尿排出，导致高血容量综合征的发生，表现为颈静脉怒张、浅表静脉充盈、脉搏洪大、脉压增宽、心音亢进和进行性血压升高，重者可诱发心力衰竭、肺水肿、脑水肿、脑疝及腔道大出血；少尿期酸碱代谢失衡以呼吸性碱中毒并代谢性酸中毒占多数，电解质紊乱多有血钾异常、低钠血症、低氯血症、高磷血症、低钙血症、高镁血症，这些异常往往合并发生，其临床表现复杂，应行动脉血气分析、生化及心电图检查予以鉴别；少尿期凝血障碍突出，水肿渗出依然显著，可出现腔道大出血、脑出血和肾脏破裂出血，少数患者可有浆膜腔积液，甚至肺水肿、脑水肿发生；并发尿毒症患者，出现失眠或嗜睡、烦躁、谵妄，甚至抽搐、昏迷等肾性脑病表现。

（4）多尿期：多出现于 9～14 病日，大多持续 1～2 周，与少尿期无明显分界，一般患者每日尿量增加 200～500ml，呈逐渐增加趋势，每日尿量多在 4000～8000ml，大量排尿患者，易发生脱水、低血钾和低血钠，进而诱发继发性休克及肾损害，甚至导致患者死亡。当每日尿量增至 500～2500ml，称为移行阶段，此时虽尿量增加，尿毒症表现持续存在或加重，易发生各种并发症，仍属病情危重阶段，多持续 2～5 天；若每日尿量增加到 2500ml 以上，进入多尿早期，此时肾功能尚未完全恢复，处于多尿型肾衰竭状态，少尿期各种并发症仍有可能发生；多尿 3～4 天后，随尿量迅速增加，尿毒症表现逐渐改善或消失，此时称为多尿后期。此时仍可发生难以控制的继发感染，重者危及生命。

（5）恢复期：大部分患者病后第 3～4 周，尿量逐渐减少，稳定至每日 2000ml 左右，病情开始恢复，恢复期为 1～3 个月，少数重症患者恢复期较长，一般不超过 6 个月。此期患者自觉症状基本消失，精神、食欲和体力逐渐改善，肾功能趋于好转。少数患者可留有高血压，个别患者可遗留慢性肾功能不全。

2. 非典型肾综合征出血热临床特征

（1）轻型：患者体温 39℃ 以下，仅见皮肤黏膜有细小出血点，无低血压休克期及少尿期出现，肾损害轻，但有多尿期表现。

（2）重型：具备以下 2 项者即为重型患者。①患者体温多＞40℃，全身中毒症状及渗出现象严重；②有休克过程；③腔道出血；④尿中见膜状物，少尿 5 天以内或多尿不超过 2 天，或有病期重叠。

（3）危重型：在重型基础上出现以下情况之一者考虑为危重型患者。①难治性休克；②重要脏器明显出血；③少尿超过 5 天或无尿 2 天以上；④有心力衰竭、肺水肿或 ARDS；⑤出现脑水肿、脑出血或脑疝形成；⑥继发严重感染；⑦低血压休克期与少尿期重叠。

3. 特殊人群的疾病特征 小儿肾综合征出血热发病率低，一般在发病总人数的 10% 以下，起病多缓，发热多不规则，高热少见，热程短，但消化道症状显著，如恶心、呕吐、腹痛、腹泻，易误诊为急腹症；儿童肾综合征出血热全身中毒症状轻，肾损害不突出，临床表现不典型，临床分期不明显，病情轻，越期率高，恢复快，预后好，病死率低。在流行季节、疫区，遇发热儿童应及时送检汉坦病毒 IgM 抗体检测，以免贻误肾综合征出血热的诊断。

老年人肾综合征出血热早期临床表现多不典型，以中、低热常见，部分患者无明显发热。由于老年肾综合征出血热患者大多伴有各种基础疾病，症状体征夹杂并存，相互影响，往往掩盖肾综合征出血热的特有表现，早期容易误诊。老年肾综合征出血热患者，病期重叠多且持续时间长，重型、危重型多见，肾、心、脑、肺、肝等生命器官易受损害，直至发生多器官功能衰竭。老年肾综合征出血热患者易出现并发症，病情重，恢复慢，病死率高，主要死亡原因有难治性休克、急性肾衰竭、继发感染、消化道大出血、颅内出血、心力衰竭、肺水肿、心肌梗死和 ARDS 等。

妊娠合并肾综合征出血热，病情常较重，容易出现并发症。轻型病例大多可正常分娩，重症患者对母子影响较大，尤其妊娠晚期遭遇肾综合征出血热，可因死胎、流产、DIC、阴道大出血而死亡，及时给予各种监护措施可改善预后。汉坦病毒可通过胎盘垂直传播造成胎儿宫内感染，可导致流产、死胎。分娩后患者应注意预防 DIC 和阴道大出血发生，以免出现休克及肾衰竭。

【实验室检查】

1. 血、尿常规 白细胞计数在发热初期多正常，第 3～4 病日开始增加，发热末期及低血压休克期达高峰，进入多尿期后恢复正常；中性粒细胞比例升高，出现核左移或类白血病反应者提示病情重、预后差；异型淋巴细胞，即不同发育阶段的浆细胞，在发热初期即可出现，继而逐渐增加，低血压休克期和少尿期达高峰，少尿后期下降，至多尿期消失，对肾综合征出血热早期诊断有参考意义。血小板计数，多在（20～80）×10⁹/L，病初即开始下降，低血压休克期及少尿期降至谷底，少尿期末回升，血小板下降回升速度快慢，与病情轻重缓急相一致；红细胞与血红蛋白、红细胞比容，往往出现一致性变化，发热末期开始增加，低血压休克期明显升高，少尿期开始下降，多尿期逐渐恢复正常；因血象指标变化可反映病程中出血倾向、血液浓缩或稀释等状态，故应反复检测，动态观察。

肾综合征出血热在第 2～4 病日即可出现尿蛋白"+～++"，且迅速增加，少尿期达高峰"+++～++++"，多尿期 1 周后可逐渐消失。部分患者尿中出现膜状物，多发生于低血压休克期和少尿期，为本病特有表现。重症患者尿中可出现大量红细胞、透明管型、颗粒管型或蜡样管型，有时可见肉眼血尿。

2. 血清学检查 汉坦病毒特异性 IgM 抗体阳性可以确诊为现症或近期感染。第 1～2 病日即可出现特异性 IgM 抗体，随病期延续 IgM 检出率明显增加，第 4～6 病日阳性率超过 90%，第 7 病日可达 100%。因此，起病 1 周内 IgM 抗体检测阴性不能排除肾综合征出血热，针对疑似患者可每日或隔日重复检测。汉坦病毒特异性 IgG 抗体，出现稍晚，但急性期（第 7 病日前）和恢复期（应与急性期血标本相隔 1 周以上采集）双份血清比较抗体滴度 4 倍以上增高者，亦可诊断肾综合征出血热。抗体检测方法有酶联免疫吸附试验（ELISA）、免疫荧光法、免疫层析试验和酶联免疫斑点试验等，目前我国仅有胶体金免疫层析法获批用于临床检测。

3. 病原学检查 肾综合征出血热患者发病 1 周内血清汉坦病毒 RNA 检出率可达 100%，发热期和低血压休克期病毒载量较高，少尿期逐渐减少，多尿期或恢复期检测多为阴性，病毒载量与病情严重程度相关，开展汉坦病毒 RNA 检测具有重要的临床意义。反转录实时荧光定量 PCR 技术检测汉坦病毒核酸，灵敏度高、特异性强、重复性好，应用前景良好。

4. 血生物化学检查 典型病例血尿素氮、血肌酐在第 3～4 病日开始增加，随着病情进展和病情加重而逐渐升高，至少尿期、移行阶段、多尿期早期达峰值，多尿后期逐渐减少。在疾病不同阶段患者容易出现血钾异常、低血钠、低血钙和血磷升高等，应注意动态检测；ALT、总胆红素升高，血清白蛋白减低，随病情轻重呈不同程度的异常。常见肌酸磷酸激酶及其同工酶和乳酸脱氢酶及其同工酶轻度升高。降钙素原可轻度异常。

5. 凝血和出血系列检查 一般肾综合征出血热患者一半以上出现束臂试验阳性。血浆纤维蛋白原于第 4 病日开始下降，第 6 病日最低，第 7 病日回升，与凝血酶原时间异常基本平行。纤维蛋白降解产物（FDP）于第 2、3 病日开始增加，第 5 病日达高峰，第 8 病日恢复正常。血中游离肝素于第 3 病日开始增加，第 7 病日升至高峰，随后下降，至 12 病日接近正常。若病程中出现血小板下降、凝血酶（原）时间延长、纤维蛋白原定量下降、血浆鱼精蛋白副凝（3P）试验阳性、优球蛋白溶解时间缩短等异常时，应考虑合并 DIC。如遇红细胞血红蛋白在短期内呈阶梯式下降、红细胞比容降至 30% 以下、血块溶解时间明显缩短、凝血酶时间延长、优球蛋白溶解时间明显缩短、3P 试验阳性、FDP 含量增加等异常时，提示继发纤溶。DIC 主要见于低血压休克期和少尿期，早期以高凝为主，晚期以纤溶亢进主导。

【辅助检查】

1. 超声检查 在病程早期，肾脏体积增大、形态饱满，实质回声增粗增强，髓质锥体回声减低，包膜与实质易分辨是肾综合征出血热 B 超探查的主要表现。病情严重者可出现肾包膜下积液、腹水、胸腔积液。B 超检查有助于诊断肾破裂，判断其出血部位、类型和程度，肾包膜下出血表现为肾脏轮廓明显宽大，肾包膜完整，肾破裂处结构紊乱，肾实质区内有低回声暗带；肾包膜破裂时，则呈现肾包膜回声不完整，肾皮质破坏，回声错乱，有不规则暗区。

2. 放射影像学检查 原发性肺水肿易发于肾综合征出血热的低血压休克期和少尿期，行胸部 CT 平扫或床旁 X 线检查有助于诊断，表现为肺充血、间质肺水肿、肺泡水肿及胸膜反应，多持续 3～6 天消失。部分重症肾综合征出血热患者出现脑炎与脑膜脑炎表现，颅脑 MRI 检查有助于诊断。颅内出血是肾综合征出血热最重要的致死原因之一，及时头部 CT 检查可明确诊断。

3. 心电图检查 肾综合征出血热合并心脏损害时，心电图异常较为普遍，多表现为窦性心律失常和 ST—T 改变（T 波低平，ST 段压低）甚至出现病理性 Q 波，在少尿期和多尿期易发生窦性心动过缓。

【并发症】

肾综合征出血热随病情进展可以并发程度不一的皮肤黏膜、内脏或腔道出血；继发感染时，以肺部感染多见；心脏损害程度范围不同，重者可出现严重心律失常和心力衰竭；神经系统并发症不

笔记栏

多见，但严重影响预后，可出现脑炎与脑膜脑炎、急性脊髓炎、中毒性精神障碍、脑水肿、高血压脑病和颅内出血等；内分泌系统可出现垂体功能减退症；自发性肾破裂好发于少尿期，高渗性非酮症糖尿病昏迷中老年人多见，这些并发症发生率不高，但预后凶险。

【诊断与鉴别诊断】

1. 诊断

（1）流行病学资料：患者起病前于潜伏期内有疫区居留史，或有与鼠类及其排泄物、分泌物等的接触史。

（2）临床资料：有发热、乏力、恶心等全身中毒症状；有颜面、颈部和胸部皮肤潮红即"三红"现象；头痛、腰痛和眼眶痛即"三痛"表现；球结膜充血、水肿，皮肤黏膜出血点，肾区叩击痛。

具有以上特征者，应首先考虑肾综合征出血热疑似病例。

临床诊断病例和确诊病例：若疑似病例出现以下情况之一者可判定为临床诊断病例。①血常规示白细胞计数升高而血小板减少，有异型淋巴细胞，血液浓缩；②尿蛋白、血尿、血肌酐升高、尿中膜状物、少尿或多尿等肾损害表现；③低血压休克；④有发热期、低血压休克期、少尿期、多尿期和恢复期5期经过。在临床诊断确立基础上，血清特异性IgM抗体阳性，或于患者标本中检测出汉坦病毒RNA或分离到汉坦病毒，或恢复期血清与急性期相比特异性IgG抗体效价4倍以上增高，则可判定为肾综合征出血热确诊病例。

2. 鉴别诊断

（1）肾综合征出血热应与发热为首发症状的疾病鉴别，如普通感冒、流行性感冒和病毒性上呼吸道感染、伤寒、钩端螺旋体病、流行性斑疹伤寒、肺部感染、败血症、泌尿系统感染、流行性脑脊髓膜炎、恙虫病和登革热等。

（2）消化道症状突出的患者应与急性胃肠炎、食物中毒、急性细菌性痢疾、急腹症等疾病相鉴别。

（3）血常规白细胞计数和血小板数量异常的患者应与急性白血病，传染性单核细胞增多症，血小板减少性紫癜，发热伴血小板减少综合征等疾病相鉴别。

> **案例2-9【诊断及鉴别诊断】**
> （1）临床诊断：肾综合征出血热。入院第2天，汉坦病毒特异性抗体IgM检查回报呈阳性，确定诊断为肾综合征出血热。
> （2）除主要与普通感冒、流行性感冒和病毒性上呼吸道感染相鉴别外，还要考虑与以下疾病相鉴别：伤寒、流行性斑疹伤寒、钩端螺旋体病、急腹症、肺部感染、恙虫病、登革热及发热伴血小板减少综合征。该患者有发热及全身中毒症状，充血潮红，出血点，肾区叩击痛和尿蛋白（++），第4病日呈现热退病进趋势，入院第2天，汉坦病毒特异性抗体IgM检查回报呈阳性，确定诊断为肾综合征出血热。

【治疗】

1. 治疗原则 肾综合征出血热系急性自限性传染病，尚无特效抗汉坦病毒药物，目前采取以支持对症为主的预防性综合治疗原则，落实早发现、早休息、早治疗和就地就近治疗的"三早一就"措施，使患者安全度过低血压休克、急性肾衰竭、出血和继发感染等病理生理过程，达到恢复治愈的目的。早期预测、评估和发现重症患者，及时将重危者转入感染病专科或综合ICU救治，可提高治愈率。

2. 发热期治疗

（1）一般治疗：卧床休息，减少搬运，在就近的医院治疗，鼓励患者进食清淡易消化食物，每日摄入糖量不低于200g，保持病室温湿度适宜，注意安抚患者情绪。

（2）对症治疗：高热患者以物理降温为主，对乙酰氨基酚等退热药物可致患者出汗，有可能加重有效循环血量不足，宜慎用。阿司匹林和布洛芬有抗血小板作用，可增加出血风险，应避免使用。烦躁不安、焦虑失眠者，可服用地西泮镇静。剧烈呕吐者，可口服或注射甲氧氯普胺。若发生继发感染，应依据病原学结果合理选择抗菌药物，避免使用氨基糖苷类等肾毒性药物。

（3）液体疗法：液体治疗是肾综合征出血热维持水、电解质和酸碱平衡，血压稳定的基础措施，发热期以平衡盐、0.9% NaCl 溶液等晶体液为主，每日输液量为 1000～2000ml，补充血管渗漏和维持出入量平衡，预防和减少低血压休克发生。

（4）抗病毒治疗：利巴韦林系广谱核苷类抗病毒药，早期使用可抑制病毒复制，对减轻病理损害，阻断病情进展有一定作用，利巴韦林每日 10～15mg/kg，分两次加入到 10% 葡萄糖注射液 250ml 中静脉滴注，每日总量不超过 1500mg，疗程为 5～7 天。

（5）糖皮质激素治疗：在发热期若遇渗出症状明显、高热和中毒症状严重的患者可使用糖皮质激素。可选用氢化可的松 100mg 或地塞米松 5～10mg 静脉滴注，1～2 次/日；甲泼尼龙 20～40mg 静脉滴注，1～2 次/日；疗程与剂量以病情轻重而定，通常使用 3～5 天，一般不超过 7 天，发热期与低血压休克期重叠时可适当加大剂量。

3. 低血压休克期治疗

（1）避免或减少休克出现：对疑诊肾综合征出血热患者，应先按肾综合征出血热的治疗原则处置，给予绝对卧床休息，避免搬运，慎用各种发汗解热药物，禁用血管扩张药物，维持水、电解质平衡和充足热量供给，避免输液反应，预防继发感染，加强监护措施，使休克不发生或仅呈轻、中度表现。

（2）液体复苏：是抢救肾综合征出血热休克的首要措施。

1）扩容剂的选择：晶体液以平衡盐为主，以所含成分差异分为碳酸氢钠平衡盐液、乳酸钠平衡盐液和醋酸钠平衡盐液，又分别称为碳酸氢钠林格液、乳酸钠林格液和醋酸钠林格液。胶体液常用白蛋白溶液、血浆和低分子右旋糖酐。另外还可用 20% 甘露醇，因其有扩容、护肾和利尿作用，有利于患者平稳度过接踵而至的少尿期。

2）输液速度与剂量：低血压休克发生时，应在 1 小时内快速输注液体 1000ml，若血压回升至基本正常，此后 2 小时内输注液体 1000ml，先快后慢，成人 2～3 小时输注液体约 3000ml；同时，依据不同时段血红蛋白或血细胞比容值快速评估已渗出液量、救治过程中的继续渗出量和维持血压的液量，结合血压、平均动脉压、末梢循环、组织灌注和尿量变化，动态调整输液量和输液速度；血压基本稳定后，仍然需要维持输液，每小时 200～300ml，直至血压稳定 6 小时以上。

3）液体复苏的主要目标：患者安静，呼吸平稳，四肢温暖；收缩压达 90～100mmHg，脉压达 30mmHg 以上，平均动脉压达 65mmHg；心率＜100 次/分；动脉血乳酸值＜2mmol/L；血红蛋白和血细胞比容接近正常。可行中心静脉压测定和连续心排血量动态监测，亦可联合被动抬腿试验、床旁心肺超声检查、无创连续心排血量监测等措施评估容量状态。

（3）调整血管紧张度：在快速充分液体复苏后，休克患者血压未能恢复或恢复后血压再次下降时，应及时给予血管活性药物维持血压，保障生命器官的血液供应，避免加重微循环障碍。首选去甲肾上腺素，开始以 8～12μg/min 速度滴注，根据血压调整滴速，维持量为 2～4μg/min。对于快速心律失常风险低或心动过缓的患者，可将多巴胺作为替代药物。

除液体复苏和血管活性药物之外，遇重症难治休克，应分析判断可能原因，尚可加用糖皮质激素增加血管受体的敏感性、改善心功能不全、纠正酸中毒等对症措施。

4. 少尿期治疗

（1）限制液体入量，维持内环境稳定：与发热期、低血压休克期相比，患者进入少尿期，限制液体入量，维持内环境稳定尤为重要。液体补充应量出为入，每日液入量等于出量加 400～800ml，宜用体重床动态监测体重，警惕水中毒、高血容量综合征和急性心力衰竭、肺水肿的发生。在少尿期，应禁止含钾药物或饮食的摄入。遇高钾血症时，应纠正缺氧、防治感染，减少血钾来源；补充钙剂，以对抗高浓度钾离子和镁离子；应用碳酸氢钠等碱性药物，高渗葡萄糖和常规胰岛素（克数/单位数，4：1）静脉滴注，促进钾离子转入细胞内；血液透析也是降低血钾的有效方法。对于稀释性低钠血症通过控制液体入量或加强利尿，即可自动缓解；真性低钠血症需及时补充，常以生理盐水纠正。高磷血症时可口服 10% 氢氧化铝凝胶，以阻碍磷的吸收。血氯、血镁的消长分别与血钠、血钾相一致。出现代谢性酸中毒，常用 5% 碳酸氢钠，成人每次 150～250ml，每日 1～2 次，静脉滴注，及时复测动脉血气分析指标适时调整用量。

（2）加强监护和全身支持治疗：在少尿期，生命体征监测，保持呼吸道通畅等护理措施至关重要。严格限制蛋白质摄入，每日不超过 20g；热量供给以葡萄糖为主，每天至少需要 200g，热量不足可用 10% 脂肪乳 50～100ml 静脉滴注；补充各种维生素。

（3）促进利尿：肾综合征出血热少尿期患者宜在血压稳定 12 ～ 24 小时后开始利尿，首选呋塞米，开始以 20 ～ 40mg 静脉推注，如 2 ～ 4 小时未排尿，可加大呋塞米用量至 100 ～ 200mg，每 4 ～ 24 小时 1 次，根据前 1 日尿量决定当日呋塞米用量，使每日尿量达 2000ml 左右，呋塞米总量通常不超过每日 800mg。亦可选用托拉塞米等利尿药物。

（4）血液净化：血液净化疗法是降低尿素氮和其他毒性代谢产物最为有效的方法，包括间歇性血液透析（intermittent hemodialysis，IHD）和连续性肾脏替代治疗（continuous renal replacement therapy，CRRT），若条件有限，也可采用腹膜透析。少尿期患者应参照基线值严密监测每日血清肌酐、血尿素氮升高幅度，每小时尿量变化，适时考虑血液净化治疗。

肾综合征出血热透析指征：①少尿超过 3 天或无尿 1 天，经利尿治疗无效，或尿量＜ 0.3ml/（kg•h），持续 24 小时以上或无尿＞ 12 小时；②尿量增加缓慢，氮质血症日趋严重，血尿素氮＞ 30mmol/L，或血清肌酐上升至基础值的 300% 以上，或≥ 353.6μmol/L，或每天血尿素氮上升≥ 10.5mmol/L，血清肌酐≥ 76.8μmol/L；③高血容量综合征伴肺气肿、脑水肿、尿毒症性脑病等；④严重电解质紊乱，血钾离子＞ 6.5mmol/L，血钠离子＞ 160mmol/L 或血钠离子＜ 125mmol/L。

血液净化无绝对禁忌证，少尿期患者出现休克或收缩压下降至 80mmHg 以下、有严重出血或出血倾向、严重心肺功能不全以及极度衰弱时，应权衡利弊，慎重决定是否采取血液透析治疗。常见并发症有出血、凝血、溶血、低血压、失衡综合征、硬水综合征、心律失常及心力衰竭等，一旦出现，立刻按应对预案及时处理。对于中、重型少尿期患者，目前常选择 IHD，可每日或隔日透析 1 次，每次 3 ～ 4 小时。在低血压休克期和少尿期重叠或发生多器官功能衰竭等危重型病例不宜搬动或血流动力学不稳定时，可选择 CRRT 治疗，其血流动力学影响小，溶质清除率高，可减少炎症介质；但运行中需定期监测动脉血气、血常规、肾功能、电解质和凝血指标，CRRT 尚可引起机体营养成分丢失，治疗药物被剔除。血液净化治疗时，无显著凝血机制紊乱的少尿期患者，可采用普通肝素或低分子肝素抗凝，凝血机制存在严重凝血机制紊乱者，应使用枸橼酸体外抗凝或无抗凝剂透析方案。

（5）积极防治并发症：少尿期患者可有多种并发症出现，重者随时危及生命，必须及时稳妥处理，常见并发症如下所述。

1）高血容量综合征：首选血液净化治疗；无条件透析治疗而利尿或导泻措施无效者，可行放血疗法；使用血管扩张剂，降低血压，减轻心脏负荷，常用酚妥拉明（15 ～ 20）mg/（100 ～ 250）ml 每日 1 ～ 2 次，静脉滴注，速度宜慢，并随时监测血压。

2）腔道大出血，可有肾脏破裂、颅内出血、消化道大出血、肺部出血和阴道出血等，给予内科治疗为主，内科治疗效果不佳，有介入治疗适应证者可行介入止血治疗，常规使用维生素 C 及维生素 K_1、酚磺乙胺、卡巴克络；质子泵抑制剂或 H_2 受体抑制剂，如奥美拉唑、西咪替丁等制酸药物；口服凝血酶；去甲肾上腺素 8mg 加入冷盐水 100ml 中口服或鼻饲，用于上消化道出血；氨基己酸（4 ～ 6）g/40ml，每日 2 ～ 3 次或氨甲苯酸 0.2g，每日 1 ～ 2 次，静脉缓慢推注，均可连用 3 ～ 4 日，主要针对继发纤溶亢进；输注新鲜血浆或纤维蛋白原，补充凝血因子；当患者血小板数量≤ $20×10^9$/L 伴出血倾向时，宜输入血小板悬液，有活动性出血时，即使血小板数量为（20 ～ 50）× 10^9/L，也应输注血小板悬液。

3）继发感染：应根据感染部位判断可能的病原菌，选用广谱、对肾脏无毒或低毒抗生素，一旦培养出病原菌，即可依药敏结果选用或加用有针对性杀菌药物。

5. 多尿期治疗　多尿早期治疗原则上同少尿期肾衰竭的治疗。多尿期应避免发生继发性休克和继发性肾衰竭，补液量依尿量多少而定，以稍欠为宜，尽量口服，消化道症状明显时可静脉补液；注意补充电解质，一般尿量每超过正常量 1000ml，补钾盐 1g、钠盐 2 ～ 3g；每日尿量超过 4000ml 时，可抗利尿治疗，常用氢氯噻嗪 25 ～ 50mg，口服，每日 2 ～ 3 次，其通过抑制肾小管对钠离子重吸收而排钠，使细胞外液中钠离子浓度降低，弱化对丘脑口渴中枢的刺激，反馈性减少饮水，使尿量逐渐恢复正常。多尿期还应注意蛋白质、维生素及热量的补充，也可给予中医中药辨证施治，促进肾功能恢复。

6. 综合救治　肾综合征出血热危重患者在肾衰竭、休克和大出血基础上，可发生 ARDS、意识障碍、心力衰竭，甚至多器官功能障碍综合征（multiple organ dysfunction syndrome，MODS）。这些患者病情变化快，病死率高，救治过程头绪多，难度大，需要先进、完善的抢救设施、设备和专业化的医护救治团队，宜在二级医院 ICU 或三级医院治疗。

案例 2-9【治疗】

　　该患者给予物理降温、利巴韦林治疗，补充热量，维持水盐平衡。入院 3 小时，出现热退病进趋势，体温渐低、血液浓缩、脉搏加快、血压下降，立即启动以复方醋酸钠林格液和人血白蛋白为主的抗休克治疗，经液体复苏 3 小时，血压、脉搏接近入院时水平，血液浓缩状态缓解。入院第 2 天，患者尿量仅 800ml，在综合治疗基础上，从小剂量开始给予呋塞米利尿治疗，使每日尿量达 2000ml 左右。入院第 6 天，患者尿量逐日增加，最多达每日 6600ml，严密监测电解质、肾功能指标，维持水盐平衡，补足热量。入院第 17 天，患者尿量恢复至每日 2200ml，入院时症状消失，嘱出院回家休养。1 个月后随访，患者已恢复至病前状态，正在田间打理晚秋作物。

【预防】

　　1. 管理传染源　与宿主动物及其排泄物、分泌物接触是肾综合征出血热从宿主动物传播到人的主要方式，有效防鼠灭鼠，尽量降低鼠密度，可减低疫情暴发的风险。

　　2. 切断传播途径　在疫区野外活动及进行实验研究时，应加强个人防护，注重食品卫生及其消毒管理。

　　3. 保护易感者　接种疫苗是预防肾综合征出血热的有效措施。对于流行区域 16 ～ 60 岁人群，尤其是喜好户外活动者和从事汉坦病毒实验研究人员，宜接种双价灭活疫苗。接种部位和方式为上臂外侧三角肌肌内注射，每次 1.0ml，0、14 天各接种 1 次，1 年后应再加强免疫一次。肾综合征出血热双价灭活疫苗具有良好的免疫原性，程序接种后可明显降低疫区人群对肾综合征出血热的易感性，有效控制肾综合征出血热的发病。

【复习思考题】

　　1. 肾综合征出血热发热期有哪些特征？

　　2. 如何认定肾综合征出血热重症患者？

　　3. 简述肾综合征出血热的治疗原则和治疗要点。

【习题精选】

　　2-47. 预防肾综合征出血热的最有效方法是（　　）

　　A. 接种肾综合征出血热双价灭活疫苗　　　　B. 灭鼠　　　　　　C. 防鼠　　　　　　D. 限制野外活动

　　E. 锻炼身体

　　2-48. 目前确诊肾综合征出血热需在疑似或临床诊断的基础上加上（　　）

　　A. 血清特异性抗体 IgG 阳性　　　　　　　　B. 血清特异性抗体 IgM 阳性

　　C. 血清特异性抗体 IgE 阳性　　　　　　　　D. 血清特异性抗体 IgD 阳性　　　　　E. RNA 阳性

　　2-49. 重症肾综合征出血热预警指征中，不包括（　　）

　　A. 高热或热程超过 1 周　　　　　　B. 频繁剧烈恶心呕吐　　　　　　C. 意识障碍

　　D. 血清白蛋白＜ 15g/L　　　　　　E. 布洛芬退热效果差

　　2-50. 肾综合征出血热发热期患者降温最好使用（　　）

　　A. 布洛芬　　　　B. 阿司匹林　　　　C. 对乙酰氨基酚　　　　D. 吲哚美辛　　　　E. 物理降温

　　2-51. 液体复苏是肾综合征出血热抗休克治疗的首要措施，不选用（　　）

　　A. 新鲜血浆　　　　B. 人血白蛋白　　　　C. 乳酸钠林格液　　　　D. 复方醋酸钠林格液

　　E. 脂肪乳

　　2-52. 肾综合征出血热发病早期可选用的抗病毒药是（　　）

　　A. 阿昔洛韦　　　　B. 更昔洛韦　　　　C. 利巴韦林　　　　D. 拉米夫定　　　　E. 索磷布韦

　　2-53. 关于肾综合征出血热的早期临床表现描述错误的是（　　）

　　A. 睑结膜苍白　　　　B. 颜面、颈部和胸部皮肤潮红　　　　　　C. 头痛、腰痛和眼眶痛

　　D. 皮肤黏膜出血点　　　　E. 肾区叩击痛

　　2-54. 肾综合征出血热五期病程错误的是（　　）

　　A. 发热期　　　　B. 低血压休克期　　　　C. 尿频期　　　　D. 多尿期　　　　E. 恢复期

　　2-55. 肾综合征出血热典型病例可以出现下列表现，但不包括（　　）

　　A. 血液浓缩　　　　B. 尿蛋白　　　　C. 低血压休克　　　　D. 丘疹　　　　E. 病程五期经过

2-56. 肾综合征出血热休克患者液体复苏效果不佳时，选用的血管活性药物是（　　　）

A. 肾上腺素　　　　B. 去甲肾上腺素　　　C. 多巴胺　　　　D. 酚妥拉明　　　　E. 异丙肾上腺素

2-57. 肾综合征出血热患者透析指征是（　　　）

A. 少尿超过 3 天或无尿 1 天，经利尿治疗无效

B. 尿量增加缓慢，氮质血症日趋严重，血尿素氮＞ 30mmol/L

C. 高血容量综合征伴肺水肿、脑水肿、尿毒症脑病等，可与药物治疗同时进行

D. 严重电解质紊乱（血钾离子＞ 6.5mmol/L，血钠离子＞ 160mmol/L 或血钠离子＜ 125mmol/L）

E. 以上都是

（徐光华）

第十节　流行性乙型脑炎

【学习要点】

1. 掌握流行性乙型脑炎的临床表现、诊断与治疗。

2. 熟悉流行性乙型脑炎的流行病学、实验室检查。

3. 了解流行性乙型脑炎的病原学特点、发病机制与病理解剖、并发症。

案例 2-10

患者，女，8 岁。因"发热、头痛 3 天"于 1 月 20 日门诊就诊。

患者 3 天前无明显诱因自觉头痛，以额部及双颞部胀痛为主，进行性加重，伴畏寒；自测体温 39.7℃，伴恶心、呕吐 5 次，喷射性呕吐，呕吐胃内容物；其间发作抽搐 1 次，神志丧失，四肢肌肉强直抽搐，口吐白沫，双眼上翻，无大小便失禁，数分钟后自行缓解；无寒战，无明显大汗，无咳嗽、咳痰，无鼻塞、流涕，无咽痛，无胸闷气促，无心悸胸痛，无皮疹，无关节肿痛，无口干、眼干，无鼻及牙龈出血，无尿频、尿急、尿痛，无腹痛、腹泻；未去医院就诊，经休息后头痛逐渐加重，复测体温 40.1℃，遂来门诊就诊。发病以来精神差，乏力，食欲稍减退，睡眠一般，体力下降，大小便无明显变化，无明显体重减轻。

【问题】

1. 该病诊断考虑什么？

2. 主要与哪种疾病相鉴别？

3. 如何治疗？

流行性乙型脑炎（epidemic encephalitis B）又称日本脑炎（Japanese encephalitis），简称乙脑，是由乙型脑炎病毒（*Japanese encephalitis virus*，JEV，简称乙脑病毒）引起的以脑实质炎症为主要病变的中枢神经系统急性传染病。本病经蚊叮咬传播，常流行于夏秋季，主要分布在亚洲。临床上以高热、抽搐、意识障碍及脑膜刺激征等为主要特征，病死率高，部分病例可有后遗症。

【病原学】

乙脑病毒属虫媒病毒（*Arbovirus*）乙组的黄病毒科（*Flaviviridae*），呈球形，直径 40～50nm，有包膜，为单股正链 RNA，RNA 包被于单股多肽的核衣壳蛋白中组成病毒颗粒的核心。包膜中镶嵌有糖基化蛋白（E 蛋白）和非糖基化蛋白（M 蛋白）。其中 E 蛋白是病毒的主要抗原成分，形成表面抗原决定簇，具有血凝活性和中和活性，与多种重要的生物学活性密切相关。

乙脑病毒容易被常用消毒剂所杀灭，不耐热，56℃ 30 分钟或 100℃ 2 分钟即可灭活，对干燥和低温抵抗力较强，用冰冻干燥法在 4℃冰箱中可保存数年。乙脑病毒为嗜神经病毒，在细胞质内繁殖，能在乳鼠脑组织内传代，也能在猴肾细胞、鸡胚和 HeLa 细胞中生长繁殖。在蚊体内繁殖的适宜温度为 25～30℃。

乙脑病毒的抗原性稳定，较少变异。人与动物感染乙脑病毒后，可产生补体结合抗体、中和机体及血凝抑制抗体，检测这些特异性抗体有助于本病的临床诊断和流行病学调查。

笔记栏

【流行病学】

（一）传染源

乙脑是人兽共患的自然疫源性疾病，人与许多动物（如猪、牛、马、羊、鸡、鸭等）都可成为本病的传染源。人体被乙脑病毒感染后，可出现短暂的病毒血症，但病毒数量少，且持续时间短，所以人不是本病的主要传染源。动物中的家畜、家禽和鸟类均可感染乙脑病毒，特别是猪的感染率较高，仔猪经过一个流行季节几乎100%受到感染，感染后血中病毒数量多，病毒血症期长，加上猪的饲养面广，更新率快，因此猪是本病的主要传染源。病毒通常在蚊—猪—蚊等动物间循环。一般在人类乙脑流行前1～2个月，先在家禽中流行，故检测猪的乙脑病毒感染率可预测当年在人群中的流行趋势。也有报道从蝙蝠中分离出乙脑病毒，认为蝙蝠可作为本病的传染源和长期储存宿主。

（二）传播途径

乙脑主要通过蚊叮咬而传播。库蚊、伊蚊和按蚊的某些种都能传播本病，而三带喙库蚊是乙脑的主要传播媒介。三带喙库蚊在我国分布广泛，是最重要的蚊种之一。近年来，我国北方及云南先后从三带喙库蚊中分离到数十株乙脑病毒，是带病毒率最高的蚊种。在家禽的圈里，这种蚊最多，当它们叮咬感染乙脑病毒的动物尤其是猪后，病毒进入蚊体内迅速繁殖，然后移行至唾液腺，并在唾液中保持较高浓度，经叮咬将病毒传给人和动物。由于蚊可携带病毒越冬，并且可经卵传代，所以蚊不仅为传播媒介，也是长期储存宿主。此外，被感染的候鸟、蝙蝠也是乙脑病毒的越冬宿主。

（三）人群易感性

人对乙脑病毒普遍易感，感染后多数呈隐性感染，显性与隐性感染之比为1：（300～2000）。感染后可获得较持久的免疫力。病例主要集中在10岁以下儿童，以2～6岁组发病率最高，大多数成人因隐性感染而获得免疫力，婴儿可从母体获得抗体而具有保护作用。近年来由于儿童和青少年广泛接种疫苗，成人和老年人的发病率则相对增加。

（四）流行特征

东南亚和西太平洋地区是乙脑的主要流行区，我国除东北、青海、新疆及西藏外均有本病流行，发病率农村高于城市。随着疫苗的广泛接种，我国的乙脑发病率已逐年下降。某些国家如日本等国的乙脑流行正在被消灭，但近年来也出现了一些新的流行区。

乙脑在热带地区全年均可发生，在亚热带和温带地区有严格的季节性，80%～90%的病例集中在7、8、9三个月，这主要与蚊繁殖、气温和雨量等因素有关。本病集中发病少，呈高度散发，家庭聚集性发病很少。

【发病机制与病理解剖】

1. 发病机制　当人体被带有乙脑病毒的蚊虫叮咬后，病毒经皮肤毛细血管或淋巴管至单核巨噬细胞系统进行繁殖，达到一定程度后即侵入血液循环，造成病毒血症，并侵入血管内膜及各靶器官，如中枢神经系统、肝、心、肺、肾等，引起全身各系统病变。发病与否主要取决于人体的免疫力及其他防御功能，如血脑屏障是否健全等。病毒的数量及毒力对发病起一定作用，与易感者临床症状的轻重有密切关系。机体免疫力较强时，只形成短暂的病毒血症，病毒很快被中和及消灭，不进入中枢神经系统，表现为隐性感染或轻型病例，但可获得终身免疫力；如受感染者免疫力低下，感染的病毒量大及毒力强，则病毒可经血液循环通过血脑屏障侵入中枢神经系统，利用神经细胞中的营养物质和酶在神经细胞内繁殖，引起脑实质病变。若中枢神经受损不重，则表现为一过性发热；若受损严重，神经系统症状突出，病情重。关于免疫反应参与发病机制的问题，学者们认为患者有神经细胞破坏，在病理上表现为特征性的血管套损害等，动物实验证明这种血管套损害是一种迟发性变态反应；也有学者报道，乙脑的发病机制有免疫复合物参与，尸解报道可在脑组织内检出IgM、C3、C4，同时在血管套及脑实质炎性病灶中可见CD3、CD4、CD9标记细胞，提出有细胞介导免疫和部分体液免疫参与发病机制。

2. 病理解剖　本病病变在中枢神经系统，脑组织的病理改变是由于免疫损伤所致，临床表现类型与病理改变程度密切相关。本病病变范围较广，从大脑到脊髓均可出现病理改变，其中以大脑、中脑、丘脑的病变最重，小脑、延脑、脑桥次之，大脑顶叶、额叶、海马回受侵显著，脊髓的病变最轻。

（1）肉眼观察：肉眼可见软脑膜充血水肿、脑沟变浅、脑回变粗；可见粟粒大小半透明的软化灶，或单个散发，或聚集成群，甚至融合成较大的软化灶，以顶叶和丘脑最为显著。

（2）显微镜观察

1）细胞浸润和胶质细胞增生。脑实质中有淋巴细胞及大单核细胞浸润，这些细胞常聚集在血管周围，形成血管套，胶质细胞呈弥漫性增生，在炎症的脑实质中游走，起到吞噬及修复作用，有时聚集在坏死的神经细胞周围形成结节。

2）血管病变。脑实质及脑膜血管扩张、充血，有大量浆液性液体渗出至血管周围的脑组织中，形成脑水肿，血管内皮细胞肿胀、坏死、脱落，可形成栓塞，微动脉痉挛，使脑组织微动脉供血障碍，引起神经细胞死亡。

3）神经细胞病变。神经细胞变性、肿胀及坏死，尼氏小体消失，核可溶解，胞质内出现空泡，神经细胞病变严重者常不能修复而引起后遗症。严重者常累及其他组织、器官，如肝、肾、肺间质及心肌，病变程度轻重不一。

【临床表现】

潜伏期 4～21 天，一般为 10～14 天。

1. 典型表现

（1）初期：起病后第 1～3 天。起病急，高热，体温高达 39～40℃，伴头痛、恶心、呕吐，食欲减退，可有精神萎靡或嗜睡，少数患者出现神志淡漠或颈项强直。大儿童诉头痛，婴幼儿可出现腹泻，此时神经系统症状及体征常不明显而误诊为上呼吸道感染，少数患者出现神志淡漠，激惹或颈项强直。

（2）极期：病程第 4～10 天，此期病情最严重，高热、抽搐及呼吸衰竭是其严重症状。以脑实质损害（包括脑炎和脑水肿）症状突出，有如下表现。

1）高热：体温可高达 40℃以上，一般持续 4～10 天，少数患者病程可更长。体温越高，热程越长，病情越重。

2）意识障碍：患者多出现程度不等的神经系统表现，可有精神萎靡、嗜睡、躁狂、谵妄、昏迷。昏迷越深、持续时间越长，病情越重、预后越差。

3）惊厥或抽搐：可由于高热、脑炎或脑水肿引起。轻者有短暂的手、足或面部惊厥或抽搐，严重者则多为肢体以至全身的抽搐，持续数分钟至十几分钟不等，均伴有意识障碍。频繁抽搐可导致发绀，甚至呼吸暂停。因此，惊厥或抽搐是乙脑严重症状之一。

4）呼吸衰竭：主要为中枢性呼吸衰竭，可由呼吸中枢损害、脑水肿、脑疝、低钠性脑水肿等引起，是乙脑最为严重的症状，也是最常见的死亡原因，多见于重症患者。表现为呼吸节律不规则，如呼吸表浅、双吸气、叹息样呼吸、潮式呼吸、呼吸暂停或呼吸停止等。亦可发生外周性呼吸衰竭，表现为呼吸先快后慢，胸式或腹式呼吸减弱，发绀，呼吸节律整齐。

5）其他神经系统表现：可有浅反射减弱或消失，腱反射先亢进后消失。出现病理体征如巴宾斯基征、脑膜刺激征阳性，大小便失禁或潴留，并可出现肌张力增高及肢体强直性瘫痪。

（3）恢复期：体温逐渐下降，精神神经症状逐日好转，多于 2～4 周恢复正常。重症患者需1～6 个月才能逐渐恢复，失语、吞咽困难、瘫痪或精神失常等症状恢复较慢。

（4）后遗症期：上述精神神经症状 6 个月仍未恢复则称为后遗症，发生率为 5%～20%，癫痫后遗症有的持续终身。

2. 临床分型

（1）轻型：发热 38～39℃，神志清楚，可有不同程度的嗜睡，无抽搐，脑膜刺激征不明显，多在 1 周内恢复。通过脑脊液和血清学检查确诊。

（2）普通型：发热 39～40℃，有意识障碍如昏睡或浅昏迷，腹壁反射和提睾反射消失，可有短暂抽搐，脑膜刺激征明显，病理反射阳性，病程约 10 天，多无恢复期症状。

（3）重型：发热 40℃以上，神志昏迷，并有反复或持续性抽搐。浅反射消失，深反射先消失后亢进，病理性反射强。常有神经定位体征。可伴肢体瘫痪和中枢性呼吸衰竭。病程常在 2 周以上，恢复期往往有不同程度的精神异常、瘫痪、失言等表现，少部分患者留有后遗症。

（4）极重型（暴发型）：体温迅速上升，呈高热或过高热，伴有反复或持续强烈抽搐，于 1～2

日出现深昏迷，有瞳孔变化、脑疝和中枢性呼吸衰竭等表现，如不及时抢救，常因呼吸衰竭而死亡。幸存者都有严重后遗症。

乙脑以轻型和普通型为多，约占总病例数的70%。流行初期重型较多，后期则以轻型居多。

【实验室检查】

1. 血常规 白细胞总数增高，一般在（10～20）$\times 10^9$/L，个别可达 40×10^9/L，这与大多数病毒感染不同。白细胞分类中可见中性粒细胞高达80%以上。

2. 脑脊液 压力增高，无色透明，白细胞计数增加，在（0.05～0.5）$\times 10^9$/L，个别可高达 1×10^9/L 以上。病初2～3天以中性粒细胞为主，以后则单核细胞增多。糖正常或偏高，蛋白质常轻度增高，氯化物正常。病初1～3天，在少数病例脑脊液检查可呈阴性。

3. 血清学检查

（1）特异性 IgM 抗体测定：该抗体在病后3～4天即可出现，脑脊液中病后第2天即可检测出，2周内达高峰，血或脑脊液中特异性 IgM 抗体在3周内阳性率达70%～90%，可作早期诊断，与血凝抑制试验同时测定，符合率可达95%。具体方法有间接免疫荧光法，捕获法 ELISA 等。

（2）血凝抑制试验：血凝抑制抗体于病程第4～5天出现，第2周达高峰，可维持1年以上，阳性率可达81.1%，高于补体结合试验，但有时出现假阳性，是由于乙脑病毒的血凝素抗原与同属病毒有弱的交叉反应，故双份血清效价呈4倍以上升高或单份效价达1：80以上可作诊断依据，此法操作简便，可应用于临床诊断及流行病学检查。

（3）补体结合试验：敏感性和特异性较高，抗体出现较晚，病后2～3周才开始出现，5～6周达高峰，故不能作早期诊断，一般多用于回顾性诊断或流行病学调查。抗体维持时间约1～2年，抗体效价以双份血清4倍以上增高为阳性，单份血清1：2为可疑，1：4或以上为阳性。

4. 病原学检查

（1）病毒分离：由于乙脑病毒主要存在于脑组织中，血和脑脊液中不易分离出病毒，在病程第1周死亡病例的脑组织中可分离到病毒。

（2）核酸检测：PCR 方法检测乙脑病毒核酸，特异性好，有助于早期诊断。

（3）乙脑病毒抗原测定：用 McAb 的反向被动血凝法测急性期血清中乙脑病毒抗原阳性率达71.5%，是目前较好的快速诊断方法。

5. 其他检查 部分患者血清谷丙转氨酶轻度增高。心电图提示低电压，T 波及 ST 段改变。

【并发症】

约10%乙脑患者出现并发症，以支气管肺炎最常见，因患者神志不清，呼吸道分泌物不易咳出，导致支气管肺炎和肺不张。其次有肺不张、枕骨后压疮、皮肤脓疱、口腔感染、尿路感染和败血症等，重症患者可出现上消化道出血。

【诊断与鉴别诊断】

1. 诊断 本病临床诊断主要依靠流行病学资料、临床表现和实验室检查的综合分析，确诊有赖于血清学和病原学检查。

（1）流行病学资料：本病多见于7～9月份，南方稍早、北方稍迟。10岁以下儿童发病率最高。

（2）临床特点：起病急，有高热、头痛、呕吐、嗜睡等表现。重症患者有昏迷、抽搐、吞咽困难、呛咳和呼吸衰竭等症状。体征有脑膜刺激征、浅反射消失、深反射亢进、强直性瘫痪和病理反射阳性等。

（3）实验室检查：白细胞总数增高，脑脊液呈无菌性脑膜炎改变。早期多用血清学检查特异性IgM 抗体，恢复期血清中抗乙脑 IgG 抗体或中和抗体滴度比急性期4倍以上升高者，或急性期抗乙脑 IgG 抗体阴性，恢复期阳性者。脑组织分离到乙脑病毒可确诊。

2. 鉴别诊断

（1）中毒性菌痢：乙脑发生在夏秋季，且多见于10岁以下儿童，故需与中毒性菌痢相鉴别。后者起病急骤，发展迅速，于发病24小时内出现高热、惊厥、昏迷、休克甚至呼吸衰竭，此时临床上尚未出现腹泻及脓血便等相应肠道症状，易与乙脑相混淆。但中毒性菌痢一般不出现脑膜刺激征。必要时可用生理盐水灌肠，如获得脓血样便可作镜检和细菌培养以确诊，特殊情况下可进行脑脊液检查，中毒性菌痢患者脑脊液一般无明显变化。

（2）化脓性脑膜炎：化脓性脑膜炎患者的中枢神经系统症状和体征与乙脑相似，但化脓性脑膜炎多见于冬春季，大多出现皮肤黏膜瘀点，多以脑膜炎症状明显，而脑实质改变不突出，脑脊液浑浊，其中白细胞增多达数千至数万，中性粒细胞多在90%以上，糖量减低，蛋白质含量明显增高，脑脊液涂片及培养可获得致病菌。乙脑尚需与早期化脓性脑膜炎及治疗不彻底的化脓性脑膜炎相鉴别，需参考年龄、发病季节、原发感染部位，同时根据病情多次进行脑脊液检查，血及脑脊液培养，并结合临床表现进行鉴别。

（3）结核性脑膜炎：多有结核病史或结核病接触史，多无季节性，婴幼儿多无卡介苗接种史。起病缓慢，病程较长，脑膜刺激征较显著。脑脊液外观呈磨玻璃样，白细胞分类以淋巴细胞为主，蛋白质含量增加，糖及氯化物含量减低，薄膜涂片时常可找到结核分枝杆菌，必要时做结核菌素试验、胸片或胸部CT检查、眼底检查以鉴别。

（4）其他病毒所致脑炎

1）肠道病毒所致脑膜脑炎：目前发病率有增多趋势，夏秋季中有20%～30%为其他病毒引起的脑炎。主要病原体为柯萨奇病毒及埃可病毒，这两种肠道病毒引起的脑膜脑炎起病不如乙脑急，临床表现较乙脑轻，中枢神经系统症状不明显，不发生明显脑水肿及呼吸衰竭，预后良好，恢复后大多无后遗症。

2）单纯疱疹病毒脑炎：发展迅速，病情重，常有额颞叶受损的定位表现，脑电图可显示局限性慢波，单纯疱疹病毒性脑炎病死率约30%，存活者大多有不同程度的后遗症，脑脊液抗体测定有助于鉴别。

3）腮腺炎脑炎：在病毒性脑炎中较为常见，多发生于冬春季，大多数有与腮腺炎患者接触史，脑炎往往发生于腮腺肿大后3～10天，少数在腮腺肿大前发生，也可不发生腮腺肿大，血清淀粉酶测定及血清抗体检测有助于鉴别诊断。

（5）脑型疟疾：不规则发热，肝脾多肿大，血中可找到恶性疟原虫，脑脊液检查基本正常。

（6）其他：乙脑患者还应与其他发热伴中枢神经系统症状的疾病相鉴别，包括脑出血、蛛网膜下腔出血、脑血管栓塞、脑血管畸形等。

案例 2-10【诊断及鉴别诊断】

1. 诊断 乙脑。

2. 鉴别诊断 主要与中毒性菌痢、化脓性脑膜炎、结核性脑膜炎等相鉴别。

（1）因中毒性菌痢起病急骤，发展迅速，于发病24小时内出现高热、惊厥、昏迷、休克甚至呼吸衰竭，易与乙脑相混淆，但乙脑患者一般无上述迅猛发生的凶险症状，而中毒性菌痢一般不出现脑膜刺激征。

（2）化脓性脑膜炎多见于冬春季，大多有皮肤黏膜瘀点，多以脑膜炎症状明显，而脑实质改变不突出，脑脊液浑浊，其中白细胞增多达数千至数万，中性粒细胞比例多在90%以上，糖量减低，蛋白质含量明显增高，脑脊液涂片及培养可获得致病菌。

（3）结核性脑膜炎多无季节性，多有结核病史或结核病接触史，起病缓慢，病程较长，脑膜刺激征较显著，脑脊液外观呈磨玻璃样，白细胞分类以淋巴细胞为主，糖及氯化物含量减低，蛋白质含量增加，薄膜涂片时常可找到结核分枝杆菌。

排除以上进一步明确为乙脑。

【治疗】

乙脑发病急，变化快，病情重，目前尚无特效抗病毒治疗药物，早期可应用利巴韦林、干扰素等治疗，及时采取积极对症处理，维持内环境稳定及水、电解质平衡，重点处理好高热、抽搐、呼吸衰竭及脑水肿等危急重症，降低病死率及后遗症的发生。

1. 一般治疗 注意饮食与营养，补足量液体，成人一般每日1500～2000ml，小儿每日50～80ml/kg，但输液不宜多，以防脑水肿，加重病情。对昏迷患者宜采用鼻饲。

2. 对症治疗

（1）高热的处理：室温尽可能保持在30℃以下，高温患者可采用物理降温或药物降温，使体温保持约38℃，一般可肌内注射安乃近，成人0.5g，每4～6小时1次，幼儿可用安乃近塞肛，避免用过量的退热药，以免因大量出汗而致虚脱。

（2）惊厥的处理：可使用镇静解痉剂，如地西泮、水合氯醛等，应对发生惊厥的原因采取相应的措施：①因脑水肿所致者，应以脱水药治疗为主，可用20%甘露醇（1～1.5）g/kg，20～30分钟静脉滴注，必要时4～6小时重复使用。可合用呋塞米、肾上腺皮质激素等，以防止应用脱水剂后的反跳。②因呼吸道分泌物堵塞、换气困难致脑细胞缺氧者，则应保持呼吸道通畅、给氧，必要时行气管切开，加压呼吸。③因高温所致者，应以降温为主。

（3）呼吸障碍和呼吸衰竭的处理：深昏迷患者喉部痰鸣音增多而影响呼吸时，可经鼻腔或口腔吸引分泌物，采用体位引流、雾化吸入等，以保持呼吸道通畅。因脑水肿、脑疝而致呼吸衰竭者，可给予脱水剂、肾上腺皮质激素等。因惊厥发生的闭气，可按惊厥处理。如因假性延髓麻痹或延脑麻痹而自主呼吸停止者，应立即做气管插管或气管切开，呼吸机辅助呼吸。如自主呼吸存在，但呼吸浅弱者，可使用呼吸兴奋剂如洛贝林、尼可刹米、回苏林等（可交替使用）。

（4）循环衰竭的处理：因脑水肿、脑疝等脑部病变而引起的循环衰竭，表现为面色苍白、四肢冰凉、脉压小、中枢性呼吸衰竭，宜用脱水剂降低颅内压。如为心源性心力衰竭，则应加用强心药物，如西地兰等。如因高热、失水过多引起血容量不足而致循环衰竭，则应以及时扩容为主。

3. 肾上腺皮质激素及其他治疗　肾上腺皮质激素有抗炎、降低通透性、保护血脑屏障、退热、减轻脑水肿、抑制免疫复合物的形成、保护细胞溶酶体膜等作用，对重症和早期确诊的患者即可应用。待体温降至38℃以下，持续2天即可逐渐减量，激素应用一般不超过5～7天。过早停药症状可有反复，如使用时间过长，则易产生感染或应激性溃疡等并发症。

4. 后遗症和康复治疗　康复治疗的重点在于智力、语言、吞咽和肢体功能等锻炼，可采用理疗、中药、针灸、推拿、按摩等治疗，以促进机体恢复。

> **案例2-10【治疗】**
>
> 　　该患者给予利巴韦林治疗，用物理方法或药物控制体温于38℃左右，抗惊厥，抗抽搐，改善脑水肿，保持呼吸道通畅，有呼吸衰竭时及早气管切开，必要时应用呼吸机辅助。保持水和电解质平衡，预防继发感染，有感染者早期治疗。恢复期有神经肌肉的遗留症状者，加强主动、被动运动或针灸物理康复治疗。有条件者必要时可应用高压氧舱治疗。

▶【预防】

预防乙脑的关键是抓好灭蚊、动物宿主的管理及以预防接种为主。

1. 管理传染源　灭蚊是预防乙脑和控制本病流行的一项根本措施。要消除蚊虫的滋生地，冬春季以灭越冬蚊为主，春季以清除滋生地与消灭早代幼虫为主，夏秋季以灭成蚊为主，同时注意消灭幼虫，喷药灭蚊能起到有效作用。此外，应采取使用蚊帐、搽用防蚊剂、使用蚊香及灭蚊器等防蚊措施。

2. 切断传播途径　防蚊灭蚊是预防乙脑的关键。猪是乙脑传播的主要中间宿主，在乡村及饲养场要做好猪的环境卫生工作，管好家禽，蚊季可用中草药如青蒿、艾草等在家禽居住场地烟熏驱蚊，每半月喷灭蚊药1次，对母猪及家禽有条件者进行疫苗注射，能控制猪感染乙脑病毒，可有效地降低地区乙脑发病率。

3. 保护易感者，预防接种　预防接种是保护易感人群的重要措施，目前我国使用的是地鼠肾灭活疫苗，保护率可达60%～90%。一般接种2次，间隔7～10天；第二年加强注射1次。接种对象为10岁以下的儿童和从非流行区进入流行区的人员，但高危的成人也应考虑。

▶【复习思考题】

1. 乙脑的流行病学特征及临床表现有哪些？
2. 乙脑与中枢神经系统感染有哪些重要鉴别要点？
3. 乙脑如何治疗？

▶【习题精选】

2-58. 乙脑与流脑的鉴别要点中最重要的是（　　　）

A. 生理反射异常及出现病理反射　　　　B. 意识障碍的出现与程度

C. 颅内压升高程度，呼吸衰竭的出现　　　D. 皮肤瘀点及瘀斑　　　　　　E. 抽搐发作程度

2-59. 患者疑为中枢神经系统感染，其脑脊液检查：压力220mmH$_2$O，WBC 200×10^6/L，糖2.8mmol/L，蛋白1.0g/L，氯化物120mmol/L，首先考虑（　　　）

A. 病毒性脑炎　　　B. 化脓性脑膜炎　　　C. 结核性脑膜炎　　　D. 虚性脑膜炎

E. 不属于以上任何情况

2-60. 鉴别乙脑与中毒性菌痢的重要依据是（　　　）

A. 高热，惊厥，昏迷　　　　　　B. 季节性　　　　　　C. 肠道症状　　　　　　D. 脑脊液常规

E. 不属于以上任何情况

2-61. 下列不属于乙脑外周性呼吸衰竭原因的是（　　　）

A. 呼吸道梗阻　　　B. 异物阻塞喉部　　　C. 肺部感染　　　D. 低钠性脑病

E. 脊髓病变引起呼吸肌麻痹

2-62. 乙脑极期的临床表现特点应除外（　　　）

A. 高热惊厥　　　B. 意识障碍如嗜睡、昏睡、昏迷　　　C. 颅内高压表现及呼吸衰竭

D. 瘫痪多不对称，肢体松弛，肌张力减退，腱反射消失

E. 脑膜刺激征及病理征阳性

2-63. 确诊为乙脑，住院第3天血压明显升高，瞳孔不等大，颈强直，有呼吸暂停。应首先采取的急救措施是（　　　）

A. 糖皮质激素　　　B. 镇痉　　　C. 呋塞米　　　D. 吸氧　　　E. 20%甘露醇

2-64. 某地区近年来每逢夏季就有一种传染病流行，且多发生于儿童，主要表现为发热头痛，呕吐，第3～4天出现意识障碍，严重者伴抽搐及呼吸异常，经治疗后多数人于病程2周后痊愈，5%～20%重症患者留有神经系统后遗症，病死率为3%～10%，为预防该病再度流行，在其综合性预防措施中，主要是（　　　）

A. 控制和管理好患者　　　　　　B. 控制和管理好病猪　　　　　　C. 防蚊和灭蚊

D. 注射丙种球蛋白　　　　　　E. 防蚊灭蚊和预防注射

2-65. 对乙脑有早期诊断价值的检测是（　　　）

A. 特异性IgM抗体　　　B. 中和抗体　　　C. 补体结合抗体　　　D. 血凝抑制抗体　　　E. Vi抗体

2-66. 乙脑病变最严重的部位是（　　　）

A. 大脑皮质　　　B. 脊髓　　　C. 间脑　　　D. 中脑

E. 大脑皮质间脑和中脑

2-67. 乙脑的主要死亡原因为（　　　）

A. 高热昏迷　　　B. 缺氧　　　C. 中枢性呼吸衰竭　　　D. 低钠性脑病

E. 外周性呼吸衰竭

2-68. 乙脑极期的临床表现，除外（　　　）

A. 高热及惊厥　　　B. 呼吸衰竭　　　C. 意识障碍及颅内高压表现　　　D. 迟缓性瘫痪

E. 脑膜刺激征及病理征阳性

2-69. 有关乙脑的神经系统表现，不正确的是（　　　）

A. 惊厥或抽搐，伴意识障碍　　　　　　B. 脑神经损害及锥体束征

C. 以中枢性呼吸衰竭为主，或与外周性呼吸衰竭并存

D. 脑膜刺激征及颅内压增高表现

E. 瘫痪常为对称性，肌张力减低，腱反射亢进

2-70. 有关乙脑呼吸衰竭的抢救中，下列错误的是（　　　）

A. 20%甘露醇静脉注射　　　　　　B. 654-2或东莨菪碱静脉注射

C. 大剂量5%葡萄糖注射液静脉滴注　　　D. 地塞米松静脉滴注

E. 尼可刹米，洛贝林静脉注射

2-71. 乙脑极期的临床表现中，错误的是（　　　）

A. 稽留热或弛张热　　　　　　B. 意识障碍　　　　　　C. 惊厥与抽搐

D. 呼吸衰竭以中枢性为主　　　　　　E. 病程早期休克

2-72. 有关乙脑的概念，下列不正确的是（　　　）

A. 乙脑是自然疫源性疾病　　　　　　B. 传染源是患者、家畜、家禽

C. 猪作为传染源的意义比人重要　　　　　　D. 蚊虫既是传播媒介，又是乙脑病毒的长期储存宿主

笔记栏

E. 人对乙脑病毒普遍易感，感染后多为潜伏性感染

2-73. 乙脑综合性预防措施主要是（　　）

A. 隔离患者　　　　　B. 管理动物传染源，如猪等　　　　　C. 防蚊灭蚊　　　　D. 预防接种

E. 防蚊灭蚊与疫苗接种

2-74. 乙脑患者，测体温 41℃，持续抽搐，迅速发生深度昏迷，瞳孔忽大忽小，呈叹息样呼吸，考虑属于（　　）

A. 轻型　　　　　B. 普通型　　　　　C. 重型　　　　　D. 极重型　　　　　E. 不属于以上各型

2-75. 乙脑与流脑最具鉴别意义的是（　　）

A. 病情进展的速度　　B. 口唇疱疹　　　C. 皮肤瘀点瘀斑　　D. 流行季节

E. 脑膜刺激征的轻重

2-76. 乙脑病毒分离阳性率最高的是（　　）

A. 患者的尿液　　　B. 患者的脑脊液　　　C. 患者早期的血液　D. 患者恢复期大便

E. 患者死后穿刺取出的脑组织

2-77. 乙脑患者，住院第 3 天病情好转。身为主管医生应采取何种措施，尽快明确诊断（　　）

A. 脑组织活检　　　B. 取血检查补体结合试验　　　　　C. 取血检查血凝抑制试验

D. 腰穿查脑脊液　　E. ELISA 查 IgM 抗体或 PCR 查乙脑毒核酸

（敖康健）

第十一节　登　革　热

　　登革热（dengue fever，DEN）是由登革病毒（*Dengue virus*）引起的由伊蚊传播的急性传染病。临床特点为突起发热，全身肌肉、骨、关节疼痛，极度疲乏，皮疹，淋巴结肿大及白细胞减少。登革热病毒感染临床可分为登革热和登革出血热（dengue hemorrhagic fever，DHF）两种类型。

　　登革热主要在热带和亚热带地区流行，其发病率近几十年在全球大幅度上升。全球 25 亿以上的人口面临患病危险。据 WHO 估计，每年可能有 5000 万～1 亿登革热病例。20 世纪 70 年代，仅有 9 个登革热流行较重的国家，而目前登革热流行国家已经超过 100 个，其中，美洲、东南亚和西太平洋区是最严重的地区。随着疾病的蔓延，不仅发病人数暴增，还有新的地区疫情暴发。2010 年，美洲、东南亚和西太平洋区域共有 230 多万病例，仅美洲 2013 年就报道了 235 万例登革热病例，其中 37 687 例属于重症登革热。现在欧洲面临可能暴发登革热的威胁，2010 年法国和克罗地亚首次报道出现了登革热地方传播情况。2012 年，在葡萄牙马德拉岛发生的疫情造成 2000 多人患病。除了葡萄牙之外，还在欧洲其他 10 个国家发现了输入性病例。

　　我国首次经病原学证实的登革热流行发生于 1978 年的广东省佛山市。我国广东省、台湾省、香港特别行政区、澳门特别行政区是登革热流行区，随着气候变暖和交通便利，近年发现病例的省区有向北扩展的趋势。已知的 4 个血清型登革病毒均已在我国发现。2014 年，我国广东省发生登革热大暴发流行，感染病例超过 45 000 例。

一、登　革　热

案例 2-11

　　患者，男，43 岁，建筑工人。因"发热 5 天，牙龈出血 1 天"入院。

　　入院前 5 天淋雨后出现发热，体温 39.8℃，伴畏寒、寒战，有头痛、全身肌肉酸痛，咽干，无咽痛，偶有咳嗽，无痰，病程中呕吐 2 次，为非喷射性胃内容物，腹痛 1 次，无腹泻，考虑"感冒"，自行服用"感冒颗粒"等治疗后体温无下降，1 天前出现牙龈出血，表现为少量、反复渗血，送至我院发热门诊就诊，门诊以"发热查因"收入院。

　　体格检查：T 39.2℃，HR 113 次/分，BP 110/80mmHg；全身皮肤潮红，结合膜充血，躯干部及四肢可见弥漫性斑丘疹，压之不褪色，咽充血（+），扁桃体无肿大，颈软，心肺阴性，腹软，无压痛、反跳痛，肝、脾肋下未触及，双肾区无叩痛，双下肢无水肿。

实验室检查：血常规示 WBC 2.5×10⁹/L，PLT 59×10⁹/L；尿常规示蛋白（＋）；肝功能示 ALT 69U/L，AST 75U/L，TBil 16μmol/L，ALB 40g/L。登革热病毒荧光 PCR 核酸检测阳性；血和骨髓培养阴性；肥达试验"O"1∶40，"H"1∶80，钩体凝集溶解试验1∶200。流行性出血热荧光抗体阴性。

治疗：入院后予单间隔离，蚊帐隔离，物理降温，口服补液盐等相关对症支持治疗，入院后第3天，患者体温下降至正常，症状改善出院。

【问题】

1. 该病诊断考虑什么？

2. 主要与哪种疾病相鉴别？

3. 如何治疗？

【病原学】

（一）形态和结构

登革病毒归为黄病毒科（*Flaviviridae*）中的黄病毒属（*Flavivirus*）。病毒颗粒呈哑铃状、棒状或球形，直径 40～50nm。基因组为单股正链 RNA，长约 11kb，编码 3 个结构蛋白和 7 个非结构蛋白，基因组与核心蛋白一起装配成二十面对称体的核衣壳。外层为脂蛋白组成的包膜，包膜含有型和群特异性抗原。

（二）血清型和抗原性

根据抗原性的差异，登革病毒可分为 4 个血清型（DEN-1、DEN-2、DEN-3 和 DEN-4）。感染特定血清型病毒恢复后，获得对该型的终身免疫，但对其他种血清型病毒只有部分和短暂的交叉免疫。随后感染其他血清型病毒会增加罹患重症登革热的危险。各型之间及与乙脑病毒之间有部分交叉免疫反应。

在各种血清型中，已经确认存在不同的基因型，凸显登革热血清型的广泛遗传变异。其中，DEN-2 和 DEN-3 的"亚洲"基因型往往与重病相关。初次感染者自病程第 4～5 天出现红细胞凝集抑制抗体（hemagglutination-inhibition antibody），2～4 周达高峰，低滴度可长期存在；第 8～10 天出现中和抗体（neutralization antibody），2 个月达高峰，中和抗体低滴度维持数年以上；第 2 周出现补体结合抗体（complement fixation antibody），1～2 个月达高峰，3 个月后降至较低水平，维持时间较短。

（三）生物学特性

登革病毒在伊蚊胸肌细胞、猴肾细胞及新生小白鼠脑中生长良好，病毒在细胞质中增殖，可产生恒定的细胞病变。目前最常用 C6/36 细胞株来分离登革病毒。

（四）理化特性

登革病毒不耐热，60℃ 30 分钟或 100℃ 2 分钟即可灭活，但耐低温，在人血清中保存于–20℃可存活 5 年，–70℃存活 8 年以上。登革病毒对酸、洗涤剂、乙醚、紫外线、0.65% 甲醛（福尔马林）敏感。

【流行病学】

（一）传染源

患者和隐性感染者是本病主要传染源。患者在潜伏期末及发热期内有传染性，主要局限于发病前 6～18 小时至发病后第 3 天，少数患者在病程第 6 天仍可在血液中分离出病毒。在流行期间，轻型患者和隐性感染者占大多数，是重要的传染源。本病尚未发现慢性患者和病毒携带者。在野外捕获的猴子、蝙蝠等动物体内曾分离出登革病毒，但作为传染源的作用尚未肯定。

（二）传播途径

埃及伊蚊和白纹伊蚊是本病的主要传播媒介。在东南亚和我国海南省，以埃及伊蚊为主；在太平洋岛屿和我国广东、广西，则以白纹伊蚊为主。伊蚊吸带病毒血液后，病毒在唾液腺和神经细胞内复制，吸血后10天伊蚊即有传播能力，传染期可长达174天。在非流行期间，伊蚊可能是病毒的储存宿主。曾经在致乏库蚊和三带喙库蚊中分离出登革病毒，但其密度高峰与登革热流行高峰不一致，因此，可能不是登革热的重要传播媒介。

（三）易感人群

在本病新流行区，人群普遍易感，但发病以成人为主。在地方性流行区，当地成年居民，在血清中几乎都可检出抗登革病毒的中和抗体，故发病以儿童为主。

感染后对同型病毒有巩固免疫力，并可维持多年，对异型病毒也有1年以上的免疫力。对其他黄病毒属成员，如乙脑病毒和圣路易脑炎病毒，有一定的交叉免疫力。

（四）流行特征

1. 地理分布 登革热主要在北纬25°到南纬25°的热带和亚热带地区流行，尤其是在东南亚、太平洋岛屿和加勒比海地区。在我国主要发生于海南、台湾、香港、澳门、广东和广西。2013年在云南也出现疫情。

登革热多发生在城市及周边地区。由于现代交通工具的便利与人员的频繁流动，登革热的远距离（如城市间、国家间）传播已逐渐引起重视。

2. 季节性 登革热流行与伊蚊滋生有关，主要发生于夏秋雨季。在广东省为5～11月份，海南省为3～12月份。

3. 年龄分布 新流行区以20～40岁青壮年发病较多，地方性流行区以儿童发病较多。

4. 流行方式 具有突发性、集中性、家庭聚集性（一家有2例发病的情况可占半数）、隐性感染者多等特点。本病流行有周期性，即在地方性流行区有隔年发病率升高的趋势，但近年来流行周期常表现为不规则性。

【发病机制与病理】

登革病毒经伊蚊叮咬进入人体，在毛细血管内皮细胞和单核巨噬细胞系统增殖后进入血液循环，形成第一次病毒血症。然后再定殖于单核巨噬细胞系统和淋巴组织中复制，再次释放入血形成第二次病毒血症，引起临床症状，机体产生的抗登革病毒抗体与登革病毒形成免疫复合物，激活补体系统，导致血管通透性增加；同时抑制骨髓中白细胞和血小板系统，导致白细胞及血小板减少和出血倾向。

病理改变：肝、肾、心和脑的退行性变，心内膜、心包、胸膜、腹膜、胃肠黏膜、肌肉、皮肤及中枢神经系统不同程度出血，皮疹活检见小血管内皮细胞肿胀、血管周围水肿及单核细胞浸润，瘀斑中有广泛血管外溢血。脑型患者可见蛛网膜下腔和脑实质灶性出血，脑水肿及脑软化。重症患者可有肝小叶中央灶性坏死及胆汁淤积，小叶性肺炎，肺小脓肿形成等。

【临床表现】

潜伏期3～14天，平均7天。登革病毒感染后，可导致隐性感染、登革热、登革出血热。临床上将登革热分为典型、轻型与重型3型。

（一）典型登革热

1. 发热 成人病例通常起病急，畏寒、高热，24小时内体温可达40℃，持续5～7天后骤退至正常。部分病例发热3～5天后体温降至正常，1天后再度上升，称为双峰或马鞍热（saddle fever）。发热时伴头痛、眼球后痛，骨、肌肉及关节痛，极度乏力，可有恶心、呕吐、腹痛、腹泻或便秘等胃肠道症状。脉搏早期加速，后期可有相对缓脉。早期体征有颜面潮红，结膜充血及浅表淋巴结肿大。常需数周才能恢复健康。儿童病例起病较慢，体温较低，毒血症较轻，恢复较快。

2. 皮疹 于病程第3～6天出现，多为斑丘疹或麻疹样皮疹，也有猩红热样疹、红斑疹及出血点等，可同时有两种以上皮疹。分布于四肢、躯干或头面部，多有痒感，大部分不脱屑，持续3～4天消退。

3. 出血 25%～50%病例有出血现象，如牙龈出血、鼻出血、呕血或黑便、皮下出血、咯血、血尿、阴道出血、腹腔或胸腔出血等，多发生在病程第5～8天。

4. 其他 约1/4病例有轻度肝大，个别病例有黄疸，脾大少见。

（二）轻型登革热

轻型登革热症状体征较典型登革热轻，表现为：发热较低，全身疼痛较轻，皮疹稀少或不出疹，无出血倾向，浅表淋巴结常肿大，病程 1～4 天。流行期间此型病例甚多，由于其临床表现类似流感或不易鉴别的短期发热，常被忽视。

（三）重型登革热

重型登革热早期临床表现类似典型登革热，发热 3～5 天后病情突然加重。表现为脑膜脑炎，出现剧烈头痛、呕吐、谵妄、狂躁、昏迷、抽搐、大量出汗、血压骤降、颈强直、瞳孔缩小等。有些病例表现为消化道大出血和出血性休克。此型病情凶险，进展迅速，多于 24 小时内死于中枢性呼吸衰竭或出血性休克。此型罕见，但死亡率很高，故命名为重型登革热。

【并发症】

本病并发症以急性血管内溶血最为常见，发生率约 1%，多发生于葡萄糖-6-磷酸脱氢酶缺陷（G-6-PD）的患者。其他并发症包括精神异常、心肌炎、尿毒症、肝肾综合征、急性脊髓炎、格林-巴利综合征及眼部病变等。

【实验室及辅助检查】

（一）常规及生化检查

白细胞总数减少，发病第 2 天开始下降，第 4～5 天降至最低，可低至 $2×10^9$/L，中性粒细胞分类减少。1/4～3/4 病例血小板减少。部分病例有蛋白尿和红细胞尿。约半数病例有 ALT 升高。脑型病例脑脊液压力升高，白细胞和蛋白质正常或稍增加，糖和氯化物正常。

（二）血清学检查

单份血清补体结合试验滴度超过 1∶32，红细胞凝集抑制试验滴度超过 1∶1280 有诊断意义。双份血清，恢复期抗体滴度比急性期升高 4 倍以上者，可确诊。IgM 抗体捕捉 ELISA 法检测特异性 IgM 抗体有助于登革热的早期诊断。

（三）病毒分离

将急性期患者血清接种于乳鼠脑内或 C6/36 细胞系可分离病毒。以 C6/36 细胞系常用，其分离阳性率 20%～65%。

（四）反转录聚合酶链反应

反转录聚合酶链反应（RT-PCR）检测急性期血清，其敏感性高于病毒分离，可用于早期快速诊断及血清型鉴定，技术要求较高。

【诊断】

1.流行病学资料 在登革热流行区，夏秋雨季，发生大量高热病例时，应考虑到本病。

2.临床特征 起病急、高热、全身疼痛、明显乏力、皮疹、出血、淋巴结肿大、束臂试验阳性。

3.实验室检查 白细胞总数减少，中性粒细胞分类减少。1/4～3/4 病例血小板减少。部分病例有蛋白尿和红细胞尿。约半数病例有轻度 ALT 升高。脑型病例脑脊液压力升高，白细胞和蛋白质正常或稍增加，糖和氯化物正常。

【鉴别诊断】

1.流行性感冒 鼻塞、流涕、咽痛、咳嗽等上呼吸道感染的症状较明显，皮疹少见。

2.麻疹 咳嗽、流涕、流泪，眼结膜充血、畏光，以及咽痛，全身乏力常见。在病程的第 2～3 天，90% 以上患者的口腔出现科氏斑。皮疹为斑丘疹，首见于耳后发际，渐及前额、面、颈，自上而下至胸、腹、背及四肢。

3.猩红热 急性咽喉炎较明显，表现为咽痛、吞咽痛，局部充血并可有脓性分泌物，颌下及颈淋巴结肿大、触痛。发热 24 小时后开始出疹，始于耳后、颈部及上胸部，后迅速蔓及全身。皮疹为弥漫充血性针尖大小的丘疹，压之褪色，伴有痒感。面部充血而口鼻周围充血不明显，形成口周苍白圈。

4.肾综合征出血热 主要表现为发热、中毒症状、充血、出血、休克、少尿、高血容量综合征。

血清中可检出汉坦病毒的 IgG、IgM 抗体。

5. 钩端螺旋体病 病前有疫水接触史。腓肠肌压痛较明显。血清中可检出抗钩端螺旋体的 IgG、IgM 抗体。

6. 恙虫病 可于肿大、压痛的淋巴结附近发现特征性焦痂或溃疡。血清变形杆菌凝集试验（外-斐反应）检查，OXK 凝集抗体效价达 1∶160 或以上有诊断意义。

7. 伤寒 肥达试验（伤寒沙门菌血清凝集反应）中"O"抗体效价可在 1∶80 以上，"H"抗体效价可在 1∶160 以上。血液和骨髓培养可有伤寒沙门菌生长。

> **案例 2-11【诊断与鉴别诊断】**
> **1. 诊断** 登革热。
> **2. 主要与肾综合征出血热鉴别** 该患者有发热、头痛、颜面潮红、结膜充血、尿蛋白（+）、血小板减少等，符合肾综合征出血热的临床表现，但肾综合征出血热皮疹多为腋下及颈胸部搔抓样出血疹，与本病例不符。且患者登革病毒荧光 PCR 核酸检测阳性；血和骨髓培养阴性；肥达试验"O"1∶40，"H"1∶80，钩体凝集溶解试验 1∶200。流行性出血热荧光抗体阴性，排除了肾综合征出血热，进一步明确为登革热。

【治疗】

本病目前尚无特效的抗病毒治疗药物，多为自限性，故主要采取支持及对症治疗措施。治疗原则是早发现，早治疗，早防蚊隔离。

（一）登革热治疗

1. 一般治疗 急性期应卧床休息，进流质或半流质饮食，防蚊隔离至完全退热。监测神志、生命体征、尿量、血小板、血细胞比容等变化。重型病例应加强护理，注意口腔和皮肤清洁，保持粪便通畅。

2. 对症治疗

（1）高热时先用物理降温，慎用止痛退热药物，以防在 G-6-PD 患者中诱发急性血管内溶血。高热不退及毒血症状严重者，可短期使用小剂量肾上腺皮质激素，如口服泼尼松 5mg，每天 3 次。

（2）出汗多，呕吐或腹泻者，应及时口服补液，非必要时不滥用静脉补液，以避免诱发脑水肿。

（3）镇静止痛：可给予地西泮、罗痛定等对症处理。

（4）有出血倾向者，可选用卡巴克络、酚磺乙胺、维生素 C 及维生素 K 等一般止血药物；出血量大时，可输新鲜全血或血小板；严重上消化道出血者，可口服冰盐水或去甲肾上腺素，静脉给予奥美拉唑。

（二）重症登革热治疗

除一般治疗中提及的监测指标外，重症登革热病例还应进行电解质的动态监测。对出现严重血浆渗漏、休克、ARDS、严重出血或其他重要脏器功能障碍者应积极采取相应治疗。

1. 补液原则 重症登革热补液原则是维持良好的组织器官灌注。可给予平衡盐等晶体液，渗出严重者应及时补充白蛋白等胶体液。根据患者血细胞比容、血小板、电解质情况随时调整补液的种类和数量，在尿量达约 0.5ml/（kg•h）的前提下，应尽量减少静脉补液量。

2. 抗休克治疗 出现休克时应尽快进行液体复苏治疗，输液种类及输液量见补液原则，同时积极纠正酸碱失衡。液体复苏治疗无法维持血压时，应使用血管活性药物；严重出血引起的休克，应及时输注红细胞或全血等。有条件者可进行血流动力学监测并指导治疗。

3. 出血的治疗

（1）出血部位明确者，如严重鼻出血者给予局部止血。胃肠道出血者给予制酸药。尽量避免插胃管、尿管等侵入性诊断及治疗。

（2）严重出血者，根据病情及时输注红细胞。

（3）严重出血伴血小板显著减少者应输注血小板。

4. 其他治疗 在循环支持治疗及出血治疗的同时，应当重视其他器官功能状态的监测及治疗；预防并及时治疗各种并发症。

案例 2-11【治疗】

　　该病为自限性，治疗原则是早发现，早治疗，早防蚊隔离。无特效的抗病毒治疗药物，故予物理降温、口服补液等对症支持治疗及防蚊隔离，体温正常，症状改善，治愈出院。

【预后】

　　登革热通常预后良好，病死率为 3/10 000，主要死因为中枢性呼吸衰竭。

【预防】

（一）控制传染源

　　本病地方性流行区或可能流行地区要做好疫情监测预报工作，早发现，早诊断，及时隔离治疗。同时尽快进行特异性实验室检查，识别轻型患者。加强国境卫生检疫。

（二）切断传播途径

　　防蚊灭蚊是治疗本病的根本措施。改善卫生环境，消灭伊蚊滋生地。喷洒杀蚊剂消灭成蚊。

（三）保护易感人群

　　本病以个人防护为主，做好个人防蚊措施。提高人群免疫力，注意饮食均衡，适当锻炼，增强体质。首个登革热疫苗 CYD-TDV 已登记注册并于 2015 年 12 月首先在墨西哥推广应用，可供登革热广泛流行地区的 9 ～ 45 岁人群使用。

二、登革出血热

　　登革出血热（dengue hemorrhagic fever，DHF）是登革热的一种严重类型。起病类似典型登革热，发热 2 ～ 5 天后病情突然加重，多器官较大量出血和休克，血液浓缩，血小板减少，白细胞增多，肝大。多见于儿童，病死率高。

　　1950 年在泰国首先发现登革出血热，目前本病在非洲、美洲、东地中海、东南亚和西太平洋 100 多个国家呈地方性流行。美洲、东南亚和西太平洋区域受影响最为严重。在亚洲和拉丁美洲一些国家是导致儿童严重患病和死亡的一个主要原因。

【病原学】

　　4 型登革热病毒均可引起登革出血热，DEN-2 最常见。1985 年在我国海南省出现的登革出血热，也是由 DEN-2 所引起。

【流行病学】

　　登革出血热多发生于登革热地方性流行区的当地居民之中，外来人很少发生。可能由于多数当地居民血液中存在促进性抗体（enhancing antibody）之故。在东南亚，本病好发于 1 ～ 4 岁儿童，在我国海南省则以 15 ～ 30 岁占多数。

【发病机制与病理】

　　本病发病机制尚未完全明了。机体感染登革病毒后可产生特异性抗体，婴儿则可通过胎盘获得抗体，这些抗体具有弱的中和作用和强的促进作用，故称为促进性抗体。它可促进登革病毒与单核细胞或吞噬细胞表面的 Fc 受体结合，使这些细胞释放活性因子，导致血管通透性增加，血浆蛋白从微血管中渗出，引起血液浓缩和休克。凝血系统被激活则可引起 DIC，加重休克，并与血小板减少一起导致各系统的出血。

　　病理变化主要是全身毛细血管内皮损伤，导致出血和血浆蛋白渗出。微血管周围出血、水肿及淋巴细胞浸润，单核巨噬细胞系统增生。

【临床表现】

　　本病潜伏期同登革热，临床上分为较轻的无休克的登革出血热及较重的登革休克综合征（dengue shock syndrome，DSS）两型。

　　前驱期 2 ～ 5 天，具有典型登革热临床表现。在发热过程中或热退后，病情突然加重，表现为皮肤变冷、脉速，昏睡或烦躁，出汗，瘀斑，消化道或其他器官出血，肝大，束臂试验阳性。部分病例脉压进行性下降，如不治疗，即进入休克，可于 4 ～ 6 小时死亡。仅有出血者为无休克的登革出血热，同时有休克者为登革休克综合征。

实验室检查可发现血液白细胞总数和中性粒细胞均增加，血小板减少，可低至 10×10^9/L 以下。血液浓缩，血细胞比容增加。凝血因子减少，补体水平下降，纤维蛋白降解物升高。血浆蛋白降低，血清转氨酶升高，凝血酶原时间延长，纤维蛋白原下降。血清学检查和病毒分离同登革热。

【诊断与鉴别诊断】

1. 诊断 ①有典型登革热临床表现；②多器官较大量出血；③肝大。具备其中 2～3 项，同时血小板在 100×10^9/L 以下，血细胞比容增加 20% 以上者，为无休克的登革出血热。同时伴有休克者，为登革休克综合征。

2. 鉴别诊断 登革出血热应与黄疸出血型钩端螺旋体病、败血症、流行性出血热等疾病相鉴别。

【治疗】

本病以支持疗法为主，注意水、电解质平衡，纠正酸中毒。休克病例应尽快输液以扩张血容量，加用血浆或血浆代用品，但不宜输全血，以免加重血液浓缩。严重出血者，可输新鲜全血或血小板。中毒症状严重及休克病例，可用肾上腺皮质激素静脉滴注。有 DIC 证据者按 DIC 治疗。

【预后】

无休克的登革出血热病死率为 1%～5%，登革休克综合征预后不良。

【复习思考题】

1. 从登革热与登革出血热的发病机制阐述两者之间的流行病学特征与临床特征的迥异。

2. 简述登革热的诊断与鉴别诊断。

【习题精选】

2-78. 以下关于登革病毒的描述正确的是（　　）

A. 耐热　　　　　　B. 单链正股 DNA　　　C. 有 3 个血清型　　　　　　　　D. 耐酸

E. 直径 40～50nm

2-79. 登革热的传播途径是（　　）

A. 血液传播　　　　B. 粪-口传播　　　C. 虫媒传播　　　D. 空气飞沫传播　　　E. 日常生活接触

2-80. 登革热的主要流行季节为（　　）

A. 秋季　　　　　　B. 春季　　　　　C. 夏秋雨季　　　D. 冬春季　　　　　　E. 秋冬季

2-81. 登革热的潜伏期为（　　）

A. 3～15 天　　　　B. 15～30 天　　　C. 1～2 天　　　D. 15～45 天　　　　E. 2～7 天

2-82. 典型登革热的热型是（　　）

A. 回归热　　　　　B. 稽留热　　　　　C. 波状热　　　D. 马鞍热　　　　　　E. 弛张热

2-83. 对登革热的皮疹描述错误的是（　　）

A. 疹退后无脱屑　　　　　　　B. 可同时有斑丘疹及猩红热样皮疹　　　C. 皮疹分布全身

D. 于病程 3～6 天出现　　　　E. 疹退后有色素沉着

2-84. 登革热的主要死因是（　　）

A. 大出血　　　　　B. 脑疝　　　　　　C. 肾衰竭　　　D. 循环衰竭　　　　　E. 中枢性呼吸衰竭

2-85. 登革热患者合并 DIC 时不宜输注（　　）

A. 全血　　　　　　B. 代血浆　　　　　C. 葡萄糖注射液　　D. 生理盐水　　　　E. 血浆

2-86. 预防登革热的根本措施是（　　）

A. 防蚊灭蚊　　　　B. 隔离传染源　　　C. 注意空气流通　　D. 注射免疫球蛋白　E. 注射疫苗

2-87. 登革热地方性流行区的当地居民易患登革出血热的原因是（　　）

A. 遗传因素　　　　B. 气候因素　　　　C. 生活习惯　　　D. 当地卫生条件差，有利于疾病传播

E. 当地居民血液中有促进性抗体

2-88. 婴儿从母体获得的登革热特异性抗体具有（　　）

A. 强的中和作用、强的促进作用　　　　　B. 强的中和作用而无促进作用

C. 强的中和作用、弱的促进作用　　　　　D. 弱的中和作用、强的促进作用

E. 弱的中和作用、弱的促进作用

2-89. 登革出血热与典型登革热的区别是（　　）

A. 出血　　　　　　　B. 高血细胞水平的血小板减少症　　　　C. 血液浓缩　　　　D. 血小板减少症

E. 休克

2-90. 登革热的主要传染源是（　　）

A. 隐性感染者与患者　　　　　　　B. 重症患者　　　　C. 病畜　　　　D. 病毒携带者

E. 恢复期带毒者

2-91. 登革出血热的主要临床特征是（　　）

A. 出血　　　　　　　B. 休克　　　　　　C. 皮疹　　　　　D. 淋巴结肿大　　　　E. 发热

（林　锋　王　姣）

第十二节　传染性单核细胞增多症

【学习要点】

1. 掌握传染性单核细胞增多症的病因、临床表现、诊断要点和治疗方案。

2. 熟悉传染性单核细胞增多症的实验室检查、鉴别诊断。

3. 了解传染性单核细胞增多症的病原学特点、发病机制和病理解剖。

案例 2-12

患者，男，25 岁。因"发热伴颈部肿块 6 天"入院。

患者于入院 6 天无明显诱因下出现发热，测体温 38.6℃，此后体温波动在 38 ～ 39.5℃，以晚间为高，伴畏寒无寒战，同时感咽痛明显，5 天前出现颈部肿块并逐渐增大、增多、融合成块，至我院耳鼻咽喉科就诊，考虑"恶性肿瘤？感染性发热？"收住感染内科。既往体健。

入院查体：T 39℃，神志清，精神可，扁桃体Ⅱ～Ⅲ度肿大，表面覆盖黄色脓苔，颈部可触及多个肿块融合成块，质中偏硬，轻压痛，心肺听诊无特殊，腹平软，无压痛，脾肋下 1cm，质软。

辅助检查：血常规示 WBC $13.54×10^9$/L，N 0.55，L 0.21，异常淋巴细胞 0.18。

【问题】

1. 该患者可能的诊断是什么？

2. 需要进一步做哪些检查以明确诊断？

3. 如何治疗？

传染性单核细胞增多症（infectious mononucleosis，IM）是由 EB 病毒（*Epstein-Barr virus*，EBV）所致急性单核巨噬细胞系统增生性传染病，病程常具自限性。其临床特征为不规则发热，咽喉炎，淋巴结肿大，外周血淋巴细胞显著增多并出现异常淋巴细胞，嗜异性凝集试验阳性，感染后体内出现抗 EBV 抗体。在青年与成年发生的 EBV 原发性感染者，约半数表现为传染性单核细胞增多症。儿童多见，近年来成人的发病率明显上升，且其临床表现多样，易误诊、漏诊。

【病原学】

EBV 为本病的病原，是 1964 年 Epstein 和 Barr 等首先从非洲儿童恶性伯基特淋巴瘤（Burkitt lymphoma）组织体外培养的淋巴瘤细胞系中发现的一种新的人类疱疹病毒，1968 年确定为本病的病原体。

EBV 属疱疹病毒群，是一种嗜淋巴细胞的 DNA 病毒。完整的病毒颗粒由类核、膜壳、壳微粒、包膜所组成，主要侵犯 B 细胞。电镜下呈球形，直径 150 ～ 180 nm。病毒核酸为双链 DNA，其线性分子能整合于宿主细胞染色体 DNA 中，而环形分子游离于宿主细胞 DNA 之外。两种形式的病毒 DNA 分子依据宿主细胞不同可单独存在或并存。

EBV 基因组编码 5 个抗原蛋白：衣壳抗原（viral capsid antigen，VCA）、膜抗原（membrane antigen，MA）、早期抗原（early antigen，EA，可再分为弥散成分 D 和局限成分 R）、EBV 核抗原（EBV nuclear antigen，EBNA）和淋巴细胞检出的膜抗原（lymphocyte detected membrane antigen，

LYDMA）。其中 VCA-IgM 抗体早期出现，在 1～2 个月后消失，是新近被 EBV 感染的标志。EA-IgG 抗体是近期感染或 EBV 活跃增殖的标志。

EBV 对生长要求极为特殊，仅在非洲淋巴瘤细胞、传染性单核细胞增多症患者血液、白血病细胞和健康人脑细胞等培养中繁殖，因此病毒分离困难。EBV 有嗜 B 细胞特性并可作为其致裂原，使 B 细胞转为淋巴母细胞。

【流行病学】

本病世界各地均有发生，通常呈散发性，一年四季均可发病，亦可引起流行。

1. 传染源 患者和 EBV 携带者为传染源。人是 EBV 的储存宿主，病毒在口咽部上皮细胞内增殖，故唾液中含有大量病毒，排毒时间可持续数周至数月。EBV 感染后长期病毒携带者，可持续或间断排毒达数年之久。健康人群中带毒率约为 15%。

2. 传播途径 主要经口密切接触而传播（口-口传播），飞沫传播虽有可能，但并不重要。偶可通过输血传播。

3. 易感人群 人群普遍易感。本病多见于儿童和少年，发病以 15～30 岁青年龄组为多。6 岁以下幼儿多呈隐性感染或轻症感染，体内出现 EBV 抗体，但无嗜异性抗体。15 岁以上青年中多呈现典型发病，EBV 抗体和嗜异性抗体均阳性。35 岁以上患者少见。发病后可获得持久免疫力，第二次发病罕见。

【发病机制与病理解剖】

本病的发病原理尚未完全阐明。病毒进入口腔后先在咽部淋巴组织内增殖，导致渗出性咽扁桃体炎，局部淋巴管受累、淋巴结肿大，继而侵入血液导致病毒血症，继之累及淋巴系统和各组织器官。由于 B 细胞表面具有 EBV 受体，故 EBV 主要感染 B 细胞，使 B 细胞表面抗原性改变。EBV 在 B 细胞内将其基因上的各不同片断所编码的特异抗原表达在 B 细胞膜上，继而引起 T 细胞的强烈免疫应答而转化为细胞毒性效应细胞，直接破坏携带 EBV 的 B 细胞。患者血中大量异常淋巴细胞（又称异型淋巴细胞）就是这种具杀伤能力的细胞毒性 T 细胞（CTL）。因此，CTL 在免疫病理损伤形成中起着重要作用。它一方面杀伤携带 EBV 基因的 B 细胞，另一方面破坏许多组织器官，导致临床发病。EBV 可引起 B 细胞多克隆活化，产生非特异性多克隆免疫球蛋白，其中有些免疫球蛋白对本病具特征。

温馨提示 近年来研究发现，传染性单核细胞增多症的发病机制与免疫因素密切相关，细胞免疫在传染性单核细胞增多症发病及控制 B 细胞增殖、清除 EBV 方面发挥重要作用。传染性单核细胞增多症急性期患者调节性 T 细胞（CD4$^+$CD25$^+$Treg）数量显著减低，进而影响机体的免疫抑制功能致使传染性单核细胞增多症发病；在传染性单核细胞增多症的疾病进展期，CD4$^+$CD25$^+$Treg 可调节 EBV 感染与宿主免疫反应之间的平衡；NK 细胞可调控 EBV 所致裂解性感染症状，在固有免疫功能失衡时易发生 EBV 相关恶性肿瘤。在遗传性研究中，人类白细胞抗原 I 类分子基因多态性与传染性单核细胞增多症发生的关联性研究和同卵双胞胎均患传染性单核细胞增多症的比例高于异卵双胞胎的调查，证实了传染性单核细胞增多症具有遗传易感性。

本病的主要病理特征是淋巴组织的良性增生。肝脏活检可显示间质性肝炎，肝窦及汇管区有淋巴细胞浸润，库普弗细胞增生及局灶性坏死。脾大，脾窦及脾髓内充满异形淋巴细胞、水肿，致其质脆、易出血，甚至破裂。淋巴结肿大，不形成脓肿，以副皮质区（T 细胞）增生显著。全身其他器官如心肌、肾、肾上腺、肺、皮肤及中枢神经系统等均可有充血、水肿和淋巴细胞浸润。

【临床表现】

潜伏期 5～15 天，一般为 9～11 天。起病急缓不一。约 40% 患者有前驱症状，历时 4～5 天，如乏力、头痛、食欲减退、恶心、稀便、畏寒等。本病的症状多样化，但大多数青春期及成人感染可出现较典型的症状。病程 2～3 周，少数可延至数月。典型表现如下。

1. 发热 除极轻型病例外，均有发热，体温在 38.5～40.0℃，无固定热型，部分患者伴畏寒、寒战，热程不一，持续数日至数周，也有长达 2～4 个月者，热渐退或骤退，多伴有出汗。病程早期可有相对缓脉。中毒症状多不严重。

2. 淋巴结肿大 60% 的患者有浅表淋巴结肿大。全身淋巴结皆可被累及，以颈淋巴结最为常见，腋下、腹股沟次之，胸廓、纵隔、肠系膜淋巴结偶亦可累及。直径 1～4cm，呈中等硬度，分散而不粘连，无明显压痛，不化脓，两侧不对称。肿大淋巴结消退迟缓，通常在 3 周之内，偶可持续较长的时间。肠系膜淋巴结肿大引起腹痛及压痛。

3. 咽峡炎 半数患者有咽、悬雍垂、扁桃体等充血、水肿或肿大，少数有溃疡或假膜形成（图 2-15），易剥离。患者常有咽痛，腭部可见小出血点，牙龈也可肿胀，并有溃疡。喉及气管阻塞罕见。

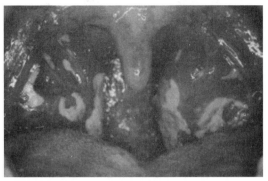

图 2-15 咽峡炎

4. 肝脾大 约 10% 患者出现肝大，肝功能异常者则可达 2/3。少数患者可出现黄疸，但转为慢性和出现肝衰竭少见。50% 以上患者有轻度脾大，偶可发生脾破裂。

5. 皮疹 约 10% 的病例出现皮疹，呈多形性，有斑丘疹、猩红热样皮疹、结节性红斑、荨麻疹等，偶呈出血性。多见于躯干部，较少波及肢体，常在起病后 1～2 周内出现，3～7 天消退，不留痕迹，未见脱屑。比较典型者为黏膜疹，表现为多发性针尖样瘀点，见于软腭、硬腭的交界处。

6. 神经系统症状 神经系统极少被累及，表现为急性无菌性脑膜炎、脑膜脑炎、脑干脑炎、周围神经炎等，临床上可出现相应的症状。脑脊液中可有中等度蛋白质和淋巴细胞增多，并可见异常淋巴细胞。预后大多良好，病情重危者痊愈后也多不留后遗症。

其他尚有肺炎（5%）、心肌炎、肾炎、眼结膜充血等。

【并发症】

典型传染性单核细胞增多症约有 30% 患者可并发咽部细菌感染。5% 左右患者可出现间质性肺炎。急性肾炎的发生率可高达 13%，可出现水肿、蛋白尿、尿中管型及血尿素氮增高等类似肾炎的变化，病变多为可逆性。约 6% 患者并发心肌炎，心电图示 T 波倒置、低平及 P-R 间期延长。神经系统可出现脑膜炎、脑膜脑炎、周围神经变，发生率约为 1%。脾破裂发生率为 0.2%，通常见于疾病的 10～20 天。其他并发症有溶血性贫血、胃肠道出血、腮腺肿大等。

【实验室检查】

1. 血常规 病初起时白细胞总数正常或稍增多，发病后 10～12 天白细胞总数常有升高，最高可达（30～50）$\times 10^9$/L。单个核细胞（淋巴细胞、单核细胞及异型淋巴细胞）可达 60% 以上，其中异型淋巴细胞可在 10% 以上。血小板计数可减少，极个别患者有粒细胞缺乏或淋巴细胞减少，可能与人体异常免疫反应有关。

2. 嗜异性凝集试验（heterophil agglutination test） 是一标准的诊断性试验，其原理为患者血清中常含有属于 IgM 的嗜异性抗体可与绵羊或马红细胞凝集。该试验在病程早期即呈阳性，约为40%，第二、三周阳性率分别可达 60%～80% 以上，恢复期迅速下降。少数病例（约 10%）的嗜异性凝集试验始终阴性，大多属轻型，尤以儿童患者为多。

正常人、血清病患者、淋巴网状细胞瘤、单核细胞白血病及结核病等患者，血清中也可出现嗜异性抗体，可用豚鼠肾和牛红细胞吸收试验加以鉴别。一般认为经豚鼠肾吸收后的滴定效价在 1∶64 以上者具有诊断意义。若逐周测定效价上升 4 倍以上，则意义更大。

3. EBV 抗体检测 人体感染 EB 病毒后可以产生抗 EBV 抗体，有对 VCA、EA、EBNA 的抗体及补体结合抗体、中和抗体等。其中以抗-VCAIgM 和 IgG 较为常用，前者出现早、消失快、灵敏性与特异性高，有早期诊断价值，后者出现时间早，滴度较高且可持续终身，宜用于流行病学调查。

4. EBV-DNA 载量检测 EBV-DNA/mRNA 与机体的免疫功能和病毒基因组在感染细胞中的状态相关，潜伏感染状态的 EBV 基因组可被激活进而表达、增殖并诱发疾病。EBV-DNA 载量测定推荐用于原发感染，对传染性单核细胞增多症的诊断并非必要但与疾病严重程度相关。

> **案例 2-12【实验室检查】**
> 患者入院后检查：血常规示 WBC 16.87$\times 10^9$/L，N 0.56，异常淋巴细胞 0.25，PLT 105$\times 10^9$/L。肝功能示 ALT 218U/L，AST 167U/L，TBil 12μmmol/L。EBV-DNA 4.8$\times 10^5$/L。腹部 B 超：脾轻度肿大，浅表肿块 B 超：颈部多发淋巴结肿大伴融合，结构不清。

笔记栏

【诊断与鉴别诊断】

（一）诊断

1. 流行病学资料 当本病出现流行时，流行病学资料有重大参考价值。应注意当地流行状况，是否曾赴流行地区出差旅游。周围有无类似患者，以便协助诊断。

2. 临床表现资料 本病主要临床表现为发热、咽痛、颈部及其他部位淋巴结肿大，肝脾大，多形性皮疹，但本病临床表现变异较大，散发病例易误诊，尤其在无实验室检查条件的情况下，诊断困难较大。

3. 实验室检查 如典型血象、嗜异性凝集试验及 EBV 抗体检测和 EBV-DNA 载量检测等。

（二）鉴别诊断

本病应与以咽峡炎表现为主的链球菌感染、疱疹性咽峡炎、风湿热等，以发热、淋巴结肿大为主要表现的结核病、淋巴细胞白血病、淋巴瘤等，以黄疸、肝功能异常为特征的病毒性肝炎及化验改变较类似的传染性淋巴细胞增多症、巨细胞病毒感染、血清病等进行鉴别。此外本病还需与心肌炎、风疹、病毒性脑炎等相鉴别。

巨细胞病毒病的临床表现酷似本病，巨细胞病毒病肝脾大是由于病毒对靶器官细胞的作用所致，传染性单核细胞增多症则与淋巴细胞增殖有关。巨细胞病毒病中咽痛和颈淋巴结肿大较少见，血清中无嗜异性凝集素及 EB 病毒抗体，确诊有赖于病毒分离及特异性抗体测定。本病也需与急性淋巴细胞性白血病相鉴别，骨髓细胞学检查有确诊价值。儿童中本病尚需与急性感染性淋巴细胞增多症相鉴别，后者多见于幼儿，大多有上呼吸道症状，淋巴结肿大少见，无脾大；白细胞总数增多，主要为成熟淋巴细胞，异常血象可维持 4～5 周；嗜异性凝集试验阴性，血清中无 EB 病毒抗体出现。

案例 2-12【病史特点与诊断】

1. 患者为青年男性，既往体健，因发热伴颈部肿块 6 天入院。

2. **查体** T 39℃，扁桃体Ⅱ～Ⅲ度肿大，表面覆盖黄色脓苔，颈部可触及多个肿块融合成块，质中偏硬，轻压痛，脾肋下 1cm，质软。

3. **辅助检查** 血常规示 WBC $16.87×10^9$/L，N 0.56，异常淋巴细胞 0.25；肝功能示 ALT 218U/L，AST 167U/L；EBV-DNA $4.8×10^5$/L。腹部 B 超：脾轻度肿大；浅表肿块 B 超：颈部多发淋巴结肿大伴融合，结构不清。

根据上述病史特点和辅助检查，患者传染性单核细胞增多症诊断明确。

【治疗】

本病无特异性治疗，以对症治疗为主，患者大多能自愈。以休息、解热、镇静、护肝等对症处理为主；可同时给予抗病毒治疗，使用阿昔洛韦、更昔洛韦和伐昔洛韦等药物可抑制 EBV 复制并减少病毒脱落，但并不能减轻患者病情严重程度、缩短病程和降低并发症的发生率。干扰素具有广谱的病毒抑制作用，不仅能够诱导宿主细胞产生抗病毒蛋白，还可调节 CTL、NK 细胞和巨噬细胞对病毒感染靶细胞的杀伤作用，增强机体细胞免疫及体液免疫，同时抑制病毒复制、阻断病毒感染或扩散。更昔洛韦联合干扰素雾化吸入可改善急性期热程、咽峡炎、免疫功能、血 EBV-DNA 转阴率并提高总有效率，避免因肌内注射带来的感染机会；而干扰素联合丙种球蛋白可改善症状、增强机体细胞免疫功能。

抗生素治疗可用于继发性感染，当并发细菌感染时，如咽部、扁桃体的 β-溶血性链球菌感染可选用青霉素 G、头孢曲松等抗生素。

肾上腺皮质激素可用于重症患者，如咽部、喉头有严重水肿，出现神经系统并发症、血小板减少性紫癜、心肌炎、心包炎等，可改善症状，消除炎症。但一般病例不宜采用。用法为泼尼松第 1 天 80mg，随后逐渐减量，疗程 1 周。

案例 2-12【治疗】

入院后给予更昔洛韦抗病毒及保肝、退热等对症、支持治疗，同时考虑咽部存在继发细菌感染予头孢曲松抗感染治疗 1 周后康复出院。

【预后】

本病预后大多良好。病程一般为1～2周，但可有复发。部分患者低热、淋巴结肿大、乏力、病后软弱可持续数周或数月。极个别者病程迁延达数年之久。本病病死率为1%～2%，死因为脾破裂、脑膜炎、心肌炎等。有先天性免疫缺陷者感染本病后，病情迅速恶化而死亡。

【预防】

本病目前尚无有效预防措施。急性期患者应进行呼吸道隔离。其呼吸道分泌物及痰杯应用漂白粉或煮沸消毒。但也有人认为隔离患者并无必要。因病毒血症可长达数月，故病后至少6个月不能参加献血。疫苗尚在研制中。

【复习思考题】

1. 传染性单核细胞增多症临床特点有哪些？

2. 传染性单核细胞增多症主要与哪些疾病相鉴别？

3. 传染性单核细胞增多症如何治疗？

【习题精选】

2-92. 传染性单核细胞增多症是由（　　）病毒感染所致的急性感染性疾病。

A. 柯萨奇病毒　　　　B. 鼻病毒　　　　C. 腺病毒　　　　D. 巨细胞病毒

E. EB病毒

2-93. 传染性单核细胞增多症有典型三大症状，除外（　　）

A. 发热　　　　B. 咽喉痛　　　　C. 头痛　　　　D. 淋巴结肿大

2-94. 传染性单核细胞增多症以外周血中淋巴细胞增多并出现（　　）为特征表现。

A. B淋巴细胞　　　　B. 异性淋巴细胞　　　　C. 单核细胞　　　　D. T淋巴细胞

2-95. 传染性单核细胞增多症基本病理特点是（　　）

A. 淋巴细胞的良性增生　　　　　　　　B. 淋巴细胞的坏死性增生

C. 嗜酸性细胞的浸润　　　　　　　　　D. 淋巴细胞的化脓炎症

2-96. 传染性单核细胞增多症的主要传播途径是（　　）

A. 直接接触唾液传播　　　　　　B. 输血传播　　　　C. 母婴传播　　　　D. 飞沫传播

2-97. EBV在患者血清中出现（　　）代表新近感染。

A. EA-IgG抗体　　　　　　　　　B. VCA-IgG抗体

C. VCA-IgM抗体　　　　　　　　　D. EBNA-IgG抗体

2-98. 本病的传染源为（　　）

A. 密切接触者　　　　B. 医护人员　　　　C. 患者和隐性感染者　　　　D. 家人

2-99.（多选题）传染性单核细胞增多症临床表现为（　　）

A. 发热　　　　B. 咽峡炎　　　　C. 淋巴结肿大　　　　D. 肝脾大　　　　E. 皮疹

2-100.（多选题）传染性单核细胞增多症可出现的并发症有（　　）

A. 脑膜脑炎、周围神经炎　　　　　B. 心肌炎、心包炎　　　　　C. 间质性肺炎

D. EB病毒相关性噬血综合征　　　　E. 脾破裂

2-101.（多选题）EB病毒的抗原成分包括（　　）

A. VCA　　　　B. EA　　　　C. EBNA　　　　D. LYDMA　　　　E. MA

（李　骥）

第十三节　狂　犬　病

【学习要点】

1. 掌握狂犬病的临床特点、预防以及狂犬病病毒暴露后的紧急处理与疫苗接种。

2. 熟悉狂犬病的流行病学、实验室检查。

3. 了解狂犬病的病原学特点、发病机制、病理与治疗。

案例2-13

患者，男，41岁。因被犬咬伤2个月，畏风、恐水2天入院。

入院2个月前，患者被犬咬伤右小腿及左上肢前臂，伤口有出血，自己于家中使用白酒消毒后未再行进一步伤口处理。入院2天前，患者出现左上肢前臂疼痛及蚁走感，随即出现畏风、恐水，风吹时自觉喉头发紧、呼吸困难，饮水及进食时有恐惧感，伴有流涎、多汗、烦躁不安以及阵发性全身抽搐。不伴有心悸、低热、乏力、恶心等全身不适。治疗效果不佳转入我科。

体格检查：T 36.7℃，P 109次/分，R 24次/分，BP 191/129mmHg。神志清楚，烦躁不安，扶入病房，烦躁。流涎、皮肤湿润多汗。颈阻阴性，脑膜刺激征阴性。呼吸频率快，双肺呼吸音清晰，未闻及干、湿啰音。HR 109次/分，律齐，各瓣膜听诊区未闻及杂音。腹部软，无压痛、反跳痛，肝脾肋缘下未扪及。声音、光、水等刺激可引起全身肌肉阵发性抽搐，双下肢不肿。生理征存在，病理征未引出。

实验室检查：血常规示 WBC 9.23×10⁹/L，N 8.09×10⁹/L，L 0.77×10⁹/L，Hb 139g/L，PLT 159×10⁹/L；肝功能示 ALT 17.3U/L，AST 24.5U/L，TBil 15.7μmol/L，ALB 43.8g/L。

【问题】

1. 该病诊断考虑什么？

2. 主要与哪种疾病相鉴别？

3. 如何治疗？

狂犬病（rabies）又名恐水症（hydrophobia），为感染狂犬病毒（*Rabies virus*）后病毒侵犯中枢神经系统为主的人兽共患传染病。通常因被病兽咬伤、抓伤或舌舔皮肤或黏膜破损处后感染发病。其主要感染人、犬、猫、食肉动物等，牛、骆驼、马也可感染发病，临床表现为特有的恐水、恐声、狂躁、恐惧不安和咽肌痉挛。病死率几乎为100%。

【病原学】

狂犬病毒形似子弹，属弹状病毒科（*Rhabdoviridae*）拉沙病毒属（*Lyssavirus genus*），大小约75nm×180nm，为单股负链RNA病毒。内层为核壳，含40nm核心，外部为蛋白质衣壳，表面有脂蛋白包膜。狂犬病病毒基因编码5种蛋白，即糖蛋白（G）、核蛋白（N）、聚合酶（L）、磷蛋白（NS）和膜蛋白（M）。糖蛋白能与乙酰胆碱受体结合，决定了病毒的嗜神经性，能诱导机体产生保护性免疫应答。核蛋白是荧光免疫法检测的靶抗原，具有种属特异性，有助于临床诊断。

从患者和患病动物直接分离的病毒称野毒株（wild strain）或街毒株（street virus），其特点是毒力强，能在唾液中繁殖。野毒株在动物脑内传代50代后，毒力减弱，被称为固定毒株（fixed virus），对人和其他动物失去致病力，不形成内基小体，自然感染不能侵犯中枢神经系统，但仍能保持其抗原性，可用于制作狂犬病减毒活疫苗。

狂犬病毒对理化因子抵抗力差，强酸、强碱、70%乙醇、甲醛、脂溶剂、季胺类化合物、紫外线等能迅速灭活病毒，但不宜被苯酚和甲酚皂溶液灭活，在冰冻干燥环境下可保存数年，被感染的组织可保存在50%甘油内送检。

【流行病学】

（一）传染源

携带狂犬病毒的动物是本病的传染源，其中80%～90%为病犬。其次是猫、猪、牛、马等家畜。在其他国家和地区，可能因为政府对流浪犬的控制及对家养犬的强制免疫，蝙蝠、浣熊、臭鼬、狼、狐狸等野生动物是其主要传染源。患病动物唾液中含有较多量的病毒，于发病前数日即具有传染性。一般来说，狂犬病患者不是传染源，因其唾液中所含病毒量较少。

（二）传播途径

本病主要传播途径是被带病动物咬伤、抓伤或舔触伤口感染。少数可在宰杀病犬、剥皮、切割等过程中被感染。蝙蝠群居洞穴中含病毒气溶胶，因吸入含病毒的气溶胶被感染。也有器官移植传播狂犬病的报道。

（三）人群易感性

本病人群普遍易感，兽医、动物实验人员和动物饲养员属高危人群。人被病兽咬伤后是否发病与下列因素有关：①咬伤部位，头、面、颈、手指被咬伤后发病机会多；②严重程度，伤口大而深者发病率高；③伤口的处理，咬伤后迅速彻底清洗者发病机会少；④免疫功能低下或免疫缺陷者发病机会多；⑤衣着厚者受感染机会少；⑥若伤后能及时、全程、足量地注射狂犬疫苗，发病率低于1%。

【发病机制与病理解剖】

（一）发病机制

狂犬病毒侵入人体后，有很强的嗜神经性，主要通过周围神经逆行，向心性向中枢神经传播，一般不入血形成病毒血症，致病过程可分为3个阶段。

1. 组织内病毒小量增殖期　病毒先在感染部位肌细胞内小量增殖，通过和神经肌肉接头处的乙酰胆碱受体结合，再侵入附近的神经末梢，此过程一般不短于72小时。

2. 从周围神经侵入中枢神经系统期　病毒沿神经轴突向心性扩散，至脊髓的背根神经节后开始大量复制，然后入侵脊髓并很快波及整个中枢神经系统。主要侵犯脑干、小脑等处的神经细胞。

3. 从中枢神经向各器官扩散期　病毒自中枢神经离心性扩散至周围神经及其所支配的组织器官，尤以唾液腺、嗅神经上皮等处病毒量较多。由于迷走、舌咽和舌下神经核受损，患者可发生咽肌及呼吸肌痉挛，出现恐水、吞咽和呼吸困难。交感神经受刺激，使唾液分泌和出汗增多，临床表现为流涎；迷走神经节、交感神经和心脏、神经节受损，患者可出现心血管系统功能紊乱，甚至突然死亡。

（二）病理学表现

本病病理变化主要是急性弥漫性脑脊髓炎，以大脑基底、海马回、脑干部位及小脑损害最为明显。脑实质外观呈充血、水肿及微小出血，镜下有非特异的神经细胞变性和炎症细胞浸润。在神经细胞胞质内可见到嗜酸性包涵体，又称内氏小体（Negri body），为狂犬病病毒集落。内氏小体最常见于海马及小脑浦肯野细胞中，呈圆形，直径3～10μm，染色后呈樱桃红色，是狂犬病的特征性病变，具有诊断意义。

【临床表现】

潜伏期长短不一。可在5天至10年或以上，多数1～3个月。典型临床经过分为以下3期。

（一）前驱期

前驱期持续1～2天，一般不超过4天。此期大多有低热、乏力、恶心、全身不适等类似感冒的症状，继而出现恐惧不安、烦躁失眠，对声、风、光等刺激敏感而出现咽喉紧缩感。尤其是已愈合的伤口及伤口周围出现痒、痛、麻及蚁走感等异样感觉，约发生于80%的病例，与病毒繁殖刺激感觉神经元有关，此症状可持续数小时至数天不等，对早期诊断有重要意义。

（二）兴奋期

兴奋期持续1～3天。此期体温升高至38～40℃，患者表现为高度兴奋、恐惧、烦躁不安、呼吸困难。恐水、怕风是本期最具有特征性的表现，主要表现为患者见水或者听到水声均会引起咽肌痉挛，极渴却不敢饮，即使饮水也无法下咽，满口流涎。患者常因声带痉挛而伴声嘶、说话吐字不清，严重发作时可出现全身肌肉阵发性抽搐。怕风也是本病特有症状，微风、吹风、穿堂风等都可引起患者咽肌痉挛。此外，光、声等多种外界刺激也可能引起上述症状。由于自主神经功能亢进，患者常出现大量流涎、心率增快、血压增高、大汗淋漓、瞳孔扩大，患者表情痛苦、焦急但神志大多清楚，极少有进犯他人的行为，随着亢奋状态的延长，部分患者可出现精神失常、谵妄、幻视幻听、大喊大叫等表现。

（三）麻痹期

麻痹期持续6～18小时。此期患者逐渐由狂躁转变为安静状态，肌肉痉挛减少或停止，进入昏迷状态，出现全身弛缓性瘫痪，眼肌、颜面部肌肉及咀嚼肌也可受累。呼吸减弱或不规则，心律失常，血压下降，神志不清，最终因呼吸、循环衰竭而死亡。

本病病程一般不超过 6 天。除上述典型病例外，因脊髓或延髓受损，个别患者未出现狂犬病典型狂躁状态，而是在前驱期出现高热、头痛、呕吐、咬伤处疼痛等症状后，继之出现肢体无力、共济失调、肌肉瘫痪，以及大小便失禁等症状。瘫痪呈横断型或上升型，严重者死于呼吸肌麻痹，称为"麻痹型（静型）狂犬病"，也称"哑狂犬病"。

【实验室检查】

（一）血常规及脑脊液

外周血白细胞计数轻、中度增高。脑脊液压力稍增高，蛋白质正常或增高，糖和氯化物正常，细胞数轻度增高，以淋巴细胞为主。

（二）病原学检查

1. 抗原检测 可取患者唾液或脑脊液涂片、角膜印片、咬伤部位皮肤或脑组织通过免疫荧光抗体技术检测病毒抗原。此方法具有快速的特点，且阳性率达 95%。

2. 内氏小体检查 取动物或死者的脑组织做切片染色，镜检找内氏小体，阳性率为 70% ～ 80%。

3 病毒分离 取患者的脑脊液、唾液、皮肤或脑组织接种鼠脑分离病毒。

4. 核酸测定 采用反转录聚合酶链反应（RT-PCR）法，以新鲜唾液和皮肤活检组织为标本检测狂犬病毒 RNA，可作为早期快速诊断依据。

（三）病毒抗体检测

现 WHO 和美国 CDC 推荐用快速荧光灶抑制试验（rapid fluorescent focus inhibition test，RFFIT）检测血清或脑脊液中和抗体。该方法具有快捷、特异性和敏感性高等优点。国内多采用 ELISA 法检测血清中和抗体，主要用于流行病学调查。

【诊断与鉴别诊断】

（一）诊断

1. 流行病学资料提示患者曾被病兽咬伤、抓伤或舌舔皮肤或黏膜破损处。

2. 临床表现为典型狂犬病症状，如出现咬伤部位感觉异常、兴奋躁动、恐水怕风、咽喉痉挛等可初步诊断。

3. 进行病毒抗原、病毒核酸或病毒分离等实验室检查可确定诊断。

（二）鉴别诊断

1. 破伤风 有外伤史，对外界刺激敏感，有张口困难、牙关紧闭、角弓反张、苦笑面容、全身阵发性强直性痉挛，而无高度兴奋和恐水现象。但须注意，狂犬病患者被咬伤时，也可同时感染破伤风。

2. 病毒性脑炎 有发热、头痛、呕吐等颅内压增高的表现，锥体束征阳性，无恐水、高度兴奋、大汗、怕风、流涎等症状，通过脑脊液和病毒分离等检查进行鉴别。

3. 类狂犬病性癔症 被咬伤后表现为怕风恐水、咽喉紧缩、饮水困难、高度兴奋，无麻痹期表现，经暗示与对症治疗后可迅速恢复。

> **案例 2-13【诊断及鉴别诊断】**
> **1. 诊断** 狂犬病。
> **2. 鉴别诊断** 主要与破伤风相鉴别。患者有外伤史，对外界刺激敏感，有全身阵发性强直性痉挛，需警惕破伤风，但破伤风患者无兴奋和恐水现象，且患者无角弓反张、牙关紧闭及苦笑面容表现。

【治疗】

本病一旦发病，目前无特效疗法，主要以支持对症治疗为主。故强调在咬伤后及时进行伤口彻底清洁消毒和预防疫苗接种。

1. 一般处理 严格隔离患者，尽量保持患者安静，减少光、风、声等刺激。须严格消毒患者的分泌物和排泄物。

2. 对症治疗 补充足够营养，纠正酸中毒，补液，维持水、电解质平衡。维持心、肺等重要器官的功能。痉挛发作可给予苯妥英钠、地西泮等，脑水肿可给予甘露醇及呋塞米等脱水剂，发绀、缺氧予以吸氧、人工呼吸，必要时行气管切开。有心动过速、心律失常、血压升高时，可应用β受体阻滞剂或强心剂。

3. 抗病毒治疗 目前缺乏有效的狂犬病抗病毒治疗药物。

> **案例 2-13【治疗】**
> 将该患者隔离至单间病房，保持安静的环境。予以补液、营养等对症处理后患者神志由躁狂转为昏迷，最后呼吸、循环均衰竭，患者死亡。

【预防】

（一）管理传染源

重点加强对犬、猫的管理，对饲养犬、猫登记，做好预防接种，并实行进出口动物检疫等措施。咬过人的犬、猫应设法捕获，隔离观察 10 天仍存活的动物可确定为非患狂犬病，可解除隔离。对病死动物应立即焚毁或深埋，切不可剥皮或进食。

（二）伤口处理

早期伤口处理极为重要，咬伤后立即用 20% 肥皂水或 0.1% 苯扎溴铵（新洁尔灭）反复彻底清洗伤口，至少 30 分钟，力求去除犬涎、挤出污血，再用大量清水冲洗。冲洗后，再用 75% 乙醇或 2% 碘酊涂擦。深部伤口插管冲洗，但伤口一般不予缝合或包扎，以便排血引流。如有人抗狂犬病免疫球蛋白或免疫血清，使用前先做皮试，皮试阴性后，可在伤口底部及四周做浸润注射。

（三）预防接种

1. 疫苗接种 疫苗接种可用于暴露后预防，也可用于暴露前预防。若被咬伤后能及时、全程、足量地注射狂犬疫苗，发病风险显著下降。原则上被咬伤后疫苗注射越早越好，暴露者只要未发病，不管距离暴露时间多久仍应尽快按暴露当时的免疫程序接种疫苗。WHO 推荐使用的疫苗有：①人二倍体细胞疫苗（human diploid cell vaccine，HDCV）；②原代细胞培养疫苗，包括地鼠肾细胞疫苗、犬肾细胞疫苗和原代鸡胚细胞疫苗等；③传代细胞疫苗，包括非洲绿猴肾传代细胞（Vero 细胞）疫苗和幼仓鼠肾细胞疫苗等。

（1）暴露前预防：主要用于高危人群，如兽医、动物管理人员、可能接触狂犬病毒的医务人员、山洞探险者等。接种 3 次，每次 2ml，肌内注射，于 0、7、21 天（或 28 天）进行；2～3 年加强注射 1 次。

（2）暴露后预防：接种 5 次，每次 2ml，肌内注射，于暴露后 0、3、7、14 和 28 天完成。如严重咬伤，可于 0、1、2、3、4、5、6、10、14、30 及 90 天各注射 1 针，全程 10 针。

2. 免疫球蛋白注射 凡咬伤严重、有多处伤口者，或头、面、颈和手指被咬伤者，在接种疫苗的同时还应注射免疫血清。常用的制品有人抗狂犬病毒免疫球蛋白（human anti-rabies immunoglo-bulin，HRIG）和马抗狂犬病毒免疫血清两种。使用前先进行皮肤过敏试验，试验阴性后再进行注射。

【复习思考题】

1. 狂犬病的病原学及流行病学有哪些特征？

2. 狂犬病的临床表现分为哪几个期，各期主要特点是什么？

3. 狂犬病如何预防？

【习题精选】

2-102. 关于狂犬病毒描述不正确的是（　　　）

A. 狂犬病毒为单股负链 RNA 病毒　　　　B. 强酸、强碱、脂溶剂、紫外线、X 线可灭活

C. 一般来说，狂犬病患者不是该病的传染源

D. 狂犬病毒是非嗜神经性病毒

E. 不会引起化脓性脑炎

2-103. 狂犬病的典型表现是（　　　）

A. 有"怕水、怕风、怕光"的症状　　　　B. 流涎　　　　C. 咽肌痉挛　　　　D. 以上都是

2-104. 暴露前的免疫程序是（　　）

A. 0、7、21 天（或）28 天进行　　　　　B. 0、3、7、14 和 28 天完成

C. 0、1、2、3、4、5、6、10、14、30 及 90 天各注射 1 针

D. 直接注射免疫球蛋白

2-105. 下面哪种不是狂犬病毒的传播途径（　　）

A. 被犬抓伤、舔伤　　　　　　　　　　B. 吸入含病毒的气溶胶

C. 接触病兽的血和组织　　　　　　　　D. 被犬惊吓

2-106. 狂犬病的病死率是（　　）

A. 20%　　　　B. 40%　　　　C. 60%　　　　D. 80%　　　　E. 100%

2-107. 狂犬病毒入侵的是人体的（　　）

A. 运动系统　　　　B. 血液系统　　　　C. 呼吸系统　　　　D. 神经系统

2-108. 狂犬病的临床诊断病例，符合下列一项即可诊断，其中错误的是（　　）

A. 典型的狂躁型狂犬病临床表现

B. 明确的动物致伤史+典型的麻痹型狂犬病临床表现

C. 出现麻痹型狂犬病临床表现 10 天

2-109. 狂犬疫苗的接种剂量是（　　）

A. 儿童减半　　　　B. 幼儿接种 1/3 剂量　　　　C. 无论儿童还是成人每次均 1 个治疗剂量

2-110. 狂犬病患者一般在出现神经系统症状多久以内死亡（　　）

A. 1～6 天　　　　B. 6～10 天　　　　C. 10～15 天　　　　D. 30 天

2-111. 绝大多数狂犬病患者发病是由于没有接受规范的暴露后处置，包括（　　）

A. 接受暴露后处置较晚　　　　　　　　B. 未彻底进行伤口处清洗

C. 未按照要求接种疫苗及人免疫球蛋白　　　　D. 以上都是

（吴　刚）

第十四节　艾　滋　病

【学习要点】

1. 掌握艾滋病的临床表现、诊断依据、治疗措施。

2. 熟悉艾滋病的病原学、流行病学、预防。

3. 了解艾滋病的发病机制、鉴别诊断。

案例 2-14

患者，男，30 岁。司机，因发热、乏力、消瘦半年入院。

患者于半年前无明显诱因发热，多呈低热，最高体温 38℃，伴乏力、全身不适、厌食、逐渐消瘦，大便每天 2～3 次，稀便，无脓血，无腹痛和恶心、呕吐，无咳嗽。病初曾就诊于当地医院（不详），完善胸部 X 线片及血、尿、粪便常规未见异常，遂服中药治疗，未见好转。半年来体重下降约 8kg，睡眠尚可。

既往 5 年前因阑尾炎化脓穿孔手术并输过血，无肝、肾疾病和结核病史，无药物过敏史。吸烟 10 年，每天 1 盒，不饮酒。有冶游史。

体格检查：T 37.5℃，P 84 次/分，R 18 次/分，BP 120/80mmHg。略消瘦，皮肤未见皮疹和出血点，右颈部和左腋窝各触及 1 个 2cm×2cm 大小淋巴结，活动无压痛。巩膜无黄染，咽（−），甲状腺不大。心、肺阴性。腹软无压痛；肝肋下 2cm，软，无压痛；脾侧位肋下刚触及，移动性浊音（−），肠鸣音 4 次/分。双下肢不肿。

实验室检查：Hb 120g/L，WBC $3.5×10^9$/L，N% 70%，L% 30%，PLT $78×10g$/L；血清抗 HIV（+）。

【问题】

1. 该疾病诊断考虑什么？

2. 主要与哪些疾病相鉴别？

3. 如何治疗？

艾滋病全称获得性免疫缺陷综合征（acquired immunodeficiency syndrome，AIDS），是由人类免疫缺陷病毒（HIV）引起的一种慢性致死性传染病。HIV 主要感染和破坏 CD4$^+$T 细胞，造成机体免疫受损，最后并发各种严重的机会性感染和肿瘤，如不及时治疗，本病病死率极高。具有传播迅速、发病缓慢、病死率高的特点。

【病原学】

HIV 属于反转录病毒科慢病毒属中的人类慢病毒组，为直径 100～120nm 的球形颗粒，由核心和包膜两部分组成。核心由衣壳蛋白（capsid protein，A；P24）组成，衣壳内含 2 条单股正链 RNA、核衣壳蛋白（nucleocapsid protein，NC）和病毒复制所必需的酶类，包括反转录酶（reverse transcriptase，AT，p51/p66）、整合酶（integrase，IN，p32）和蛋白酶（proteinase，PR，p10）等。包膜位于病毒的最外层，其中嵌有外膜糖蛋白 gp120 和跨膜糖蛋白 gp41；包膜内面是基质蛋白（matrix protein，A；p17），形成病毒内壳。其中，跨膜糖蛋白 gp41 与 HIV 感染进入宿主细胞密切相关（图 2-16）。

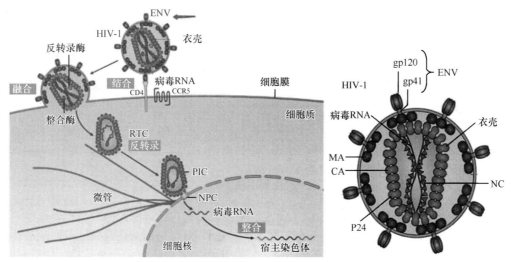

图 2-16 HIV 结构示意图及 HIV 感染细胞示意图

HIV 分为 HIV-1 和 HIV-2。HIV 基因组全长约 9.7kb，基因组两端长末端重复序列（long terminal repeat，LTP）发挥调节 HIV 基因整合、表达和病毒复制的作用。HIV 基因组含有 3 个结构基因（gag、pol 和 env）、2 个调节基因 [反式激活因子（trans activating factor，TAT）和毒粒蛋白表达调节因子（regulator of expression of virion protein，REV）] 和 4 个辅助基因 [负调控因子（negative factor，NEF）、病毒蛋白 r（viral protein regulatory，VPR）、病毒蛋白 u（viral protein u，VPU）和病毒感染因子（viral infective factor，VIF）]，其中 vpu 为 HIV-1 特有，而病毒蛋白 x（viral protein x，VPX）为 HIV-2 特有。

HIV 是一种高变异性病毒，3 个结构基因的变异程度不同，ENV 基因变异率最高。HIV 发生变异的主要原因包括反转录酶无校正功能从而导致的随机变异，病毒在体内高频率复制，宿主的免疫选择压力，病毒 DNA 与宿主 DNA 之间的基因重组，以及药物选择压力；其中不规范的抗反转录病毒及患者依从性差是导致耐药变异的重要原因。

我国以 HIV-1 为主要流行株，已发现的有 A、B（欧美 B）、B'（泰国 B）、C、D、F、G、H、J 和 K 10 个亚型，还有不同流行重组型（circulation regulating recombinant form，CRF）和独特重组型（unique recombinant form，URF）。1999 年起在部分地区发现并证实我国有少数 HIV-2 型感染者。

HIV-1 入侵宿主主要凭借 CD4 分子（第一受体）和趋化因子受体 5（CC chemokine receptor 5，

CCR）或趋化因子 CXC 亚家族受体 4（CXC subfamily receptor，CXC-R）（第二受体）等。这些受体主要表达于 T 细胞、单核巨噬细胞，以及树突状细胞（DC）表面。HIV 借助易感细胞表面的受体进入细胞。在人体细胞内的感染过程包括：①吸附、膜融合及穿入：HIV-1 感染人体后，选择性地吸附于靶细胞的 CD4 受体上，在辅助受体的帮助下进入宿主细胞。②反转录、入核及整合：细胞质中病毒 RNA 在反转录酶作用下，形成互补 DNA（cDNA），在 DNA 聚合酶作用下形成双链线性 DNA。进入细胞核内，在整合酶的作用下整合到宿主细胞的染色体 DNA 中。这种整合到宿主 DNA 中的病毒 DNA 即被称为"前病毒"。③转录及翻译：前病毒被活化而进行自身转录时，在细胞 RNA 聚合酶的催化下，病毒 DNA 转录形成 RNA，一些 RNA 经加帽加尾成为病毒的子代基因组 RNA；另一些 RNA 经拼接成为病毒 mRNA，在细胞核蛋白体上转译成病毒的结构蛋白（Gag、Gag Pol 和 Env 前体蛋白）和各种非结构蛋白，合成的病毒蛋白在内质网核糖体进行糖化和加工，在蛋白酶作用下裂解，产生子代病毒的蛋白质和酶类。④装配、出芽及成熟：Gag 和 Gag Pol 前体蛋白与病毒子代基因组 RNA 在细胞膜的内面进行包装，gp120 和 gp41 转运至细胞膜的表面，与正在出芽的 Gag 和基质蛋白相结合，通过芽生从细胞膜上获得病毒体的包膜，形成独立的病毒颗粒。在出芽的中期或晚期，病毒颗粒中的 Gag 和 Gag Pol 前体蛋白在病毒自身的蛋白酶作用下裂解成更小的病毒蛋白，包括 Gag 中的 p17、p24、p7、p6，以及 Pol 中的反转录酶、整合酶和蛋白酶。这些病毒蛋白与子代基因组 RNA 再进一步组合，最后形成具有传染性的成熟的病毒颗粒。

HIV 在外界环境中的生存能力较弱，对化学因素的抵抗力较弱。一般消毒剂如碘酊、过氧乙酸、戊二醛、次氯酸钠等对乙型肝炎病毒有效的消毒剂，对 HIV 也都有良好的灭活作用。除此之外，75% 乙醇、漂白粉也可灭活 HIV，但紫外线或 γ 射线不能灭活 HIV。HIV 对低温耐受性较强，对热很敏感，56℃ 30 分钟可使 HIV 在体外失去感染性，但不能完全灭活血清中的 HIV。100℃ 20 分钟可将 HIV 完全灭活。

【流行病学】

（一）传染源

HIV 感染者和艾滋病患者是本病唯一的传染源。无症状血清 HIV 抗体阳性的 HIV 感染者是具有重要意义的传染源，血清病毒核酸（HIV-RNA）阳性而抗-HIV 抗体阴性的窗口期（window phase）感染者亦是重要的传染源，窗口期通常为 4～6 周。

（二）传播途径

HIV 主要存在于感染者和患者的血液、精液、阴道分泌物、胸腹水、脑脊液和乳汁中。经以下三种途径传播：经性接触传播（包括不安全的同性、异性和双性性接触），经血液及血制品传播（包括共用针具静脉注射毒品，不安全、规范的介入性医疗操作，文身等），经母婴传播（包括宫内感染、分娩时和哺乳传播）。握手拥抱、礼节性亲吻、同吃同饮等日常生活接触不会传播 HIV。HIV 高风险人群：主要有男同性恋者（MSM）、静脉注射毒品者、与 HIV/AIDS 患者有性接触者、多性伴人群、性传播感染（sexually transmitted infection，STI）者。

（三）人群易感性

本病人群普遍易感，发病年龄以青壮年为多，近年来 MSM 感染率逐年增加。

（四）流行特征

AIDS 是影响公众健康的重要公共卫生问题之一。截至 2020 年底，全球现存活 HIV/AIDS 患者约 3770 万例，当年新发 HIV 感染者 150 万例，有 2750 万例正在接受抗反转录病毒治疗（anti-retroviral therapy，ART），俗称"鸡尾酒疗法"。随着 ART 和机会性感染防治，每年的死亡人数都在急剧下降。

【发病机制与解剖】

1. 发病机制　HIV 主要侵犯人体的免疫系统，包括 $CD4^+T$ 细胞、巨噬细胞和树突状细胞等，主要表现为 $CD4^+T$ 细胞数量不断减少，最终导致人体细胞免疫功能缺陷，引起各种机会性感染和肿瘤的发生。

HIV 进入人体后，在 24～48 小时到达局部淋巴结，5～10 天在外周血中可以检测到病毒成分，继而产生病毒血症，导致急性感染，以 $CD4^+T$ 细胞数量短期内一过性迅速减少为特点。大多数感染者未经特殊治疗，$CD4^+T$ 细胞计数可自行恢复至正常水平或接近正常水平。由于宿主免疫系统不能完全清除病毒，加上病毒储存库的存在，形成慢性感染，包括无症状感染期和有症状感染期。无症状期主要表现为 CD4$^+$T 细胞数量持续缓慢减少，此期持续时间各异（数月至十数年不等），国际报道平均约 8 年；但我国因 MSM 性行为感染 HIV 的患者病情进展较快，在感染后平均 4.8 年进展到 AIDS 期。进入有症状期后，CD4$^+$T 细胞数量再次快速减少，多数感染者 CD4$^+$T 细胞计数在 350/μl 以下，部分晚期患者甚至降至 200/μl 以下，甚至仅有数十个乃至数个。除数量变化外，其功能也见异常，表现为识别功能障碍、细胞因子产生减少、白细胞介素受体表达减少、对抗原的反应减低、对 B 细胞的辅助功能减弱等。

HIV 感染导致 CD4$^+$T 细胞计数下降的主要原因包括：① HIV 引起的 CD4$^+$T 细胞凋亡或焦亡；② HIV 复制所造成的直接杀伤作用，包括病毒出芽时引起细胞膜完整性的改变等；③ HIV 复制所造成的间接杀伤作用，包括炎症因子的释放或免疫系统的杀伤作用；④ HIV 感染导致胸腺组织的萎缩和胸腺细胞的死亡等。HIV 引起的免疫异常除了 CD4$^+$T 细胞数量的减少，还包括 CD4$^+$T 细胞、B 细胞、单核巨噬细胞、自然杀伤细胞和 DC 的功能障碍和异常免疫激活。

2. 病理解剖　AIDS 的病理特点是组织炎症反应少，机会性感染病原体多。病变主要在淋巴结和胸腺等免疫器官。淋巴结病变可以为反应性，如滤泡增生性淋巴结肿；也可以是肿瘤性病变，如卡波西肉瘤（Kaposi sarcoma，KS）及非霍奇金淋巴瘤如伯基特（Burkitt）淋巴瘤等。胸腺可见萎缩退行性病变或炎性病变。

【临床表现】

1. 急性期　通常发生在感染 HIV 后的 6 个月内。部分感染者在急性期出现 HIV 病毒血症和免疫系统急性损伤相关的临床表现。临床表现以发热最为常见，可伴有咽痛、盗汗、恶心、呕吐、腹泻、皮疹、关节疼痛、淋巴结肿大和神经系统症状。大多数患者临床症状轻微，持续 1～3 周后自行缓解。此期在血液中可检测到 HIV RNA 和 P24 抗原，而 HIV 抗体则在感染后数周才出现。CD4$^+$T 细胞计数一过性减少，CD4$^+$T/CD8$^+$T 细胞计数比值倒置。部分患者可有轻度白细胞计数和血小板计数减少或肝生化指标异常。

2. 无症状期　可从急性期进入此期，或从无明显的急性期症状而直接进入此期。此期持续时间一般为 4～8 年。其时间长短与感染病毒的数量、型别，感染途径，机体免疫状况的个体差异、营养条件及生活习惯等因素有关。在无症状期，由于 HIV 在感染者体内不断复制，免疫系统受损，CD4$^+$T 细胞计数逐渐下降，可出现淋巴结肿大等症状或体征，同时具有传染性。

3. 艾滋病期　为感染 HIV 后的最终阶段。患者 CD4$^+$T 细胞计数明显下降，多数患者＜200 个/μl，血浆 HIV 载量明显升高。此期主要临床表现为 HIV 相关症状、各种机会性感染及肿瘤。

（1）HIV 相关症状：主要表现为持续 1 个月以上的发热、盗汗、腹泻；体重减轻 10% 以上。另外还可出现持续性全身性淋巴结肿大，其特点为：①除腹股沟以外有两个或两个以上部位的淋巴结肿大；②淋巴结直径≥1cm，无压痛，无粘连；③持续时间为 3 个月以上。部分患者表现为神经精神症状，如记忆力减退、精神淡漠、性格改变、头痛、癫痫及痴呆等。

（2）机会性感染：由于患者免疫缺损，所以机会性感染种类极多。

1）呼吸系统：人肺孢子菌（*Pneumocystis jiroveci*）引起的肺孢子菌肺炎（*Pneumocystis carinii pneumonia*，PCP），表现为慢性咳嗽，发热，发绀，血氧分压降低。少有肺部啰音。胸部 X 线显示间质性肺炎。六甲烯四胺银染色印片或改良亚甲蓝对痰或气管灌洗液染色可快速检出肺孢子菌。结核分枝杆菌可引起肺结核。鸟复合分枝杆菌（*Mycobacterium avium complex*，MAC）感染。巨细胞病毒、念珠菌及新隐球菌感染可引起病毒性肺炎、真菌性肺炎、新型隐球菌肺炎。卡波西肉瘤也常侵犯肺部。

2）中枢神经系统：可发生新隐球菌脑膜炎、结核性脑膜炎、弓形虫脑病、各种病毒性脑膜脑炎。

3）消化系统：白念珠菌食管炎，巨细胞病毒性食管炎肠炎，沙门菌、痢疾杆菌、空肠弯曲菌及隐孢子虫性肠炎；因隐孢子虫、肝炎病毒及 CMV 感染致血清转氨酶升高。偶可有胆囊机会性感染和肿瘤等。

4）口腔：有鹅口疮、舌毛状白斑、复发性口腔溃疡、牙龈炎等表现。

5）皮肤：带状疱疹、传染性软疣尖锐湿疣、真菌性皮炎和甲癣。

6）眼部：CMV 视网膜脉络膜炎和弓形虫性视网膜炎，表现为眼底絮状白斑。眼睑、睑板腺、泪腺、结膜及虹膜等常受卡波西肉瘤侵犯。

7）肿瘤：如恶性淋巴瘤、卡波西肉瘤等。卡波西肉瘤侵犯下肢皮肤和口腔黏膜，可出现紫红色或深蓝色浸润斑或结节，融合成片，表面溃疡并向四周扩散。这种恶性病变可出现于淋巴结和内脏。

【实验室检查】

1. 一般检查 白细胞、血红蛋白、红细胞及血小板均可有不同程度减少。尿蛋白常阳性。

2. 免疫学检查

（1）$CD4^+T$ 细胞检测：$CD4^+T$ 细胞是 HIV 侵犯感染的主要靶细胞，HIV 导致 $CD4^+T$ 细胞进行性减少，CD4/CD8 比例倒置。采用流式细胞术检测 $CD4^+T$ 细胞绝对数量，可以了解 HIV 感染者机体免疫状况和病情进展，确定疾病分期和治疗时机，判断治疗效果和临床合并症。

（2）其他：链激酶、植物血凝素等皮试常阴性。免疫球蛋白、β2 微球蛋白可升高。

3. 血生化检查 可有血清转氨酶升高及肾功能异常等。

4. 病毒及特异性抗原和（或）抗体检测

（1）分离病毒：患者血浆、单核细胞和脑脊液可分离出 HIV。因操作复杂，主要用于科研。

（2）抗体检测：HIV-1/HIV-2 抗体检测是 HIV 感染诊断的金标准。经筛查试验（初筛和复检）、确证试验两步。采用 ELISA、化学发光法或免疫荧光法初筛/复检血清 gp24 及 gp120 抗体，灵敏度达 99%。抗体初筛检测阳性，经蛋白质印迹法（Western blotting）检测确认结果，即确证试验仍是阳性，则报告 HIV 感染阳性结果。值得注意的是，近年全球报道有数十例 HIV 抗体阴性的艾滋病患者。2017 年，我国学者李太生团队也报道了中国首例 HIV 抗体阴性合并肺卡波西肉瘤的艾滋病病例。

（3）抗原检测：抗 HIVp24 抗原单克隆抗体制备试剂，用 ELISA 法测血清 HIVp24 抗原。有助于抗体产生窗口期和新生儿早期感染的诊断。

（4）病毒载量测定：预测疾病进程、评估 ART 疗效、指导 ART 方案调整；也可作为 HIV 感染诊断的补充试验，用于急性期/窗口期及晚期患者的诊断、HIV 感染者的诊断和小于 18 月龄婴幼儿HIV 感染诊断。常用的方法有反转录 PCR、核酸序列依赖性扩增、分支 DNA 信号放大系统和实时荧光定量 PCR 扩增。

（5）耐药检测：HIV 耐药检测结果可为 ART 方案的制订和调整提供参考。HIV 耐药检测阳性，表示该感染者体内病毒可能耐药，但需要有经验的医师判断，特别是对 ART 方案是否进行调整。HIV耐药检测呈阴性，表示该份样品未检出耐药性，但不能确定该感染者体内 HIV 不存在耐药情况。耐药检测方法包括基因型和表型检测，国内外多以基因型检测为主。与表型检测相比，基因型检测的成本更低，报告时间更快，对检测野生型和耐药病毒混合物的灵敏度更高。

（6）蛋白质芯片：近年蛋白芯片技术发展较快，能同时检测 HIV、HBV、HCV 联合感染者血中HIV、HBV、HCV 核酸和相应的抗体，有较好的应用前景。

5. 其他检查 X 线、CT 检查有助于了解肺并发肺孢子菌、真菌、结核分枝杆菌感染及卡波西肉瘤等情况。痰、支气管分泌物或肺活检可找到肺孢子菌包囊滋养体或真菌孢子。粪涂片可查见隐孢子虫。隐球菌脑膜炎者脑脊液可查见隐球菌。弓形虫、肝炎病毒及 CMV 感染可以 ELISA 法测相应的抗原或抗体。血或分泌物培养可确诊继发细菌感染。组织活检可确诊卡波西肉瘤或淋巴瘤等。

【诊断】

1. 诊断原则 HIV/AIDS 的诊断，需结合流行病学史（包括不安全性生活史、静脉注射毒品史、输入未经抗 HIV 抗体检测的血液或血液制品、HIV 抗体阳性者所生子女或职业暴露史等）、临床表现和实验室检查等进行综合分析，慎重做出诊断。诊断 HIV/AIDS 必须经确证试验证实 HIV 抗体阳性，HIV-RNA 和 P24 抗原的检测能缩短抗体"窗口期"和帮助早期诊断新生儿的 HIV 感染。

2. 诊断标准

（1）急性期：患者近期内有流行病学史和临床表现，结合实验室 HIV 抗体由阴性转为阳性即可诊断，或仅实验室检查 HIV 抗体由阴性转为阳性即可诊断。

（2）无症状期：有流行病学史，结合 HIV 抗体阳性即可诊断，或仅实验室检查 HIV 抗体阳性即可诊断。

（3）艾滋病期：有流行病学史，实验室检查 HIV 抗体阳性，加之以下各项中的任何一项，即可诊断为艾滋病。

1）原因不明的持续不规则发热 1 个月以上，体温高于 38℃。

2）慢性腹泻 1 个月以上，次数 > 3 次/天。

3）6 个月内体重下降 10% 以上。

4）反复发作的口腔白念珠菌感染。

5）反复发作的单纯疱疹病毒感染或带状疱疹感染。

6）肺孢子菌肺炎。

7）反复发生的细菌性肺炎。

8）活动性结核或非结核分枝杆菌病。

9）深部真菌感染。

10）中枢神经系统病变。

11）中青年人出现痴呆。

12）活动性巨细胞病毒感染。

13）弓形虫脑病。

14）马尔尼菲青霉菌感染。

15）反复发生的败血症。

16）皮肤黏膜或内脏的卡波西肉瘤、淋巴瘤。

HIV 抗体阳性，虽无上述表现或症状，但 CD4$^+$T 细胞数 < 200µl，也可诊断为艾滋病。

【鉴别诊断】

1. 原发性 CD4$^+$细胞减少症（ICL） 少数 ICL 可并发严重机会性感染与 AIDS 相似，但无 HIV 感染流行病学资料，以及 HIV-1 和 HIV-2 病原学检测阴性可与 AIDS 区别。

2. 继发性 CD4$^+$细胞减少 多见于肿瘤及自身免疫病（autoimmune disease）经化学或免疫抑制治疗后，根据病史常可区别。

【预后】

曾报道 AIDS 病死率很高，同时合并卡波西肉瘤及肺孢子菌肺炎者病死率最高。病程 1 年病死率 50%，3 年为 80%，5 年几乎全部死亡。合并乙型肝炎、丙型肝炎者，肝病进展加快，预后差。近年来，经有效 ART 治疗后，预后明显改善。

案例 2-14【诊断及鉴别诊断】

1. 诊断 患者，中年男性，慢性病程。低热、乏力、厌食、腹泻伴消瘦半年。5 年前曾输过血，有治游史。查体见颈部和腋窝淋巴结肿大，无压痛，肝脾大。血 WBC 和 PLT 偏低，血清抗 HIV 阳性。初步诊断：艾滋病，卡波西肉瘤待除外。

2. 鉴别诊断

（1）病毒性肝炎：有输血史、发热、厌食和肝脾大。但本病多有肝区压痛，一般无淋巴结肿大。肝功能异常和有关的肝炎病毒学指标检查有助于鉴别。

（2）结核病：有低热、乏力、厌食和消瘦。但本病常有结核病接触史，体内可查到结核病部位如肺结核，抗 HIV 阴性，而 PPD 多呈强阳性。

（3）恶性淋巴瘤：有发热、淋巴结无痛性肿大和肝脾大。鉴别诊断主要靠淋巴结活检。

【治疗】

（一）ART

ART 是针对病原体的特异治疗，最大限度地抑制病毒复制，使病毒载量降低至检测下限并减少病毒变异；重建免疫功能；降低异常的免疫激活；减少病毒传播，预防母婴传播；降低 HIV 感染的发病率和病死率，减少非 AIDS 相关疾病的发病率和病死率，使患者获得正常的预期寿命，提高生命质量。

目前，国际上共有抗反转录病毒（ARV）药物六大类 30 多种，分别为核苷类反转录酶抑制剂（nucleoside reverse transcriptase inhibitor，NRTI）、非核苷类反转录酶抑制剂（non-nucleoside reverse transcriptase inhibitor，NNRTI）、蛋白酶抑制剂（protease inhibitor，PI）、整合酶抑制剂（integrase inhibitor，INSTI）、融合抑制剂（infusion inhibitor，FI）和 CCR5 抑制剂。国内的 ART 药物有 NRTI、NNRTI、PI、INSTI 和 FI 五大类（包括复合制剂，见表 2-4）。鉴于仅用一种抗病毒药物易诱发 HIV

变异，产生耐药性，因而目前主张联合用药，称为高效抗反转录病毒治疗（HAART）。根据目前的 ARV 药物，可以组成 2NRTIs 为骨架的联合 NNRTI 或 PI 方案，每种方案都有其优缺点，如毒性、耐药性对以后治疗产生的影响、实用性和可行性等，需根据患者的具体情况来选择。

表 2-4　国内现有主要抗反转录病毒药物

药物名称	缩写	类别	用法与用量	主要不良反应	ARV 药物相互作用和注意事项	备注
齐多夫定（zidovudine）	AZT	NRTI	成人：300mg/次，2 次/天 新生儿/婴幼儿：2mg/kg，4 次/天 儿童：160mg/m² 体表面积，3 次/天	①骨髓抑制、严重的贫血或中性粒细胞减少症；②胃肠道不适，恶心、呕吐、腹泻等；③磷酸肌酸激酶和丙氨酸转氨酶升高，乳酸酸中毒和（或）肝脂肪变性	—	国产药
拉米夫定（lamivudine）	3TC	NRTI	成人：150mg/次，2 次/天，或 300mg/次，1 次/天 新生儿：2mg/kg，2 次/天 儿童：4mg/kg，2 次/天	不良反应少，且较轻微，偶有头痛、恶心腹泻等不适	—	进口和国产药
阿兹夫定（azvudine）	/	NRTI 辅助蛋白 Vif 抑制剂	3mg/次，1 次/天，睡前空腹服用，整片服用，不可碾碎	发热、头晕、恶心、腹泻、肝肾损伤等；可能会引起中性粒细胞降低，以及总胆红素、天冬氨酸转氨酶和血糖升高	与 NRTI 及 NNRTI 联用，治疗病毒载量≥1×10⁵ 拷贝/ml 的成年患者	国产药附条件批准上市药物
阿巴卡韦（abacavir）	ABC	NRTI	成人：300mg/次，2 次/天 新生儿/婴幼儿：不建议用本药 儿童：8mg/kg，2 次/天，最大剂量 300mg，2 次/天	①超敏反应，一旦出现超敏反应应终身停用；②恶心、呕吐、腹泻等	用前查 HLA-B5701，阳性者不推荐用。不推荐用于病毒载量≥1×10⁵ 拷贝/ml 的患者	进口和国产药
替诺福韦（tenofovir）	TDF	NRTI	成人：300mg/次，1 次/天，与食物同服	①骨质疏松；②肾脏毒性；③轻至中度消化道不适，如恶心、呕吐、腹泻等；④代谢异常如低磷酸盐血症，脂肪分布异常，可能引起酸中毒和（或）肝脂肪变性	—	进口和国产药
齐多夫定/拉米夫定	AZT/3TC	NRTI	1 片/次，2 次/天	见 AZT 与 3TC	见 AZT	进口和国产药
恩曲他滨/替诺福韦	FTC/TDF	NRTI	1 片/次，1 次/天	见 TDF	—	进口和国产药
恩曲他滨/丙酚替诺福韦	FTC/TAF	NRTI	成人和 12 岁及以上且体重≥35kg 的青少年患者：1 片/次，1 次/天 1. 200mg/10mg（和含有增强剂的 PI 或艾维雷韦/考比司他联用） 2. 200mg/25mg（和 NNRTI 或 INSTI 联用）	①腹泻；②恶心；③头痛	利福平、利福布汀可降低 TAF 的暴露，导致 TAF 的血浆浓度下降，不建议合用	进口药
拉米夫定/替诺福韦	3TC/TDF	NRTI	1 片/次，1 次/天	见 3TC 与 TDF	—	国产药
奈韦拉平（nevirapine）	NVP	NNRTI	成人：200mg/次，2 次/天 新生儿/婴幼儿：5mg/kg，2 次/天 儿童：<8 岁，4mg/kg，2 次/天；>8 岁，7mg/kg，2 次/天 注意：NVP 有导入期，即在开始治疗的最初 14 天，需先从治疗量的一半开始（1 次/天），如无严重不良反应可增加到足量（2 次/天）	①皮疹，出现严重或可致命的皮疹后应终身停用本药；②肝损伤，出现重症肝炎或肝功能不全时，应终身停用本药	引起 PI 类药物血浓度下降	国产药

续表

药物名称	缩写	类别	用法与用量	主要不良反应	ARV 药物相互作用和注意事项	备注
奈韦拉平/齐多拉米	NVP/AZT/3TC	NNRTI+NRTI	1 片/次，2 次/天（推荐用于 NVP 200mg，1 次/天，2 周导入期后耐受良好的患者）	见 NVP，AZT 和 3TC	—	国产药
依非韦伦（efavirenz）	EFV	NNRTI	成人：400mg/次，1 次/天 儿童：体重为 15～25kg，200～300mg，1 次/天；25～40kg，300～400mg，1 次/天；＞40kg，400mg，1 次/天睡前服用	①中枢神经系统毒性，如头晕、头痛、失眠、抑郁、非正常思维等；可产生长期神经精神作用；可能与自杀意向相关。②皮疹。③肝损伤。④高脂血症和高甘油三酯血症	—	国产药
利匹韦林（rilpivirine）	RPV	NNRTI	25mg/次，1 次/天，随餐服用	主要为抑郁、失眠、头痛和皮疹	妊娠安全分级中被列为 B 级；不推荐用于病毒载量 ≥ 1×10^5 拷贝/ml 的患者	进口药
艾诺韦林（ainuovirine）	无	NNRTI	成人：150mg/天（2 片，75mg/片）空腹服用	主要为肝损伤、多梦、失眠等	尚未在孕妇与儿童中开展评估	国产药
多拉韦林（doravirine）	DOR	NNRTI	成人：100mg/次，1 次/天，可与或不与食物同服	不良反应少，偶有恶心、头晕、异梦	—	进口药
多拉米替	DOR/3TC/TDF	NRTI+NNRTI	成人：1 片/次，1 次/天（每片含量：DOR 100mg/3TC 300mg/TDF 300mg）；可与或不与食物同服	不良反应参见 TDF、3TC 和 DOR	—	进口药
洛匹那韦/利托那韦（lopinavir/ritonavir）	LPV/r	PI	成人：2 片/次，2 次/天（每片含量 LPV/r 200mg/50mg） 儿童：7～15kg，洛匹那韦 12mg/kg 和利托那韦 3mg/kg，2 次/天；洛匹那韦 15～40kg，10mg/kg 和利托那韦 2.5mg/kg，2 次/天	主要为腹泻、恶心、血脂异常，也可出现头痛和转氨酶升高	—	进口药
达芦那韦/考比司他（darunavir/cobicistat）	DRV/c	PI	成人：1 片/次，1 次/天（每片含量：DRV/c 800mg/150mg）。随餐服用，整片吞服，不可掰碎或压碎	腹泻、恶心和皮疹	尚未在妊娠期女性中开展研究	进口药
拉替拉韦（raltegravir）	RAL	INSTI	成人：400mg/次，2 次/天	常见的有腹泻、恶心、头痛、发热等，少见的有腹痛、乏力、肝肾损伤等	—	进口药
多替拉韦（dolutegravir）	DTG	INSTI	成人和 12 岁及以上的青少年：50mg/次，1 次/天，存在 INSTI 耐药的情况下，首选餐后服用，以增强暴露 6～12 岁儿童根据体重确定剂量：15～20kg，20mg，1 次/天；20～30kg，25mg，1 次/天；30～40kg，35mg，1 次/天；＞40kg，50mg，1 次/天	常见的有失眠、头痛、头晕、异常做梦、抑郁等精神和神经系统症状，以及恶心、腹泻、呕吐、皮疹、瘙痒、疲乏等，少见的有超敏反应，包括皮疹、全身症状及器官功能损伤（包括肝损伤），降低肾小管分泌肌酐	当与 EFV、NVP 联用时，按每天 2 次给药	进口药
多替拉韦/拉米夫定	DTG/3TC	INSTI+NRTI	1 片/次，1 次/天	见 DTG 和 3TC	—	进口药
多替拉韦/阿巴卡韦/拉米夫定	DTG/ABC/3TC	INSTI+NRTI	成人和 12 岁及以上且体重 ≥40kg 的青少年：1 片/次，1 次/天（每片含量：DTG 50mg/ABC 600mg/3TC 300mg）	见 ABC、DTG 和 3TC	在治疗前进行 HLA-B5701 筛查。HLA-B5701 阳性者不应使用含 ABC 的 ART 方案	进口药

续表

药物名称	缩写	类别	用法与用量	主要不良反应	ARV 药物相互作用和注意事项	备注
艾维雷韦/考比司他/恩曲他滨/丙酚替诺福韦	EVG/c/FTC/TAF	INSTI+NRTI	成人和年龄为 12 岁及以上且体重 ≥35kg 的青少年：1 片/次，1 次/天（每片含量：EVG/c/FTC/TAF 150mg/150mg/200mg/10mg），随餐服用	①腹泻；②恶心；③头痛	不建议与利福平、利福布汀合用，不推荐孕妇使用	进口药
比克替拉韦/恩曲他滨/丙酚替诺福韦	BIC/FTC/TAF	INSTI+NRTI	成人：1 片/次，1 次/天（每片含量：①头痛；②腹泻；③恶心 BIC/FTC/TAF 50mg/200mg/25mg）	①头痛；②腹泻；③恶心	不建议与利福平、利福布汀合用，暂无孕妇中使用的相关数据	进口药
艾博卫泰（albuvirtide）	ABT	FI	成人及 16 岁以上青少年：320mg/次，第 1 天、第 2 天、第 3 天和第 8 天各用 1 次，1 次/天，此后每周 1 次，静脉滴注	过敏性皮炎、发热、头晕、腹泻	由于不经细胞色素 P450 酶代谢，与其他药物相互作用小	国产药

注：NRTI 为核苷类反转录酶抑制剂；NNRTI 为非核苷类反转录酶抑制剂；PI 为蛋白酶抑制剂；INSTI 为整合酶抑制剂；FI 为融合抑制剂；ARV 为抗反转录病毒；HLA 为人类白细胞抗原；ART 为抗反转录病毒治疗。"无"为无缩写；"—"为无相关数据。服用方法中 2 次/天为每 12 小时服药 1 次，3 次/天为每 8 小时服药 1 次

ART 治疗选用药物和组成方案须注意以下几点：①注意成人剂量和儿童/婴幼儿剂量的区别。②常见药物不良反应有头痛、恶心、呕吐、腹泻。毒副作用可能包括骨髓抑制、肝肾损害，糖、脂肪代谢异常应注意监测，避免产生严重后果。③注意药物配伍的禁忌和相互作用。

1. 治疗时机及方案

（1）成人及青少年开始 ART 治疗时机及方案：一旦确诊 HIV 感染，无论 CD4$^+$T 细胞计数高低，均立即开始治疗。出现下列情况者需加快启动治疗：妊娠、诊断为 AIDS、急性机会性感染、CD4$^+$T 细胞计数 < 200μl、HIV 相关肾脏疾病、急性期感染、合并活动性 HBV 或 HCV 感染。在开始 ART 前，一定要取得患者的配合和同意，教育好患者服药的依从性；有条件的患者可考虑快速启动 ART 或确诊当天启动 ART。如患者存在严重的机会性感染和处于慢性疾病急性发作期，应参考机会性感染处理，控制病情稳定后再开始治疗。启动 ART 后，需终身治疗。抗病毒方案见表 2-5。

表 2-5　成人及青少年初治患者抗病毒治疗方案

	方案	药物
推荐方案	2NRTI：TDF+3TC(FTC)，TAF/FTC	+第 3 类药物：+NNRTI（EFV[4]、RPV[5]），或+PI（LPV/r），或+INSTI（DTG、RAL）
	复方单片制剂：TAF/FTC/BIC，TAF/FTC/EVG/c，ABC[1]/3TC/DTG，DOR/3TC/TDF 1NRTI+1INSTI：DTG/3TC[2]，或 DTG+3TC[2]	
替代方案	AZT(ABC)+3TC	+NNRTI：EFV 或 NVP[6] 或 RPV 或 DOR 或艾诺韦林或+PI：LPV/r、DRV/c 或+INSTI：DTG、RAL
	TDF+3TC(FTC)	+NNRTI：艾诺韦林
	TDF+阿兹夫定[3]	+NNRTI：EFV

注：NRTI 为核苷类反转录酶抑制剂；TDF 为替诺福韦；3TC 为拉米夫定；FTC 为恩曲他滨；TAF 为丙酚替诺福韦；BIC 为比克替拉韦；EVG 为艾维雷韦；c 为考比司他；ABC 为阿巴卡韦；DTG 为多替拉韦；DOR 为多拉韦林；INSTI 为整合酶抑制剂；AZT 为齐多夫定；NNRTI 为非核苷类反转录酶抑制剂；EFV 为依非韦伦；RPV 为利匹韦林；PI 为蛋白酶抑制剂；LPV/r 为洛匹那韦/利托那韦；RAL 为拉替拉韦；NVP 为奈韦拉平；DRV/c 为达芦那韦/考比司他。1. 用于 HLA-B5701 阴性者；2. DTG+3TC 和 DTG/3TC 用于 HBsAg 阴性，病毒载量 < 5×10^5 拷贝/ml 的患者；3. 国产药附条件批准上市药物，用于与 NRTI 及 NNRTI 联用，治疗高病毒载量（≥1×10^5 拷贝/ml）的成年患者；4. EFV 不推荐用于病毒载量 > 5×10^5 拷贝/ml 的患者；5. RPV 仅用于病毒载量 < 1×10^5 拷贝/ml 和 CD4$^+$T 细胞计数 > 200/μl 的患者；6. 对于基线 CD4$^+$T 细胞计数 > 250/μl 的患者，要尽量避免使用含 NVP 的治疗方案，合并丙型肝炎病毒感染者避免使用含 NVP 的方案

（2）HIV 感染儿童抗病毒治疗时机与方案：儿童一旦确诊 HIV 感染，无论 CD4$^+$T 细胞计数高低，均立即开始 ART。如某种原因不能启动 ART，则需要密切观察患者的病毒学、免疫学和临床状况，建议每 3～4 个月监测 1 次。儿童患者初治推荐方案为 2 种 NRTI 类骨干药物联合第 3 类药物治

疗。第 3 类药物可以为 ISNI 或 NNRTI 或者增强型 PI（含利托那韦或考比司他），基于我国目前的临床实践，推荐的具体方案见表 2-6。

表 2-6 儿童抗病毒治疗方案

年龄	推荐方案	备选方案	说明
＜3 岁儿童	ABC（或 AZT）+3TC+LPV/r（或 DTG）	ABC（或 AZT）+3TC+NVP（或 RAL）	①年龄非常小的婴幼儿体内药物代谢很快，且由于免疫系统功能尚未发育完全，体内病毒载量很高，婴幼儿治疗需要非常强有力的方案；②曾暴露于 NNRTI 类药物的婴幼儿选择 LPV/r；③TDF 不能用于该年龄段儿童
3～10 岁儿童	ABC+3TC+EFV（或 DTG）	AZT（或 TDF）+3TC+NVP（或 EFV，或 LPV/r，或 RAL）	
＞10 岁儿童及青少年	TDF（或 ABC）+3TC+EFV（或 DTG）	AZT+3TC+NVP（或 EFV，或 LPV/r，或 RAL）	

注：ABC 为阿巴卡韦；AZT 为齐多夫定；3TC 为拉米夫定；LPV/r 为洛匹那韦/利托那韦；DTG 为多替拉韦；EFV 为依非韦伦；TDF 为替诺福韦；NVP 为奈韦拉平；RAL 为拉替拉韦；NNRTI 为非核苷类反转录酶抑制剂

2. 特殊人群的抗病毒治疗

（1）妊娠期妇女：所有感染 HIV 的孕妇不论其 CD4+T 细胞计数多少或疾病临床分期如何，均应尽早终身接受 ART。首选方案：替诺福韦/恩曲他滨（或替诺福韦+拉米夫定，或阿巴卡韦/拉米夫定，或阿巴卡韦+拉米夫定）+拉替拉韦或多替拉韦。

（2）哺乳期妇女：母乳喂养具有传播 HIV 的风险，不推荐母乳喂养。如果坚持要母乳喂养，则整个哺乳期都应继续 ART，方案与妊娠期间 ART 方案一致，且新生儿在 6 月龄之后立即停止母乳喂养。

（3）合并结核分枝杆菌感染患者：HIV/AIDS 合并结核病患者选择一线 ART 方案是齐多夫定（替诺福韦）+拉米夫定（恩曲他滨）+依非韦伦，也可选择含 INSTI 的 ART 方案。在抗结核治疗后 2 周内尽早启动 ART。

（4）美沙酮维持的静脉药物依赖者：静脉药物依赖者开始 ART 的时机与普通患者相同，但应注意毒品成瘾性会影响患者的服药依从性，故在启动 ART 前应充分向患者说明依从性对治疗成败的重要性。首选含拉替拉韦或多替拉韦或 BIC 的 ART 方案。

（5）合并 HBV 感染者：不论 CD4+T 细胞计数水平如何，只要无抗 HIV 暂缓治疗的指征，均尽早启动 ART。方案选择替诺福韦［或丙酚替诺福韦（TAF）］+拉米夫定（或恩曲他滨），其中替诺福韦+恩曲他滨、替诺福韦+拉米夫定、TAF+恩曲他滨均有合剂剂型。

（6）合并 HCV 感染者：HIV/HCV 合并感染者的 ART 方案可参考单纯 HIV 感染。抗 HCV 治疗方案和疗程与单纯 HCV 感染者治疗方案相同，总体治疗效果相当。推荐使用直接抗病毒药物（DAA）方案，应根据选择 DAA 的不同，注意与 ART 药物间的相互作用。

3. 抗病毒治疗监测 在 ART 过程中要定期进行临床评估和实验室检测，以评价 ART 的效果，及时发现抗病毒药物的不良反应，以及是否产生病毒耐药性等，及时更换药物以保证 ART 成功。

4. 疗效评估 ART 的有效性主要通过以下 3 方面进行评估：病毒学指标、免疫学指标和临床症状，其中病毒学的改变是最重要的指标。①病毒学指标：大多数患者 ART 后血浆病毒载量 4 周内应下降 1 个 Ig 以上，在治疗后的 3～6 个月病毒载量应低于检测下限。②免疫学指标：启动 ART 后 1 年内，CD4+T 细胞计数与治疗前相比增加 30% 或增长 100/μl，提示治疗有效。③临床症状：ART 后患者机会性感染的发病率和 AIDS 的病死率可以大大降低。对于儿童可观察身高、营养及发育改善情况。

（二）免疫重建

通过抗病毒治疗及其他医疗手段使 HIV 感染者受损的免疫功能恢复或接近正常称为免疫重建，这是 HIV/AIDS 治疗的重要目标之一。在免疫重建的过程中，患者可能会出现一组临床综合征，临床表现为发热、潜伏感染的出现或原有感染的加重或恶化，称为免疫重建炎症综合征（immune reconstruction inflammatory syndrome，IRIS）。多种潜伏或活动的机会性感染在抗病毒治疗后均可发生 IRIS。IRIS 发生时，应继续进行抗病毒治疗，根据情况对出现的潜伏性感染进行针对性的病原治疗，症状严重者可短期使用糖皮质激素。

（三）治疗机会性感染及肿瘤

1. 肺孢子菌肺炎 首选复方磺胺噁唑（SMZ-TMP），轻中度患者口服 TMP 15～20mg/（kg·d），SMZ 75～100mg/（kg·d），分 3～4 次使用，疗程 3 周。必要时可延长疗程。重症患者可静脉用药，剂量和疗程与口服相同。

2. 真菌感染

（1）口腔白念珠菌感染用酮康唑 0.1g，2 次/天；或制霉菌素局部涂抹加碳酸氢钠漱口水漱口。

（2）食管白念珠菌感染者可口服氟康唑 100～400mg/d，或者伊曲康唑 200mg，1 次/天，或伏立康唑 200mg，2 次/天，疗程为 14～21 天。

（3）肺隐球菌感染用氟康唑 400～800mg/d 口服 10 周，后改为 200mg/d 口服维持，总疗程为 6 个月。

（4）隐球菌性脑膜炎或脑膜脑炎：诱导期使用经典方案为两性霉素 B ＋氟胞嘧啶。两性霉素 B 从 0.02～0.1mg/（kg·d）开始，逐渐增加剂量至 0.5～0.7mg/（kg·d），约 4 周后，在临床症状改善与脑脊液培养转阴后改为氟康唑 600～800/d 进行巩固期治疗，巩固期至少 6 周，再改为氟康唑 200mg/d 进行维持治疗，维持期至少 1 年，持续至患者行 ART 后 $CD4^+T$ 细胞计数＞100/μl 并持续至少 6 个月时可停药。

（5）马尔尼菲青霉菌病：诱导期不管疾病严重程度，首选两性霉素 B 0.5～0.7mg/（kg·d）或两性霉素 B 脂质体 3～5mg/（kg·d）静脉滴注 2 周；巩固期口服伊曲康唑或伏立康唑 200mg 每 12 小时 1 次，共 10 周。随后口服伊曲康唑 200mg，1 次/天，至患者通过 ART 后 $CD4^+T$ 细胞计数＞100/μl 并持续至少 6 个月可停药。一旦 $CD4^+T$ 细胞计数＜100/μl，需要重启预防治疗。

在有效的抗真菌治疗后 1～2 周内，可以启动 ART，注意避免抗真菌药物和抗病毒药物之间的相互作用及监测和防治 IRIS。

3. 病毒感染 全身性 CMV、HSV、EBV 感染及带状疱疹可用阿昔洛韦 7.5～10mg/kg，或更昔洛韦（ganciclovir）5mg，每日静脉滴注 2 次，疗程 2～4 周。

4. 弓形虫病 首选乙胺嘧啶+磺胺嘧啶，乙胺嘧啶口服 100mg，2 次/天，改为 50～75mg/d，磺胺嘧啶 1～1.5g/d，4 次/天。疗程 6 周。

5. 鸟型分枝杆菌感染 首选克拉霉素 500mg/次，每日 2 次或阿奇霉素 500mg/d+乙胺丁醇 15mg/（kg·d），同时联合应用利福布汀 300～600mg/d，可提高生存率并降低耐药。在抗 MAC 治疗开始 2 周后尽快启动 ART。

6. 艾滋病相关性肿瘤 AIDS 相关肿瘤主要有非霍奇金淋巴瘤和卡波西肉瘤。也需关注非 HIV 定义性肿瘤如肝癌、肺癌、肛周肿瘤等的筛查和诊治。肿瘤的确诊依赖于病理活体组织检查。治疗需根据病情给予个体化综合治疗，包括手术、化学治疗、靶向治疗、免疫治疗、介入和放射治疗（具体请参考相关指南）。所有 AIDS 合并肿瘤的患者均建议尽早启动 ART，需要注意抗病毒药物和抗肿瘤药物之间的相互作用，尽量选用骨髓抑制作用和药物相互作用小的 ART 方案，如含 INSTI 或 FI 的方案。

7. 结核病 艾滋病患者结核病的治疗原则与非艾滋病患者相同，建议先给予抗结核治疗，之后启动抗病毒治疗。抗结核药物使用时应注意与抗病毒药物之间的相互作用及配伍禁忌。

（四）对症支持

加强营养支持治疗，有条件可辅以心理治疗。

案例 2-14【治疗】
　　治疗原则：①对症治疗；②抗 HIV 治疗；③并发症（Kaposi 肉瘤）化疗。

【预防】

1. 管理传染源 本病是《中华人民共和国传染病防治法》管理的乙类传染病。发现 HIV 感染者应尽快（城镇于 6 小时内、农村于 12 小时内）向当地疾病预防控制中心（CDC）报告。高危人群普查 HIV 感染有助于发现传染源。隔离治疗患者，随访无症状 HIV 感染者。加强国境检疫。

2. 切断传播途径　加强艾滋病防治知识宣传教育。高危人群用避孕套，规范治疗性病。严格筛查血液及血制品，用一次性注射器。严格消毒患者用过的医疗器械，对职业暴露采取及时干预，首选推荐方案为替诺福韦/恩曲他滨＋拉替拉韦（或多替拉韦）；也可考虑选择 BIC/恩曲他滨 TAF。对 HIV 感染的孕妇可采用产科干预（如终止妊娠、择期剖宫产等措施）加抗病毒药物干预，以及人工喂养措施阻断母婴传播。注意个人卫生，不共用牙具、剃须刀等。

3. 保护易感人群　HIV 疫苗目前仍处于试验研究阶段。

【复习思考题】

1. 艾滋病的传播途径有哪些？

2. 艾滋病毒感染后其自然病程可分为哪几期？艾滋病常见的表现有哪些？

3. 如何建立 HIV 感染的实验室诊断？

【习题精选】

2-112. HIV 可通过以下途径传播，除外（　　　）

A. 性接触　　　　　　B. 输血　　　　　　C. 母婴　　　　　　D. 握手　　　　　　E. 共用注射器注射

2-113. HIV 主要感染的细胞是（　　　）

A. $CD4^+T$ 细胞　　　B. B 细胞　　　　　C. 单核细胞　　　　D. 神经胶质细胞　　E. 皮肤上皮细胞

2-114. HIV 不可以用下列哪种方法消毒（　　　）

A. 高压湿热消毒法　　　　　　　　B. 75% 乙醇　　　　　　C. 0.2% 的次氯酸钠

D. 焚烧　　　　　　　　　　　　　E. 紫外线

2-115. HIV 感染后，导致机体免疫功能受损，主要机制除外（　　　）

A. 病毒感染 T 细胞的直接破坏

B. 被感染 T 细胞膜因其表达 gp120，而与其他细胞相互融合，相邻细胞被破坏

C. HIV 可以感染干细胞，使免疫细胞生成减少

D. HIV 感染 B 细胞，能使其大量破坏，抗体生成减少

E. 单核巨噬细胞功能受损

2-116. HIV 感染后，可以临床分为 3 期，有关 I 期的描述，下列错误的是（　　　）

A. 为急性感染期

B. 患者可以出现发热、全身不适、食欲减退、关节痛、淋巴结肿大等症状

C. 血中可以检测到 HIV 及 p24

D. $CD8^+T$ 细胞增高

E. $CD4^+T$ 细胞降低明显

2-117. 有关 HIV 感染临床 II 期的描述，下列错误的是（　　　）

A. 没有任何临床症状　　　　　　　B. 血中检测不出 HIV

C. 血中可检出抗 HIV　　　　　　　D. 有传染性

E. 血中检出 p24

2-118. 有关 HIV 感染临床 III 期的描述错误的是（　　　）

A. 表现为短期全身淋巴结肿大综合征　　B. 全身有两处或两处以上淋巴结的肿大

C. 淋巴结肿大直径在 1cm 以上，质地柔软，无压痛，无粘连

D. 淋巴结活检为反应性增生

E. 有传染性

2-119. 有关 HIV 感染临床 III 期的描述，下列错误的是（　　　）

A. 出现体质性疾病，但淋巴结肿大在此期表现不明显

B. 出现神经系统症状

C. 出现严重的临床免疫缺陷，导致各种机会性病原体感染

D. 因免疫缺陷而继发肿瘤，如卡波西肉瘤、非霍奇金病等

E. 因免疫缺陷并发其他的疾病，如慢性淋巴性间质性肺炎

2-120. 高危人群出现下列情况中两项或两项以上者，应考虑艾滋病的可能，下列描述错误的是（　　）

A. 体重下降 10% 以上 　　　　　　B. 慢性咳嗽或腹泻 1 个月以上

C. 间歇或持续发热 1 个月以上 　　　D. 双侧腹股沟淋巴结肿大

E. 反复出现带状疱疹或慢性播散性单纯疱疹感染

（丁向春）

第十五节　手足口病

◤**【学习要点】**

1. 掌握手足口病的临床特点、诊断、鉴别诊断及治疗。

2. 熟悉手足口病的流行病学及实验室检查。

3. 了解手足口病的病原学特点、发病机制与病理解剖及并发症。

案例 2-15

患者，男，1 岁 8 月龄。因发热、咳嗽 2 天，皮疹 1 天入院。

入院前 2 天不明原因出现发热，伴咳嗽、精神差，最高体温 38.2℃，自服布洛芬口服液无好转。1 天前发现口腔溃疡，手心、脚心及臀部皮疹。无腹泻及恶心、呕吐。

体格检查：T 38.2℃，神志清楚，面色潮红，手心、脚心可见散在斑丘疹，部分皮疹上有水疱，浅表淋巴结未扪及，咽部轻度充血、扁桃体 I 度肿大，颈阻阴性，心肺阴性，双下肢不肿。

实验室检查：血常规示 WBC 6.6×10^9/L，N 0.61，L 0.34，Hb 136g/L，PLT 171×10^9/L；肝功能示 ALT 40U/L，AST 42U/L，TBil 13μmol/L，ALB 40g/L。肺部 CT 未见异常。

【问题】

1. 该病诊断考虑什么？

2. 主要与哪种疾病鉴别？

3. 如何治疗？

手足口病（hand foot and mouth disease，HFMD）是一种由多种肠道病毒（Enterovirus，EV）感染引起的急性传染病，多见于 5 岁以下儿童，好发于夏秋季，主要经密切接触、消化道及呼吸道等途径传播，临床表现为发热及手、足、口腔和臀部疱疹。大多数患者 1 周左右自愈；少数患者可加重进展为重症病例，出现中枢神经系统炎症、肺水肿及循环衰竭等。于 2008 年被我国纳入丙类传染病管理。

◤**【病原学】**

手足口病的病原体是肠道病毒。肠道病毒血清型众多，引起手足口病的血清型包括肠道病毒 A 组 71 型（Enterovirus A71，EV-A71），柯萨奇病毒（Coxsackievirus，CV）A 组 4～7、9、10、16 型和 B 组 1～3、5 型及埃可病毒（Echovirus）的部分血清型。其中 CV-A16 和 EV-A71 是最常见病原体，重症及死亡病例多由 EV-A71 感染所致。需要注意的是近几年 CV-A6 引起的手足口病在部分国家和我国一些省份显著增加。

肠道病毒属于小 RNA 病毒科肠道病毒属。病毒呈二十面体立体对称的球形结构，直径 24～30nm，核心含单股正链 RNA，长度约 7.4kb，衣壳由 4 种结构蛋白组成：VP1，VP2，VP3 和 VP4。VP1，VP2 及 VP3 位于病毒颗粒表面，VP4 被包埋在病毒颗粒外壳的内部，因此抗原决定簇主要位于 VP1～VP3 上。

肠道病毒适合在潮湿、温暖的环境下生长。对外界理化因素有较强的抵抗力，室温下可存活数天，在低温的环境下可存活数月，在 4℃可存活 1 年，在 -20℃可长期保存。肠道病毒不耐高温，加热至 100℃可迅速灭活病毒，在紫外线照射及干燥的环境中病毒也容易失活。对乙醚、弱酸、70% 乙醇和 5% 甲酚皂溶液等有较强抵抗力，对多种消毒剂，包括 1% 高锰酸钾、1% 过氧化氢溶液、含氯消毒剂、甲醛及碘酒等比较敏感。在体内，肠道病毒对胃酸及胆汁也有较强的抵抗作用。

笔记栏

【流行病学】

（一）传染源

肠道病毒只感染人类，患者及隐性感染者是手足口病的主要传染源。手足口病流行期间，患者为主要传染源；散发期间，隐性感染者为主要传染源。人感染肠道病毒后自咽部、粪便排出病毒，咽部病毒持续1～2周，粪便中病毒持续4～8周，最长可达11周；疱疹液中也含有大量病毒，如疱疹破溃也可引起病毒传染。发病前数天至发病后1周左右患者呼吸道分泌物、疱疹液及粪便中病毒含量最多，传染性最强。

（二）传播途径

本病主要传播途径有密切接触传播、呼吸道传播及消化道传播。

密切接触是手足口病重要的传播方式，被污染的手是传播的关键媒介。感染者粪便、咽喉分泌物、唾液和疱疹液中的病毒污染手及生活用品如毛巾、手绢、牙杯、玩具、食具、奶具以及床上用品、内衣等，易感者通过接触这些物品引起传播。

经感染者呼吸道排出的病毒悬浮在空气中，易感者通过吸入含有病毒的空气可引起呼吸道传播。

如肠道病毒污染水和食物，饮用或食入被病毒污染的水和食物亦可感染。

（三）易感人群

人对引起手足口病的肠道病毒普遍易感，感染后隐性感染远远多于显性感染，感染后可以获得对同型肠道病毒的特异性免疫，但其持续时间尚不明确，各型之间仅有部分交叉免疫保护，因此容易发生不同型别的肠道病毒多次感染。6月龄以内的婴儿因有来自母体的抗体保护和暴露机会较少，其发病率相对较低，之后发病率逐渐升高，临床上5岁以下儿童占总病例数的90%，但病情严重程度随着年龄增长而下降。由于多数成年人在婴幼儿时期通过显性或隐性感染获得了部分免疫力，发病率较低，感染后绝大多数表现为无症状的隐性感染。

（四）流行特征

手足口病呈全世界分布，发病强度及流行季节各地区有一定差异。在人口密集、卫生状况较差、交通发达、气温较高、降水量大的地区发病率相对较高。在我国南部、东部省份发病率高于其他省份。

热带和亚热带地区一年四季均可发病，在温带地区以夏秋两季多见。我国从每年的4月份开始发病增加，至7月份达到高峰，其中北方地区呈单峰型特征，6～8月份达到高峰，9月份以后开始减少；南方地区则表现为双峰型特征，5～6月份为第一个发病高峰，10～11月份是第二个发病高峰。

【发病机制与病理解剖】

1.发病机制　手足口病的发病机制至今尚未完全阐明。肠道病毒通过消化道或呼吸道感染人体，与咽部和肠道上皮细胞表面相应的病毒受体结合，其中EV-A71和CV-A16的主要病毒受体为人类清道夫受体B2（human scavenger receptor class B2，SCARB2）和P选择素糖蛋白配体-1（P-selectin glycoprotein ligand-1，PSGL-1）。结合后病毒经细胞内吞作用进入细胞，在细胞浆内脱衣壳、转录、组装成新的病毒颗粒，通过多种宿主及病毒蛋白引起细胞凋亡及坏死，病毒释放入血引起第一次病毒血症，病毒随血流播散至单核巨噬细胞系统和其他含有病毒受体的靶组织，此时如机体免疫防御系统不能有效控制和清除病毒，肠道病毒大量繁殖后引起第二次病毒血症，再播散到全身多个系统，如皮肤及黏膜、脑、脑膜和脊髓、呼吸系统、心脏、肝脏、胰脏、肾上腺等，引起相应组织和器官的损伤和炎症反应，出现相应的临床表现。

EV-A71病毒具有嗜神经性，感染后经血液或周围神经轴突进入中枢神经系统，引起脑膜炎、脑炎（尤其是脑干脑炎）、脑脊髓炎等，其原因可能和这些部位存在有较多的病毒特异性受体有关。

神经源性肺水肿是重症手足口病患儿的主要死因之一，其病理生理过程复杂，可能是脑干组织受损后，引起自主神经功能紊乱，在神经、体液和生物活性因子等多因素的综合作用下的结果。

循环衰竭是重症患者另一个主要致死因素，常与肺水肿同时出现，其机制可能有：①由于脑水肿、脑炎使交感神经过度兴奋，导致大量的儿茶酚胺类中枢交感神经递质释放，使全身血管收缩并损害心肌细胞；②肺水肿与心脏功能衰竭的相互影响；③病毒或炎性因子对心脏的损害以及继发的心肌缺氧缺血性损害。

2. 病理改变 手足口病的皮疹或疱疹在病理上表现为皮肤表皮内水疱，少数水疱内有坏死的中性粒细胞及嗜酸性粒细胞，水疱周围上皮细胞水肿，内有嗜酸性包涵体，水疱下真皮细胞层有多种炎症细胞浸润。

重症患者表现为多器官损伤，病理上可见淋巴细胞变性坏死，以胃肠道和肠系膜淋巴结病变为主；神经组织病理学改变与其他病毒引起的脑炎类似，主要表现为脑干和脊髓上段有不同程度的炎症反应、嗜神经现象、神经细胞变性、凋亡及坏死、单核细胞及小胶质细胞结节状增生、血管套形成、脑水肿，危重患者可出现小脑扁桃体疝；肺部主要表现为双肺各肺泡壁毛细血管高度扩张充血，肺泡壁增宽，肺泡壁内可见较多单核细胞、淋巴细胞浸润，单核细胞内可见吞噬泡及细胞碎片，肺泡腔内充满大量浆液，浆液内有多量纤维素渗出。还可出现心肌断裂和水肿，坏死性肠炎，肾脏、肾上腺、脾脏和肝脏严重的变性坏死等。

【临床表现及分型、分期】

潜伏期多为 2 ～ 10 天，平均 3 ～ 5 天。手足口病临床表现差异很大，多数患者为隐性感染，仅少数患者为显性感染。显性感染中大多数患者临床症状轻，无神经系统受累，预后良好，多在 1 周内痊愈，无后遗症；极少部分患者病情加重进展为重症病例，累及神经系统，表现为脑干脑炎、脑脊髓炎、脑脊髓膜炎等，并可进一步引起循环衰竭、神经源性肺水肿等，病死率很高。根据疾病的发生发展过程及病情严重程度，将手足口病分期、分型如下。

1. 普通型、1 期（出疹期） 患者多急性起病，出现发热、咳嗽、流涕、食欲减退等感染中毒症状，手、足、口、臀等部位出现散在斑丘疹和疱疹。体温多波动在 38℃ 左右，热型无特异性，多持续 1 ～ 2 天，少数患儿可达 4 天以上。但有约半数病例无明显发热，仅表现为皮疹或疱疹性咽峡炎。

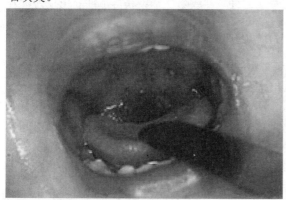

图 2-17 手足口病口腔皮疹

典型皮疹表现为斑丘疹、丘疹及疱疹。多先出现在口腔黏膜，较多分布在咽部和硬腭，病初呈粟粒样斑丘疹或疱疹，单个或成簇状，1 ～ 2 天后疱疹可以破溃形成糜烂面，有黄色假膜覆盖，周围黏膜充血和红肿（图 2-17）；躯干皮疹常呈离心性分布，手（图 2-18A）和足部多见（图 2-18B），臀部（图 2-18C）及四肢亦可见，躯干较少，数量可从几个至上百个，大小如米粒至豌豆样，周围有炎性红晕。疱疹内液体较少，不痛不痒，多在病程的 7 ～ 10 天结硬皮并逐渐消失，恢复时不结痂、不留疤。

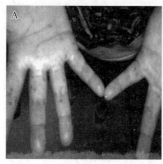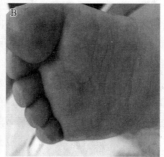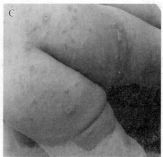

图 2-18 手足口病躯干四肢皮疹

A. 手；B. 足；C. 臀

部分患者皮疹不典型甚至无皮疹。不典型皮疹通常小、厚、硬，有时可见瘀点、瘀斑。部分型别肠道病毒如 CV-A6 和 CV-A10 所致皮损严重，皮疹可表现为大疱样改变（图 2-19），伴疼痛及痒感，且不限于手、足、口部位。

普通型患者大多数在 1 周内痊愈，预后良好。

2. 重症病例危重型、第 2 期（神经系统受累期） 重症病例好发于 3 岁以下的幼儿，起病后感染中毒症状重，体温高，持续时间长，常规降温措施效果不佳，病情进展快。在发病后 1 ~ 5 天出现神经系统损伤的表现，表现为精神差、嗜睡、吸吮无力、易惊、头痛、呕吐、烦躁、肢体抖动、肌无力、颈项强直等，查体可见颈抵抗、脑膜刺激征阳性。脑干脑炎是目前公认的 EV71 感染最严重的神经系统表现。

此期患者大多数可痊愈，少数患者病情进一步加重进展为第 3 期。

3. 重症病例危重型、第 3 期（心肺功能衰竭前期） 多发生在病程 5 天内，患者在出现脑干

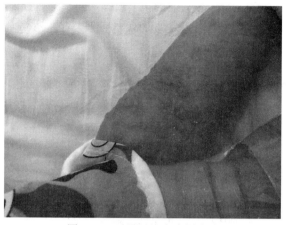

图 2-19 手足口病大疱样皮疹

脑炎后病情突然恶化，出现急性心肺功能衰竭前期的临床表现，表现为嗜睡、表情淡漠、意识模糊，甚至惊厥、心率和呼吸增快、出冷汗、四肢末梢发凉、皮肤发花、血压升高等。查体可见深浅反射减弱或消失、肌力减低、毛细血管再充盈时间延长、血压升高、脉搏增快等阳性体征。此期病情极不稳定，及时识别本期并采取正确的治疗方法，是降低手足口病病死率的关键。

4. 重症病例危重型、第 4 期（心肺功能衰竭期） 急性心肺功能衰竭前期的患者可迅速进展为急性心肺功能衰竭期。主要临床特点为出现血压下降或休克、心动过速（个别患儿心动过缓）、呼吸急促、口唇发绀、咳粉红色泡沫痰或血性液体。亦有病例以严重脑功能衰竭为主要表现，临床可见抽搐、严重意识障碍等。此期患者病死率高。

5. 第 5 期（恢复期） 体温逐渐降至正常，皮疹消退，心肺功能逐渐恢复。少数可遗留神经系统后遗症。部分手足口病例（多见于 CV-A6、CV-A10 感染者）在病后 2 ~ 4 周有脱甲的症状，新甲于 1 ~ 2 个月后长出。

【实验室检查】

1. 血常规 多数普通型患者白细胞计数正常，多数重症病例患者白细胞计数升高、中性粒细胞比例可升高。

2. 血生化检查 部分患者丙氨酸转氨酶（ALT）、天冬氨酸转氨酶（AST）、肌酸激酶同工酶（CK-MB）轻度升高，危重病例肌钙蛋白、血糖、乳酸及 C 反应蛋白升高。

3. 脑脊液检查 普通型患者脑脊液无明显异常，重症病例神经系统受累时脑脊液为病毒性脑膜炎和（或）脑炎改变，表现为外观清亮，压力增高，常规检查白细胞计数增多，早期以多核细胞升高为主，后期以单核细胞为主，生化检查可发现蛋白正常或轻度增高，糖和氯化物正常。

4. 血气分析 普通型患者血气分析无明显异常，重症患者合并肺炎、肺水肿时血气分析多有异常，早期表现为呼吸性碱中毒，后期可有动脉血氧分压降低，血氧饱和度下降，二氧化碳分压升高，酸中毒等改变。

5. 病原学及血清学检查 可采用临床样本（咽拭子、粪便或肛拭子、血液等标本）进行肠道病毒特异性核酸检测或肠道病毒分离。病毒分离耗时长（4 ~ 5 天），对技术要求较高，费用较贵，不适用于流行期间临床检查；实时荧光定量聚合酶链反应（PCR）特异性强、自动化程度高、污染率低，是目前确诊手足口病的首选病原检查方法。

另外，急性期相关病毒 IgM 抗体阳性或恢复期肠道病毒中和抗体比急性期有 4 倍及以上升高也有诊断价值。

6. 影像学检查 普通型患者肺部检查无明显异常。重症及危重症患者并发神经源性肺水肿时，早期 CT 表现可发现两肺野透亮度减低，磨玻璃样改变，小结节样影、小片状实变；中后期病情进展出现广泛分布的斑片状、大片状阴影。出现肺出血时表现为肺泡密度增高影、斑片状、大片状的云絮样改变。

颅脑 CT 检查可用于鉴别颅内出血、脑疝、颅内占位等病变。神经系统受累者 MRI 检查可出现异常改变，合并脑干脑炎者可表现为脑桥、延髓及中脑的斑点状或斑片状长 T_1 长 T_2 信号。并发急性

笔记栏

弛缓性麻痹者可显示受累节段脊髓前角区的斑点状对称或不对称的长 T_1 长 T_2 信号。

7. 心电图 多数患者无特异性改变，少数患者可见窦性心动过速或过缓，Q-T 间期延长，ST-T 改变。

8. 脑电图 神经系统受累者可表现为弥漫性慢波，少数可出现棘（尖）慢波。

【并发症】

本病主要并发症有神经源性肺水肿、脑炎和心肌炎。神经源性肺水肿是最严重的并发症；脑炎是较严重的并发症；心肌炎主要表现为心肌酶升高，严重的心肌炎可能出现心律失常，心功能下降。

【诊断与鉴别诊断】

（一）诊断

本病结合流行病学史、临床表现和病原学检查做出诊断。

1. 临床诊断 根据流行病学和临床特征可做出手足口病临床诊断：学龄前儿童，流行季节，当地托幼机构及周围人群有手足口病流行，发病前与手足口病患儿有直接或间接接触史；急性起病，出现典型皮疹；实验室检查白细胞计数多在正常范围等。需要注意的是少数患者皮疹不典型，部分患者仅表现为脑炎或脑膜炎。

2. 确诊病例 在临床诊断病例基础上，具有下列之一者即可确诊：①肠道病毒（CV-A16、EV-A71 等）特异性核酸检测阳性；②分离出肠道病毒，并鉴定为 CV-A16、EV-A71 或其他可引起手足口病的肠道病毒；③急性期血清相关病毒 IgM 抗体阳性；④恢复期血清相关肠道病毒的中和抗体比急性期有 4 倍及以上升高。

3. 重症病例的早期识别 及时准确地识别手足口病患者第 2 期和第 3 期，采取有效措施阻止发展为第 4 期是提高重症病例治疗成功的关键。年龄 3 岁以下、病程 3 天以内和 EV-A71 感染为重症病例的高危因素，出现以下表现之一提示患儿可能发展为重症病例危重型。①持续高热：体温＞39℃，常规退热效果不佳；②神经系统表现：出现精神萎靡、头痛、眼球震颤或上翻、呕吐、易惊、肢体抖动、吸吮无力、站立或坐立不稳等；③呼吸异常：呼吸增快、减慢或节律不整，安静状态下呼吸频率超过 30 ～ 40 次/分；④循环功能障碍：心率增快（＞ 160 次/分）、出冷汗、四肢末梢发凉、皮肤发花、血压升高、毛细血管再充盈时间延长（＞ 2 秒）；⑤外周血白细胞计数升高：外周血白细胞计数≥ 15×10⁹/L，除外其他感染因素；⑥血糖升高：出现应激性高血糖，血糖＞ 8.3mmol/L；⑦血乳酸升高：出现循环功能障碍时，通常血乳酸≥ 2.0mmol/L，其升高程度可作为判断预后的参考指标。

（二）鉴别诊断

1. 其他儿童出疹性疾病 手足口病普通病例需与其他出疹性疾病相鉴别，如丘疹性荨麻疹、沙土皮疹、水痘、不典型麻疹、幼儿急疹、带状疱疹、风疹及川崎病等；CV-A6 或 CV-A10 所致大疱性皮疹需与水痘相鉴别；口周出现皮疹时需与单纯疱疹相鉴别。

可依据流行病学特点及皮疹形态、部位、出疹时间等临床特征初步鉴别，手足口病的皮疹有不痛、不痒、不结痂、不结疤的特征。丘疹性荨麻疹皮损表现为风团丘疹或风团水疱，多有剧痒，头面部较少被波及，口腔黏膜无受累；沙土皮疹主要聚集在手背、手臂，呈散在或密集成片的淡红色丘疹，少数有轻微瘙痒；水痘皮疹先后分批出现，呈向心性分布，先出现于躯干和四肢近端，躯干皮疹最多见，四肢远端较少，手掌、足底更少，伴瘙痒；不典型麻疹、幼儿急疹、带状疱疹、风疹以及川崎病等的皮疹特点与手足口病也有明显差异。最终需要根据病原学检查和血清学检查结果进行鉴别。

2. 其他病毒所致脑炎或脑膜炎 重症病例合并神经系统损害时需与其他病毒引起的脑炎或脑膜炎相鉴别。单纯疱疹病毒、乙型脑炎病毒、巨细胞病毒、EB 病毒等引起的脑炎或脑膜炎临床表现与肠道病毒引起的中枢神经系统损害的重症病例表现相似，可依据皮疹特点做出初步鉴别，对于皮疹不典型者，应当结合流行病学史并尽快留取标本，进行病原学或血清学检查做出诊断。

3. 肺炎或心肌炎 重症病例可发生神经源性肺水肿及心力衰竭，应与其他病因所致的重症肺炎、急性呼吸窘迫症及病毒性心肌炎等疾病相鉴别。可依据流行病学特点、皮疹特点及影像学特点初步鉴别，同时尽快留取标本，进行病原学或血清学检查。

案例 2-15【诊断及鉴别诊断】

1. 临床诊断　手足口病，普通型，1 期。

2. 诊断依据　当地有手足口病散发；患儿 1 岁 8 月龄，发热、头痛 2 天，皮疹 1 天。体温 38.2℃，手心、脚心可见散在斑丘疹及疱疹；血常规：WBC 6.6×10⁹/L，N 0.61，L 0.34，Hb 136g/L，PLT 171×10⁹/L；肝功能：ALT 40U/L，AST 42U/L，TBil 13μmol/L，ALB 40g/L。肺部 CT 未见异常。

3. 主要与其他出疹性疾病鉴别　如水痘、不典型麻疹、丘疹性荨麻疹等。根据患儿流行病学史、急性发热，WBC 不升高及患儿皮疹特点考虑手足口病临床诊断，确诊需依赖病原学检查结果。

【治疗】

1. 一般治疗　手足口病的治疗原则为早发现、早诊断、早隔离、早治疗。

普通病例可在门诊治疗，但应密切监控病情进展，及早发现重症病例。注意消毒隔离，避免交叉感染；清淡饮食；做好口腔和皮肤护理。

积极控制高热。体温超过 38.5℃者，采用物理降温或药物降温，可选用布洛芬口服液，每次 5～10mg/kg，或对乙酰氨基酚口服，每次 10～15mg/kg。禁用阿司匹林，因其可能引起 Reye 综合征。有持续高热者可酌情使用丙种球蛋白，剂量 1.0g/（kg·d），连用 2 天。

惊厥患者需要及时止惊，可选咪达唑仑，每次 0.1～0.3mg/kg，肌内或静脉注射，体重＜40kg 者最大剂量不超过每次 5mg，体重＞40kg 者最大剂量不超过每次 10mg；地西泮缓慢静脉注射，每次 0.3～0.5mg/kg，最大剂量不超过每次 10mg，注射速度 1～2mg/min；也可使用水合氯醛灌肠。使用地西泮和咪达唑仑静脉注射时，应注意呼吸抑制和血压下降等副作用。

为避免重症病例出现脑水肿、肺水肿及心力衰竭，应适当控制液体入量，血压正常时给予生理需要量 60～80ml/（kg·d）（不计算脱水剂），匀速给予，即 2.5～3.3ml/（kg·h）。休克病例应积极补充液体，可用生理盐水 5～10ml/（kg·d），早期快速输注，15～30 分钟输入，此后根据病情酌情补液，避免短期内大量补充液体。休克仍不能纠正者给予胶体，如白蛋白或血浆。最好依据中心静脉压及动脉血压等指导补液。

2. 病因治疗　目前尚无特效抗病毒药物。有研究提示早期应用 α-干扰素喷雾或雾化、利巴韦林静脉滴注可能有一定疗效。

3. 神经系统受累患者治疗　合并有脑脊髓炎的患者可使用丙种球蛋白，剂量 1.0g/（kg·d），连用 2 天，并可酌情使用糖皮质激素，如甲基泼尼松龙 1～2mg/（kg·d），或氢化可的松 3～5mg/（kg·d），或地塞米松 0.2～0.5mg/（kg·d），一般疗程 3～5 天。

合并脑水肿及颅内压升高时，应在严密监测下使用脱水药物。无低血压和循环障碍的脑炎及肺水肿患者，以限制液体方案为主；如患者出现休克和循环衰竭，应在积极纠正休克、补充循环血容量的前提下使用脱水药物。常用 20% 甘露醇，剂量为每次 0.25～1.0g/kg，每 4～8 小时 1 次，20～30 分钟快速静脉注射；严重颅内高压或脑疝时，可每 2～4 小时 1 次。严重颅内高压或低钠血症患儿可考虑联合使用 3% 氯化钠脱水治疗。合并有心功能不全者可使用利尿剂，如呋塞米 1～2mg/kg 静脉注射。

4. 呼吸、循环衰竭治疗　在循环衰竭早期（第 3 期）患儿处于高动力高阻力型血流动力学改变状态，以使用扩血管药物为主。可使用米力农，负荷量 50～75μg/kg，15 分钟输注完毕，维持量从 0.25μg/（kg·min）起始，逐步调整剂量，最大可达 1μg/（kg·min），一般使用不超过 3 天。如合并高血压应积极降压治疗，可用酚妥拉明 1～20μg/（kg·min），或硝普钠 0.5～5μg/（kg·min），由小剂量开始逐渐增加剂量，直至调整至合适剂量。血管活性药使用期间一定要严密监测病情变化，包括心率、脉搏、血压、循环灌注等，根据病情随时调整药物剂量及使用时间。

第 4 期血压下降时应及时停用血管扩张剂，使用正性肌力及升压药物治疗，可选用多巴胺 5～20μg/（kg·min）；去甲肾上腺素 0.05～2μg/（kg·min）；肾上腺素 0.05～2μg/（kg·min）或多巴酚丁胺 2.5～20μg/（kg·min）等，从低剂量开始，以能维持接近正常血压的最小剂量为佳。如以上药物无效，可试用血管升压素或左西孟旦等药物，血管升压素 20μg/kg，每 4 小时 1 次，静脉缓慢注射，用药时间视血流动力学改善情况而定；左西孟旦负荷剂量 6～12μg/kg 静脉注射，维持量

0.1μg/（kg•min）。

对于合并神经源性肺水肿的患者应保持呼吸道通畅，吸氧。出现以下表现之一者，及时予以气管插管机械通气：①呼吸急促、减慢或节律改变；②气道分泌物呈淡红色或血性；③短期内肺部出现湿啰音；④胸部 X 线检查提示肺部明显渗出性病变；⑤脉搏血氧饱和度（SpO$_2$）或动脉血氧分压（PaO$_2$）下降；⑥面色苍白、发绀、皮温低、皮肤发花、血压下降；⑦频繁抽搐或昏迷。

5. 其他治疗 对危重症患儿有条件时可开展床旁连续性血液净化治疗，适用于第 3 期和第 4 期患儿。对于常规治疗无效的合并心肺衰竭的危重型患儿，有条件可使用体外膜肺（ECMO）、体外左心支持（ECLVS），或 ECMO+左心减压（LV vent）等治疗方法，其中 ECMO+左心减压适用于合并严重肺水肿和左心衰竭的重症患儿，严重脑功能衰竭的患儿不建议使用。

6. 恢复期治疗 针对患儿恢复期症状进行康复治疗和护理，促进各脏器功能尤其是神经系统功能的早日恢复。

【预防】

1. 一般预防措施 保持良好的个人卫生习惯是预防手足口病的关键，包括勤洗手，不喝生水及吃生冷食物等。另外，儿童玩具和常接触到的物品定期进行清洁消毒，避免与患手足口病儿童密切接触。

由于引起手足口病的肠道病毒型别较多，传染性强，传播途径复杂和传播速度快，加上手足口病隐性感染者所占比例大，感染者排毒时间较长，造成手足口病的预防非常困难。但手足口病属于可防、可控、可治的疾病，对群众要进行手足口病相关知识的广泛宣传，倡导建立良好的个人卫生习惯，教育孩子及其家长，减少到拥挤的公共场所活动，以减少被感染机会。

2. 接种疫苗 目前仅有 EV-A71 型灭活疫苗，可用于预防 EV-A71 感染所致的手足口病，最好在 12 月龄前完成接种。

【复习思考题】

1. 手足口病通过哪些途径传播？

2. 手足口病重症病例的临床表现是什么？

3. 普通型手足口病如何治疗？

【习题精选】

2-121. 手足口病患者仅出现手足及口腔皮疹，无其他症状，临床分型及分期属于（　　）

A. 普通型、1 期　　　　　　　　　　　B. 普通型、2 期

C. 重症病例重型、第 3 期　　　　　　　D. 重症病例危重型、第 4 期

E. 重症病例危重型、1 期

2-122. 手足口病重症病例血压正常时的补液原则是（　　）

A. 为防止循环衰竭，大量补充生理盐水　　B. 为防止循环衰竭，大量补充平衡液

C. 为防止循环衰竭，大量补充白蛋白　　　D. 为避免出现脑水肿、肺水肿及心力衰竭，控制液体入量

E. 出现休克才补液

2-123. 手足口病好发于（　　）

A. 成人　　　B. 学龄期儿童　　　C. 5 岁以下儿童　　　D. 老年人　　　E. 无明显年龄差异

2-124. 手足口病重症病例出现肺水肿的机制主要是（　　）

A. 感染性肺水肿　　B. 肾源性肺水肿　　C. 高原性肺水肿　　D. 心源性肺水肿　　E. 神经源性肺水肿

2-125. 手足口病重症病例的危险因素，除外（　　）

A. 持续高热：体温大于 39℃，常规退热效果不佳

B. 神经系统表现：出现呕吐、易惊、肢体抖动、吸吮无力、站立或坐立不稳等

C. 呼吸异常：呼吸频率超过 30 ～ 40 次/分

D. 循环功能障碍：心率增快，> 160 次/分

E. 丙氨酸转氨酶（ALT）升高

2-126. 手足口病的临床特征，除外（　　）

A. 发热，体温可达 38℃　　　　　　　B. 手心、脚心、口腔可见散在斑丘疹及疱疹

C. 疱疹处痒、疼痛，消退后有结痂　　　D. 可伴有咳嗽、流涕等不适　　　E. 可有扁桃体肿大

2-127. 手足口病降温治疗不合适的是（　　　　）

A. 物理降温　　　　B. 布洛芬口服液　　　C. 阿司匹林　　　　D. 对乙酰氨基酚　　　E. 以上都不对

2-128. 针对手足口病第 4 期血压下降时治疗不合适的是（　　　　）

A. 多巴胺　　　　　B. 去甲肾上腺素　　　C. 肾上腺素　　　　D. 多巴酚丁胺　　　　E. 酚妥拉明

（林世德）

第十六节　严重急性呼吸综合征

　　严重急性呼吸综合征（severe acute respiratory syndrome，SARS）是由 SARS 冠状病毒（*SARS coronavirus*，SARS-CoV）引起的具有明显传染性、可累及多个系统的急性呼吸道传染病。

　　SARS 病毒的生物特性：① SARS 病毒属套式病毒目、冠状病毒科、冠状病毒属，为单链正向 RNA 病毒，长 27 ～ 32kb，是目前最大的 RNA 病毒。②病毒 RNA 链 5′ 端有甲基化"帽子"，3′ 端有 PolyA "尾巴"结构，这使得病毒可直接以自身基因组 RNA 为模板，完成基因复制并指导合成病毒相关蛋白质。③病毒颗粒多为圆形、椭圆形或多形性，直径为 60 ～ 220nm。病毒 RNA 由核衣壳蛋白（nucleoprotein，N）包裹并保护。病毒包膜表面有多个稀疏的棒状突起，长约 20nm，膜表面主要由 3 种结构蛋白组成：刺突蛋白（spike protein，S 蛋白）、包膜蛋白（envelope protein，E 蛋白）和膜蛋白（membrane protein，M 蛋白）。④ SARS 病毒对高温、紫外线和多种消毒剂敏感，进化速率较快且已经出现多种变异，突变可导致病毒感染力增强。

　　严重急性呼吸综合征的共同特点：①病毒感染患者、无症状感染者是主要传染源，病毒感染的动物或污染的物体也可作为传染源。主要经呼吸道飞沫、气溶胶、接触传播。②特征性的病理改变表现为弥漫性肺泡损伤和炎症细胞浸润，早期特征是肺水肿、纤维素渗出、透明膜形成、脱屑性肺炎及灶性肺出血等病变；后期可见肺泡内成纤维细胞增生，肺纤维化。③主要临床特点多以发热为先，可有寒战、咳嗽、咽痛、呼吸困难、疲劳、乏力、肌痛、腹泻、恶心、呕吐等；病毒核酸检测是首选的病原学诊断方法；目前以对症支持治疗为主，尚无特异性的抗病毒药物。

【学习要点】

1. 掌握 SARS 的临床特点、诊断、治疗。

2. 熟悉 SARS 的流行病学、实验室检查。

3. 了解 SARS 的病原学特点、发病机制与病理解剖、并发症。

案例 2-16

　　患者，男，41 岁，广州人。主因高热 1 天入院。

　　现病史：患者 1 天前无明显诱因出现高热，体温 40.2℃，伴咳嗽，无咳痰、胸闷、鼻塞、流涕、咽痛等，未行特殊诊治，为求进一步诊治来诊。

　　既往体健。发病前 1 周，其妻子、儿子曾患"肺炎"住院治疗。

　　查体：T 40.0℃，P 98 次/分，R 25 次/分，BP 144/93mmHg；神清语利，急性热病面容，咽红，扁桃体无肿大；双肺呼吸音粗，未闻及干、湿啰音；心律齐，心音有力，各瓣膜听诊区无杂音；腹软，无压痛、反跳痛、肌紧张；四肢活动可，双下肢无水肿。

　　辅助检查：WBC 7.8×10^9/L，N% 75%，L% 25%；胸部 X 线示左下肺可见斑片状影。

【问题】

　　1. 该病诊断考虑什么？

　　2. 主要与哪种疾病相鉴别？

　　3. 如何治疗？

　　SARS 是由 SARS 冠状病毒（SARS-CoV）引起的急性呼吸道传染病。该病起病急，以发热为首发症状，体温多高于 38℃，偶有畏寒，可伴头痛、关节酸痛、肌肉酸痛、乏力、腹泻；一般无上呼吸道卡他症状，可有咳嗽，多为干咳、少痰，偶有血丝痰；可有胸闷，严重者出现气促，甚至呼吸窘迫；部分患者可出现腹泻、恶心、呕吐等消化道症状。病死率在 0 ～ 50% 之间；其中老年人，合

并其他疾病如脑卒中、糖尿病、心脏病、肺气肿、肿瘤或应用免疫抑制剂的患者病死率较高。

【病原学】

SARS-CoV 属冠状病毒科，冠状病毒属，为单链正向 RNA 病毒，成熟的冠状病毒颗粒多为圆形、椭圆形或轻度多形性，直径为 60～220nm，SARS-CoV 直径为 90～110nm。冠状病毒形态学特征是包膜上可见放射状排列的花瓣样或纤毛状突起，长约 20nm 或更长，基底窄，因酷似王冠而得名。病毒 RNA 和蛋白质组成病毒颗粒核心，包被脂质双层膜。SARS 病毒基因组主要编码 RNA 聚合酶蛋白、S 蛋白（刺突蛋白）、E 蛋白（小包膜蛋白）、M 蛋白（膜蛋白或基质蛋白）、N 蛋白（核衣壳蛋白）和 HE 蛋白（血凝素糖蛋白）。SARS-CoV 可能源于非人类宿主，由于生态环境的变化、人类与动物接触的增加及病毒的适应性改变，跨越种系屏障而传染给人类，并实现了人与人之间的传播。蝙蝠可能是 SARS-CoV 祖先株的自然储存宿主，果子狸可能是其中间宿主。SARS-CoV 在患者粪便和尿中可存活数天，4℃条件下存活 21 天，0℃存活时间更长，-80℃保存稳定性佳；56℃ 90 分钟或75℃ 30 分钟灭活病毒，日常消毒剂如 75% 乙醇或含氯的消毒剂 5 分钟可使病毒失去感染活力，病毒对乙醚、甲醛和紫外线等均敏感。

【流行病学】

（一）传染源

SARS 患者是主要传染源，不同患者在传染力方面存在明显异质性，有些患者传染性很强，一个患者可传染数十人至上百人，称之为超级传播者，而多数患者传染性较低，传染指数为 3 左右。无症状携带者是 SARS 不断传播和再次流行的主要传染源。潜伏期、恢复期的患者是否有传染性尚需进一步研究。动物可能是 SARS 的最初来源，但目前没有资料表明 SARS 是人兽共患性疾病。

（二）传播途径

SARS 病毒通过短距离飞沫、气溶胶或接触污染的物品传播，尚不能排除经肠道传播的可能。

（三）人群易感性

本病人群普遍易感。发病者以青壮年居多，儿童和老人少见。男女比例约为 1∶0.87。患病后可获得一定程度的免疫力，尚无再次发病的报告。

（四）流行特征

本病于 2002 年 11 月首先在我国广东佛山市被发现，呈现全球流行，约 32 个国家和地区相继出现疫情，主要分布于亚洲、欧洲、美洲等地。本病发生于冬末春初，有明显的家庭和医院聚集现象，社区以散发为主，偶见点状暴发流行。主要流行于人口密集的大都市，农村地区极少发病。发病年龄在 20～60 岁；无显著性别差异；医务人员是高发人群。

【发病机制与病理解剖】

1. 发病机制　SARS-CoV 由呼吸道进入人体，在呼吸道黏膜上皮内复制（气管和支气管上皮细胞、肺泡上皮细胞）入血引起病毒血症，累及肠道上皮细胞、肾脏远曲小管上皮细胞等引起相应组织、器官病变。免疫损伤可能是本病发病的主要机制，SARS-CoV 引起肺间质内巨噬细胞和淋巴细胞浸润，激活的巨噬细胞和淋巴细胞可释放大量的细胞因子和氧自由基，导致肺泡毛细血管的通透性增加、渗出与成纤维细胞增生。

2. 病理解剖　病理改变主要显示弥漫性肺泡损伤和炎症细胞浸润，早期主要表现为肺水肿、纤维素渗出、透明膜形成、脱屑性肺炎及灶性肺出血等病变，随着病情进展可见到肺泡内含细胞性的纤维黏液样渗出物及肺泡间隔的成纤维细胞增生，仅部分病例出现明显的纤维增生，严重者可导致肺纤维化。

【临床表现】

SARS 的潜伏期一般 2～10 天。

起病急骤，多以发热为首发症状，常无上呼吸道卡他症状；体温＞ 38℃，伴畏寒、寒战、咳嗽、少痰，偶有血丝痰；严重者可伴有心悸、呼吸困难或呼吸窘迫；部分患者可伴有头痛，全身肌肉、关节酸痛，乏力和腹泻。

【辅助检查】

1. 外周血检测 白细胞计数大多在正常范围内，部分患者白细胞计数减低。淋巴细胞计数及绝对值减少较为常见，且呈逐步减低趋势，并有细胞形态学变化。血小板可降低。血清生化学检测可见乳酸脱氢酶、天冬氨酸转氨酶、肌酸激酶等升高。外周血 CD3[+]、CD4[+]、CD8[+]T 细胞亚群百分比及绝对值可明显降低，其中以 CD4[+]T 细胞亚群减低尤为显著。

2. 病原学检测 SARS 患者鼻咽分泌物、血、尿、便等标本进行病毒分离培养或聚合酶链反应（PCR）可呈阳性。进展期和恢复期患者的 SARS 病毒特异性 IgM、IgG 抗体可阳转或 4 倍以上升高。

3. 影像学检测 胸部 X 线检查早期可无异常，1 周内可逐渐出现肺纹理增粗、斑片状或片状渗出影，典型改变为磨玻璃影及肺实变影；病灶多在中下叶并呈外周分布；少数患者可出现气胸和纵隔气肿。胸部 CT 还可见小叶间隔增厚（碎石路样改变）、细支气管扩张和少量胸腔积液；病变后期部分患者可出现肺纤维化。

【并发症】

SARS 的并发症一般发生在疾病高峰期之后。急性期常见的并发症包括继发细菌或真菌感染，纵隔气肿、皮下气肿和气胸，休克，心律不齐或心功能不全，肾功能损害，肝功能损害，骨髓抑制，DIC，消化道出血等。恢复期主要的并发症有纵隔气肿、气胸、肺纤维化等。常见的并发症如下。

1. 继发感染 肺部继发细菌感染是常见并发症，可使病变影像的范围增大，病程延长。

2. 肺纤维化 少数患者在肺内炎症吸收后较长时间内残存肺间质增生，表现为不规则的斑片和条索状影。随着病程延长可进展至肺间质纤维化，表现为密度高的条索和蜂窝状影，可引起牵拉性支气管扩张。

3. 纵隔气肿、皮下气肿和气胸 急性期损伤较重或使用呼吸机可出现纵隔气肿，表现为纵隔间隙内有气体影，呈条状或片状，气体量较多时可位于食管、气管、大血管等结构周围，可见皮下气肿或气胸。

4. 胸膜病变 肺内病变可引起邻近胸膜的局限性增厚，或轻度幕状粘连，而胸膜改变可随肺内病变的吸收而消退。

【诊断与鉴别诊断】

（一）诊断

1. 流行病学资料 与 SARS 患者密切接触史，或属受传染的群体发病者之一，或有明确传染他人的证据。

2. 临床资料 以发热为首发症状，体温一般＞38℃，偶有畏寒；可伴有头痛、关节酸痛、肌肉酸痛、乏力、腹泻；常无上呼吸道卡他症状；可有咳嗽，多为干咳、少痰，偶有血丝痰；可有胸闷，严重者出现呼吸加速，气促，或明显呼吸窘迫。体格检查：肺部体征不明显，部分患者可闻及少许湿啰音，或有肺实变体征。

3. 实验室检查资料 外周血白细胞计数一般不升高或降低；常有淋巴细胞计数减少。病原学及血清学抗体检测阳性。胸部 X 线检查肺部有不同程度的片状、斑片状浸润性阴影或呈网状改变，部分患者进展迅速，呈大片状阴影；常为多叶或双侧改变，阴影吸收消散较慢。抗菌药物治疗无效。排除其他表现类似的疾病。

（二）鉴别诊断

SARS 的诊断目前主要为临床诊断，在相当程度上属于排除性诊断。在做出 SARS 诊断前，需要排除能够引起类似临床表现的其他疾病，主要鉴别疾病如下。

1. 普通感冒 发病时多伴有明显的上呼吸道卡他症状，如鼻塞、流涕、打喷嚏等；胸部 X 线动态检查无异常发现；病程自限，预后良好，经对症、支持治疗后可好转。

2. 流行性感冒 高发于冬春季节，突发高热，全身症状较重，表现为畏寒、发热、头痛、乏力、全身酸痛等，呼吸道症状并不严重；可有球结膜充血、眼球压痛、口腔黏膜疱疹等；外周血淋巴细胞比例增加，黏膜上皮细胞涂片可检出流感病毒抗原，急性期和恢复期血清流感病毒特异性抗体滴度呈 4 倍或以上升高；奥司他韦在发病 48 小时内应用具有显著疗效。

3. 细菌性肺炎 常为散发病例，无传染性。外周血白细胞计数升高和中性粒细胞比例增加；痰涂片和痰培养可发现致病菌；胸部 X 线可见肺段或肺叶的大片实变影；合理选择抗菌药物可迅速起效。

4. 支原体、衣原体肺炎 多呈散发，也可在学校或社区中发生小规模流行。血清特异性抗体阳性，或双份血清肺炎支原体、衣原体特异性抗体滴度升高≥4 倍。大环内酯类药物或氟喹诺酮类药物治疗有效。

5. 军团菌性肺炎 好发于夏秋季，多见于中老年人，可在中老年人比较集中的地方暴发流行。以高热起病，头痛、乏力、肌痛等全身中毒症状较重，呼吸道症状相对较轻；可伴有相对缓脉、精神症状、水样腹泻等消化道症状，部分可继发肾功能损害。血清特异性抗体阳性且双份血清抗体滴度升高≥4 倍可明确诊断。胸部 X 线检查早期为肺外周斑片影，病变进展可导致胸腔积液。大环内酯类药物、氟喹诺酮类药物、利福平、多西环素等抗菌药物治疗有效。

6. 真菌性肺炎 为散发病例，常见于体质较差或有严重基础疾病者，以及较长时间使用广谱抗生素、糖皮质激素或免疫抑制剂的患者，起病相对缓慢，体温多呈渐进性升高。痰多且黏稠、不易咳出，部分患者可有咳血。胸部 X 线可发现肺部斑片影、新月征、空洞。痰涂片发现真菌菌丝、痰培养真菌生长是诊断真菌性肺炎的重要依据。抗真菌药物治疗有效可辅助诊断。

7. 普通病毒性肺炎 常见的致病病毒包括腺病毒、鼻病毒、呼吸道合胞病毒等，多发生于冬春季，散发病例居多，但也可在婴幼儿或老人集中的地方发生暴发流行。常以发热起病，可有咽干、咽痛、鼻塞、流涕、干咳、气急、胸痛和咯血等症状。外周血白细胞计数正常或减少，淋巴细胞计数增多；血清特异性病毒抗体阳性；肺部影像学主要为间质性肺炎，严重时表现为双肺弥漫分布的网状、结节状浸润影。

8. 肺结核 多为散发病例。起病隐匿，病情进展较慢，常见午后低热，体重减轻、乏力、盗汗、食欲减退等。白细胞计数正常；皮肤结核杆菌纯蛋白衍生物试验、γ-干扰素释放试验阳性；痰涂片可见抗酸杆菌；胸部 X 线可见病灶多位于双上肺，形态不规则，密度不均匀，可有空洞和钙化。抗结核治疗有效，可辅助诊断。

9. 肺脓肿 临床主要表现为高热、咳嗽、大量脓臭痰。白细胞总数和中性粒细胞增加，核左移；痰检涂片可见大量细菌；痰培养并做药物敏感试验以指导治疗；胸部 X 线片、CT 片早期可见大片均匀致密阴影，随着病程进展可出现脓腔。

10. 其他 还应与非感染性肺部疾病，如肺栓塞、肺癌、肺间质纤维化、肺血管炎等进行鉴别诊断。

> **案例 2-16【诊断及鉴别诊断】**
> **1. 诊断** 严重急性呼吸综合征。
> **2. 主要与各种病原体引起的肺炎相鉴别** 该患者无明显诱因出现高热、咳嗽，以干咳为主；体格检查可见咽红，双肺呼吸音粗，符合肺炎的表现；结合患者发病前 1 周与 SARS 病例或疑似病例接触史。快速抗原检测和多重 PCR 核酸检测对常见呼吸道病原体进行检测无异常；而咽拭子采样 SARS 病毒核酸初筛阳性。经专家会诊确定诊断：严重急性呼吸综合征。

【治疗】

1. 一般治疗 卧床休息，避免用力和剧烈咳嗽，对于低氧患者及早给予氧疗，持续鼻导管吸氧，监测血氧饱和度。

2. 对症治疗 体温高于 38.5℃或全身症状明显时可用解热镇痛药，高热者给予冰敷、酒精擦浴、冰毯物理降温等措施。咳嗽、咳痰可给予镇咳、祛痰药。心、肝、肾等器官功能损害者，应采取相应治疗。腹泻应注意补液及纠正水、电解质失衡。

3. 抗病毒治疗 目前尚未发现针对 SARS-CoV 的特异性药物。

4. 糖皮质激素治疗 持续高热不退，伴严重中毒症状，肺部病变快速进展，发生急性呼吸窘迫综合征（ARDS）时可考虑应用糖皮质激素。剂量可根据病情及个体差异进行调整，疗程 3～5 天，一般不超过 1 周。

5. 免疫治疗 胸腺肽、干扰素、人免疫球蛋白等非特异性免疫增强剂对 SARS 的疗效尚未肯定，不推荐常规使用。SARS 恢复期血清的临床疗效尚未被证实，对诊断明确的高危患者，严密观察下可试用。

6. 心理治疗 开展心理疏导，开展科普讲座，促进患者对本病自限性和可治愈性的认识，降低患者心理压力。

7. 重症患者治疗 约有 30% 的患者感染 SARS 后发生急性肺损伤或 ARDS，甚至死亡。重症患者的综合治疗至关重要。主要包括以下内容。

（1）一般治疗：要加强对生命体征、液体出入量、心电图及血糖的监测。维持循环稳定，水、电解质平衡，保持血糖平稳等。

（2）呼吸支持：监测血氧饱和度，加强气道管理及呼吸支持，发生呼吸衰竭时应及时处理。①氧疗：对于重症患者常规给予持续鼻导管吸氧；伴有低氧血症者提高吸氧浓度，使血氧饱和度维持在 93% 以上。②无创正压人工通气：经充分氧疗后，血氧饱和度虽维持在 93% 或以上，但呼吸频率仍在 30 次/分或以上，呼吸负荷较高时考虑无创正压人工通气，这可改善呼吸困难的症状、肺氧合功能，减少有创通气。应用 2 小时仍未改善呼吸功能时可考虑改为有创正压通气。③有创正压人工通气：当耐受无创正压人工通气，或呼吸困难无改善，氧合功能改善不满意，$PaO_2 < 70mmHg$，循环不稳定或多器官功能衰竭时需改为有创正压人工通气。

（3）糖皮质激素治疗：急性肺损伤时可使用糖皮质激素减轻肺部炎性渗出、损伤和后期肺纤维化，改善肺氧合功能。

（4）营养支持：早期进食易消化的食物；当患者不能正常进食时开始肠内与肠外营养，加强营养支持治疗；补充水溶和脂溶性维生素；维持血浆白蛋白水平。

（5）预防和治疗继发感染：重症患者通常免疫功能低下，多重有创操作，皮肤黏膜屏障功能破坏，需密切监测、及时处理继发感染，必要时进行预防性抗感染治疗及经验性抗感染治疗，完善病原体检测，结合药敏试验进行抗感染治疗。

8. 中医药治疗 本病属于中医学瘟疫、热病的范畴，治则为：温病，卫、气、营、血和三焦辨证论治。

【预后】

本病属于自限性疾病，大部分患者经综合治疗后可痊愈；少数患者可进展至重症肺炎、ARDS、多器官功能障碍，甚至死亡。根据我国卫生部公布的资料，我国本病患者的病死率约为 6.55%，WHO 公布全球平均病死率为 10.88%。重型患者、患有其他严重基础疾病的患者病死率明显升高。部分重型患者经综合治疗后病情好转出院，随访肺部有不同程度的纤维化。

> **案例 2-16【治疗】**
> 嘱该患者卧床休息，给予干扰素 α-2b 雾化吸入，对症退热、止咳、补液，加强营养支持，维持电解质平衡等综合治疗。治疗 7 天，患者体温逐渐恢复正常，症状消失，间隔 24 小时两次咽拭子核酸检测阴性，胸部 X 线提示斑片状影较前明显吸收，遂解除隔离出院。

【预防】

1. 管理传染源 ①疫情报告：2003 年 4 月我国将 SARS 列入法定传染病管理范畴。2004 年 12 月起施行的《中华人民共和国传染病防治法》将其列为乙类传染病，但其预防、控制措施采取甲类传染病方法执行。发现或怀疑本病时应尽快向卫生防疫机构报告。做到早发现、早报告、早隔离、早治疗。②隔离治疗患者：对临床诊断病例和疑似诊断病例应在指定的医院按呼吸道传染病进行隔离观察、治疗，经治疗体温正常 7 天以上、呼吸系统症状明显改善、X 线胸片有明显吸收时才可解除隔离出院。③隔离观察密切接触者：对医学观察病例和密切接触者，如条件许可在指定地点接受隔离观察 14 天。家中隔离观察时应注意通风，避免与家人密切接触。

2. 切断传播途径 ①加强科普宣传，流行期间减少大型集会或活动；保持公共场所通风换气、空气流通；注意空气、水源、下水道系统的处理消毒。②保持良好的个人卫生习惯，不随地吐痰，流行季节避免去人多或相对密闭的地方，有咳嗽、咽痛等呼吸道症状及时就诊，正确佩戴口罩，流动水七步洗手法洗手；保持 1m 以上的安全社交距离。③严格隔离患者：医院应设立发热门诊，建立 SARS 患者的专门通道、收治的定点医院，病区应设有符合规范的三区两通道；病房、办公室等均应通风良好。疑似患者要单间收治。

3. 保护易感人群 目前尚无有效疫苗或效果肯定的预防药物可供选择。医护人员及其他人员进入病区时，应注意做好个人防护工作。

【复习思考题】

1. SARS-CoV 病原学及流行病学有哪些特征？

2. SARS-CoV 感染的临床特征是什么？

3. SARS 如何治疗？

【习题精选】

2-129. 严重急性呼吸综合征是属于哪类法定传染病，发生流行时按哪类传染病管理（　　）

A. 属于乙类传染病，流行时按甲类传染病管理

B. 属于乙类传染病，流行时按乙类传染病管理

C. 属于甲类传染病，流行时按甲类传染病管理

D. 属于丙类传染病，流行时按乙类传染病管理

2-130. 严重急性呼吸综合征主要传染源是（　　）

A. 隐性感染者　　　　B. 患者　　　　C. 无症状感染者　　　D. 不典型感染者

2-131. 预防严重急性呼吸综合征，必须坚持做到的"四早"是（　　）

A. 早发现、早报告、早诊断、早治疗

B. 早发现、早隔离、早诊断、早治疗

C. 早发现、早报告、早隔离、早治疗

D. 早发现、早报告、早隔离、早诊断

2-132. 严重急性呼吸综合征的传播途径主要是（　　）

A. 呼吸道飞沫传播　　B. 垂直传播　　　C. 血液传播　　　　D. 蚊虫叮咬

2-133. 医院发现严重急性呼吸综合征患者或疑似患者，必须向（　　）部门报告。

A. 疾病预防控制机构　　　　　B. 人民政府　　　C. 公安部门　　　D. 卫生行政部门

2-134. 针对严重急性呼吸综合征的防控措施包括（　　）

A. 正确佩戴口罩　　　　　　　B. 手卫生、保持安全社交距离

C. 对严重急性呼吸综合征患者及可能被感染者严格隔离并观察 2 周　　　D. 以上均是

2-135. 以下不属于严重急性呼吸综合征典型表现的是（　　）

A. 发热，体温超过 38℃　　　　B. 干咳、少痰

C. 鼻塞、流涕等上呼吸道卡他症状　　D. 乏力、头痛、关节肌肉酸痛

2-136. 以下说法中不正确的是（　　）

A. 冠状病毒是冠状病毒科的新成员

B. 冠状病毒科的病毒与人和动物的疾病有关

C. 病毒在空气中可存活 6 小时，在血液中可存活 15 天，粪便中可存活 10 天

D. 56℃ 90 分钟或 75℃ 30 分钟可被灭活，对乙醚、氯仿、甲醛和紫外线等较为敏感

2-137. 严重急性呼吸综合征患者的主要临床表现为（　　）

A. 大部分患者无潜伏期　　　　B. 发热、头痛和全身酸痛、乏力

C. 咳嗽、多痰，呼吸窘迫综合征　　D. 早期白细胞数升高，肺部影像学显示肺炎改变

2-138. 有关 SARS 进展期的描述错误的是（　　）

A. 多发生在病程的 8 ～ 14 天　　B. 肺部阴影发展迅速

C. 发热及感染中毒症状持续存在　　D. 多数患者出现 ARDS

（赵彩彦）

第十七节　新型冠状病毒感染

【学习要点】

1. 掌握新型冠状病毒感染的临床特点、诊断、治疗。

2. 掌握新型冠状病毒感染的流行病学。

3. 了解新型冠状病毒感染的病原学特点、发病机制与病理解剖。

案例 2-17

患者，女，67 岁。因味觉丧失 5 天，发热、乏力、干咳 3 天，气促 1 天，于 2020 年 1 月 20 日到某院发热门诊就诊。

入院前 5 天不明原因出现味觉丧失，未重视。3 天前出现发热、乏力、干咳，最高体温 38℃，伴有鼻塞、咽痛。当地诊所查血常规无明显异常，给予抗病毒颗粒治疗，无好转。1 天前患者上楼梯时出现气促。

既往有高血压病、糖尿病，长期规律服药治疗。

配偶、儿子及孙女半月前陆续出现类似发热、干咳症状。

体格检查：T 38.2℃，呼吸急促，安静休息的情况下呼吸频率 31 次/分，指氧饱和度（吸空气）90%，肺部可闻及细湿啰音，心脏及腹部查体无明显异常。

实验室检查：血常规示 WBC 5.5×10⁹/L，L 0.63×10⁹/L，Hb 129g/L，PLT 219×10⁹/L；肝功能示 ALT 57U/L、AST 49U/L，肌酶谱示 LDH 310IU/L；CRP 120mg/L。

影像学检查：胸部 CT 提示两肺见斑片状及絮状密度增高影，大部分呈磨玻璃样改变（图 2-20）。

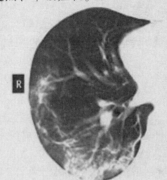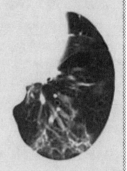

图 2-20　患者胸部 CT 片

【问题】

1. 该病诊断考虑什么？

2. 主要与哪种疾病相鉴别？

3. 如何治疗？

新型冠状病毒感染（简称新冠感染）是全球大流行的急性呼吸道传染病，世界卫生组织（WHO）于 2021 年 2 月 11 日将其命名为 coronavirus disease 2019（COVID-19）。新冠感染是目前全球最严重的公共卫生事件，所有国家和地区均不同程度有疫情暴发流行。新型冠状病毒（SARS-CoV-2）主要经呼吸道飞沫和密切接触传播。临床症状主要有发热、咳嗽、咳痰、乏力、嗅觉异常和肌肉酸痛等，重者可出现多器官损害。多数患者预后良好，少数患者病情危重，甚至死亡。全球范围广泛疫苗接种联合有效的物理防控是控制疫情的根本措施。尽管抗病毒药研究已取得进展，但仍以对症支持治疗为主。本病出现时间不长，知识仍在不断更新。

【病原学】

引起新型冠状病毒感染的新型冠状病毒（novel coronaviuse）于 2020 年 2 月 11 日被国际病毒分类委员会（International Committee on Taxonomy of Viruses，ICTV）冠状病毒研究小组（CSG）命名为 SARS 冠状病毒 2（*SARS coronavirus 2*，SARS-CoV-2）。

SARS-CoV-2 属于冠状病毒 β 属，颗粒呈圆形或椭圆形，直径 60～140nm。与其他冠状病毒一样，SARS-CoV-2 是一种单股正链 RNA 病毒，基因组长约 29.9kb，含有 5'-帽和 3'-多聚 A 尾结构，GC 含量非常低，仅 38%。有 6 个可读框（open reading frame，ORF）。从基因组 5' 端开始依次为编码 16 种非结构蛋白（NSP 1-16）的 ORF1a/1b 和 4 种结构蛋白［刺突蛋白（S 蛋白）、包膜蛋白（E 蛋白）、基质蛋白（M 蛋白）和核衣壳蛋白（N 蛋白）］的基因，之后还有 ORF3、ORF6、ORF7a/7b、ORF8 等多个编码辅助蛋白的基因。NSPs 形成复制-转录复合物（replication-transcription complex，RTC）参与基因组转录和复制。其中，NSP3 编码类木瓜蛋白酶（PLP），NSP5 编码 3CL-蛋白酶，NSP12 和 NSP15 编码 RNA 依赖的 RNA 聚合酶（RdRp）和 RNA 解旋酶。S 蛋白是由三个约 180kD 的单体组成的三聚体，是 SARS-CoV-2 附着到宿主细胞所必需的，其可被宿主细胞蛋白酶切割成 N 端 S1 结构域——受体结合区域（RBD）和 C 端 S2 膜结合结构域。S 蛋白是中和抗体结合的主要靶点。N 蛋白包裹 SARS-CoV-2 基因组形成核衣壳体，其外围绕着 E 蛋白。E 蛋白中嵌有 M 蛋白和 S 蛋白等（图 2-21）。SARS-CoV-2 变异迅速，先后出现 α、β、γ、δ 和 ο 等变异株（variant of concern，VOC），

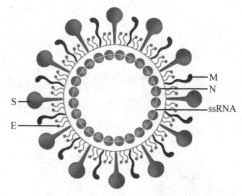

图 2-21　SARS-CoV-2 病毒颗粒的结构

变异常常导致 SARS-CoV-2 与受体的亲和力增加，传染性增强。

体外接种 96 小时左右可在人呼吸道上皮细胞内发现 SARS-CoV-2 致细胞病变，而非洲绿猴肾细胞（Vero E6）和人肝癌细胞（Huh-7）中分离培养需 4～6 天。

SARS-CoV-2 有一定抵抗力。在室温下，SARS-CoV-2 在塑料、不锈钢等表面可存活 4 天，7 天完全消失；在硬纸板、布料等表面存活不到 1 天，在气溶胶中 16 小时仍有感染性。SARS-CoV-2 对紫外线和热敏感，56℃ 30 分钟、乙醚、75% 乙醇、含氯消毒剂、过氧乙酸和氯仿等脂溶剂均可有效灭活病毒，但氯己定不能有效灭活病毒。

【流行病学】

（一）传染源

本病传染源主要是新型冠状病毒感染的患者和无症状感染者。患者体内的病毒滴度比处于潜伏期的无症状感染者高，作为传染源的意义大，但无症状感染者传播病毒更加隐匿。SARS-CoV-2 进入人体后侵入敏感细胞并复制增殖，可在症状出现前 24～48 小时开始排出病毒，至发病后 1 周病毒滴度达到高峰，随后开始下降。因此，患者最具传染性的时间是在症状出现前或出现后的 5 天，恢复期患者在核酸转阴前仅具较弱传染性。"复阳"者目前认为无传染性，但有待进一步研究。重型/危重型患者可能病毒载量高、排毒时间长，传染性强。另外，动物中间宿主作为传染源的作用尚不明确。

（二）传播途径

SARS-CoV-2 经呼吸道（飞沫、气溶胶）和密切接触传播。以飞沫传播为主，在相对封闭的环境中长时间暴露于高浓度气溶胶情况下存在经气溶胶传播的可能。但越来越多的证据表明，除了通过咳嗽或打喷嚏产生的飞沫感染外，气溶胶颗粒在 SARS-CoV-2 传播中的作用受到关注，尤其是可能在 δ 和 ο 变异株的快速传播中起重要作用。手作为中介在接触传播中起到关键作用，可将 SARS-CoV-2 传递给黏膜。容易受污染的物品主要有高频接触物、飞沫污染物，如门把手、电梯按钮、讲台台面、话筒等。

温馨提示　SARS-CoV-2 不仅能以"人传人"的方式传播，还能以"物传人"的方式传播。SARS-CoV-2 污染冷链食品外包装，人接触后造成感染。通常病毒在没有生命体依存的情况下会很快失活或死亡，但冷链低温为病毒提供了保持活性的条件，实现了"冻存—复苏"的过程。

由于在粪便、尿液中可分离到新型冠状病毒，应注意其对环境污染造成接触传播或气溶胶传播。

（三）人群易感性

人群对 SARS-CoV-2 普遍易感，且各类人群间易感性无差异。但不同人群感染后预后存在显著差别，老年人、妊娠期女性、吸烟者、肥胖者、患有慢性病者病死率显著高于其他人群。因此，他们是预防保护的重点人群。感染后或接种新型冠状病毒疫苗后可获得一定的免疫力，持续时间可达数月。全程完成疫苗接种后对新出现的变异株（如 δ 和 ο 变异株）保护率有所下降，但在降低住院率和病死率上仍然有效。

（四）流行特征

新冠感染呈现出全球性流行、传染性强、传播迅速、季节性不明显、老年人和患严重慢性疾病者重症化率和病死率高的流行特征。

1. 跨洲际全球流行　截至 2022 年底，全球所有国家和地区均有病例报道，且一直处于高水平大流行状态，甚至由科学考察员将 SARS-CoV-2 带到了南极。由于各国采取的防控政策和措施不同，导致各国感染/发病率存在差异。

2. 传染性强、传播迅速　新冠感染流行初，病毒株的传播指数（R_0）为 2～3，而不断出现的变异株，其传染性增强。2020 年 10 月出现的 δ 变异株在半年时间内就在全球 100 多个国家流行，至 2021 年 11 月，δ 株占流行株的 99%。δ 株的 R_0 高达 5～9.5，10 天可传播 5 代；ο 变异株传染性

笔记栏

更强，从 WHO 2021 年 11 月 24 日首次报道至 12 月 19 日已传到 89 个国家。

3. 老年人、患严重慢性病者病死率高 年龄和性别是新冠感染严重结局的公认危险因素，超过 90% 的英国死亡患者发生在 60 岁以上的人群中，其中男性占 60%。各种原有疾病也与风险增加有关，心脏、肺脏和肾脏疾病以及恶性肿瘤患者的死亡风险较高。

【发病机制与病理解剖】

1. 发病机制 SARS-CoV-2 感染的主要靶细胞是呼吸道杯状细胞、纤毛上皮细胞、Ⅱ型肺泡上皮细胞、肠上皮细胞、血管内皮细胞和嗅觉神经元。因此，SARS-CoV-2 感染人体的门户主要有口、鼻、眼。SARS-CoV-2 进入细胞主要由血管紧张素转换酶-2（angiotensin converting enzyme-2，ACE2）和神经纤毛蛋白 1（neuropilin-1，NRP1）两个受体介导，以前者为主。SARS-CoV-2 的 S 蛋白首先被跨膜丝氨酸蛋白酶 2（TMPRSS2）、宿主细胞膜中的组织蛋白酶 B 或 L（CTS-B 或-L）和 furin 裂解成 S1 和 S2。S1 中的受体结合区域（RBD）与 ACE2 结合，S2 促进膜融合过程，使病毒进入细胞开始复制。除 ACE2 外，已经确定 NRP1 也是 SARS-CoV-2 进入宿主细胞的受体之一。NRP1 在内皮细胞和上皮细胞，特别是呼吸道上皮和嗅觉上皮细胞中高表达，在中枢神经系统中也有表达，包括嗅觉相关的区域（如嗅结节和嗅旁回），增强了 SARS-CoV-2 传染性。NRP1 促进了 SARS-CoV-2 对中枢神经系统的损伤，并可能导致 SARS-CoV-2 具有嗜神经性。病毒进入大脑最有可能的途径是通过嗅觉神经跨神经元传播。

ACE2、NRP1 与 TMPRSS2/CTS-L 在许多组织中共表达，这使 SARS-CoV-2 感染具有广泛的组织嗜性的基础。临床上，新冠感染患者表现为多器官损伤、症状多样。SARS-CoV-2 感染导致组织损伤可能有多种机制，包括病毒细胞毒性引起的直接损伤、T 细胞急性耗竭及淋巴细胞减少、通过 ACE2 介导的内皮功能障碍和随后的血管内血栓形成，或由于对感染的免疫反应失调引起的炎性损伤（病毒性脓毒症，viral sepsis）等。重型/危重型新冠感染患者处于全身性高炎症状态，出现"细胞因子风暴（cytokine storm，CS）"，其特征是促炎细胞因子水平显著增高。SARS-CoV-2 感染早期由 ORF3b 介导引起 IFN 应答抑制，表现出 IFN（Ⅰ型和Ⅲ型）反应减弱；趋化因子显著升高。无症状和症状轻微的病例的 T 细胞和体液介导的适应性免疫反应良好。相反，重型/危重型患者早期即出现显著的 T 细胞和体液介导的适应性免疫反应低下和延迟。

温馨提示 CS 的特征是患者血清中 IL-2、IL-2R、IL-6、IL-7、粒细胞-巨噬细胞集落刺激因子（GM-CSF）、粒细胞集落刺激因子（G-CSF）、干扰素诱导蛋白 10（IP10）、巨噬细胞炎症蛋白 1-a（MIP1-a）、单核细胞趋化蛋白 1（MCP-1）、肿瘤坏死因子 α（TNF-α）、γ 干扰素（IFN-γ）、CXCL10、VEGF、C 反应蛋白（CRP）和铁蛋白等特异性高表达。

血管内血栓形成是本病重型/危重型常见表现之一，重症监护室患者深静脉血栓发生率为 20%～27%，其原因包括病毒蛋白毒性、CS、原有慢性病的影响，以及医源性因素。

2. 病理解剖 SARS-CoV-2 主要经呼吸道感染，引起不同程度的肺损伤，重者可引起以肺损伤为主的多器官损伤。死亡患者尸体解剖发现，双肺不同程度实变，血色暗红。各肺叶病变程度有差异，部分病例可见片状出血或出血性梗死。光镜见肺脏不同区域病变复杂多样，主要包括弥漫性肺泡损伤、肺泡渗出性炎、间质炎、肉质变和纤维化，可见灶性和片状出血实变区；同一区域病变新旧交错。肺泡结构被不同程度破坏，Ⅰ型和Ⅱ型肺泡上皮细胞坏死、脱落；同时可见Ⅱ型肺泡上皮细胞增生。肺泡腔内见浆液和纤维蛋白性渗出物及透明膜形成，部分肺泡腔内见大量单核细胞和巨噬细胞，少量淋巴细胞和中性粒细胞，偶见嗜酸性粒细胞。肺泡隔毛细血管扩张、充血，可见单核和淋巴细胞等炎症细胞浸润，易见微血管内透明血栓。少数肺泡过度充气、肺泡隔断裂或囊腔形成。肺内各级支气管黏膜部分上皮脱落，腔内可见渗出物和黏液。小支气管和细支气管易见黏液栓形成。可见肺血管炎、血栓形成（混合血栓、透明血栓）和血栓栓塞。肺组织易见灶性出血，可见出血性梗死。病程较长的病例，可见肺泡腔渗出物机化（肉质变）和肺间质纤维化。电镜见肺泡上皮细胞和肺泡壁毛细血管内皮细胞损伤，气管、支气管黏膜上皮和肺泡Ⅱ型上皮细胞胞质内可见冠状病毒样颗粒。

其他主要脏器也有不同程度的病理损伤，主要表现为实质细胞的变性、坏死，间质充血、水肿，单核细胞、淋巴细胞和（或）中性粒细胞浸润，血管内可见混合血栓或透明血栓、血栓栓塞及相应部位的梗死等。

温馨提示 其他脏器的病理改变如下。

脾脏 体积缩小，白髓萎缩，淋巴细胞数量减少，部分细胞变性、坏死或凋亡；红髓充血、灶性出血，脾脏内巨噬细胞增生并可见吞噬现象；脾脏血管内可见混合血栓或透明血栓，可见脾脏贫血性梗死。

淋巴结 淋巴细胞数量减少，表现为淋巴细胞变性、坏死、凋亡，特别是 CD4$^+$ 和 CD8$^+$ T 细胞减少。

骨髓 骨髓造血细胞或增生或数量减少，粒/红比例增高；偶见噬血现象。

心脏 多为非特异性改变，表现为部分心肌细胞变性、坏死，间质充血、水肿，可见少数单核细胞、淋巴细胞和（或）中性粒细胞浸润。

肝脏 肝细胞变性、灶性坏死，部分为小叶中心性肝坏死，汇管区见淋巴细胞和单核细胞浸润，微血栓形成。

肾脏 肾小球充血，偶见节段性纤维素样坏死和炎症细胞浸润及球囊腔内见蛋白性渗出物。近端小管上皮变性，部分坏死、脱落，远端小管易见管型。肾间质充血，可见微血栓形成。

脑 脑膜血管充血，可见脑疝形成。光镜见神经元缺血性改变，变性、尼氏体溶解或坏死溶解。可见噬节现象、卫星现象。血管充血，血管周隙增宽和炎症细胞浸润。血管周隙炎症细胞浸润，以单核细胞和淋巴细胞为主。可见灶性脑软化。星形胶质细胞和少突胶质细胞增生。

肾上腺 可见皮质细胞变性，皮质和髓质区可见灶性出血和坏死。

食管、胃和肠黏膜上皮 不同程度变性、坏死、脱落，固有层和黏膜下单核细胞、淋巴细胞浸润。

睾丸 可见不同程度的生精细胞数量减少，Sertoli 细胞和 Leydig 细胞变性。

血管 主要脏器可见血管内皮细胞脱落、内膜或全层炎症；浸润的炎症细胞以淋巴细胞和单核细胞为主。可见血管内混合血栓形成、血栓栓塞及相应部位的梗死。微血管可见透明血栓形成。部分脏器内可见局灶出血。

【临床表现】

潜伏期 1～14 天，多为 3～7 天，δ、o 变异株感染的潜伏期通常较短。超过 40% 的感染者可无明显临床症状，成为无症状感染者。

临床症状常无特征性，多以发热、咳嗽、乏力、咽痛起病，少数以嗅觉、味觉减退或丧失为首发症状。可伴有鼻塞、流涕、结膜炎、呕吐、腹泻和肌痛等症状。轻型患者可表现为低热、轻微乏力、嗅觉及味觉障碍等，无肺炎表现。病情发展快者多在起病 1 周后出现呼吸困难和（或）低氧血症，若仍不能有效控制，可迅速进展为急性呼吸窘迫综合征（ARDS）、感染性休克、难以纠正的代谢性酸中毒和出凝血功能障碍及多器官功能衰竭等。极少数患者还可有中枢神经系统受累及肢端缺血性坏死等表现。值得注意的是重型、危重型患者多为老年人和患慢性病者，且病程中可为中低热，甚至无明显发热。

儿童病例症状相对较轻，部分病例症状不典型，表现为呕吐、腹泻等消化道症状或仅表现为反应差、呼吸急促。极少数儿童可有多系统炎症综合征（MIS-C），出现川崎病样表现、中毒性休克综合征或巨噬细胞活化综合征等，多发生于恢复期。一旦发生，病情可在短期内急剧恶化。

【实验室检查】

1.核酸检测 采用实时荧光定量反转录聚合酶链反应（RT-PCR）等方法在鼻拭子、口咽拭子、痰和其他下呼吸道分泌物、血液、粪便、尿液等标本中可检测出 SARS-CoV-2 核酸。检测下呼吸道标本（痰或气道抽取物）更加准确、检出率更高，而血液中的检出率仅有 1%。

2.血清学检查 SARS-CoV-2 特异性 IgM 抗体、IgG 抗体阳性，但发病 1 周内阳性率均较低。一般不单独以血清学检测作为诊断依据，需结合流行病学史、临床表现和基础疾病等情况进行综合判断。以下患者可通过抗体检测进行诊断：①临床怀疑新冠感染且核酸检测阴性的患者；②病情处于恢复期且核酸检测阴性的患者。但曾经接种过新冠感染疫苗者抗体不能作为诊断依据。

3.血、尿常规 发病早期外周血白细胞总数正常或减少，可见淋巴细胞计数减少，重型/危重型患者淋巴细胞计数显著减少、血小板减少，并与预后不良呈正相关。

4.其他检查 部分患者可出现肝酶、乳酸脱氢酶、肌酶、肌红蛋白、肌钙蛋白和铁蛋白增高。多数患者 CRP 和红细胞沉降率升高，降钙素原正常。重型、危重型患者可见 D-二聚体和炎症因子如 IL-2、IL-6、TNF-α 等显著升高。

案例 2-17【实验室检查】

血 SARS-CoV-2 特异性 IgM 抗体阳性、IgG 抗体阴性。鼻咽拭子新型冠状病毒核酸 PT-PCR 提示：N 基因阳性，ORFlab 基因阳性。

【胸部影像学】

胸片对本病早期和轻症患者不敏感，常不能发现病变。胸片常见影像表现为双肺磨玻璃影，多分布在两侧外周，以下肺为主；随着病情的进展，病变范围逐渐扩大，并出现实变影。计算机断层扫描（computed tomography，CT）能发现早期病变和准确反映病变进展。肺早期病变为单发或多发小斑片磨玻璃影及间质改变，外带常见。随着病情进展，双肺可出现多发磨玻璃影、浸润影、血管束增粗、条索影、实变影等，病变范围可累及全肺叶；部分患者出现支气管充气征、支气管扩张、"铺路石"样改变、胸膜增厚，但胸腔积液少见。MIS-C 时，心功能不全患者可见心影增大和肺水肿。

【并发症】

本病重型/危重型患者常出现多器官功能损伤，主要包括 ARDS、AKI、脓毒症、心肌病、凝血功能障碍等，甚至出现多器官功能衰竭。

【诊断与鉴别诊断】

1. 诊断　根据流行病学、临床表现、实验室检查等进行综合分析，能做出诊断。SARS-CoV-2 核酸检测阳性为确诊的首要标准，未接种新型冠状病毒疫苗者如果新型冠状病毒特异性 IgM 和 IgG 抗体均为阳性，也可作为确诊依据。在大流行期间，为了有效管理传染源，还制定了疑似病例诊断标准。简言之，有流行病学证据和新冠感染的相关临床表现；或无明确流行病学证据，但临床表现符合，或 SARS-CoV-2 特异性 IgM 抗体阳性，可诊断为疑似病例。临床上按照病情轻重将新冠感染分为 4 型，具体分型标准如下。

（1）轻型：临床症状轻微，影像学未见肺炎表现。

（2）普通型：具有发热、呼吸道症状等，影像学可见肺炎表现。

（3）重型：成人符合下列任何一条：①出现气促，R ≥ 30 次/分。②静息状态下，吸空气时指氧饱和度 ≤ 93%。③动脉血氧分压（PaO$_2$）/吸氧浓度（FiO$_2$）≤ 300mmHg（1mmHg=0.133kPa）；高海拔（海拔超过 1000m）地区应根据以下公式对 PaO$_2$/FiO$_2$ 进行校正：PaO$_2$/FiO$_2$×［760/大气压（mmHg）］。④临床症状进行性加重，肺部影像学显示 24 ～ 48 小时内病灶明显进展 > 50% 者。

儿童符合下列任何 1 条：①持续高热超过 3 天；②出现气促（< 2 月龄，R ≥ 60 次/分；2 ～ 12 月龄，R ≥ 50 次/分；1 ～ 5 岁，R ≥ 40 次/分；> 5 岁，R ≥ 30 次/分），除外发热和哭闹的影响；③静息状态下，吸空气时指氧饱和度 ≤ 93%；④辅助呼吸（鼻翼扇动、三凹征）；⑤出现嗜睡、惊厥；⑥拒食或喂养困难，有脱水征。

（4）危重型：符合以下情况之一者：①出现呼吸衰竭，且需要机械通气；②出现休克；③合并其他器官功能衰竭需 ICU 监护治疗。

2. 鉴别诊断

（1）新冠感染轻型需与其他病毒引起的上呼吸道感染和肺炎相鉴别，包括流感病毒、腺病毒、呼吸道合胞病毒等其他已知病毒性肺炎及支原体肺炎、衣原体肺炎、细菌性肺炎、肺真菌病、肺结核等，主要依靠病原学检测予以鉴别。

（2）儿童患者出现皮疹、黏膜损害时，需与川崎病相鉴别。

案例 2-17【诊断及鉴别诊断】

1. 诊断　新型冠状病毒感染（重型）；患者呼吸 > 30 次/分，吸空气时指氧饱和度 < 93%，符合新型冠状病毒感染的重型标准。

2. 鉴别诊断　主要与流感病毒、腺病毒、呼吸道合胞病毒等其他已知病毒性肺炎及肺炎支原体感染相鉴别，还要与非感染性疾病，如血管炎、皮肌炎和机化性肺炎等相鉴别：该患者有发热、乏力、气促、味觉丧失等症状，白细胞及淋巴细胞降低，导致上述表现的病毒较多，但患者家庭中短期内出现 4 例发热及呼吸道症状病例，提示聚集性发病，结合患者 SARS-CoV-2 核酸检测阳性，明确诊断为新冠感染。

【预后】

本病为自限性疾病，多数患者预后良好，少数患者病情危重，多见于老年人、慢性病者、晚期妊娠和围生期女性、肥胖人群，总体病死率约 2%，随着疫苗的普遍接种和有效抗病毒药物的应用，病死率将进一步降低。

【治疗】

1. 一般治疗 卧床休息，避免氧耗增加，加强支持治疗，保证充分能量摄入；注意水、电解质平衡，维持内环境稳定。密切观察病情变化，定时监测指氧饱和度，发现其开始下降，应及时给予充分氧疗，可给予鼻导管、面罩和经鼻高流量氧疗，若病情继续加重，应该给予机械通气。

2. 病原治疗 经过研究和临床实践，已明确有抗病毒作用的药物有两类。一是直接抗病毒药，Ⅲ期临床研究显示，SARS-CoV-2 RdRp 聚合酶抑制剂 Molnupiravir 和 3CL-蛋白酶抑制剂 Paxlovid（联合利托那韦）能显著降低住院率和病死率；另一类是中和抗体，我国研发的单克隆中和抗体安巴韦单抗/罗米司韦单抗联合疗法，因疗效显著和具有良好安全性，已获国家药品监督管理局批准应急上市，用于治疗轻型和普通型且伴有进展为重型高风险因素的成人和青少年（12～17 岁，体重≥40kg）新冠感染患者。应该注意的是，抗病毒药应尽早使用，最好在起病后 5 天内使用。

3. 重型、危重型的治疗 治疗原则：加强一般治疗，早期抗病毒，积极防治并发症，治疗基础疾病，预防继发感染，及时进行器官功能支持。糖皮质激素治疗有一定疗效。积极有效的多器官功能支持可提高生存率，包括呼吸支持、循环支持、血液净化等治疗，必要时采用体外膜肺氧合（ECMO）治疗。部分重型或危重型患者合并血栓栓塞风险较高，对无抗凝禁忌证且 D-二聚体明显增高者，可预防性使用抗凝药物。发生血栓栓塞时，积极抗凝治疗。

4. 中医治疗 本病属于中医学"疫"病范畴，病因为感受"疫戾"之气，各地可根据病情、当地气候特点以及不同体质等情况，进行辨证论治。

案例 2-17【治疗】

1. 定点医院、定点科室收治。
2. 卧床休息，加强支持治疗，补充营养，监测生命体征。
3. **给予有效的氧疗措施** 入院立即给予鼻导管中流量吸氧（4L/min），2 小时后低氧血症无明显改善，改用无创呼吸机辅助呼吸，指氧饱和度升至 98%，持续 5 天后病情好转，停止氧疗。
4. **抗病毒治疗** 给予 α-干扰素雾化吸入、阿比多尔口服。
5. **免疫治疗** 给予地塞米松注射液 10mg/d 静脉注射 5 天。

给予上述综合治疗 15 天，患者体温恢复正常，呼吸道症状消失，肺部影像学提示炎症较前明显吸收（图 2-22），间隔 24 小时进行两次鼻咽拭子新型冠状病毒核酸检测阴性，治愈出院。

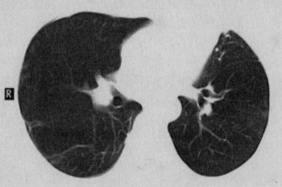

图 2-22　患者恢复期胸部 CT 片

【预防】

SARS-CoV-2 传染性强，主要经呼吸道飞沫和气溶胶传播，防控难度大。广泛接种疫苗联合科学物理防护，方可有效阻断病毒传播，最终实现完全控制疫情的目标。

1. 管理传染源 2023 年 1 月 7 日，国家卫生健康委员会对新冠感染实施"乙类乙管"，不用实施隔离措施，可居家照护。

2. 切断传播途径 保护好口、鼻、眼等 SARS-CoV-2 入侵"门户"是个人预防 SARS-CoV-2 感染的重点，所有预防措施都要围绕此而展开。戴口罩、勤洗手、保持 1m 社交距离、打喷嚏或咳嗽时用餐巾纸或手绢掩住口鼻、保持室内通风等，均是有效的个人物理防护措施。

3. 保护易感者 接种疫苗是预防 SARS-CoV-2 感染的根本措施，且能有效降低发病率、重症率和病死率。应在全球范围普遍接种。WHO 已评定包括我国的两种疫苗在内的 7 种新型冠状病毒疫苗达到必要的安全性和有效性标准，授权新型冠状病毒疫苗实施计划（COVAX）紧急采购使用。疫苗的保护期受中和抗体滴度和病毒变异等因素影响，高风险人群应在首次全程接种完疫苗半年后加强注射 1 剂疫苗。

【复习思考题】

1. 新冠感染的传播途径及个人防护措施是什么？

2. 新冠感染确诊病例的临床分型是什么？

3. 新冠感染患者的出院标准和出院后管理是什么？

【习题精选】

2-139. 下列不能有效灭活 SARS-CoV-2 的是（　　）

A. 75% 乙醇　　　　B. 过氧乙酸　　　　C. 氯己定　　　　D. 氯仿

2-140. 关于新冠感染症状，以下说法正确的是（　　）

A. 儿童和青少年新冠感染一般无症状

B. 重型/危重型患者病程中一定会发生高热

C. 轻型患者仅表现为低热、轻微乏力等，无肺炎表现

D. 新冠感染救治成功率低于甲流和禽流感

2-141. 新冠感染的潜伏期是（　　）

A. 1～7 天　　　　B. 7～14 天　　　　C. 1～14 天　　　　D. 1～21 天

2-142. 下列不宜接种 SARS-CoV-2 疫苗的人群是（　　）

A. 2 岁儿童　　　　B. 孕妇　　　　C. 75 岁高血压患者　　　　D. 支气管哮喘患者

2-143. 新冠感染患者不建议使用下列哪种治疗方法（　　）

A. 干扰素　　　　B. 羟氯喹　　　　C. 阿比多尔　　　　D. 中和抗体

2-144. 各级各类医疗卫生机构发现新冠感染确诊病例时，通过中国疾病预防控制信息系统进行网络直报的时限是（　　）

A. 30 分钟　　　　B. 1 小时　　　　C. 2 小时　　　　D. 24 小时

2-145. 下列哪项不是新冠感染的重型高危人群（　　）

A. 60 岁老年人　　　　B. 糖尿病患者　　　　C. HIV 患者　　　　D. 肝移植患者

2-146.（多选题）新冠感染的防控原则是（　　）

A. 预防为主　　　　B. 防治结合　　　　C. 依法科学　　　　D. 分级分类

2-147.（多选题）新冠感染的传播途径是（　　）

A. 呼吸道飞沫　　　　B. 密切接触　　　　C. 粪-口传播　　　　D. 血液传播

2-148.（多选题）SARS-CoV-2 的受体有（　　）

A. ACE2　　　　B. IL-6R　　　　C. TMPRSS2　　　　D. NRP1

（赵颂涛　毛青）

第三章彩图

第三章 细菌性传染病

第一节 伤寒与副伤寒

【学习要点】

1. 掌握伤寒的典型临床表现、临床分型、诊断依据及其鉴别。

2. 熟悉伤寒的流行病学、实验室检查。

3. 了解伤寒的病原学特点、发病机制与病理解剖、并发症。

案例 3-1

患者，男，40 岁，因"高热、乏力、食欲减退"7 天入院。

7 天前患者无明显诱因出现发热，午后体温最高达 40～41℃，伴畏寒、寒战不适，伴乏力、食欲减退，伴腹痛、腹胀、便秘，无咳嗽、咳痰，无呼吸困难，无恶心、呕吐、呕血不适，曾作上呼吸道感染治疗，用药不详，症状无明显缓解。

查体：T 40.5℃，P 88 次/分，R 28 次/分，神清、表情淡漠，消瘦，重听；舌尖红、舌苔黄厚；右胸前皮肤有数个淡红色皮疹，压之褪色。心肺未见异常，肝肋下 1.5cm，剑突下 2cm，质软有轻度触痛，脾肋下 2cm。

血常规示 WBC $3×10^9$/L，中性粒细胞 56%，淋巴细胞 38%，单核细胞 6%，嗜酸性粒细胞计数 0，入院时血培养阴性，肥达试验结果：TO 1：160，TH 1：80，PA 1：20，PB 1：20，入院后第 7 天再复查肥达试验，结果 TO 1：640，TH 1：640，PA 1：20，PB 1：20。

追问病史：患者发病前有不洁饮食病史。

【问题】

1. 该患者的可能诊断是什么？

2. 需要做哪些检查？

3. 如何进一步治疗？

一、伤 寒

伤寒（typhoid fever）是由伤寒沙门菌经粪-口途径传播引起的急性肠道传染病。典型临床表现为持续高热，全身及消化道中毒症状、神经系统中毒症状、相对缓脉、玫瑰疹、肝脾大、白细胞减少、嗜酸性粒细胞减少或消失等。严重时可并发心肌炎、中毒性肝炎、肠出血和肠穿孔。

【病原学】

伤寒沙门菌属于沙门菌属 D 群，在普通培养基中能生长，但在含有胆汁的培养基中更佳。菌体裂解释放出内毒素，并在该病发病过程中起重要作用。伤寒沙门菌具有脂多糖（lipopolysaccharide）菌体 O 抗原和鞭毛 H 抗原，感染宿主产生相应的 IgM 与 IgG 抗体。通过凝集反应检测患者血清中的"O"与"H"抗体，有助于本病的临床诊断。此外，该菌还有多糖毒力抗原（Vi 抗原），有助于伤寒慢性带菌者的检测。

伤寒沙门菌在自然环境中生命力强，耐低温，水中可存活 2～3 周，粪便中可维持 1～2 个月，冷冻环境可维持数月。对热与干燥的抵抗力较弱，60℃ 15 分钟或煮沸后即可杀死。对一般化学消毒剂敏感，消毒饮水余氯达 0.2～0.4mg/L 时迅速死亡。

【流行病学】

（一）传染源

患者与带菌者均是本病传染源。患者从潜伏期起即可由粪便排菌，起病后 2～4 周排菌量最多，传染性最强。恢复期或病愈后排菌减少，仅极少数（2%～5%）持续排菌达 3 个月以上。排菌期限在 3 个月以内称为暂时性带菌者，3 个月以上称为慢性带菌者。有胆石症或慢性胆囊炎等胆道系统疾病的女性或老年患者易成为慢性带菌者，慢性带菌者是本病不断传播或流行的主要传染源，有重要的流行病学意义。

（二）传播途径

伤寒沙门菌通过粪-口途径感染人体。伤寒可通过污染的水或食物、日常生活接触、苍蝇与蟑螂等传递病原菌而传播。水源污染是本病传播的重要途径，也常常是伤寒暴发流行的主要原因。食物受污染亦可引起本病流行。散发病例一般以日常生活接触传播为多。

（三）人群易感性

人对本病普遍易感，病后免疫力持久，少有第二次发病者（仅约 2%）。免疫力与血清中"O"、"H"、"Vi"抗体效价无关。伤寒、副伤寒之间并无交叉免疫力。

（四）流行特征

目前本病发病率呈下降趋势，但世界各地均有伤寒发生，在一些发展中国家仍有地方性流行或暴发流行。近年我国伤寒的流行特点为：地区发病呈不均衡性，四季都有发病，但以夏秋季为高峰（8～10 月份）；各年龄组均可发病，高发年龄段为 20～40 岁；散发为主，但个别地区时有暴发流行，其中以水源型暴发为主，食物型暴发约 10%～15%。

【发病机制与病理】

（一）发病机制

人体摄入伤寒沙门菌后是否发病取决于所摄入细菌的数量、致病性以及宿主的防御能力。未被胃酸杀灭的伤寒沙门菌进入小肠，在肠腔适宜条件下繁殖。伤寒沙门菌达回肠下段，侵入回肠黏膜、派尔集合淋巴结（Peyer patches），在单核巨噬细胞内繁殖形成初发病灶；侵犯肠系膜淋巴结的沙门菌经胸导管进入血液循环，形成第一次菌血症（相当于潜伏期）。第一次菌血症后伤寒沙门菌进入肝脾、胆囊、骨髓等组织器官内，继续大量繁殖后再次入血引起第二次菌血症，菌体释放脂多糖内毒素可激活单核巨噬细胞释放 IL-1 和 TNF 等细胞因子，引起持续发热、表情淡漠、相对缓脉、白细胞减少等表现（相当于病程第 1～3 周）。伤寒沙门菌继续随血流播散全身，经胆囊入肠道，大量细菌随粪便排出体外。来自胆囊的伤寒沙门菌，部分通过小肠黏膜，再次入侵肠道淋巴组织，使原已致敏的肠道淋巴组织产生严重炎症反应，加重肠道病变，肠坏死或溃疡可引起肠出血和肠穿孔（相当于病程第 3～4 周）。随着机体免疫反应，尤其是细胞免疫作用的发展，细胞内伤寒沙门菌逐渐被消灭，病变亦逐渐愈合，患者随之恢复健康。少数患者在病愈后，由于胆囊长期保留病菌而成为慢性带菌者。

（二）病理解剖

伤寒的病理特点是全身单核巨噬细胞系统的增生性反应，回肠下段的集合淋巴结与孤立滤泡的病变是其典型病理特征。镜下可见淋巴组织内有大量巨噬细胞增生，胞质内常见被吞噬的淋巴细胞、红细胞和伤寒沙门菌，称为"伤寒细胞"（typhoid cell），伤寒细胞聚集成团，形成小结节，称为"伤寒小结"（typhoid nodule）或"伤寒肉芽肿"（typhoid granuloma），具有病理诊断意义。病程第 1 周，肠道淋巴组织增生肿胀呈纽扣样突起。第 2 周肿大的淋巴结发生坏死。第 3 周坏死组织脱落，形成溃疡。第 4 周后溃疡逐渐愈合，不留瘢痕。若淋巴结坏死、组织脱落波及病灶血管可引起肠出血，若侵入肌层与浆膜层可导致肠穿孔。儿童患者因淋巴组织尚未发育完全，少见溃疡形成，罕见穿孔发生。同时伴有肠系膜淋巴结肿大、充血，镜下见淋巴窦内有大量巨噬细胞，亦可发生坏死。脾脏显著增大，包膜紧张，质软，镜下见红髓明显充血，亦可见灶性坏死。肝脏亦肿大，包膜紧张，边缘变钝。镜下见肝细胞浑浊肿胀，变性和灶性坏死。

【临床表现】

伤寒潜伏期 3～21 天，一般为 7～14 天。

（一）典型伤寒

典型伤寒的自然病程分为 4 期。

1. 初期（侵袭期） 病程第 1 周。多以发热起病，常伴全身不适、乏力、食欲减退等。起病大多缓慢，体温呈阶梯形上升，可在 5～7 天内高达 39～40℃，发热前可有畏寒，少有寒战，出汗不多。可伴有全身疲倦、乏力、头痛、干咳、食欲减退、恶心、呕吐胃内容物、腹痛、轻度腹泻或便秘等。

2. 极期　病程第 2～3 周。常有伤寒的典型表现，肠出血、肠穿孔等并发症多在本期出现。

（1）发热：以稽留热为主要热型，少数可呈弛张热型或不规则热型，发热一般持续 10～14 天，长者可达 3～4 周。

（2）消化道症状：食欲缺乏明显，腹部不适，腹胀，多有便秘，少数以腹泻为主。右下腹可有轻压痛。

（3）神经系统症状：一般与病情轻重密切相关。患者见精神恍惚、表情淡漠、呆滞、反应迟钝（称为伤寒面容）。部分患者听力减退，重者可出现谵妄、昏迷，出现病理反射等中毒性脑病表现。这些表现多随病情改善、体温下降而恢复。

（4）循环系统症状：常有相对缓脉或有重脉，如并发心肌炎，则相对缓脉不明显。

（5）肝脾大：病程第 1 周末可有脾大，质软有压痛。肝脏亦可见肿大，质软，可有压痛。并发中毒性肝炎时，肝功能异常（如 ALT 上升等），部分患者可有黄疸。

（6）皮疹：部分患者皮肤出现淡红色小斑丘疹（玫瑰疹，rose spot），多见于病程 6～13 天，直径约 2～4mm，压之褪色，多在 10 个以下，偶有超过 10 个者；多分布于胸腹部，偶可见于背部或四肢；皮疹多在 2～4 天内消退，但呈分批出现。

3. 缓解期　病程第 3～4 周。体温逐步下降。食欲较前好转，腹胀逐渐消失，肿大的脾脏开始回缩。本期仍有可能出现肠出血、肠穿孔等各种并发症。

4. 恢复期　病程第 5 周。体温恢复正常，食欲好转，常在 1 个月左右完全康复。体弱、原有慢性疾患或出现并发症者，病程往往较长。

因早期抗生素的广泛使用，目前典型表现的患者已不多见。

（二）其他临床类型

1. 轻型　发热 38℃左右，全身性毒血症状轻，病程短，1～3 周即可恢复。起病早期已接受有效抗菌药物治疗的患者病情可较轻，年幼儿童也多呈轻型。本型患者易被误诊或漏诊。

2. 迁延型　病初的表现与轻型相同，由于机体免疫力低、发热持续时间长，可达 5 周以上，甚至数月之久，弛张或间歇热型，肝脾大较显著。常见于合并慢性血吸虫病者。

3. 逍遥型　毒血症状轻，患者常照常生活、工作而未察觉。部分患者以肠出血或肠穿孔为首发症状而被诊断。

4. 暴发型　起病急，毒血症状严重，常为畏寒、高热、休克、中毒性脑病、中毒性肝炎或心肌炎等。如能早期诊断，及时积极抢救，仍可治愈。

（三）特殊临床背景伤寒的特点

1. 小儿伤寒　临床表现不典型，随年龄增长，逐渐近似成人伤寒。起病较急，发热以弛张型为多，胃肠道症状明显，肝脾大较常见，易并发支气管肺炎。外周血白细胞数一般不减少，甚至可增高。年长儿童病情一般较轻，病程较短，并发肠出血、肠穿孔的机会较少，病死率低。

2. 老年伤寒　老年伤寒的临床表现也不典型，通常发热不高，但易出现虚脱，常可并发支气管肺炎和心力衰竭，持续的胃肠功能紊乱，记忆力减退，病程迁延，恢复慢，病死率较高。

3. 再燃　部分患者在缓解期体温还没有下降到正常又重新升高，称为再燃。再燃时症状加重，此时血培养可再次出现阳性。可能与抗菌治疗不当，菌血症仍未被完全控制有关。有效治疗后 5～7 天可退热。因此，有效和足量的抗菌药物治疗可减少或杜绝再燃。

4. 复发　是指退热后 1～3 周，临床症状再现，血培养再度阳性。原因是免疫能力低，潜伏在病灶中巨噬细胞内的伤寒沙门菌繁殖活跃，再次侵入血流而致。多见于抗菌治疗不彻底的患者。个别患者可有多次复发，复发病情一般较初发轻，病程短，并发症较少。

（四）并发症

1. 肠出血　为较常见的严重并发症，多见于病程第 2～4 周。饮食不当、腹泻等常为诱因。肠出血轻重不一，从大便隐血阳性至大量血便。出血量少者可无症状，或仅有头晕、脉快；大量出血则体温突然下降，继而回升，见头晕、烦躁、面色苍白、冷汗、脉细速、血压下降等休克表现。大便可呈暗红色血便。

2. 肠穿孔　为最严重的并发症，多见于病程第 2 ～ 4 周，好发于回肠末段。发生肠穿孔前常先表现腹痛或腹泻、肠出血等。穿孔发生时，突然腹痛，右下腹为甚，冷汗、脉快、体温与血压下降。随后出现明显腹胀、腹部压痛、反跳痛、腹壁紧张等急性腹膜炎征象，肝浊音界缩小至消失，外周血白细胞数增高伴核左移，体温再度升高，腹部 X 线检查可见膈下游离气体征。

3. 中毒性肝炎　发生率约 10% ～ 50%，常见于病程 1 ～ 3 周，肝大，压痛，ALT 轻至中度升高，少数患者可有轻度黄疸。发生肝衰竭少见。随着伤寒病情好转，肝脏损害一般在 2 ～ 3 周内恢复正常。

4. 中毒性心肌炎　见于病程第 2 ～ 3 周有严重毒血症的患者。患者心率加快、第一心音低钝、期前收缩、血压下降等。心电图可有 P—R 间期延长、T 波改变与 ST 段下降、平坦等改变。

5. 气管炎或支气管肺炎　支气管炎多见于病程早期，支气管肺炎则以极期或病程后期较多见。通常是继发感染，极少由伤寒沙门菌引起。

6. 其他　严重者可有中毒性脑病、溶血性尿毒症综合征。急性胆囊炎、血栓性静脉炎、脑膜炎与肾盂等局灶感染亦偶可发生。孕妇可发生流产或早产。

【实验室检查】

（一）血常规

白细胞计数一般在（3 ～ 5）×10⁹/L，中性粒细胞减少，嗜酸性粒细胞减少或消失。嗜酸性粒细胞计数随病情好转而恢复正常，复发者再度减少或消失，对伤寒的诊断与病情评估有一定参考价值。

（二）伤寒沙门菌培养

（1）细菌培养：有伤寒沙门菌生长是伤寒诊断的"金标准"，可以从血液、骨髓、粪便、尿液和玫瑰疹中培养出伤寒沙门菌。

（2）血培养：病程第 1 ～ 2 周的阳性率最高（80% ～ 90%），第 3 周约为 50%，第 4 周不易检出。复发时血培养可再度阳性。

（3）骨髓培养阳性率高于血培养，阳性持续时间亦较长。对已用抗菌药物治疗，血培养阴性者尤为适用。

（4）粪便培养：第 3 ～ 4 周的阳性率较高，慢性带菌者可持续阳性 1 年。尿培养早期常为阴性，病程第 3 ～ 4 周有时可获阳性结果，但须排除粪便污染尿液。

（三）肥达试验（Widal test，伤寒血清凝集反应）

对未经免疫者，"O"抗体的凝集效价在 1∶80 及"H"抗体在 1∶160 或以上时，可确定为阳性，有辅助诊断价值。通常在病后 1 周左右出现，第 3 ～ 4 周的阳性率可达 70% 以上，效价亦较高，并可维持数月。应用标准试剂检测，评价肥达试验结果，应注意"同时高"（"O"抗体与"H"抗体同时增高）、"步步高"（每 5 ～ 7 日复检，抗体效价 4 倍增高）方有诊断价值。"Vi"抗体的检测可用于慢性带菌者的调查，如"Vi"抗体效价平稳下降，提示带菌状态消除。

（四）其他检查

其他的方法比如 ELISA 法可以检测伤寒沙门菌抗原，亦可用该法检测特异性 IgM 或 IgG 型抗体，有助于早期诊断。也可选用 DNA 探针或 PCR 技术检测，但临床不常用。

【诊断与鉴别诊断】

（一）诊断

本病诊断主要根据临床特征与实验室检查结果，流行病学资料亦有参考价值。

1. 流行病学资料　有不洁饮食史、既往病史、预防接种史以及曾与伤寒患病者接触史。

2. 临床表现　持续发热 1 周以上，表情淡漠、呆滞、腹胀、便秘或腹泻、相对缓脉、玫瑰疹、脾肿大等。并发肠出血或肠穿孔则有助诊断。对不典型的轻症患者亦应注意鉴别。

3. 实验室检查　外周血白细胞总数减少，淋巴细胞相对增多，嗜酸性粒细胞计数减少或消失。肥达试验阳性有辅助诊断意义。确诊的依据是检出伤寒沙门菌。早期以血培养为主，后期则可考虑作骨髓培养。血培养阴性者，进行骨髓培养有助于提高阳性率。粪便培养对确定排菌状态很有帮助。

（二）鉴别诊断

1. 病毒性上呼吸道感染 患者有高热、头痛、白细胞减少等表现，与伤寒相似。但起病急，咽痛、鼻塞、咳嗽等呼吸道症状明显，没有表情淡漠、玫瑰疹、肝脾大，肥达试验与血培养均阴性。病程一般在 1 ～ 2 周。

2. 疟疾 患者有发热、肝脾大、白细胞减少等表现，与伤寒相似。可借助患者发热前常有畏寒与寒战，热退时大汗，体温波动大，退热后一般情况好，红细胞和血红蛋白降低，外周血或骨髓涂片可找到疟原虫等临床特点与伤寒相鉴别。但伤寒与恶性疟的鉴别诊断较困难，尤其应予重视。

3. 钩端螺旋体病 近期有疫水接触史。起病急，伴畏寒发热，眼结膜充血，急性热性病容易与"伤寒面容"区别。钩端螺旋体病特殊的全身酸痛，腓肠肌痛与压痛，腹股沟淋巴结肿痛表现也是伤寒罕有的。部分病例有黄疸与出血征象。尿少甚至无尿，尿中有蛋白质、红细胞、白细胞与管型。白细胞数上升与核左移，红细胞沉降率加速。血清凝集溶解试验阳性。

4. 流行性斑疹伤寒 有虱咬史，多见于冬春季。急起高热、寒战、脉快，结膜充血，神经系统症状出现早，皮疹常在病程 3 ～ 5 天出现，量多、分布广、色暗红、压之不褪色。白细胞多为正常，外斐反应（Weil-Felix reaction）阳性。病程一般 2 周左右。地方性斑疹伤寒则以 8 ～ 9 月份多见，有鼠蚤叮咬史，病情较轻，病程较短，外斐反应亦呈阳性，临床表现相似。

5. 粟粒型结核 患者有长期发热、白细胞降低，与伤寒相似。可借助患者常有结核病史或结核患者接触史，发热不规则、伴有盗汗，结核菌素试验阳性，X 线胸部照片可见粟粒型结核病灶等临床特点，以及抗结核病治疗有效与伤寒相鉴别。

6. 革兰氏阴性杆菌败血症 起病急，发热伴全身中毒表现，常有寒战、多汗。可早期出现休克，持续较长时间。白细胞总数亦可正常或稍有下降，常伴核左移。可发现有胆道、尿路或肠道等处的原发感染灶。常需血培养发现致病菌确诊。

7. 恶性组织细胞病 不规则高热，进行性贫血、出血、淋巴结肿大、脾大，病情进展较快，病程可达数月。外周血常规全血细胞减少，骨髓的细胞学检查可发现恶性组织细胞。

案例 3-1【诊断级诊断依据】

（1）患者发病前有不洁饮食病史。

（2）高热但相对缓脉，伴腹痛、便秘、乏力、食欲减退症状。

（3）血常规示白细胞总数不高，嗜酸性粒细胞消失，肥达试验逐步升高。

根据患者临床表现及实验室检查，初步诊断考虑伤寒。需要完善粪便培养、骨髓培养检查。

【预后】

正规抗感染治疗后，本病预后很好。老年人、婴幼儿、营养不良及明显贫血者预后较差，但目前已经明显改善。并发严重肠出血、肠穿孔、心肌炎、严重毒血症表现者，预后差。病后一般可获持久免疫力。少部分患者粪便持续排菌，成为慢性带菌者。

【治疗】

（一）一般治疗

1. 隔离与休息 患者按肠道传染病隔离处理，严格卧床休息，排泄物应彻底消毒。临床症状消失后，每隔 5 ～ 7 天送粪便进行伤寒沙门菌培养，连续 2 次阴性可解除隔离。

2. 饮食与护理 进清淡、易消化、低纤维饮食，以免诱发肠出血或肠穿孔。发热期给予流质或半流质饮食，必要时静脉输液以维持足够的热量与水、电解质平衡。恢复期患者食欲好转明显，可进食稀饭或软饭，然后逐渐恢复正常饮食。注意观察体温、脉搏、血压、腹部情况及大便性状的变化，以及早发现并发症。注意保持口腔及皮肤清洁，注意变换体位，预防压疮和肺部感染。

3. 对症治疗 高热时可用冰敷、酒精擦浴等物理方法，不宜用大量退热药，以免虚脱。烦躁不安者可用地西泮等镇静剂。便秘时以生理盐水低压灌肠，或开塞露塞肛，禁用泻药。腹胀时给予少糖低脂肪饮食，必要时可用松节油涂腹部及肛管排气，禁用新斯的明。毒血症症状严重的患者，在足量、有效的抗菌药物治疗同时，可加用肾上腺皮质激素减轻毒血症症状，可选择地塞米松（dexamethasone），2 ～ 4mg 静脉滴注，每日 1 次；或者氢化可的松（hydrocortisone），50 ～ 100mg

静脉滴注，每日 1 次，疗程一般为 3 天。腹胀显著者慎用肾上腺皮质激素，以免诱发肠穿孔或肠出血。

（二）病原治疗

1. 氟喹诺酮类 为首选药物。第三代喹诺酮类药物口服吸收良好，在血液、胆汁、肠道和尿路的浓度高，能渗透进入细胞内，作用于细菌 DNA 旋转酶影响细菌 DNA 合成，与其他抗菌药物无交叉耐药性，对氯霉素敏感的伤寒菌株、氯霉素耐药的伤寒菌株均有良好的抗菌活性。该类药物副作用轻，可有胃肠不适、失眠等，但通常不影响治疗。但孕妇与儿童不宜应用。用药后一般在 3 ～ 5 天内退热。体温正常后均应继续服用 10 ～ 14 天。

（1）左氧氟沙星（levofloxacin）：每次 0.1 ～ 0.2g，每日 2 次口服。氧氟沙星（ofloxacin）：每次 0.2 ～ 0.3g，每日 2 次口服。对于重型或有并发症的患者，可静脉滴注，每日 2 次，每次 0.2g，症状控制后改为口服。

（2）环丙沙星（ciprofloxacin）：每次 0.5g，每日 2 次口服。对于重型或有并发症的患者，每次 0.2g，静脉滴注，每日 2 次，症状控制后改为口服。

（3）其他第三代喹诺酮类药物：有培氟沙星（pefloxacin）、洛美沙星（lomefloxacin）和司氟沙星（sparfloxacin）等，均有令人满意的临床疗效。

2. 头孢菌素类 第三代头孢菌素在体外抗伤寒沙门菌作用强，临床应用也有良好的效果，孕妇与儿童亦可选用。

（1）头孢噻肟（cefotaxime）：每次 2g，静脉滴注，每日 3 次；儿童每次 50mg/kg，静脉滴注，每日 3 次，疗程 14 天。

（2）头孢哌酮（cefoperazone）：每次 2g，静脉滴注，每日 2 次；儿童每次 50mg/kg，静脉滴注，每日 2 次，疗程 14 天。

（3）头孢他啶（ceftazidime）：每次 2g，静脉滴注，每日 2 次；儿童每次 50mg/kg，静脉滴注，每日 2 次，疗程 14 天。

（4）头孢曲松（ceftriaxone）：每次 1 ～ 2g，静脉滴注，每日 1 次；儿童每次 50mg/kg，静脉滴注，每日 1 次，疗程 14 天。

3. 氯霉素 曾被作为治疗伤寒的首选药物，但由于氯霉素的不良反应严重，耐药菌株增多，目前已不推荐用于伤寒首选治疗药物。用法为成人每天 1.5 ～ 2g，分 3 ～ 4 次口服，退热后减半，再用 10 ～ 14 天，总疗程为 2 ～ 3 周。必要时可用静脉滴注给药，病情改善后改为口服。

4. 氨苄西林（ampicillin） 用于敏感菌株的治疗。每次 4 ～ 6g，静脉滴注，每日 1 次，疗程 14 天。使用之前需要做皮肤过敏试验。如果出现皮疹应及时停药，更换其他抗菌药物。

5. 复方磺胺甲基异噁唑（sulfamethoxazole-trimethoprim，SMZ-TMP） 用于敏感菌株的治疗。2 片/次，每日 2 次口服，疗程 14 天。

（三）并发症治疗

1. 肠出血 严格卧床休息，暂禁饮食或只给少量流食。严密观察血压、脉搏、神志变化及便血情况。适当输液并注意水电解质平衡。使用一般止血剂，视出血量之多少适量输入新鲜红细胞。患者烦躁不安时，可适当使用地西泮等药物。大量出血经积极的内科治疗无效时，可考虑手术处理。

2. 肠穿孔 应早期诊断，及早处理。禁食，经鼻胃管减压，静脉输液维持水、电解质平衡与热量供应。加强抗菌药物治疗，控制腹膜炎。视具体情况予手术治疗。

3. 中毒性心肌炎 在足量有效的抗菌药物治疗下，应用肾上腺皮质激素；应用改善心肌营养状态的药物。如出现心功能不全时，可在严密观察下应用小剂量洋地黄制剂。

（四）慢性带菌者的治疗

应用氨苄西林与丙磺舒联合治疗，氨苄西林每日 3 ～ 6g，分次口服，丙磺舒每日 1 ～ 1.5g，连用 4 ～ 6 周。或可用复方磺胺甲基异噁唑（SMZ-TMP），每日 2 次，每次 2 片，疗程 1 ～ 3 个月。亦可用喹诺酮药物，氧氟沙星每次 300mg，每天 2 次，疗程 6 周。内科治疗效果不佳时，合并胆道炎症、胆石症者，可考虑手术切除胆囊。

> **案例 3-1【治疗】**
> 静脉滴注左氧氟沙星 0.2g，每日 2 次，或头孢噻肟 2g，每日 3 次，静脉滴注治疗，疗程 14 天。

笔记栏

【预防】

（一）控制传染源

患者应及早隔离治疗，体温正常后 15 天或每隔 5 天做粪便培养 1 次，连续 2 次阴性，可解除隔离。患者的大小便、便器、食具、衣服、生活用品等均须消毒处理。饮食业从业人员定期检查，及时发现带菌者。带菌者应调离饮食服务业工作。慢性带菌者要进行治疗、监督和管理。接触者要进行医学观察 21 天（副伤寒为 15 天）。有发热的可疑患者，应及早隔离治疗观察。

（二）切断传播途径

切断传播途径是预防本病的关键性措施。应大力开展爱国卫生运动。做好卫生宣教，搞好粪便、水源和饮食卫生管理，消灭苍蝇。养成良好个人卫生习惯与饮食卫生习惯，饭前与便后洗手，不吃不洁食物，不饮用生水、生奶等。

（三）提高人群免疫力

易感人群可进行预防接种。例如，口服减毒活菌苗 Ty21A 株的疫苗，保护效果可达 50%～96%，副作用较低。此外，注射用的多糖菌苗（Vi）在现场试验中初步证明有效，成人剂量 0.5ml（含多糖菌苗），前臂外侧肌注射，一年 1 次，保护率为 70% 左右，反应轻微。应急性预防服药，可用复方新诺明 2 片，每天 2 次，服用 3～5 天。

二、副　伤　寒

副伤寒（paratyphoid fever）包括副伤寒甲、副伤寒乙及副伤寒丙三种，分别由副伤寒甲、乙、丙沙门菌所引起。副伤寒的流行病学、发病机制、病理解剖、临床表现、诊断、治疗与预防与伤寒基本相同。但副伤寒丙除表现为轻症伤寒外，还可引起急性胃肠炎、脓毒血症及局部感染表现。

（一）副伤寒甲、乙

我国成人的副伤寒以副伤寒甲为主，儿童以副伤寒乙较常见。潜伏期为 2～15 天，一般在 8～10 天。起病时可有急性胃肠炎症状，如腹痛、呕吐、腹泻等。2～3 天后出现发热等伤寒临床表现，胃肠炎症状减轻。弛张热较多见，每天波动大，热程较短（副伤寒甲平均 3 周，副伤寒乙平均 2 周），毒血症状较轻，但胃肠症状明显（副伤寒乙尤为多见）。玫瑰疹出现较早、较多、较大，颜色较深。肠道病变较少且较表浅，故肠出血与肠穿孔均少见。病死率较低。副伤寒甲的复发机会较伤寒多。

（二）副伤寒丙

本型临床表现复杂，起病急，体温上升快，不规则热型，常伴寒战。主要表现为败血症型，其次为伤寒型或胃肠炎型。热程一般 2～3 周，重症者则持续较长时间。败血症型并发症多而顽固，最常见为肺部并发症，骨及关节的局限性化脓性病灶。偶可并发化脓性脑膜炎、中毒性脑病、心内膜炎、肾盂肾炎、胆囊炎、皮下脓肿、肝脓肿等。肠出血、肠穿孔少见。局部化脓病灶脓液可检出副伤寒丙沙门菌。

副伤寒甲、乙、丙的治疗与伤寒相同。并发化脓性病灶者，脓肿一旦形成应在加强抗菌治疗的同时，应进行外科手术处理。

【复习思考题】

1. 伤寒的流行病学特征有哪些？

2. 伤寒典型临床表现如何？

3. 伤寒有何并发症？如何处理？

4. 伤寒应与哪些疾病鉴别？

【习题精选】

3-1. 确诊某患者是否为伤寒最可靠的指标是（　　　）

A. 肥达试验　　　　　B. 皮肤玫瑰疹　　　　C. 血培养见伤寒沙门菌生长　　　　D. 接触史

E. 外周血嗜酸性粒细胞减少

3-2. 下面哪一项不是伤寒极期的临床表现（　　　）

A. 发热，多呈稽留热　　　　　　　　　B. 相对缓脉或重脉

C. 谵妄、昏迷、病理反射　　　　　　D. 痉挛性咳嗽伴鸡鸣样吸气声　　　　E. 玫瑰疹

3-3. 伤寒最严重的并发症是（　　　）

A. 肠出血　　　　　　B. 肠穿孔　　　　　C. 中毒性心肌炎　　　D. 支气管肺炎　　　E. 中毒性肝炎

3-4. 典型伤寒的自然病程可分为（　　　）

A. 潜伏期、前驱期、瘫痪前期、瘫痪期　　　　B. 泻吐期、脱水期、恢复期

C. 初期、极期、缓解期、恢复期　　　　　　　D. 前驱期、出疹期、恢复期

E、黄疸前期、黄疸期、缓解期、恢复期

3-5. 伤寒沙门菌致病的主要因素是（　　　）

A. 内毒素　　　　　　B. 肠毒素　　　　　C. 外毒素　　　　　D. 神经毒素　　　E. 细胞毒素

3-6. 伤寒消化道病变最多见于（　　　）

A. 空肠黏膜上皮细胞　　　　　　　　　B. 回肠末段集合淋巴结和孤立淋巴结

C. 回肠黏膜　　　　　　　　　　　　　D. 盲肠　　　　　　　　E. 肠系膜淋巴结

3-7. 伤寒沙门菌的病原学特点正确的是（　　　）

A. 属沙门菌属的 A 群

B. 革兰氏染色阴性，产生芽孢，有夹膜

C. 有菌体（O）抗原，鞭毛（H）抗原，部分细菌有菌体表面（Vi）抗原

D. Vi 抗原抗原性强，产生 Vi 抗体滴度高，持续时间长

E. 到目前为止，我国未发现耐氯霉素的伤寒沙门菌株

3-8. 患者，男，34 岁，农民。持续发热 13 天，伴腹泻 7 天，大便稀，4～5 次/天。4 小时前突然右下腹剧痛，随后感心慌、出汗、腹胀，下腹广泛压痛，右下腹明显，有肌紧张及反跳痛。血常规示 WBC 19.6×10⁹/L，N 0.92，L 0.08，最可能的诊断是（　　　）

A. 急性血吸虫病并发阑尾炎　　　　　　B. 阿米巴痢疾并发肠穿孔

C. 肠结核合并结核性腹膜炎　　　　　　D. 伤寒并发肠穿孔

E. 结肠肿瘤腹腔转移

3-9. 为伤寒患者做细菌培养，下列有关不同标本诊断价值的描述，不正确的是（　　　）

A. 病程第 1～2 周，血培养的阳性率最高

B. 骨髓培养的阳性率比血培养低

C. 整个病程中，粪便均可培养出伤寒沙门菌，但阳性者不一定都是现症患者

D. 病程第 3～4 周，部分患者的尿培养阳性

E. 胆汁培养有助于发现带菌者

3-10. 对曾使用过抗生素，疑为伤寒患者，最有价值的检查是（　　　）

A. 粪培养　　　　　B. 骨髓培养　　　　C. 血培养　　　　D. 肥达试验

E. 血嗜酸性粒细胞计数

3-11. 关于伤寒的病原学的描述下列哪项是错误的（　　　）

A. 伤寒沙门菌属于沙门菌属中的 D 群　　　B. 不形成芽孢，有鞭毛，能运动

C. 有荚膜　　　　　　　　　　　　　　　D. 在普通培养基中能生长，但在含胆汁的培养基中更佳

E. 不产生外毒素，菌体裂解后释放出内毒素

3-12. 伤寒发病第 1 周内阳性率最高的化验是（　　　）

A. 粪便培养　　　　B. 肥达试验　　　　C. 血培养　　　　D. 尿培养　　　　E. 补体结合试验

3-13. 治疗伤寒病原首选（　　　）

A. 氯霉素　　　　　B. 利福平　　　　　C. 喹诺酮　　　　D. 氨苄西林

（程明亮）

第二节　细菌性痢疾

【学习要点】

1. 掌握细菌性痢疾的临床分型、诊断依据、中毒性菌痢的治疗，普通型菌痢与其他感染性腹泻、中毒性菌痢与急性中枢神经系统感染及感染性休克的鉴别。

2. 熟悉细菌性痢疾的流行病学、实验室检查。

3. 了解细菌性痢疾的病原学特点、发病机制与病理解剖、并发症。

案例 3-2

患者，男，41 岁。自由职业，因"发热、腹痛、脓血便 2 天"入院。

患者 2 天前因有不洁饮食后急起发热，体温 39.1℃，畏冷，无寒战；同时下腹部阵发性疼痛和腹泻，大便每天 10 余次，初为稀便，后转为黏液脓血便，无特殊恶臭味；伴里急后重，无恶心和呕吐。自服肠炎宁和退热药无好转。发病以来进食少，睡眠稍差，体重略下降，小便正常。既往体健，无慢性腹痛、腹泻史，无药物过敏史。

体格检查：T 38.9℃，P 92 次/分，R 19 次/分，BP 110/75mmHg。急性热病容，轻度脱水貌，无皮疹和出血点，浅表淋巴结未触及肿大，巩膜无黄染。心肺体检未见异常。腹平软，左下腹有压痛，无肌紧张和反跳痛，未触及肿块，肝、脾肋下未触及，移动性浊音（－），肠鸣音 6 次/分。

实验室检查：WBC 18.3×10^9/L，N 0.86；粪便常规：黏液脓血便，白细胞 16 个/HP，红细胞 3～5 个/HP，吞噬细胞可见。

【问题】

1. 该病诊断考虑什么？为明确诊断还需要做哪项检查？

2. 主要与哪种疾病相鉴别？

3. 如何治疗？

细菌性痢疾（bacillary dysentery）简称菌痢，是由志贺菌属（*Shigella*）引起的肠道传染病。本病主要通过消化道传播，终年散发，夏秋季可引起流行。其主要的病理变化为直肠、乙状结肠的炎症与溃疡。主要表现为腹痛、腹泻、黏液脓血便及里急后重等，可伴发热及全身毒血症状，严重者可出现感染性休克和（或）中毒性脑病。

【病原学】

志贺菌属细菌俗称痢疾杆菌，属于肠杆菌科，革兰氏阴性杆菌，有菌毛，无鞭毛、荚膜及芽孢，无动力，兼性厌氧，但最适宜于需氧生长。

1. 抗原结构 根据生化反应和 O 抗原的不同，将志贺菌属分为 4 个血清群（即 A 群，痢疾志贺菌；B 群，福氏志贺菌；C 群，鲍氏志贺菌；D 群，宋氏志贺菌），共 47 个血清型或亚型（其中 A 群 15 个、B 群 13 个、C 群 18 个、D 群 1 个）。我国以 B 群和 D 群占优势。

2. 抵抗力 志贺菌存在于患者与带菌者的粪便中，抵抗力弱，60℃加热 10 分钟可被杀死，对酸和一般消毒剂敏感。在粪便中数小时内死亡，但在污染物品及瓜果、蔬菜上可存活 10～20 天。

3. 毒素 志贺菌可以产生内毒素和外毒素，内毒素是引起全身反应如发热、毒血症及休克的重要因素。外毒素又称为志贺毒素（Shiga toxin），有肠毒性、神经毒性和细胞毒性，分别导致相应的临床症状。志贺菌侵入上皮细胞后，可在细胞内繁殖并播散到邻近细胞，由外毒素引起细胞死亡。

【流行病学】

（一）传染源

本病传染源包括急、慢性菌痢患者和带菌者。非典型患者、慢性菌痢患者及无症状带菌者由于症状不典型容易误诊或漏诊，在流行病学中具有重要意义，特别是炊事员和保育员中的带菌者可能是重要的传染源。

（二）传播途径

本病经粪-口途径传播。志贺菌通过手、苍蝇、食物和水，或生活接触，经口感染。生活接触，即接触患者或带菌者的生活用具，是散发病例的主要传播途径；食物和水被污染则可引起暴发流行。

（三）人群易感性

本病人群普遍易感。病后可获得一定的免疫力，但持续时间短，不同菌群及血清型间无交叉保护性免疫，易反复感染。

（四）流行特征

菌痢主要集中发生在发展中国家，尤其是医疗条件差且水源不安全的地区。全球每年志贺菌感染人次估计为2.7亿，其中绝大部分在发展中国家。2016年数据表明，志贺菌感染是全世界腹泻死亡的第二原因，是5岁以下儿童腹泻死亡的第三大原因。菌痢终年散发，有明显的季节性（发病率以5月份开始上升，7～9月份达高峰，10月份以后逐渐降低）。本病夏秋季发病率高，可能和降雨量多、苍蝇密度高以及进食生冷瓜果食品的机会多有关。

【发病机制与病理】

（一）发病机制

志贺菌进入机体后是否发病，取决于3个要素：细菌数量、致病力和人体抵抗力。志贺菌进入消化道后，大部分被胃酸杀死，少数进入下消化道的细菌也可因正常菌群的拮抗作用、肠道分泌型IgA的阻断作用而不能致病。致病力强的志贺菌即使10～100个细菌进入人体也可引起发病。当人体因营养不良、暴饮暴食、胃酸缺乏等因素导致抵抗力下降时，少量细菌也可致病。志贺菌侵袭和生长在结肠黏膜上皮细胞，经基底膜进入固有层，并在其中繁殖、释放毒素，引起炎症反应和小血管循环障碍，炎性介质的释放使志贺菌进一步侵入并加重炎症反应，导致肠黏膜炎症、坏死及溃疡。由黏液、细胞碎屑、中性粒细胞、渗出液和血液形成黏液脓血便。

志贺菌释放的内毒素入血后，可以引起发热和毒血症，并可通过释放各种血管活性物质，引起急性微循环衰竭，进而导致感染性休克、DIC及重要脏器功能衰竭，临床表现为中毒性菌痢，大多发生于儿童。志贺菌所致的外毒素可导致上皮细胞损伤，引起出血性结肠炎和溶血性尿毒症综合征（hemolytic uremic syndrome，HUS）。

（二）病理解剖

菌痢的病理变化以乙状结肠与直肠为主，严重者可以累及整个结肠及回肠末端。

急性菌痢肠黏膜的基本病理变化是弥漫性纤维蛋白渗出性炎症。早期可见点状出血，病变进一步发展，肠黏膜上皮形成浅表坏死，表面有大量黏液脓性渗出物。渗出物中有大量纤维素，与坏死组织、炎症细胞、红细胞及细菌一起形成特征性的假膜。1周左右，假膜开始脱落，形成大小不等、形状不一的"地图状"溃疡。肠道严重感染可引起肠系膜淋巴结肿大，肝、肾等实质脏器损伤。中毒性菌痢肠道病变轻微，突出的病理改变为大脑及脑干水肿、神经细胞变性。部分病例肾上腺充血，肾上腺皮质萎缩。慢性菌痢可出现肠黏膜水肿和肠壁增厚，肠黏膜溃疡不断形成和修复，导致瘢痕和息肉形成，少数病例出现肠腔狭窄。

【临床表现】

潜伏期一般为1～4天（数小时至7天）。根据病程长短和病情轻重可以分为下列各型。

（一）急性菌痢

急性菌痢根据毒血症及肠道症状轻重，可以分为4型。

1.普通型（典型） 起病急，有畏寒、发热（体温可达39℃及以上），伴头痛、乏力、食欲减退，并出现腹痛、腹泻，初为稀水样便，1～2天后转为黏液脓血便，每天排便10余次至数十次，便量少，有时为脓血便，此时里急后重明显。常伴肠鸣音亢进，左下腹压痛。自然病程为1～2周，多数可自行恢复，少数转为慢性。

2.轻型（非典型） 全身毒血症状轻微，可无发热或仅低热。表现为急性腹泻，每天排便10次以内，稀便有黏液但无脓血，里急后重较轻或缺如。可有轻微腹痛及左下腹压痛。1周左右可自愈，少数转为慢性。

3.重型 多见于老年、体弱、营养不良患者。急起发热，腹泻每天可达数十次以上，为稀水脓血便，偶尔排除片状假膜，甚至大便失禁，腹痛、里急后重明显。后期可出现严重腹胀及中毒性肠麻痹，常伴呕吐，严重失水可引起外周循环衰竭。部分病例以中毒性休克为突出表现者，则体温不升，常有酸中毒和水、电解质平衡失调，少数患者可出现心、肾功能不全。

4.中毒性菌痢 以2～7岁儿童为多见，成人偶有发生。起病急骤，突起畏寒、高热，病势凶险，全身中毒症状严重，可有嗜睡、昏迷及抽搐，迅速发生循环和呼吸衰竭。临床以严重毒血症状、休克和（或）中毒性脑病为主，而肠道局部症状很轻或缺如。开始时可无腹痛及腹泻症状，但发病 24 小时内可出现痢疾样粪便。按临床表现可分为以下 3 型。

（1）休克型（周围循环衰竭型）：较为常见，以感染性休克为主要表现。表现为面色苍白、四肢厥冷、皮肤花斑、发绀、心率加快、脉细数甚至不能触及，血压逐渐下降，并可出现心、肾功能不全及意识障碍等症状。严重病例不易逆转，可致多脏器功能损伤与衰竭，危及生命。

（2）脑型（呼吸衰竭型）：中枢神经系统症状为主要临床表现，由于脑血管痉挛引起脑缺血、缺氧，导致脑水肿、颅内压增高，甚至脑疝。患者可出现剧烈头痛、频繁呕吐、烦躁、惊厥、昏迷、瞳孔不等大、对光反射消失等，严重者可出现中枢性呼吸衰竭等临床表现。此型最为严重，病死率高。

（3）混合型：兼有上两型的表现，病情最为凶险，病死率很高（90% 以上）。该型实质上包括循环系统、呼吸系统及中枢神经系统等多脏器功能损害与衰竭。

（二）慢性菌痢

菌痢反复发作或迁延病程达 2 个月以上者，即为慢性菌痢。根据临床表现可以分为 3 型。

1. 慢性迁延型　急性菌痢发作后，迁延不愈，时轻时重。左下腹可有压痛，少数患者可扪及条索状的乙状结肠。长期腹泻可导致营养不良、贫血、乏力等。

2. 急性发作型　有慢性菌痢史，间隔一段时间又出现急性菌痢的表现，但发热等全身毒血症状不明显。常因进食生冷食物、受凉或劳累等因素诱发。

3. 慢性隐匿型　有急性菌痢史，无明显临床症状，但粪便培养可检出志贺菌，结肠镜检可发现黏膜炎症或溃疡等病变。

【实验室及其他检查】

1. 血常规　急性菌痢白细胞总数可轻至中度增多，可达（10 ～ 20）×10⁹/L，以中性粒细胞为主。慢性患者可有轻度贫血。

2. 粪便常规　外观多为黏液脓血便，镜检可见大量白细胞（≥ 15 个/HP）、脓细胞和少数红细胞，如有巨噬细胞则有助于诊断。

3. 病原学检查

（1）细菌培养：粪便培养出志贺菌可以确诊。在抗菌药物使用前采集新鲜标本，取脓血部分及时送检和早期多次送检均有助于提高细菌培养阳性率。

（2）特异性核酸检测：采用核酸杂交或 PCR 技术可直接检查粪便中的痢疾杆菌核酸，具有灵敏度高、特异性强、快速简便、对标本要求低等优点，尤其适用于抗菌药物使用后患者标本的检测。

4. 免疫学检查　采用免疫学方法检测志贺菌抗原具有早期、快速的优点，对菌痢的早期诊断有一定帮助，但由于粪便中抗原成分复杂，易出现假阳性。志贺菌抗体的检测只用于流行病学调查。

5. X 线钡餐　慢性期可见肠道痉挛，动力改变，结肠袋消失，肠腔狭窄，肠黏膜增厚等。

6. 结肠镜活检　急性期，肠黏膜弥漫性充血、水肿及浅表溃疡，呈地图状。病变部位刮取分泌物培养，可提高检出率。

【并发症和后遗症】

本病并发症和后遗症少见。并发症包括菌血症、溶血性尿毒症综合征和赖特（Reiter）综合征等。后遗症主要是神经系统后遗症，可产生耳聋、失语及肢体瘫痪等症状。

【诊断与鉴别诊断】

1. 诊断　本病根据流行病学史，症状体征及实验室检查进行综合诊断，确诊依赖于病原学检查。菌痢多发于夏秋季，有不洁饮食或与菌痢患者接触史。急性菌痢的典型临床表现为急起发热、腹痛、腹泻、黏液脓血便及里急后重，左下腹压痛。慢性菌痢患者则有急性痢疾史，病程超过 2 个月而病情未愈。中毒性菌痢以儿童多见，有高热、惊厥、意识障碍及呼吸、循环衰竭，起病时胃肠道症状轻微，甚至无腹痛、腹泻，常需盐水灌肠或肛拭子行粪便检查方可诊断。粪便镜检有大量白细胞（≥ 15 个/HP）、脓细胞及红细胞即可诊断。确诊有赖于粪便培养出痢疾杆菌。

2. 鉴别诊断　菌痢应与多种腹泻性疾病相鉴别，中毒性菌痢则应与急性中枢神经系统感染或其他病因所致的感染性休克相鉴别。

（1）急性菌痢：应与下列疾病相鉴别。

1）急性阿米巴痢疾：鉴别要点参见表 3-1。

表 3-1　急性细菌性痢疾与急性阿米巴痢疾的鉴别

鉴别要点	急性细菌性痢疾	急性阿米巴痢疾
病原体	志贺菌	溶组织内阿米巴
流行病学	散发性，可流行	散发性
潜伏期	数小时至 7 天	数周至数月
临床表现	多有发热及毒血症状，腹痛重，有里急后重，腹泻每天 10 余次或数十次，多为左下腹压痛	多不发热，少有毒血症状，腹痛轻，无里急后重，腹泻每天数次，多为右下腹压痛
粪便检查	便量少，黏液脓血便，镜检有大量白细胞及红细胞，可见吞噬细胞。粪便培养有志贺菌生长	便量多，暗红色果酱样便，腥臭味浓，镜检白细胞少，红细胞多，有夏科-莱登晶体。可找到溶组织内阿米巴滋养体
血白细胞	总数及中性粒细胞明显增多	早期略增多
结肠镜检查	肠黏膜弥漫性充血、水肿及浅表溃疡，病变以直肠、乙状结肠为主	有散发溃疡，边缘深切，周围有红晕，溃疡间黏膜充血较轻，病变主要在盲肠、升结肠，其次为乙状结肠和直肠

2）其他细菌性肠道感染：如肠侵袭性大肠埃希菌、空肠弯曲菌（*Campylobacter jejuni*）以及产气单胞菌（*Aeromonas*）等细菌引起的肠道感染也可出现痢疾样症状，鉴别有赖于粪便培养检出不同的病原菌。

3）细菌性胃肠型食物中毒：因进食被沙门菌、金黄色葡萄球菌、副溶血弧菌、大肠埃希菌等病原菌或它们产生的毒素污染的食物引起。有进食同一食物集体发病病史，潜伏期短。呕吐明显，大便多为黄色水样便。粪便镜检通常白细胞不超过 5 个/HP。确诊有赖于从可疑食物及患者呕吐物、粪便中检出同一细菌或毒素。

4）其他：急性菌痢还需与急性肠套叠及急性出血坏死性小肠炎相鉴别。

（2）慢性菌痢：应与直肠癌、结肠癌、慢性血吸虫病及非特异性溃疡性结肠炎等疾病相鉴别，确诊依赖于特异性病原学检查、病理和结肠镜检。

（3）中毒性菌痢

1）休克型：其他细菌亦可引起感染性休克，需与本型相鉴别。血及粪便培养检出致病菌有助于鉴别。

2）脑型：流行性乙型脑炎（简称乙脑）也多发于夏秋季，且有高热、惊厥、昏迷等症状。乙脑起病后进展相对较缓，循环衰竭少见，意识障碍及脑膜刺激征明显，脑脊液可有蛋白及白细胞增高，乙脑病毒特异性 IgM 阳性可鉴别。

【预后】

大部分急性菌痢患者于 1～2 周痊愈，只有少数患者转为慢性或带菌者。中毒性菌痢预后差，病死率较高。

案例 3-2【诊断及鉴别诊断】

1.诊断　急性细菌性痢疾，普通型。诊断依据如下。

（1）起病 2 天前有不洁饮食。

（2）急性起病，高热，腹痛、腹泻（每天 10 余次），黏液脓血便，伴里急后重。

（3）体温 38.9℃，左下腹压痛，肠鸣音亢进。

（4）WBC $18.3×10^9$/L，N 0.86；粪便常规：黏液脓血便，白细胞 16 个/HP，红细胞 3～5 个/HP，吞噬细胞可见。

为明确诊断，需要进行大便培养，培养出志贺菌可以确立诊断。

2.鉴别诊断　主要与急性阿米巴痢疾鉴别。该患者有发热、腹痛、腹泻、黏液血便等，符合急性阿米巴痢疾表现；但急性阿米巴痢疾的大便多为果酱样，有腥臭味，腹痛以右下腹为主，感染中毒症状不重。该患者有高热、腹痛（以左下腹为主）、黏液脓血便，不符合急性阿米巴痢疾表现。且患者大便镜检见大量白细胞和吞噬细胞，排除了急性阿米巴痢疾。

【治疗】

（一）急性菌痢

1. 一般治疗 消化道隔离至临床症状消失后 1 周，粪便培养连续两次阴性。毒血症状重者必须卧床休息。饮食以流食为主，忌食生冷、油腻及刺激性食物。

2. 抗菌治疗 轻型菌痢患者可不用抗菌药物。近年来志贺菌对抗菌药物的耐药性逐年增长，应根据当地流行菌株药敏试验或粪便培养的结果进行选择。抗菌药物治疗疗程一般为 3 ~ 5 天。

常用药物包括以下几种。

（1）喹诺酮类：可作为首选药物。首选环丙沙星，其他喹诺酮类也可酌情选用，不能口服者也可静脉滴注。儿童、孕妇及哺乳期妇女若非必要不宜使用。

（2）WHO 推荐的二线用药：头孢曲松和匹美西林（pivmecillinam）可应用于任何年龄，对多重耐药菌株有效。阿奇霉素也可用于成人治疗。

（3）小檗碱（黄连素）：因其有减少肠道分泌的作用，故在使用抗菌药物时可同时使用，每次 0.1 ~ 0.3g，每天 3 次，7 天为 1 疗程。

3. 对症治疗 只要有水和电解质丢失，均应口服补液盐（ORS），只有对严重脱水者，才可考虑先静脉补液，然后尽快改为口服补液。高热可以物理降温为主，必要时适当使用退热药；毒血症状严重者可给予小剂量肾上腺糖皮质激素；腹痛剧烈者可用颠茄片或阿托品。

（二）中毒性菌痢

应采取综合急救措施，力争早期治疗。

1. 对症治疗

（1）降温止惊：高热应给予物理降温，必要时给予退热药；高热伴烦躁、惊厥者，可采用亚冬眠疗法。

（2）休克型：①迅速扩充血容量纠正酸中毒：快速给予葡萄糖盐水、5% 碳酸氢钠及低分子右旋糖酐等液体，补液量及成分视脱水情况而定。②改善微循环障碍：可给予山莨菪碱（654-2）、酚妥拉明、多巴胺等药物，以改善重要脏器血流灌注。③保护重要脏器功能：主要是心、脑、肾等重要脏器的功能。④其他：可使用肾上腺皮质激素，有早期 DIC 表现者可给予肝素抗凝等治疗。

（3）脑型：可给予 20% 甘露醇每次 1 ~ 2g/kg 快速静脉滴注，每 4 ~ 6 小时注射 1 次，以减轻脑水肿。应用血管活性药物以改善脑部微循环，同时给予肾上腺皮质激素有助于改善病情。防治呼吸衰竭需保持呼吸道通畅、吸氧，如出现呼吸衰竭可使用洛贝林等药物，必要时可应用呼吸机。

2. 抗菌治疗 药物选择基本与急性菌痢相同，但应先采用静脉给药，可采用环丙沙星、左氧氟沙星等喹诺酮类或第三代头孢菌素类抗生素。病情好转后改为口服，剂量和疗程同急性菌痢。

（三）慢性菌痢

由于慢性菌痢病因复杂，可采用全身与局部治疗相结合的原则。

1. 一般治疗 注意生活规律，进食易消化、吸收的食物，忌食生冷、油腻及刺激性食物，积极治疗可能并存的慢性消化道疾病或肠道寄生虫病。

2. 病原治疗 根据药敏结果选用有效抗菌药物，通常联用两种不同类型药物，疗程需适当延长，必要时可给予多个疗程治疗。也可药物保留灌肠，选用 0.3% 小檗碱液、5% 大蒜素液或 2% 磺胺嘧啶银悬液等灌肠液，每次 100 ~ 200ml，每晚 1 次，10 ~ 14 天为 1 个疗程，灌肠液中添加小剂量肾上腺皮质激素可提高疗效。

3. 对症治疗 有肠道功能紊乱者可采用镇静或解痉药物。抗菌药物使用后，菌群失调引起的慢性腹泻可给予微生态制剂，包括益生菌和益生元。

案例 3-2【治疗】

（1）休息、口服补液盐治疗。

（2）抗菌治疗：首选环丙沙星 0.5g，每天 2 次；小檗碱 0.2g，每天 3 次，疗程 3 ~ 5 天。

（3）消化道隔离至症状消失，粪便培养连续 2 次阴性，痊愈出院。

【预防】

本病采取以切断传播途径为主的综合预防措施，同时做好传染源的管理。

1. 管理传染源 急、慢性患者和带菌者应隔离或定期进行访视管理，并给予彻底治疗，直至粪便培养连续 3 次（间隔 1 周）阴性。

2. 切断传播途径 养成良好的卫生习惯，特别注意饮食和饮水卫生。

3. 保护易感人群 根据 WHO 报告，目前尚无获批生产的可有效预防志贺菌感染的疫苗。我国主要采用口服活菌苗，如 F2a 型依链株。活菌苗对同型志贺菌保护率约 80%，而对其他型别的菌痢流行的保护作用不确定。

【复习思考题】

1. 细菌性痢疾的病原学及流行病学有哪些特征？

2. 急性细菌性痢疾与急性阿米巴痢疾有哪些异同？

3. 细菌性痢疾如何治疗？

【习题精选】

3-14. 菌痢的致病菌是（ ）

A. 伤寒沙门菌 　　B. 霍乱弧菌 　　C. 志贺菌 　　D. 变形杆菌 　　E. 大肠埃希菌

3-15. 下列关于菌痢的病原学特征描述错误的是（ ）

A. 肠杆菌科 　　B. 革兰氏阳性杆菌 　　C. 有菌毛，无鞭毛、荚膜、芽孢 　　D. 最适于需氧生长

E. 兼性厌氧

3-16. 菌痢的好发病季节为（ ）

A. 冬春季 　　B. 春秋季 　　C. 夏秋季 　　D. 秋冬季 　　E. 一年四季

3-17. 菌痢主要传染源为（ ）

A. 家猪 　　B. 黑线姬鼠 　　C. 苍蝇 　　D. 急、慢菌痢患者和带菌者

E. 蟑螂

3-18. 志贺菌的主要致病因素是（ ）

A. 内毒素 　　B. 外毒素 　　C. 内毒素和外毒素 　　D. 神经毒素

E. 肠毒素

3-19. 关于菌痢致病机制描述错误的是（ ）

A. 感染后是否发病取决于细菌数量、致病力和人体抵抗力

B. 内毒素可引起发热和毒血症状

C. 内毒素可引起感染性休克、DIC 和器官衰竭，出现中毒性菌痢

D. 外毒素可引起出血性结肠炎和溶血性尿毒症综合征

E. 神经毒素可引起脑组织变性水肿，导致脑型菌痢

3-20. 菌痢的病理变化部位主要分布在（ ）

A. 十二指肠 　　B. 回肠 　　C. 盲肠 　　D. 结肠 　　E. 乙状结肠和直肠

3-21. 结肠镜检查，菌痢的肠道溃疡特点为（ ）

A. 烧瓶状溃疡 　　B. 火山口状 　　C. 地图状 　　D. 长椭圆形 　　E. 横形溃疡

3-22. 以下不是急性菌痢分型的是（ ）

A. 急性发作型 　　B. 轻型 　　C. 普通型 　　D. 重型 　　E. 中毒性菌痢

3-23. 普通型菌痢临床表现中描述错误的是（ ）

A. 有畏寒、发热，体温可达 39℃以上 　　B. 每日排便十余次至数十次 　　C. 黏液脓血便

D. 伴里急后重 　　E. 可以黏液脓血便为首发症状

3-24. 下列关于重型急性菌痢描述错误的是（ ）

A. 多见于老年、体弱、营养不良患者 　　B. 稀水脓血便，每日排便 30 次以上

C. 腹痛、里急后重症状明显 　　D. 偶尔可排出假膜

E. 早期可出现感染性休克或呼吸衰竭

3-25. 关于中毒性菌痢的特点描述错误的是（ ）

A. 2 ～ 7 岁儿童多见 　　B. 突发畏寒、高热、全身中毒症状明显

C. 迅速发生呼吸循环衰竭　　　　　　　D. 早期出现脓血便，每日排便超过 30 次

E. 可有神志改变

3-26. 菌痢粪便常规检查可见（　　）

A. 米泔样大便　　　　　　　　　　　　B. 果酱样大便

C. 稀水便，镜检可见少量白细胞　　　　D. 脓血便，镜检可见白细胞 ≥ 8 个/HP 及少量红细胞

E. 脓血便，镜检可见白细胞 ≥ 15 个/HP 及少量红细胞

3-27. 菌痢的抗菌药物首选（　　）

A. 青霉素类　　　　B. 头孢菌素类　　　　C. 喹诺酮类　　　　D. 四环素类　　　　E. 大环内酯类

3-28. 关于菌痢的描述下列错误的是（　　）

A. 在我国以 B 群福氏和 D 群宋氏志贺菌为主要流行菌群　　　B. 病后的免疫力差、可反复感染

C. 志贺菌的内毒素可引起急性微循环衰竭

D. 志贺菌的内毒素可引起出血性结肠炎和溶血性尿毒症综合征

E. 菌痢患者血培养常可检出痢疾杆菌

3-29. 关于中毒性菌痢治疗错误的是（　　）

A. 高热伴烦躁、惊厥者，可采用亚冬眠治疗　　　　　B. 休克型需快速补液扩容纠正酸中毒

C. 有早期 DIC 表现者可给予低分子肝素抗凝　　　　　D. 针对脑型菌痢，可予甘露醇减轻脑水肿

E. 抗菌药物可选用喹诺酮类，先口服应用，如病情无好转，可改为静脉应用

（孟忠吉）

第三节　细菌性食物中毒

【学习要点】

1. 掌握细菌性食物中毒的流行特征、临床表现、诊断要点和治疗原则。

2. 熟悉细菌性食物中毒的发病机制、病理特点。

3. 熟悉胃肠型食物中毒的病原学、流行病学、鉴别诊断和预防。

4. 熟悉肉毒杆菌的特点及其外毒素的分类与作用。

　　细菌性食物中毒（bacterial food poisoning）是指因进食被细菌或其毒素污染的食物引起的急性中毒性疾病。本病多发生在夏秋季，临床主要表现为潜伏期短、起病急、病程短、恢复快，以呕吐、腹泻为主要症状。依临床表现不同分为胃肠型食物中毒与神经型食物中毒。

一、胃肠型食物中毒

案例 3-3-1

　　患者，女，36 岁。因"恶心、呕吐、腹痛、腹泻、发热 3 小时"于 2015 年 8 月 20 日 20：00 时入院。

　　患者于发病当日中午参加婚宴在酒店聚餐。3 小时前出现恶心，呕吐 5 次，非喷射状，呕吐物为胃内容物，无咖啡色液体，感阵发性腹部绞痛，以脐周为主，继而腹泻，初为黄色稀便，后呈黄色水样便，共 6 次，每次 100 ～ 150ml，无黏液和脓血，无里急后重感。伴畏寒，发热，自测体温 38.3℃。

　　同餐者 55 人，有 16 人出现类似症状。

　　体格检查：T 38.5℃，P 92 次/分，R 18 次/分，BP 115/75mmHg。神志清楚，无发绀，心肺未发现异常。腹平软，脐周压痛，无反跳痛，肝脾肋下未触及。肠鸣音活跃，约 8 次/分。

　　实验室检查：血常规示 WBC $12.8×10^9$/L，N 0.82。粪便常规示 RBC（＋），WBC（＋＋）。

【问题】

　　1. 该患者的可能诊断是什么？

　　2. 该患者确诊需何种检查？

　　3. 如何治疗？

胃肠型食物中毒多发于夏秋季，以恶心、呕吐、腹痛、腹泻等急性胃肠炎症状为主要特征。常见的细菌有沙门菌、副溶血性弧菌、大肠埃希菌、蜡样芽孢杆菌、变形杆菌及葡萄球菌等。

【病原学】

1. 沙门菌　是最常见的细菌性食物中毒原因之一，其中又以鼠伤寒沙门菌、肠炎沙门菌、猪霍乱沙门菌较常见。为革兰氏阴性杆菌，需氧，不产生芽孢，无荚膜，绝大多数有鞭毛，能运动。对外界的抵抗力较强，在水和土壤中能存活数月，粪便中能存活 $1 \sim 2$ 个月，冰冻土壤中能越冬。不耐热，55℃ 1 小时或 60℃ $10 \sim 20$ 分钟即被灭活。细菌由粪便排出，污染饮用水、食物、餐具及蛋制品等，由人进食后造成感染发病。

2. 副溶血性弧菌（*Vibrio parahaemolyticus*）　为革兰氏阴性多形性球杆菌，菌体两端浓染，有荚膜，一端有单根鞭毛，运动活泼。本菌嗜盐，广泛存在于海水中，偶尔亦存在于淡水。对酸敏感，在食醋中 3 分钟即死亡。不耐热，56℃ 5 分钟即可被杀灭。按菌体（O）抗原及鞭毛（H）抗原，可分为 25 个血清型，其中 B、E、H 等型与食物中毒有关。致病菌株能溶解人及家兔红细胞，即神奈川现象（Kangawa phenomenon，KP），为此菌产生耐热的直接溶血素所致。本病的主要载体是海产品及其他含盐较高的食物如咸菜、腊肉等。

3. 金黄色葡萄球菌（*Staphylococcus aureus*）　为革兰氏阳性球菌，无芽孢，无荚膜。在乳类、肉类、蛋类食品中极易繁殖，在剩饭菜中也易生长。此菌污染食物后，在 37℃ $6 \sim 12$ 小时后而产生肠毒素，此毒素至少有 7 种。耐热，煮沸 30 分钟仍不被破坏，并不易被胃蛋白酶和胰蛋白酶分解。

4. 大肠埃希菌　为两端钝圆的革兰氏阴性短杆菌，多数菌株有鞭毛，能运动，无芽孢，可有荚膜。体外抵抗力较强，在水和土壤中能存活数月。本菌属以菌体（O）抗原分群，以荚膜（A、B、L）抗原和鞭毛（H）抗原分型，目前已发现 170 多个血清型。本菌为人和动物肠道的正常菌群，特殊条件下可致病。能引起食物中毒的菌种有 16 个血清型，亦称为致病性大肠埃希菌。常见的致病血清型是 O_{111}、O_{114}、O_{55}、O_{20}、O_{119}、O_{86}、O_{128}、O_{127} 等。

【流行病学】

1. 传染源　带菌动物如家畜、家禽、鱼类、野生动物、海产品和人是本病的主要传染源。

2. 传播途径　进食被细菌或其毒素污染的食物而传播。

3. 易感人群　人群普遍易感，病后通常不产生明显免疫力，且致病菌血清型多，可反复感染发病。

4. 流行特征　①多发生于夏秋季；②流行突然发生，潜伏期短，病例集中；③多集体发病，有共同进食可疑食物史，病情轻重与进食量有关；④未食者不发病，停止食用被污染饮食流行迅速停止。

【发病机制与病理解剖】

细菌性食物中毒根据其发病机制可分为感染型、毒素型和混合型。细菌在被污染食物中大量繁殖并产生毒素（肠毒素类物质和细菌裂解后释出内毒素），但发病与否、病情轻重与进入体内的活菌数量和毒素量的多少、人体的抵抗力有关。由于频繁吐泻，病原菌和毒素大多被迅速排出体外，故极少继发败血症和严重毒血症。重症病例可有胃、小肠充血、糜烂、出血；部分病例有结肠炎症和出血，肝、肾、肺等有中毒性改变。变形杆菌能使蛋白质中组氨酸脱羧产生组胺，引起颜面潮红、头痛、荨麻疹等过敏反应症状，但病理改变轻微，无炎症改变。

【临床表现】

潜伏期短，常在进食后数小时发病，金黄色葡萄球菌引起的食物中毒潜伏期一般为 $1 \sim 6$ 小时，沙门菌为 $4 \sim 24$ 小时，副溶血弧菌为 $6 \sim 12$ 小时，大肠埃希菌为 $2 \sim 20$ 小时，蜡样芽孢杆菌为 $1 \sim 2$ 小时，变形杆菌为 $5 \sim 18$ 小时。临床症状大致相似，起病急，有恶心、呕吐、腹痛、腹泻等胃肠道症状，有侵袭性感染时，可有发热等全身症状。常先吐后泻，腹痛以上、中腹部持续或阵发性绞痛多见，呕吐物多为进食的食物。剧烈呕吐可见于金黄色葡萄球菌和蜡样芽孢杆菌食物中毒。腹泻轻重不一，可从每日数次至数十次，多为黄色稀便、水样便或黏液便，血水样便常见于 O_{157} 大肠埃希菌及副溶血性弧菌等。吐泻严重者可导致脱水、血压下降、酸中毒，甚至休克。大部分病程短，多在 $1 \sim 3$ 日内痊愈，很少超过 1 周。

【实验室检查】

1. 血常规　大肠埃希菌、沙门菌感染者血白细胞多在正常范围，副溶血弧菌及金黄色葡萄球菌感染者的白细胞可升高至 10×10^9/L 以上，以中性粒细胞为主。

2. 粪便检查 稀水样便镜检可见少量白细胞，血水样便镜检可见多数红细胞，少量白细胞；血性黏液便见大量红细胞、白细胞。

3. 细菌培养 将可疑食物、呕吐物及排泄物做细菌培养，分离出相同病原菌利于确诊。

4. PCR 采用特异性核酸探针进行核酸杂交和特异性引物进行聚合酶链反应以检查病原菌，同时可作分型。

5. 血清学检查 患病早期及病后 2 周的双份血清特异性抗体 4 倍以上升高可确诊，由于患病数日即可痊愈，临床应用较少。

> **案例 3-3-1【临床特点】**
> （1）患者为青年女性，集体进餐后发病，主要表现为恶心、呕吐、腹痛、腹泻等急性胃肠炎症状。
> （2）体格检查：T 38.5℃，脐周压痛，无反跳痛；肠鸣音活跃，约 8 次/分。
> （3）同餐者有多人出现类似发病症状。
> 初步诊断：胃肠型食物中毒。
> 需进一步行血常规、粪便常规及呕吐物、粪便培养检查。

【诊断与鉴别诊断】

1. 诊断 ①流行病学资料：短期内集体发病，结合流行季节及饮食情况。②临床表现：急性胃肠炎症状，病程较短，恢复较快。③细菌学及血清学检查：对可疑食物、患者呕吐物及粪便进行细菌培养、分离鉴定菌型。留取早期及病后两周的双份血清，只有部分病例能确定病原。

有上述①②两项时可临床诊断，有①②③三项者可确诊。

2. 鉴别诊断

（1）非细菌性食物中毒：包括生物性食物中毒（发芽的马铃薯、苍耳子、苦杏仁、生鱼胆、毒蕈等）和化学性食物中毒（砷、汞、杀虫剂及有机磷农药等）。表现为潜伏期更短，仅数分钟至数小时，除肠道症状外，有肝、肾及神经系统损伤症状。可疑物及吐泻物分析可确定病因。

（2）霍乱：常先泻后吐，无痛性腹泻，且多不发热，吐泻物可呈米泔水样。患者常出现明显脱水、酸中毒及循环衰竭。大便涂片荧光抗体染色镜检及培养找到霍乱弧菌可确诊。

（3）急性细菌性痢疾：急性起病，全身感染中毒症状较明显，恶心、呕吐少见。腹泻以黏液脓血便为主，每次排便量少，伴里急后重感。大便镜检有大量红细胞、白细胞（或脓细胞）及巨噬细胞，粪便培养可有痢疾杆菌生长。

【治疗】

本病病程较短，以对症治疗为主。

1. 一般治疗 卧床休息，早期给予易消化的流质或半流质饮食，待病情好转逐渐恢复正常饮食。沙门菌属食物中毒应作床旁隔离。

2. 对症治疗 呕吐、腹痛严重者，可口服溴丙胺太林 15～30mg，或皮下注射阿托品 0.5mg。发热者用物理降温或药物降温，变形杆菌食物中毒过敏型者予抗组胺药物治疗，必要时加用糖皮质激素。

3. 补液治疗 ①口服补液：凡有体液丢失，不管有无明显脱水表现，均需酌情给予口服补液。②静脉补液：剧烈呕吐不能进食或腹泻频繁者，给予静脉补液以纠正水与电解质紊乱及酸中毒。脱水严重甚至休克者，应积极补液及抗休克治疗。

4. 抗菌治疗 肠毒素引起食物中毒可不用抗生素。考虑侵袭性腹泻及病情严重者，可按不同的病原菌选用抗菌药物，如侵袭性沙门菌、侵袭性大肠埃希菌等食物中毒，可选用第三代头孢类及喹诺酮类。

> **案例 3-3-1【诊断与治疗】**
> （1）血常规示 WBC $12.8×10^9$/L，N 0.82。大便常规示 RBC（+），WBC（++）。
> （2）呕吐物和粪便培养：沙门菌。

患者进餐后约 5 小时开始发病，以恶心、呕吐、腹痛、腹泻症状为主，伴发热，无神经系统症状，可排除化学性食物中毒和生物性食物中毒；呕吐物为胃内容物，大便为黄色水样便，先吐后泻，不考虑霍乱；患者腹痛以脐周为主，大便无黏液和脓血，无里急后重感，大便培养为沙门菌，排除急性细菌性痢疾。

诊断：胃肠型食物中毒（沙门菌所致）。

治疗：卧床休息，进流质饮食，给予口服补液盐和静脉补液。因有肠道侵袭症状，使用三代头孢或氟喹诺酮类药物抗感染治疗。

二、神经型食物中毒（肉毒中毒）

案例 3-3-2

患者，男，32 岁。因"头晕、腹痛 6 小时，眼睑下垂、视物模糊、吞咽困难 4 小时"入院。

患者于入院前 1 天中午与家人进食未加热自制豆豉。6 小时前开始感头晕和中上腹部隐痛，未予重视，病情逐渐加重，4 小时前出现双侧眼睑下垂，视物模糊不清，饮水呛咳，吞咽困难等症状，无畏寒、发热、恶心、呕吐、腹泻等。在当地卫生院诊治，按"食物中毒"给予补液及口服环丙沙星治疗，症状未见好转，遂转我院就诊。

体格检查：T 36.5℃，P 96 次/分，R 20 次/分，BP 108/70mmHg。神志清楚，双侧眼睑下垂，眼裂变小。双侧瞳孔等大等圆，对光反射稍迟钝。心肺听诊无异常。腹平软，无压痛及反跳痛，肝、脾肋下未触及，腹水征阴性。四肢肌力和肌张力正常，生理反射存在，病理反射未引出。

共同进餐的家人中另有 2 人出现类似症状。

【问题】

1. 该病诊断考虑什么？

2. 应与哪些疾病相鉴别？

3. 如何进一步治疗？

神经型食物中毒亦称肉毒中毒（botulism），是因进食含有肉毒杆菌（*Cl. botulinum*）外毒素的食物而引起的中毒性疾病。临床上以恶心、呕吐及中枢神经系统症状如眼肌、吞咽肌麻痹为主要表现，如抢救不及时，病死率较高。

【病原学】

肉毒杆菌为革兰氏阳性厌氧梭状芽孢杆菌，有周鞭毛，能运动，能产生剧毒性的外毒素（该毒素具有神经毒素作用），按抗原性不同可分为 A、B、Ca、Cb、D、E、F、G 8 种血清型。对人致病者以 A、B、E 型为主，偶有 F 型。

肉毒杆菌广泛存在于自然界，以芽孢形式存在于土壤或海水中，也可存在于牛、羊、猪等动物粪便中或附着于蔬菜、水果。本菌芽孢抵抗力极强，干热 180℃ 15 分钟，湿热 100℃ 5 小时，高压灭菌 120℃ 20 分钟可灭活。肉毒杆菌外毒素对酸有抵抗力，但不耐热，80℃ 30 分钟或煮沸 10 分钟即可被破坏。

【流行病学】

1. 传染源 引起肉毒中毒的食品在我国主要为变质的牛羊肉和发酵的豆制品、麦制品，国外主要为罐头食品，患者无传染性。

2. 传播途径 通过进食被肉毒杆菌外毒素污染的食物而传播，如腌肉、腊肉和制作不良的罐头食品，偶可因伤口感染肉毒杆菌而发生肉毒中毒。

3. 易感人群 人群普遍易感，病后不产生免疫力。

【发病机制与病理解剖】

肉毒杆菌外毒素由上消化道吸收入血，主要作用于脑神经核、外周神经、肌肉神经连接处及植物神经末梢，抑制胆碱能神经传导介质乙酰胆碱的释放，使肌肉因收缩运动障碍而发生软瘫。

脑及脑膜有显著充血、水肿，并有广泛的点状出血与小血栓形成。镜下可见神经节细胞变性。

【临床表现】

潜伏期为 12～36 小时，也可短至 2 小时，最长可达 10 天。潜伏期的长短与外毒素的量有关。潜伏期越短，病情越重。本病一般起病急，以神经系统症状为主，早期有头痛、头晕、眩晕、乏力、恶心、呕吐等症状，继而出现眼内外肌瘫痪，出现眼部症状，如视物模糊、复视、眼睑下垂、瞳孔散大或两侧不等大，对光反应迟钝或对光反射消失。重者四肢呈对称性迟缓性轻瘫，可出现吞咽、咀嚼、发音甚至呼吸困难等。体温一般正常，神志始终清楚，可有便秘或腹胀，一般无腹痛、腹泻。

病程长短不一，通常于发病后 4～10 天逐渐恢复，但乏力、眼肌瘫痪可持续数月之久。病情严重或抢救不及时者，则可因延髓麻痹所致的呼吸衰竭、心功能不全及继发肺部感染而死亡。

4～26 周龄婴儿如食入少量肉毒杆菌芽孢，细菌可在肠内繁殖，产生肉毒毒素，吸收后可因骤发中枢性呼吸衰竭而突然死亡，为婴儿猝死综合征的原因之一。

【实验室检查】

1. 细菌培养 将可疑食物、吐泻物加热煮沸 20 分钟后接种于血琼脂培养基做厌氧培养，可检出致病菌。

2. 毒素试验 将检查标本浸出液饲喂动物或腹腔内注射，或家禽眼睑皮下接种，观察动物肢体麻痹及呼吸情况，如试验组动物出现麻痹性瘫痪或呼吸困难，可快速诊断。

案例 3-3-2【临床特点】

（1）患者为青年男性，在进食未加热的自制豆豉后发病。

（2）患者最开始表现为头晕和腹痛，逐渐出现双眼睑下垂、视物模糊、饮水呛咳、吞咽困难等不适，但神志清楚，无发热。

（3）体格检查：双侧眼睑下垂，眼裂变小。双侧瞳孔等大等圆，对光反射稍迟钝。

（4）共同进餐的家人中另有二人出现类似症状。

初步诊断：神经型食物中毒。

需进一步行可疑食物的肉毒毒素检测和细菌培养。

【诊断与鉴别诊断】

1. 诊断 ①流行病学资料：有进食火腿、腊肠、罐头等可疑食物史，同餐者集体发病。②临床表现：有脑神经麻痹症状和体征，如复视、斜视、眼睑下垂、吞咽困难、呼吸困难等，但神志清楚，体温正常，感觉存在。③实验室检查：确诊可用动物实验检查患者血清及可疑食物中的肉毒毒素，亦可用可疑食物进行厌氧培养，分离病原菌。各型抗毒素中和试验有助于判断毒素与定型。

2. 鉴别诊断 应与流行性乙型脑炎、急性多发性神经根炎、河鲀毒素及毒蕈中毒相鉴别。

【治疗】

1. 一般治疗及对症治疗 对于进食可疑食物 4 小时内的患者，应尽早用 5% 碳酸氢钠或 1∶4000 高锰酸钾溶液洗胃，以破坏和减弱外毒素的毒力。对没有肠麻痹者，可服导泻剂或灌肠以排出肠内未吸收的毒素。有吞咽困难者用鼻饲饮食或输液补充每天必需的营养和水分，呼吸困难者应予吸氧，必要时气管切开、人工呼吸。根据病情给予强心剂及防治继发性细菌感染等措施。

2. 抗毒素治疗 早期、足量使用多价抗毒血清（A，B，E 混合三联素）可中和体液中的毒素，在起病后 24 小时内或瘫痪发生前注射效果最佳。剂量为每次 5 万～10 万 U，静脉或肌内注射，必要时 6 小时后重复给药。重症病例，减量和停药均不宜过早。当毒素型别明确时，可采用同型单价抗毒素血清。给药前应先做血清敏感试验，过敏者先行脱敏处理。

3. 其他治疗

（1）盐酸胍啶有促进周围神经释放乙酰胆碱的作用，故认为对神经瘫痪和呼吸功能有改进作用，剂量 15～50mg/（kg·d），但可出现胃肠反应、麻木感、肌痉挛、心律不齐等不良反应。

（2）大剂量青霉素治疗可防止肠道内肉毒杆菌继续繁殖并产生神经毒素。

案例 3-3-2【诊断与治疗】

（1）剩余自制豆豉检测出 B 型肉毒毒素。

（2）剩余自制豆豉的厌氧培养为：肉毒杆菌。

　　患者在进食未加热的自制豆豉后发病，以神经麻痹症状和体征为主：眼睑下垂、视物模糊、瞳孔对光反应稍迟钝、吞咽困难等，未进食河鲀或毒蕈，可排除河鲀毒素中毒或毒蕈中毒；患者神志清楚，无发热，无感觉障碍，病情在数小时内迅速进展，可排除多发性神经炎和重症肌无力。同餐者另有二人出现类似症状，毒素检测和细菌培养可确诊为肉毒中毒。

　　诊断：肉毒中毒。

　　治疗：尽早用 5% 碳酸氢钠或 1∶4000 高锰酸钾溶液洗胃，静脉注射 B 型肉毒抗毒素 10 万 U，6 小时后重复给药，大剂量青霉素治疗，同时给予静脉营养。

【预防】

　　1. 一旦发生可疑食物中毒，应按丙类传染病及时报告防疫部门，及时进行调查、分析，制订防疫措施，控制疫情。

　　2. 切断传播途径　注意罐头食品、火腿、腌腊食品、发酵豆制品的卫生检查。禁止出售和食用腐败、变质食物。

　　3. 保护易感人群　进食食物已证实被肉毒杆菌或其外毒素污染，未发病的同食者应立即注射多价肉毒血清 1000～2000U 以防发病。

【复习思考题】

　　1. 胃肠型食物中毒的常见病原体和流行病学特征有哪些？

　　2. 胃肠型食物中毒如何治疗？

　　3. 神经型食物中毒的临床特点有哪些？

　　4. 神经型食物中毒如何治疗？

【习题精选】

3-30. 关于细菌性食物中毒的流行病学特点，不正确的是（　　　）

A. 多发生在夏秋季　　　　　　　　　　B. 常集体发病

C. 突然发病，发病时间较集中　　　　　D. 病情轻重与进食量多少无关

E. 有共同进食可疑食物史

3-31. 发生细菌性食物中毒后，恶心、呕吐症状较为明显的是（　　　）

A. 沙门菌属食物中毒　　　　　　　　　B. 副溶血弧菌食物中毒

C. 大肠埃希菌食物中毒　　　　　　　　D. 肉毒食物中毒

E. 葡萄球菌食物中毒

3-32. 引起副溶血性弧菌食物中毒的主要食物是（　　　）

A. 罐头食品　　　　　　　　　　　　　B. 海产品、腌制菜

C. 奶及奶制品　　　　　　　　　　　　D. 家庭自制豆制品　　　　　E. 剩米饭

3-33. 患者，14 岁，学生。中午在食堂吃卤牛肉后出现恶心、呕吐、腹痛、腹泻，伴有低热，腹泻为水样便，带有黏液，无脓血。体格检查：体温 37.6℃，脐周有压痛，肠鸣音亢进。学校中有 6 人进食同一食物者有类似症状。血白细胞 11.6×10⁹/L，中性粒细胞 0.82。

　　3-33-1. 患者的可能诊断是（　　　）

A. 细菌性痢疾　　　B. 霍乱　　　　　C. 胃肠型食物中毒　　　　　D. 神经型食物中毒

E. 伤寒

　　3-33-2. 治疗该患者最重要的措施是（　　　）

A. 床旁隔离　　　　B. 卧床休息　　　C. 进流质或半流质饮食　　　D. 对症治疗

E. 病原治疗

3-34. 患者，男，42 岁。突起头晕、头痛、乏力，恶心、呕吐，继而出现视物模糊、复视，吞咽困难，无发热，发病前一天曾进食过期的罐头食品。体格检查：双眼睑下垂，瞳孔对光反射迟钝，四肢肌力下降，深腱反射减弱，病理反射阴性，感觉正常。

　　3-34-1. 引起患者发病最可能的病原体是（　　　）

A. 沙门菌属　　　　B. 肉毒杆菌　　　C. 金黄色葡萄球菌　　　　　D. 蜡样芽孢杆菌

E. 变形杆菌

3-34-2. 该患者最重要的处理措施是（　　　）

　A. 洗胃　　　　　　B. 清洁灌肠　　　　C. 抗生素治疗　　　D. 抗血清治疗　　　E. 腹泻剂治疗

3-34-3. 关于该病原体的特点描述错误的是（　　　）

　A. 革兰氏染色阴性　　　　　　　　B. 厌氧条件下繁殖　　　　　　　　C. 抵抗力强

　D. 产生外毒素　　　　　　　　　　E. 主要存在于土壤及家畜粪便中

（胡章勇）

第四节　细菌感染性腹泻

【学习要点】

1. 掌握细菌感染性腹泻的临床表现、实验室检查、诊断、鉴别诊断及治疗。

2. 熟悉细菌感染性腹泻的流行病学及预防。

3. 了解细菌感染性腹泻的病原学、发病机制及病理变化。

案例 3-4

患者，男，14 岁。因"恶心、呕吐、腹痛、腹泻 1⁺天"入院。

入院 1⁺天前，患者外出就餐后出现恶心呕吐 3 次，呕吐物为胃内容物，不伴咖啡色样物质、非喷射性。腹痛为脐周阵发性绞痛，伴腹泻 10⁺次，开始大便含有粪质，后为稀水样便伴有里急后重。无黏液脓血便。伴有低热，最高体温 37.9℃。不伴有咳嗽、咳痰、尿频、尿急、胸闷心悸、大汗淋漓、意识障碍等不适。自服"黄连素片"，症状未见明显缓解。就诊于我院急诊，以"急性胃肠炎"收入我科。同餐 1 人有类似症状。

体格检查：T 37.6℃，P 89 次/分，R 17 次/分，HP 101/62mmHg。神志清楚，口唇稍干燥，皮肤弹性正常。双肺呼吸音清晰，未闻及明显干、湿啰音。心率 89 次/分，律齐，各瓣膜听诊区未闻及杂音。腹壁平坦，无隆起及胃肠蠕动波，腹部软，无压痛及反跳痛，肝脾肋缘下未扪及，肠鸣音亢进。

实验室检查：血常规示 WBC 14.5×10⁹/L，NEU 12.5×10⁹/L；粪便常规示 WBC 3～4 个/HP，RBC 1～2 个/HP。粪便培养：肠致病性大肠埃希菌。

【问题】

1. 该病诊断考虑什么？

2. 主要与哪种疾病相鉴别？

3. 如何治疗？

细菌感染性腹泻（bacterial diarrhea）是由细菌感染所引发的以腹泻为主要表现的一组常见肠道传染病。该病流行于世界各地，一般为散发，亦可暴发流行，是危害人类健康的常见病和多发病。一般为急性起病，临床表现以胃肠道症状为主，轻重不一，多为自限性，但少数可发生严重并发症，甚至导致死亡。本节是指除霍乱、伤寒、副伤寒、菌痢以外的细菌感染性腹泻。

【病原学】

引起细菌感染性腹泻的病原菌种类繁多，沙门菌属、志贺菌属、大肠埃希菌、弯曲菌、耶尔森菌、金黄色葡萄球菌、副溶血性弧菌等为常见病原体。在不同国家和地区，主要细菌病原谱的排序有所不同。

（一）大肠埃希菌

大肠埃希菌（E.coli）属于肠杆菌科埃希菌属，为短杆状革兰氏阴性菌，无芽孢，有菌毛，多数有鞭毛，运动活跃。兼性厌氧，在 15～46℃均可生长，最适宜温度为 37℃，在自然界水中可存活数周至数月，在冰箱中可长期生存。对高温和化学消毒剂敏感，75℃以上 1 分钟可死亡，对酸有较强抵抗力，最适宜 pH 为 7.4～7.6。该菌在卫生学上被作为卫生监测的指示菌，在现代遗传工程中作为工程菌。引起人类腹泻的大肠埃希菌包括：肠致病性大肠埃希菌（Enteropathogenic E.coli，EPEC）、肠毒素性大肠埃希菌（Enterotoxingenic E.coli，ETEC）、肠侵袭性大肠埃希菌（Enteroinvasive E.coli，

笔记栏

EIEC)、肠出血性大肠埃希菌（Enterohemorrhagic *E.coli*，EHEC）、肠集聚性大肠埃希菌（Enteroaggregative *E.coli*，EAEC）及弥漫黏附性大肠埃希菌（Diffusely adherent *E.coli*）。

（二）耶尔森菌

耶尔森菌（*Yersinia*）属于肠杆菌科，其中的小肠结肠炎耶尔森菌（*Yersinia enterocolitica*）是引起人类严重的小肠结肠炎的病原菌，也是重要的食源性致病菌，为革兰氏阴性短小杆菌，无芽孢，无鞭毛，兼性厌氧，在 30 ～ 42℃均可生长。本菌可产生耐热肠毒素，在 30℃或以下生长时，其最适于产生毒素。该毒素对酸碱稳定，121℃经 30 分钟仍可不被破坏。该菌天然定植在鼠、兔、猪等多种动物体内，可通过污染的食物和水导致感染。煮沸、干燥、常规消毒剂可将其杀灭。

（三）变形杆菌

变性杆菌（*Proteus*）属肠杆菌科，革兰氏阴性，运动活跃又多形性，有周鞭毛，无荚膜，无芽孢，最适宜温度为 37℃，可产肠毒素。该菌兼性厌氧，营养要求不高，广泛分布在自然界中，如土壤、水、垃圾、腐败有机物及人或动物的肠道内。动物性食品污染率较高，为我国常见的食物中毒之一。

（四）气单胞菌

气单胞菌（*Aeromonas*）为革兰氏阴性杆菌，两端钝圆，单鞭毛，有动力，无荚膜及芽孢，大多数在 37℃生长良好，与人类疾病有关的气单胞菌是有动力的中温菌。气单胞菌可产生多种毒力因子，如肠毒素、溶血素、杀白细胞素及上皮细胞黏附因子；还可产生明胶酶、蛋白酶等多种胞外酶。该菌为水生菌，广泛存在于自然界，河水、海水及供水系统可被检测到。

（五）艰难梭菌

艰难梭菌（*Clostridium difficile*）为一种革兰氏阳性厌氧芽孢杆菌，是引起院内肠道感染的主要致病菌之一。腹泻是由产毒素艰难梭菌过度繁殖导致肠道菌群失调并释放毒素所引起，毒素包括肠毒素 A 和细胞毒素 B。A 毒素产量大，是引起临床肠道症状的主要因素，B 毒素产量少，但较 A 毒素细胞毒性强。该菌为人、畜肠道中的正常菌群，在婴儿时带菌率较高。

【流行病学】

（一）传染源

患者和病原携带者，特别是腹泻的患者为本病主要传染源。成为储存宿主的一些动物，如小肠结肠炎耶尔森菌的储存宿主猪和牛，因污染环境而导致疾病的发生，在传染病传播中有重要意义。

（二）传播途径

本病主要为粪-口途径传播，致病菌可通过污染食品、水等引起食源性细菌性腹泻。人与动物的密切直接接触也可引起传播，而通过医务人员的手或污染公共物品可造成医院内腹泻（nosocomial diarrhea）传播。苍蝇、蟑螂等昆虫因其特殊的生活习性，在部分细菌性腹泻的传播中发挥了重要作用。

（三）人群易感性

本病人群普遍易感，儿童、老年人、有免疫抑制或慢性疾病者为高危人群，容易发生严重并发症。人群对各类病原菌之间没有交叉免疫，患病后一般可获得免疫力，但持续时间较短。旅游者容易发生细菌性腹泻，称之为旅游者腹泻。

（四）流行特征

细菌感染性腹泻广泛流行于全球各地，一般为散发感染，也可发生暴发流行，是导致全球性重要的公共卫生问题之一，发展中国家比发达国家流行更严重。全年均可发病，气单胞菌和志贺菌感染在夏季和秋季发病率较高，部分细菌因其耐寒性常发生于冬季，如耶尔森菌。沙门菌、志贺杆菌和空肠弯曲菌是世界范围内细菌性腹泻的三大主要原因，但在不同的国家和地区，病原菌分布不同，发达国家为非伤寒沙门菌，其次为弯曲菌；发展中国家以志贺菌、沙门菌、大肠埃希菌为主。目前我国尚缺乏全国性的、以病原学为依据的监测结果，沿海地区以沙门菌属、副溶血弧菌常见。

【发病机制】

1.分泌性腹泻 是由于病原菌产生的肠毒素与肠黏膜表面的受体结合，刺激肠黏膜分泌过多的水和 Na+ 到肠腔，分泌量超过肠腔吸收能力时所致的腹泻。在整个致病过程中，病原菌并不侵入肠上皮细胞，仅在小肠内繁殖，黏附于肠黏膜。此类细菌包括产毒性大肠埃希菌、变性杆菌、金黄色葡萄球菌、艰难梭菌等。

2. 侵袭性腹泻 又称为渗出性腹泻，脓血便为其特征，是由于细菌通过菌毛等直接侵入肠黏膜上皮细胞，生长繁殖并分泌外毒素，造成细胞的功能障碍和黏膜坏死、溃疡形成，肠黏膜完整性受到破坏，并出现炎性渗出，肠内渗透压升高，电解质、溶质和水的吸收发生障碍，同时因前列腺素的产生进而刺激分泌，增加肠动力导致腹泻。引起该类腹泻的细菌包括侵袭性大肠埃希菌、肠出血性大肠埃希菌、沙门菌属、空肠弯曲菌等。耶尔森菌不仅能引起侵袭性腹泻，又因其可释放肠毒素，故能引起分泌性腹泻。

【病理变化】

1. 分泌性腹泻 病原菌作用于空肠和十二指肠，肠黏膜病变轻微，绒毛顶端黏膜下水肿，隐窝细胞有伪足样凸起伸向隐窝腔内。上皮杯状细胞的黏膜上皮固有层毛细血管充血，上皮细胞有高尔基体泡囊增加、内质网扩张及囊胚形成，以及线粒体肿胀等变化。

2. 侵袭性腹泻 病原菌主要导致小肠末端和结肠黏膜上皮细胞肿胀、线粒体消失、核固缩，以及内积脂质的膜样囊泡增多，并可出现在上皮细胞内。一些病原菌也可侵入肠系膜淋巴结并繁殖，进而侵入黏膜固有层，引起以多形核白细胞聚集的趋化反应及炎性病变。严重者可导致全身感染或菌血症。

【临床表现】

细菌感染性腹泻潜伏期短至数小时，也可数天、数周，大部分为急性起病，少数起病缓慢。临床表现也轻重不一，主要为胃肠道症状。分泌性腹泻患者大便常呈稀便或稀水样便，严重者腹泻次数可达十余次甚至数十次，多不伴发热，伴恶心、呕吐、腹胀，一般不出现腹痛。侵袭性腹泻患者大便多为黏液或脓血便，次数多但量不多，常伴发热、腹痛等症状。病情严重者可因丢失水分引起脱水、电解质紊乱、甚至休克。病程为数天或 1 ~ 2 周，超过 2 周的腹泻称之为迁延性腹泻，大多为自限性，少数可复发。不同病原菌所致腹泻的临床表现如下。

1. 肠出血性大肠埃希菌感染 病前多有不洁饮食史，大多急性起病。轻者以水样腹泻、食欲减退为主要表现，一般不发热。典型者表现为突发剧烈腹痛、水样便，数天后出现血便，低热。严重者可出现剧烈腹痛、持续高热、血便，病程 1 周后可出现溶血性尿毒症综合征（hemolytic uremic syndrome，HUS）等并发症。病死率为 5% ~ 10%。

2. 耶尔森菌感染 潜伏期 4 ~ 10 天，急性起病，小肠结肠炎是最常见的疾病。近年来，随着人们生活水平及卫生条件的提高，暴发少见，以散发为主。婴幼儿及儿童胃肠炎症状最为突出，成人以肠炎为主。急性胃肠炎，一般为轻症和自限性，症状以发热、腹痛、腹泻为主要表现，热程多为 2 ~ 3 天，长者达数周，腹泻一般 1 ~ 2 天，重者 1 ~ 2 周，粪便多为水样，伴黏液，少见脓血便。部分患者有呕吐，呕吐物为胃内容物。腹痛一般较轻，局限于下腹部且伴有肌紧张和反跳痛，可误诊为阑尾炎。由于此菌易在低温下生长，所以在一些寒冷的国家和地区或寒冷的季节较为常见，故有学者称之为"冰箱病"。

3. 变性杆菌感染 变性杆菌属于条件致病菌，是医院感染的常见机会致病菌。潜伏期一般为 3 ~ 20 小时，主要表现为恶心、呕吐、腹痛、腹泻，为水样便，伴黏液，有恶臭，轻者每日数次，重者每日数十次。可伴有发热，但体温一般在 39℃ 以下。该菌在一定条件下还可以引起化脓性感染、尿路感染、心内膜炎、败血症等多种感染。

4. 医院内腹泻 多系艰难梭菌感染引起，称为艰难梭菌相关性腹泻（Clostridium difficile associated diarrhea，CDAD），也称假膜性肠炎，近年来其发生率不断升高，是医院内感染性腹泻的主要病因。临床症状最早可出现在开始用药后数小时至 2 天之内，最晚可于停药后 3 周内出现。症状可由单一腹泻到中、重度感染包括发热、腹痛、腹胀，腹泻初期为水样便，常多于 3 次/天，后期可发展为脓血便，粪便中可有黏膜状物存在。严重者可出现脱水、低蛋白血症、电解质紊乱、肠麻痹、肠穿孔、中毒性结肠炎和脓毒血症。该病的发生与住院或门诊患者使用抗生素后引起肠道菌群紊乱、高龄或有其他基础疾病以及可能和患者的遗传背景有关。

5. 旅游者腹泻 是出国旅行者中报道的最主要感染性疾病，通常情况下该病起病较急，数小时至数天，约 40% 的旅游腹泻患者症状较轻微，重者出现明显腹泻症状，伴有腹部绞痛、恶心、呕吐及发热等症状。在导致该病的病原微生物中，细菌占 61%，最重要的病原菌为肠毒性大肠埃希菌。

【实验室检查】

1. 血常规 一般白细胞总数升高或正常，中性粒细胞增多或伴核左移。

2. 粪便常规 肉眼观察粪便的外形、量、稠度及有无食物残渣、黏液、脓血等。不同的病原菌感染后，粪便可呈不同的性状，如稀水样便、洗肉水样便、血便和黏液脓血便等。如怀疑特殊的病原菌感染，如霍乱弧菌、弯曲菌，则需用粪便悬滴检查，霍乱弧菌可见特征性的"鱼群"样运动，弯曲菌可见突进型运动的螺旋形细菌。

3. 粪便培养 粪便培养发现病原菌为疾病的确诊依据，但一般培养阳性率低。为了提高检出率，可在应用抗菌药物之前取材，并尽量取新鲜粪便的黏液脓血部分，标本需保温并及时送检，可反复多次培养，必要时也可结肠镜检时取材。同时需根据不同可疑病原菌的特性，选择相应的培养基和培养条件。

4. 免疫学检查 常用的方法为乳胶凝集试验、酶联免疫吸附试验、被动血凝集试验、免疫荧光法、免疫磁球法、酶免疫荧光法等，用于粪便中细菌及毒素、血清中特异性抗原抗体的检测。

5. 核酸检测 利用分子生物学方法检测病原菌的特异性基因片段，如基因探针技术和聚合酶链反应技术，该方法简便、迅速、灵敏，但对人员和设备有较高要求。对于医院内感染播散等流行病学调查，可采用 DNA 指纹图谱、脉冲凝胶电泳等技术。

【并发症】

1. 脱水、酸中毒和电解质紊乱 病原菌感染所致严重腹泻、呕吐时，如短时间内（数小时）丢失液体达 2000 ～ 3000ml 以上而得不到及时补充，可引起脱水、酸碱失衡和水盐电解质紊乱，严重者可导致死亡，特别是儿童、老年人、体弱者和有慢性基础疾病者。

2. 菌血症 病原菌由肠黏膜入血，引起菌血症及相应临床表现，常见于沙门菌、胎儿弯曲菌。

3. 溶血性尿毒症综合征 细菌性感染性腹泻可导致溶血性尿毒症综合征，通常发生于腹泻开始后的 1 ～ 2 周，主要表现为发热、微血管病性溶血性贫血、血小板减少、急性肾功能不全，部分患者有头痛、嗜睡、幻觉等表现。多种病原菌感染可引起，如大肠埃希菌、志贺菌、伤寒沙门菌、空肠弯曲菌等，尤以产志贺毒素大肠埃希菌 $O_{157}:H_7$ 多见。

4. 吉兰-巴雷综合征（Guillain-Barré syndrome，GBS） 见于多种细菌感染，常见于空肠弯曲菌感染引起，发生于腹泻开始后的 5 ～ 15 日，通常表现为急性或亚急性的四肢对称性迟缓性瘫痪。

5. 反应性关节炎和虹膜炎 反应性关节炎和虹膜炎常见于弯曲菌、沙门菌、福氏志贺菌及耶尔森菌引起的肠外表现。

6. 感染后肠易激综合征 部分患者在肠道感染恢复后，仍存在腹痛、腹部不适及腹泻等症状，称之为感染后肠易激综合征（postinfectious irritable bowel syndrome，PI-IBS）。可能与遗传因素、社会-心理因素、细菌毒力、抗菌药使用、年龄等因素有关。

7. 其他 包括肠穿孔、急性脑水肿、败血症、感染性休克、心包炎、血栓性血小板减少性紫癜等。

【诊断与鉴别诊断】

1. 诊断 根据发病季节、地区、年龄、有无不洁饮食史、动物接触史、疫水接触史、集体发病史、抗菌药使用史、手术史等流行病学资料，结合发病症状、体征、病程以及腹泻次数、性状等考虑可能的病原菌。确诊病例依赖于粪便培养及特异性检测发现病原菌。

2. 鉴别诊断 应与其他如霍乱、菌痢、伤寒和副伤寒等细菌感染性腹泻相鉴别；另外也需和引起腹泻的病毒、真菌、寄生虫感染相鉴别；同时还需和非感染性腹泻相鉴别，如溃疡性结肠炎、克罗恩病、功能性腹泻及肿瘤性腹泻等。

案例 3-4【诊断及鉴别诊断】

1. 诊断 细菌感染性腹泻。

2. 鉴别 主要与病毒性肠炎鉴别：患者有发热、腹痛、腹泻表现，与病毒性肠炎类似，但患者粪便中检出白细胞及红细胞且粪便培养提示肠致病性大肠埃希菌，故不考虑为病毒性肠炎。

笔记栏

【预后】

本病多为自限性疾病，预后良好，但儿童、老年人、免疫缺陷或合并其他疾病者病死率稍高。

【治疗】

1. 一般治疗及对症治疗

（1）一般治疗：腹泻患者一般不禁食，可进食流质或半流质饮食，鼓励多饮水，忌多渣、油腻、刺激性食物。为避免引起渗透性腹泻，暂时饮用牛奶及其他乳制品。频繁腹泻，且伴高热、呕吐等严重感染者，需暂禁食并卧床休息。

（2）对症治疗：腹泻是机体通过肠道清除病原体和毒素的重要机制，一般情况下不需止泻治疗，但对于严重的腹泻者，在积极抗感染和补液的基础上，也主张使用可吸附病原菌和毒素的肠黏膜保护剂，如蒙脱石散。小檗碱（黄连素）具有良好的收敛和轻微抑菌作用，对细菌性腹泻有一定作用。腹痛剧烈者，可予以 M 受体阻断剂如阿托品类药物来缓解痉挛，但慎用阿片制剂，因其具有强烈抑制肠蠕动作用，可加重中毒症状或诱发中毒性巨结肠。对于高热患者，以物理降温为主，必要时酌情使用抗炎解热药物。

2. 补充水和电解质

（1）口服补液盐（ORS）治疗：适用于急性腹泻轻、中度脱水及重度脱水的辅助治疗，能减少重度脱水患者的静脉补液量。WHO 推荐的 ORS 配方为葡萄糖 20g，氯化钠 3.5g，碳酸氢钠 2.5g，氯化钾 1.5g，溶于 1000ml 饮用水中。该配方中的电解质浓度与患者排泄液的浓度相当，适合急性细菌性感染性腹泻。服用剂量和频次根据患者腹泻次数和脱水程度而定。

（2）静脉补液疗法：有脱水、电解质紊乱、酸中毒或休克的重度腹泻患者，补液建议用乳酸复方氯化钠注射液（乳酸林格液），补液原则为先盐后糖、先快后慢、纠酸补钙、见尿补钾。需根据生化监测结果补充电解质纠正电解质紊乱，对于继发酸中毒者，根据血气分析结果静脉予以半量 5% 碳酸氢钠或 11.2% 乳酸钠，或根据具体情况决定治疗方案。当脱水纠正、呕吐好转后，随即改为口服补液。

（3）补锌：WHO 建议在发生腹泻时予以补锌，可减轻腹泻的严重程度及缩短腹泻的病程，以及降低脱水发生的风险。可采用锌糖浆或药片的方式予以补锌，连续补锌 1 ～ 2 周，可弥补腹泻期间丢失的锌，而且降低儿童在 2 ～ 3 个月内再次腹泻的风险。

3. 抗菌治疗 根据病原菌的不同合理使用抗菌药物，如耶尔森菌感染的轻症患者，其病程多为自限性，不必使用抗菌药物，但对于重症或并发败血症者可根据药敏结果选用敏感抗菌药物，疗程一般不超过 3 天，该菌经验性用药可选择氨基糖苷类、氟喹诺酮类、氯霉素等。对于侵袭性、致病性和产肠毒素性大肠埃希菌感染所致腹泻一般可选用氟喹诺酮类或磺胺类药物口服，疗程 3 ～ 5 天。而对于肠出血性大肠埃希菌 O_{157} 感染所致腹泻患者或疑似患者禁止使用抗菌药物，同时疫区内的其他一般腹泻患者也应慎用抗菌药，这是因为抗菌药可促使 O_{157} 菌释放 VT 毒素（志贺样毒素），从而增加 HUS 并发的风险。CDAD 轻症患者在停用抗菌药后，肠道正常菌群便可恢复，症状缓解；如果重症患者或轻症患者停用抗菌药物后，腹泻仍持续 48 小时或 72 小时以上，应当考虑选用对其敏感的甲硝唑或万古霉素药物治疗。

4. 微生态疗法 细菌感染性腹泻患者由于病原菌的侵入和（或）正常细菌的易位、比例失衡等导致肠道正常菌群破坏，肠道微生态失衡，从而引发或加重腹泻的症状。近年来通过使用益生菌和益生元来恢复肠道正常菌群，重建肠道生物屏障，拮抗病原菌的定植和侵袭，有利于控制和缓解腹泻的症状。目前常用的益生菌有双歧杆菌、乳酸菌、粪球菌等，益生元有乳果糖、果寡糖、菊糖等。需要注意的是在服用活菌制剂时应与抗菌药间隔 2 小时左右，以免其被杀灭，影响疗效。

案例 3-4【治疗】

　　卧床休息，流质饮食，嘱患者多饮水，口服补液盐及静脉补液，喹诺酮类抗生素抗感染及微生态制剂等对症治疗。

【预防】

1. 管理传染源 设置肠道专科门诊，早期发现感染性腹泻患者并对其采取适当的隔离与治疗措施，受感染动物就地处理。对于从事餐饮业、保育员和给水人员定期体检，以便发现慢性患者、带菌者。对呕吐物、排泄物及饮食用具要严格消毒。对于多发和暴发疫情，需立即隔离和治疗患者，

笔记栏

同时通过采用病原学检查，尽快明确病原菌及传染源。

2. 切断传播途径 是预防和控制感染性腹泻发生的重要措施，需要对患者呕吐物、排泄物及饮食用具严格消毒。需要保障卫生饮水设施的供应和使用，监督和保障食品安全，完善污水和粪便无害化处理。主动开展健康教育，通过多种形式宣传饮食安全。个人注重饮食卫生，勤洗手、培养和形成良好卫生习惯等。对于重点人群、集体单位、临时大型工地等，要采取综合性措施预防暴发和流行。

3. 保护易感人群 预防接种能使急性细菌感染性腹泻的暴发和流行得到控制。WHO 近年来推荐优先开发的细菌性腹泻疫苗包括霍乱疫苗、肠产毒性大肠埃希菌疫苗、痢疾疫苗和伤寒疫苗等。目前国内可使用的细菌性腹泻疫苗有霍乱疫苗和伤寒疫苗等。

4. 其他预防措施 对于医源性细菌感染性腹泻的预防，主要在于严格执行消毒隔离措施，如医务人员注意手卫生，使用一次性医疗器械，避免交叉感染。保持医院环境清洁，对于反复使用的内镜等设备应进行充分的消毒灭菌。而对于 CDAD 预防的重点在于合理使用抗菌药物。

【复习思考题】

1. 细菌感染性腹泻的主要临床表现有哪些？
2. 细菌感染性腹泻的诊断要点有哪些？
3. 细菌感染性腹泻的治疗原则有哪些？

【习题精选】

3-35. 下列不属于细菌感染性腹泻病原菌的是（ ）

A. 大肠埃希菌　　　　B. 沙门菌　　　　C. 志贺菌　　　　D. 阿米巴原虫　　　　E. 亲水气单胞菌

3-36. 小明和 4 位朋友外出就餐后约 5 小时出现低热伴恶心呕吐，阵发性脐周隐痛及腹泻，约 10 次/天，水样便，伴明显里急后重。查体：T 37.8℃，脐周压痛，肠鸣音亢进。血常规：WBC 12.5×10⁹/L，NEU 10.5×10⁹/L。粪便常规检查：WBC 3～4 个/HP，RBC 1～2 个/HP。同食者有 1 人出现类似症状。该患者首先考虑可能的诊断是（ ）

A. 伤寒　　　　B. 霍乱　　　　C. 细菌性痢疾　　　　D. 细菌感染性腹泻

3-37. 对细菌感染性腹泻患者说法不正确的是（ ）

A. 腹痛剧烈者使用阿托品类药物　　　　B. 应卧床休息，多饮水

C. 可依据脱水情况口服或静脉补液　　　　D. 腹痛剧烈者使用阿片类镇痛药

3-38. 患者，女。腹痛腹泻伴有恶心呕吐 1 天入院。大便呈稀水样便，10 余次/天，伴有里急后重。有不洁饮食史。自行服用红霉素未见缓解。进一步治疗应首选的药物是（ ）

A. 四环素　　　　B. 链霉素　　　　C. 青霉素　　　　D. 左氧氟沙星　　　　E. 利福平

3-39. 不属于感染性腹泻主要传播途径的是（ ）

A. 经水传播　　　　B. 经食物传播　　　　C. 经土壤传播　　　　D. 经接触传播

E. 经苍蝇等媒介生物传播

（盛云建）

第五节　霍　乱

【学习要点】

1. 掌握霍乱的临床表现、诊断依据和治疗原则。
2. 熟悉霍乱的流行病学特点及预防措施。
3. 了解霍乱的发病机制。

案例 3-5

患者，女，48 岁。因"腹泻 2 天，加重伴呕吐 1 天"于 1996 年 10 月 23 日入院。

患者 3 天前曾接触过腹泻患者。2 天前突然腹泻，初为黄色稀便，继之为黄色水样便，约 4 小时腹泻 1 次，每次量 100～200ml，无黏液脓血、无畏寒、发热、腹痛和里急后重感。1 天前症状加重，约 2 小时腹泻 1 次米泔水样便，伴呕吐 6 次，呈喷射状，呕吐为胃内容物，无咖啡渣样物，无恶心、头痛、意识障碍。近 1 天来尿量明显减少。

体格检查：T 36.6℃，P 110 次/分，R 18 次/分，BP 85/55mmHg，神志清楚，皮肤弹性差，唇、舌明显干燥，眼窝下陷。双肺呼吸音清，未闻及干、湿啰音。腹平软，无压痛和反跳痛，移动性浊音（－），肠鸣音活跃。

辅助检查：血常规示 WBC $17.5×10^9/L$，N 0.85，Hb 116g/L；电解质 K^+ 3.5mmol/L，Na^+ 137mmol/L，Cl^- 109.5 mmol/L，Ca^{2+} 1.18 mmol/L；肾功能 BUN 5.35mmol/L，Cr 93.5μmol/L；粪便常规：乳白色，水样便，WBC（＋），RBC 2～4 个/HP。粪便悬滴镜检可见运动力很强的细菌，涂片检查可见革兰氏阴性弧菌。

【问题】

1. 该病诊断考虑什么？

2. 应与哪些疾病进行鉴别？

3. 如何治疗？

霍乱（cholera）是由霍乱弧菌通过污染的水与食物引起的一种烈性肠道传染病。发病急、传播快，是非洲、亚洲、拉丁美洲等地区腹泻的重要原因，属国际检疫传染病，在我国被列为甲类传染病。临床表现轻重不一，大多数患者仅有轻度腹泻，典型病例有剧烈吐泻、脱水、微循环衰竭、代谢性酸中毒和急性肾衰竭等。O_1 群霍乱弧菌的两个生物型即古典生物型及埃尔托生物型在形态和血清学方面几乎一样，两种弧菌感染者的临床表现和防治措施几乎相同，现已无霍乱和副霍乱之分。

【病原学】

1. 形态及染色 霍乱弧菌（*Vibrio cholerae*）属弧菌科弧菌属，为革兰氏染色阴性短小弯曲杆菌，有菌毛、无芽孢。菌体一端有单根鞭毛，运动活泼，暗视野悬滴镜检可见细菌呈穿梭状运动，有如"夜空中之流星"，吐泻物涂片染色后在镜下可见霍乱弧菌平行排列似"鱼群"样（图 3-1）。其中 O_{139} 霍乱弧菌菌体外还有荚膜。

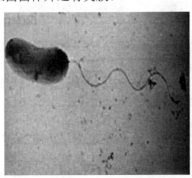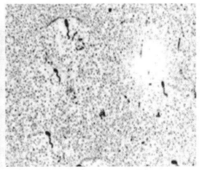

图 3-1　霍乱弧菌形态

2. 培养 霍乱弧菌属兼性厌氧菌，耐碱不耐酸，能在普通培养基及无盐培养基中生长，在 pH 8.0～9.0 碱性蛋白胨水或碱性琼脂平板生长迅速。

3. 抗原特性 霍乱弧菌有耐热的菌体（O）抗原和不耐热的鞭毛（H）抗原。根据 O 抗原可分为 220 个血清群，其中 O_1 血清群和 O_{139} 血清群能产生外毒素，具有致病性。

4. 毒素 霍乱弧菌产生 3 种毒素：Ⅰ型毒素为内毒素，耐热，是制作菌苗引起抗菌免疫的主要成分；Ⅱ型毒素为外毒素，即霍乱肠毒素，是霍乱弧菌在体内繁殖时产生的代谢产物，有抗原性，可使机体产生中和抗体，现已证实霍乱的剧烈腹泻就是由这种外毒素引起；Ⅲ型毒素在发病作用上意义不大。

5. 分类 WHO 腹泻控制中心将霍乱弧菌分为 3 群。

（1）O_1 群霍乱弧菌：是霍乱的主要致病菌，有古典生物型和埃尔托生物型，其形态和免疫学特点大致相同。根据其特异性抗原（A、B 和 C 型）的结构可分为 3 个血清型：①原型（稻叶，Inaba）含 A、C 抗原；②异型（小川，Ogawa）含 A、B 抗原；③中间型（彦岛，Hikojema）含 A、B、C 三种抗原。

（2）非 O_1 群霍乱弧菌：本群弧菌鞭毛抗原相同，O 抗原不同，不能被 O_1 群霍乱弧菌的多价血清所凝集，一般无致病性，少数可引起散发性腹泻。其中在 1992 年孟加拉国霍乱流行时发现的新的血清型，它不被 O_1 群和非 O_1 群（O_2 ～ O_{138}）霍乱弧菌诊断血清所凝集，故命名为 O_{139} 群，它含有与 O_1 群霍乱弧菌相同的毒素基因，能引起流行性腹泻。

（3）不典型 O_1 群霍乱弧菌：可被多价 O_1 群血清凝集，但体内外均不产生肠毒素，无致病性。

6. 抵抗力　霍乱弧菌抵抗力弱，对热、干燥、酸和一般消毒剂（如漂白粉和高锰酸钾）敏感。沸水中仅存活 1 分钟，干燥 2 小时或加热 55℃ 10 分钟即死亡，在正常胃酸中生存 4 分钟，在未经处理的粪便中存活数日。但弧菌在自然环境中存活时间较长，如在河水、海水和井水中，埃尔托生物型可存活 1 ～ 3 周；当黏附于藻类和甲壳类动物时，其存活期还可延长，在合适的外环境中甚至存活 1 年以上。

【流行病学】

霍乱在人类流行已达两个世纪。一般认为，霍乱有两大发源地：恒河三角洲是古典生物型的发源地；而印度尼西亚的苏拉威西岛则是埃尔托生物型的发源地。自 1817 年以来，世界已发生七次世界大流行。前六次均由古典生物型引起，1961 年开始的第七次世界大流行，则以埃尔托生物型霍乱弧菌为主。1992 ～ 1993 年在印度、孟加拉国等地发生的霍乱暴发流行，已证实是由 O_{139} 群霍乱弧菌引起，目前已波及多个国家。我国在历次世界大流行中均被波及，每年在局部地区仍有外源性输入（图 3-2）。

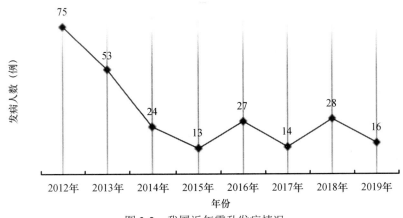

图 3-2　我国近年霍乱发病情况

1. 传染源　患者和带菌者是霍乱的主要传染源。患者在发病期间连续大量排菌 5 ～ 14 天。轻型患者和隐性感染者因诊断较困难，往往不能及时隔离和治疗，在疾病传播上起重要作用。

2. 传播途径　主要经消化道传播。被霍乱弧菌污染的水源、食物可引起霍乱暴发流行，日常生活密切接触和苍蝇也起传播作用。此外，还可通过污染鱼、虾等水产品引起传播。

3. 人群易感性　人群普遍易感，以隐性感染居多。由于胃酸具有强力的杀弧菌作用，须足够量的霍乱弧菌进入时才引起发病。病后可获一定免疫力，能产生抗菌抗体和抗毒素抗体，但保护率低，持续时间短，可再感染。

4. 流行特征　在我国霍乱流行季节为夏秋季，以 7 ～ 10 月份为多，流行地区主要是沿江沿海一带城市。其中，O_{139} 霍乱的流行特征有其特点：发病以成人为主，男多于女，主要经水和食物传播。在霍乱地方性流行区，O_{139} 与 O_1 群和非 O_1 群其他弧菌感染无交叉免疫力，人群普遍易感。2000 年以后，O_{139} 霍乱弧菌检出比例逐渐增加，O_{139} 霍乱是否将导致第八次世界性大流行有待继续观察。

【发病机制与病理解剖】

（一）发病机制

食入霍乱弧菌后是否发病，取决于机体自身免疫力、入侵的弧菌数量和致病力。正常人体分泌的胃酸可杀灭一定数量的霍乱弧菌。但若胃酸分泌减少，或大量饮水、过量进食使胃酸稀释，抑或食入霍乱弧菌的量超过 1×10^8 ～ 1×10^9，均能引起发病。霍乱弧菌经胃抵达肠道后，通过鞭毛运动及其蛋白酶的作用，穿过肠黏膜上的黏液层，在毒素协同调节菌毛 A 和霍乱弧菌血凝素的作用下，黏附于小肠上段肠黏膜上皮细胞刷状缘，在小肠的碱性环境中霍乱弧菌迅速大量繁殖，并产生霍乱肠毒素引起肠液的过度分泌。霍乱弧菌并不直接侵犯肠壁，故其本身对肠道的致病力有限。

霍乱肠毒素由 2 个 A 亚单位和 5 个 B 亚单位组成多聚体，前者为毒性部分，后者为结合部位。当肠毒素到达肠黏膜后，B 亚单位识别肠黏膜上皮细胞的膜表面受体——神经节苷脂（GM1）并与之结合，继而 A 亚单位与整个毒素脱离并进入细胞内，水解成 A1 和 A2 两个片段，A1 片段释放至胞液内，激活腺苷酸环化酶（AC），从而使三磷酸腺苷（ATP）不断转变为环磷酸腺苷（cAMP）。当细胞内 cAMP 浓度升高时，则刺激隐窝细胞过度分泌水、氯化物及碳酸氢盐，同时抑制绒毛细胞对钠离子和氯离子的正常吸收，使大量水分及电解质在肠腔聚集，形成本病特征性的剧烈水样腹泻。

（二）病理生理

霍乱患者的粪便为等渗性，蛋白质含量低，每 100ml 粪便中蛋白质含量低于 200mg。电解质含量：钠离子为 135mmol/L，氯离子为 100mmol/L，钾离子为 15mmol/L，碳酸氢盐为 45mmol/L，其中钾离子和碳酸氢盐浓度为血浓度的 2～5 倍。

1. 水和电解质紊乱 剧烈呕吐与腹泻，导致体内水和电解质大量丧失，因而出现脱水和电解质紊乱。严重者因血容量锐减而出现循环衰竭，进一步发展可由于肾灌注量不足引起急性肾衰竭。

2. 代谢性酸中毒 腹泻丢失大量碳酸氢根，失水导致周围循环衰竭，组织因缺氧进行无氧代谢，乳酸产生过多加重代谢性酸中毒。急性肾衰竭不能排泄代谢的酸性物质，也是引起酸中毒的原因。

（三）病理解剖

本病主要病理特点是严重脱水，脏器实质性损害不重。死亡患者迅速出现尸僵，皮肤干冷有很多紫红色斑点，心脏、肝、脾等脏器缩小。胃肠道的浆膜层干黏，肠黏膜轻度炎症，肠内充满米泔水样液体，胆囊内充满黏稠的胆汁。肾脏往往肿大，肾小球及间质毛细血管扩张，肾小管上皮有浊肿、变性及坏死。

【临床表现】

潜伏期一般为 1～3 天（数小时至 7 天）。古典生物型和 O₁₃₉ 群霍乱弧菌引起的疾病症状较重，埃尔托生物型所致者常为轻型，隐性感染较多。部分患者在病初 1～2 天有头昏、乏力、腹胀及轻度腹泻等前驱症状。典型霍乱病程分为 3 期。

（一）泻吐期

1. 腹泻 剧烈的腹泻开始，持续数小时或 1～2 天，无里急后重感，多数不伴有腹痛（O₁₃₉ 群除外），少数可有发热。起初大便含有粪质，后为黄色水样便或清水样便，少数为米泔水样或洗肉水样，无粪臭。大便量多，每日十余次至数十次，甚至大便失禁。O₁₃₉ 群霍乱的特征是发热、腹痛比较常见（40%～50%），而且可以并发菌血症等肠道外感染。

2. 呕吐 发生在腹泻之后，多不伴恶心，呈喷射状。呕吐物初为胃内容物，继以水样，严重者可呕吐"米泔水"样液体，与大便性质相仿。

（二）脱水虚脱期

频繁泻吐后出现脱水、电解质紊乱和代谢性酸中毒，严重者出现周围循环衰竭，此期一般持续数小时至 2～3 天。

1. 脱水 分轻、中、重三度。轻度脱水可见皮肤黏膜稍干燥，皮肤弹性略差，一般失水 1000ml（儿童 70～80ml/kg）。中度脱水可见皮肤弹性差，眼窝凹陷，声音轻度嘶哑，血压下降及尿量减少，失水 3000～3500ml（儿童 80～100ml/kg）。重度脱水者出现皮肤干瘪、无弹性，声音嘶哑，两颊深凹，腹呈舟状，神志淡漠或不清，患者极度无力，尿量减少，失水约 4000ml（儿童 100～120ml/kg）（图 3-3）。

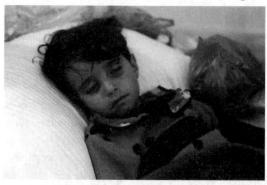

2. 肌肉痉挛 由于吐泻使钠盐大量丢失，低钠可引起腓肠肌和腹直肌痉挛，表现为痉挛部位疼痛和肌肉呈强直状态。

3. 低血钾 表现为肌肉张力减低，腱反射消失，鼓肠，甚至心律失常。

4. 尿毒症、酸中毒 临床表现为呼吸增快，严重者除出现 Kussmaul 呼吸外，可有意识障碍。

图 3-3 霍乱患者的严重脱水貌

5. 循环衰竭 是严重失水所致的低血容量性休克。出现四肢厥冷，脉搏细速甚至不能触及，血压下降或不能测出。继而由于脑部供血不足，脑缺氧而出现意识障碍，开始为烦躁不安，继而呆滞、嗜睡甚至昏迷。

（三）恢复期

患者脱水得到纠正后，多数症状消失。约 1/3 患者有中/低热，为肠道毒素吸收而引起的反应性发热，持续 1～3 日后自行消退。

临床上根据脱水程度、血压、脉搏及尿量等可将霍乱分为轻、中、重三型（表 3-2）。除这三型外，还有一种罕见类型，称为"中毒性霍乱"，即"干性霍乱"。本型起病急骤，未出现明显的吐泻症状即迅速进入中毒性休克而死亡。

表 3-2 霍乱临床分型

表现	轻型	中型	重型
大便次数	10 次以下	10～20 次	20 次以上
脱水（体重 %）	5% 以下	5%～10%	10% 以上
神志	清	不安或淡漠	烦躁、昏迷
皮肤	稍干，弹性略差	干燥，弹性差	干皱，弹性消失
口唇	稍干	干燥，发绀	极干，青紫
前囟、眼窝	稍陷	明显下凹	深凹，目不可闭
肌肉痉挛	无	有	多
脉搏	正常	稍细，快	细速或摸不到
收缩压	正常	70～90mmHg	＜70mmHg
尿量	稍减少	少尿	无尿
血浆比重	1.023～1.030	1.030～1.040	＞1.040

【并发症】

1. 急性肾衰竭 因低血容量休克未得到及时纠正所致，低血钾可加重急性肾衰竭。表现为少尿、无尿和氮质血症，可因尿毒症而死亡，多发生于病程的 7～9 天。

2. 急性肺水肿 代谢性酸中毒可导致肺循环高压和肺水肿，快速补液若不注意同时纠正酸中毒会加重肺循环高压。

【实验室检查】

（一）一般检查

1. 血常规检查 脱水患者红细胞和血红蛋白增高，白细胞计数（10～20）×10^9/L 或更高，分类计数中性粒细胞和单核细胞增多。

2. 尿液检查 多数患者尿液呈酸性，比重为 1.010～1.025，可有蛋白、红细胞、白细胞及管型。

3. 粪便常规检查 可见黏液和少许红细胞、白细胞。

4. 生化检查 失水期间血清钾离子、钠离子、氯离子正常或降低，尿素氮、肌酐增高，而碳酸氢离子下降。电解质可受治疗因素的影响，治疗前由于细胞内钾离子外移，血清钾可在正常范围内，当酸中毒纠正后，钾离子移入细胞内而出现低钾。

（二）病原学检查

1. 粪便直接检查 取粪便涂片并做革兰氏染色镜检，可见革兰氏阴性稍弯曲弧菌，呈"鱼群"样排列。

2. 动力试验和抑制试验 取新鲜粪便做悬滴或暗视野显微镜检，可见运动活泼呈穿梭状的弧菌，即为动力试验阳性。随后加上一滴 O_1 群抗血清，如细菌停止运动，提示标本中有 O_1 群霍乱弧菌；如细菌仍然活动，再加一滴 O_{139} 抗血清，细菌活动消失，则证明为 O_{139} 霍乱弧菌。

3. 细菌培养 所有疑为霍乱患者的粪便除做显微镜检外，均应在使用抗菌药物之前作增菌培养。

增菌培养基一般用 1% 碱性蛋白胨水（pH 8.4 ～ 8.6），36 ～ 37℃增菌培养 6 ～ 8 小时后，转种到霍乱弧菌能生长的选择性培养基上，如庆大霉素琼脂平皿或碱性营养琼脂等，8 ～ 20 小时后菌落生长，再与 O_1 群、O_{139} 群特异性单克隆抗体或诊断血清进行玻片凝集试验。

4. 分子生物学检查　PCR、荧光 PCR 技术、霍乱弧菌基因芯片等方法，可从患者泻吐物或已初步增菌的标本中检出霍乱弧菌编码霍乱肠毒素及外膜蛋白的基因序列。其特异性和灵敏度均较高，可快速鉴定霍乱弧菌。

5. 快速辅助检测　目前使用较多的是胶体金法快速检测 O_1 群和 O_{139} 群霍乱弧菌抗原成分，操作简单。应用纯化的弧菌外膜蛋白抗血清，采用 ELISA 的方法，可快速检测粪便中的弧菌抗原。

（三）血清免疫学检查

霍乱弧菌感染后抗凝集素抗体一般在发病第 5 天出现，病程 8 ～ 21 天达高峰，抗凝集素抗体双份血清滴度 4 倍以上升高有诊断意义。血清学检查主要用于流行病学的追溯诊断和粪便培养阴性可疑患者诊断。

> **案例 3-5【病例特点】**
> （1）患者为中年女性，因腹泻 2 天，加重伴呕吐 1 天就诊，发病前曾接触过腹泻患者。
> （2）临床症状及特点：腹泻米泔水样便伴呕吐，先泻后吐，无痛性腹泻。
> （3）体格检查：血压 85/55mmHg，明显脱水征，皮肤弹性差，唇、舌明显干燥，眼窝下陷，肠鸣音活跃。
> （4）血常规示 WBC $17.5×10^9$/L，N 0.85；粪便常规：乳白色，水样便，WBC（+），RBC 2 ～ 4 个/HP；粪便悬滴镜检可见运动力很强的细菌，涂片检查可见革兰氏阴性弧菌。
> 初步诊断：①霍乱；②中度脱水。
> 需进一步行粪便培养后方可确诊。

【诊断与鉴别诊断】

（一）诊断

1. 诊断标准　具有下列之一者，可诊断为霍乱。

（1）具有腹泻症状，粪便培养霍乱弧菌阳性。

（2）霍乱流行期间，在疫区内发现典型的腹泻和呕吐症状，并迅速出现严重脱水、循环衰竭和肌肉痉挛者。虽然粪便培养未发现霍乱弧菌，但无其他原因可查者。如有条件可做双份血清凝集试验，滴度 4 倍上升者可诊断。

（3）疫源检索中发现粪便培养阳性前 5 天内，有腹泻症状者，可诊断为轻型霍乱。

2. 疑似诊断　具有下列之一者。

（1）具有霍乱症状的首发病例，病原学检查尚未肯定前。

（2）霍乱流行期间与霍乱患者有明确接触史，并发生泻、吐症状，而无其他原因可查者。

疑似患者应进行隔离、消毒，并每日做粪便培养，若连续 3 次粪便培养阴性，可作否定诊断，并作疫情订正报告。

3. 带菌者　无霍乱临床表现，但粪便、呕吐物或肛拭子细菌培养分离到霍乱弧菌者。

（二）鉴别诊断

本病应与细菌性食物中毒、大肠埃希菌性肠炎、急性细菌性痢疾等感染性腹泻相鉴别（表 3-3）。

表 3-3　霍乱鉴别诊断

表现	霍乱	急性细菌性痢疾	大肠埃希菌性肠炎	细菌性食物中毒
发热	−	+	+	+
腹痛	−	+	++	+
里急后重	−	+	−	−
大便	水样、米泔水样	脓血便	水样	黄水样

续表

表现	霍乱	急性细菌性痢疾	大肠埃希菌性肠炎	细菌性食物中毒
粪便检查	少量白细胞	大量白细胞、红细胞,可见吞噬细胞	少量白细胞	少量白细胞
大便培养	霍乱弧菌	志贺菌	大肠埃希菌	相应细菌

案例 3-5【诊断及鉴别诊断】

该患者入院后连续 3 天留取大便培养为小川型霍乱弧菌生长。

1. 诊断 ①霍乱(中型 O_1 群);②中度脱水。

2. 鉴别诊断 发生于秋季,潜伏期短,应考虑细菌性食物中毒的可能,但该患者先泻后吐,无痛性腹泻,不符合细菌性食物中毒的表现;大便呈米泔水样,无脓血和黏液,无里急后重感,无发热和腹痛,不符合急性细菌性痢疾的表现;大便培养出小川型霍乱弧菌生长,可排除大肠埃希菌肠炎等侵袭性细菌感染,进一步确诊为霍乱。

【预后】

霍乱预后与所感染霍乱弧菌的生物型、临床病情轻重、治疗是否及时合理密切相关。此外,年老体弱、婴幼儿、孕妇或有并发症者预后差。主要死亡原因是循环衰竭和急性肾衰竭。

【治疗】

本病治疗原则:严格隔离,及时足量补液,辅以抗菌和对症治疗。重症患者应加强护理,密切观察病情,监测生命体征变化,记录出入量变化。

(一)严格隔离

霍乱或疑似患者应按甲类传染病进行严格隔离,及时上报疫情。确诊患者和疑似病例应分别隔离,吐泻物应彻底消毒。患者症状消失后,隔日粪便培养 1 次,连续 3 次阴性方可解除隔离。

(二)补液疗法

及时正确地补充液体和电解质是成功治疗霍乱的关键,可使病死率从 5% 以上降至 1% 以下。

1. 口服补液 霍乱肠毒素不影响肠道对葡萄糖的吸收能力,葡萄糖的吸收能带动水和钠离子、盐离子、碳酸氢盐等电解质的吸收。口服补液不仅适用于轻、中度脱水患者,重度脱水患者经静脉补液纠正低血容量性休克,尿量 ≥ 0.5ml/(kg·h)时即可开始口服补液,这对年老体弱、心肺功能不良以及需要及时补钾的患者尤为重要,因其能减少静脉补液量,继而减少静脉输液的不良反应及医源性电解质紊乱。

既往口服补液盐(ORS)配方为葡萄糖 20g,氯化钠 3.5g,碳酸氢钠 2.5g,氯化钾 1.5g,溶于 1000ml 可饮用水内。配方中各电解质浓度均与患者排泄液的浓度相当,为等渗性口服补盐液(311mOsm)。目前 WHO 推荐用低渗性口服补盐液(250mOsm),配方为 1000ml 水中含氯化钠 2.6g,氯化钾 1.5g,枸橼酸钠 2.9g,无水葡萄糖 13.5g,此配方对儿童和成人均适用。

ORS 用量在最初 6 小时,成人每小时 750ml,儿童(< 20kg)每小时 250ml,以后的用量约为腹泻量的 1.5 倍。呕吐并非口服补液的禁忌,只是速度要慢一些,特别是儿童病例。

2. 静脉补液 适合于重度脱水、不能口服的中度脱水及极少数轻度脱水的患者。补液原则是早期、迅速、足量,先盐后糖,先快后慢,纠酸补钙,见尿补钾,对老年人、婴幼儿及心肺功能不全者应注意控制补液量和速度。

静脉补液的种类有 541 溶液、腹泻治疗液、2:1 溶液和林格乳酸钠溶液等。通常选择与患者丧失电解质浓度相似的 541 溶液(按 0.9% 氯化钠 550ml,1.4% 碳酸氢钠 300ml,10% 氯化钾 10ml,以及 10% 葡萄糖 140ml 比例配制)。幼儿由于肾脏排泄功能较差,为避免高血钠,其比例调整为每升液体含氯化钠 2.65g,碳酸氢钠 3.75g,氯化钾 1g,葡萄糖 10g。

补液量宜根据失水程度决定(表 3-4)。以第一个 24 小时计,轻度失水 3000～4000ml,儿童 120～150ml/kg,含钠液量为 60～80ml/kg;中度失水 4000～8000ml,儿童 150～200ml/kg,含钠液量为 80～100ml/kg;重度失水 8000～12 000ml,儿童 200～250ml/kg,含钠液量为 100～120ml/kg;最初 1～2 小时宜快速滴入,中型者输液速度为每分钟 5～10ml,重型者开始按每分钟 40～80ml

的速度快速输入，以后按每分钟 20～30ml 的速度滴入，为此需使用多条输液管和（或）加压输液装置，视脱水情况改善，逐步减慢输液速度。在脱水纠正且有排尿时，应注意补充氯化钾，剂量按0.1～0.3g/kg 计算，浓度不超过 0.3%。开始治疗 24 小时后的补液量和补液速度应根据病情再作调整，输液过快易致急性心力衰竭。

表 3-4　霍乱患者不同失水程度最初 24 小时补液量

临床类型	成人（ml）	儿童（ml/kg）	含钠液量（ml/kg）
轻	3000～4000	120～150	60～80
中	4000～8000	150～200	80～100
重	8000～12000	200～250	100～120

（三）抗菌治疗

抗菌治疗仅作为补液疗法的辅助治疗，可以缩短病程，减少腹泻频次和迅速清除粪便中的病原菌。目前常用：①多西环素，成人 200mg，儿童 6mg/kg，分两次口服。②环丙沙星，成人250～500mg，每天 2 次口服。③诺氟沙星，成人每次 200mg，每天 3 次。④复方磺胺甲噁唑片：成人每次 2 片（960mg），每天 2 次；小儿每次 TMP 5mg/kg，SMZ 25mg/kg，均每天 2 次。

（四）对症治疗

重症患者补足液体、纠正酸中毒后若血压仍较低，可加用肾上腺皮质激素及血管活性药物。出现急性肺水肿和心力衰竭的临床表现时，应调整输液速度，给予镇静剂、利尿剂和强心剂。严重低钾血症者应静脉滴注氯化钾治疗。急性肾衰竭者应纠正代谢性酸中毒和电解质紊乱，必要时透析治疗。氯丙嗪能抑制上皮细胞腺苷酸环化酶的活性，小檗碱（黄连素）有抗肠毒素作用，临床应用可减轻腹泻症状。

案例 3-5【治疗】

（1）静脉补液：根据失水程度该患者 24 小时内应计划补液 4000～8000ml。

（2）在最初 9 小时内应快速输入 2000～4000ml 液体，先补生理盐水，血压、脉搏恢复正常后，逐步减慢速度，改为 541 溶液静脉滴注，以后改为口服补液。

（3）诺氟沙星 0.2g，口服，每天 3 次，连用 3 天。

患者症状消失后，隔日做粪便培养，连续 3 次阴性，痊愈出院。

【预防】

（一）控制传染源

建立肠道门诊，对腹泻患者进行登记，并做到逢泻必检，逢疑必报。搞好国境卫生检疫和国内交通检疫，发现患者立即隔离治疗，疑似患者隔离检疫。密切接触者隔离 5 天，同时进行医学观察及 3 次粪检，并预防性应用多西环素 200mg，顿服，次日口服 100mg，儿童每天 6mg/kg，连服 2 天。成人亦可用诺氟沙星 0.2g，每天 3 次，连服 2 天。

（二）切断传播途径

开展"三管一灭"（管水、管粪、管饮食和灭苍蝇）的卫生运动，加强卫生宣传及流动人口的卫生管理。农村普及自来水，个人养成良好的卫生习惯。对患者或带菌者的粪便与排泄物均严格消毒，对出院患者做好终末消毒。

（三）保护易感人群

既往应用全菌死疫苗或合用类毒素疫苗免疫人群，由于保护率低，保护时间短，已不提倡应用。WHO 于 1999 年推荐在霍乱高危地区口服 B 亚单位-全菌体菌苗（BS-WC）。减毒口服活疫苗 CVD-103-HgR 涉及毒性基因转移的可能，不推荐普遍使用。O_{139} 霍乱疫苗的研究已取得新进展，双价菌苗对 O_{139} 霍乱的保护力良好。

【复习思考题】

1. 典型霍乱的临床表现有哪些？

2. 霍乱的诊断与疑似诊断标准是什么？

3. 霍乱治疗的补液原则是什么？

【习题精选】

3-40. 典型霍乱患者临床上有水样腹泻是因为（　　）

A. 细菌的内毒素引起肠细胞分泌功能增加

B. 细菌产生的霍乱肠毒素激活环磷酸腺苷（cAMP）

C. 活菌产生的酶引起肠黏膜炎症和损害

D. 霍乱弧菌的溶菌素引起自主神经系统失调

E. 胆汁分泌减少引起肠道功能紊乱

3-41. 关于霍乱的特点叙述错误的是（　　）

A. 反应期的发热是由菌血症引起的

B. 排便初期为黄色稀便，继而水样便，以后是米泔水样，少数可有水样血便

C. 重型患者是流行期的重要传染源

D. 确诊需依靠粪便培养及血清凝集试验

E. 补充液体及纠正水、电解质平衡是治疗的关键

3-42. 霍乱最常见的严重并发症是（　　）

A. 急性肺水肿　　　　B. 代谢性酸中毒　　　　C. 肾衰竭　　　　D. 低钾综合征　　　　E. 心律失常

3-43. 下列不能用于霍乱病原学诊断的是（　　）

A. 大便悬滴镜检　　　　B. 粪便涂片染色或荧光抗体检查　　　　C. 碱性蛋白胨水培养

D. 酸性醇酯培养　　　　E. 柯氏培养基培养

3-44. 疑似霍乱患者最有诊断意义的检查是（　　）

A. 血培养　　　　B. 粪便、呕吐物培养　　　　C. 粪便涂片革兰氏染色

D. 血清凝集试验　　　　E. 粪便或呕吐物悬滴镜检

3-45. 抢救重型霍乱患者的关键环节是（　　）

A. 根据失水程度立即静脉快速输注生理盐水等液体　　　　B. 立即采用右旋糖酐以扩充血量

C. 立即使用升压药快速提升血压纠正休克　　　　D. 即刻使用利尿合剂防止肾功能不全

E. 大量使用抗生素，防止感染

3-46. 对霍乱非流行期间的预防措施中最重要的是（　　）

A. 严格执行国境卫生检疫　　　　B. 早期发现和隔离患者　　　　C. 对接触者留验

D. 做好饮食卫生，加强粪便、水源管理，消灭苍蝇

E. 肠道门诊监测腹泻患者

3-47. 患者，男，30 岁。夏季发病，病前一日曾吃海蟹，同吃有 3 人，仅其一人发病，表现为腹泻，大便水样，次数难以计数，无腹痛及发热。体检：神志淡漠，眼窝内陷，声音嘶哑，脉细速，血压测不到，无尿，诊断应首先考虑为（　　）

A. 中毒性菌痢　　　　B. 沙门菌食物中毒　　　　C. 嗜盐菌食物中毒

D. 霍乱　　　　E. O$_{157}$:H$_7$ 结肠炎

3-48. 某学生暑假后由沿海某市回校，在途中一码头食冷稀饭一碗，第 2 天突起大便 20 余次，黄色水样便，呕吐 10 余次，无明显腹痛及里急后重，体格检查：T 36.5℃，中度失水，BP 75/60mmHg；大便镜检：WBC 0～1 个/HP，应先考虑做哪项检查以确诊（　　）

A. 大便涂片染色检查　　　　B. 大便普通培养

C. 大便碱性蛋白胨水培养增菌检查　　　　D. 血培养　　　　E. 霍乱血清凝集试验

（胡章勇）

第六节　弯曲菌肠炎

【学习要点】

1. 熟悉弯曲菌肠炎的传播途径、临床表现、发病机制。

2. 掌握弯曲菌肠炎临床广泛应用的实验室检查项目、治疗方案及预防原则。

案例 3-6

患者，男，5 岁。以"发热、腹痛、腹泻 2 天"入院。

患者 2 天前无明显诱因出现发热，体温在 39℃ 左右，伴腹痛、腹泻，疼痛位于下腹部和脐周，呈阵发性绞痛，排便后略缓解。大便初始为黄色稀糊状，量较多，无脓血，后变成黏液便、带有鲜血，量不多，伴有明显的里急后重，食欲变差，恶心，未呕吐。口服头孢地尼分散片、蒙脱石散、布洛芬混悬液抗感染、止泻、退热对症治疗，发热、腹痛、腹泻无好转。起病 48 小时以来，患者神志清楚，精神变差，食欲减退，无鼻塞、流涕、咳嗽、咳痰，未出现惊厥、抽搐，排便 20 余次，小便量少，睡眠差。

既往体健，否认慢性消化道疾病史，无过敏史。

查体：T 39.5℃，P 130 次/分，R 20 次/分，BP 90/60mmHg，SO$_2$ 98%，急性热病面容，眼窝稍内陷，皮肤弹性差，HR 130 次/分，腹平软，右下腹压痛阳性，无肌紧张、反跳痛，肠鸣音 9 次/分，脑膜刺激征阴性，病理征阴性。

【问题】

1. 该患者的诊断考虑什么？

2. 需要完善哪些检查？

3. 如何进行治疗？

　　弯曲菌肠炎（campylobacter enteritis）是由弯曲菌感染引起的急性细菌性肠炎，病变主要在小肠和结肠，临床表现为全身中毒症状及腹痛、腹泻，可有里急后重、血便等肠道症状，目前是全球性的急性细菌性肠炎的主要病因之一。弯曲菌最早于 1909 年自流产的牛、羊体内分离出，称为胎儿弧菌，1947 年从人体首次分离到该菌。

【病原学】

　　弯曲菌（*Campylobacter*）属螺旋菌科，呈革兰氏阴性，菌体长 0.5～5μm，宽 0.2～0.5μm，有 1 个或多个弯曲，呈"S"或飞翔的海鸥状，在菌体的一端或两端生有单鞭毛，长度为菌体的 2～3 倍，具有特征性的螺旋状运动。嗜热，在 37～42℃ 温度条件下生长良好，30℃ 以下即丧失繁殖能力，低于 25℃ 即停止生长，对营养要求不高，培养不需要血及血清，微氧条件下在普通琼脂上即可生长，对氧气敏感，富氧环境下不易存活，产氧化酶，对碳水化合物不发酵、不氧化、不产酸，也不生成色素。主要存在于动物和人的口腔、肠道及生殖道中。目前已知有 3 个菌属，超过 15 个亚种，具有 O（菌体）、H（鞭毛）和 K（荚膜）3 种抗原，合计 65 个 O 血清型，160 个 H 血清型。

　　与人类感染有关的弯曲菌菌种主要有空肠弯曲菌（*C.jejuni*）、结肠弯曲菌（*C.coli*）、胎儿弯曲菌胎儿亚种（*C.fetus*，subsp fetus），其中空肠弯曲菌、结肠弯曲菌最常见，占到腹泻患者粪便中分离出菌种的 90% 以上，胎儿弯曲菌胎儿亚种多见于免疫低下人群，引起败血症、脑膜炎。引起腹泻、食物中毒的主要是空肠弯曲菌空肠亚种，其在家禽肠道、肉食动物肠道的含量较高，排出机体后在粪便中仍可存活 4 周，有一些菌株可以产生热敏性肠毒素，这些毒素对机体的损害与霍乱弧菌毒素和大肠埃希菌毒素相似。弯曲菌在干燥、富氧环境中抵抗力弱，60℃ 以上加热 5 分钟或普通消毒剂均可将其灭活。

【流行病学】

　　1. 传染源　弯曲菌的传染源主要是家禽、家畜。家禽粪便带菌率超过 90%，猪粪便带菌率接近 90%，牛、犬、猫的带菌率约为 50%；外环境中弯曲菌也广泛存在，约有一半的自然水体样本中可检出弯曲菌。患者排泄的粪便中也带有大量弯曲菌，但照护患者的保姆或家庭成员却少有继发病例，说明患者可能不是传染源，至少不是主要传染源。

　　2. 传播途径　接触或食用被弯曲菌污染的禽肉、猪肉、牛乳或水均可被感染，在幼托机构、学校常常会形成群体性的食物中毒事件，尚无呼吸道飞沫或气溶胶吸入感染的报告，因此，本病主要经粪-口途径传播。

　　3. 人群易感性　人群普遍易感，一年四季均可发病，春末及秋初为高发季节，5 岁以下幼儿是本病的高发人群。随着年龄增长，弯曲菌肠炎的患病率呈下降趋势，患病后可产生一定的免疫力，血中保护性抗体的滴度会随时间逐渐减低，可出现再次感染。

【发病机制及病理改变】

目前，弯曲菌肠炎的发病机制仍未阐明。现有研究发现，弯曲菌可直接侵袭小肠、结肠黏膜，诱导黏膜下天然免疫细胞活化，释放炎症细胞因子，激活并放大下游的细胞毒作用，募集更多粒细胞向感染部位迁徙，引起细菌定植区域黏膜水肿、坏死；同时，大量肠毒素向外释放，与神经节苷脂结合引起肠壁杯状细胞分泌亢进，出现腹痛、腹泻；部分被吞噬的弯曲菌经淋巴循环被带入血，形成菌血症，死亡后，释放大量内毒素、磷壁酸，形成致热原，导致机体出现发热等全身中毒症状；弯曲菌与神经纤维的鞘磷脂有类属抗原，可发生交叉免疫，引起脑细胞水肿，颅内压升高，出现头痛、喷射性呕吐。

病变受累部位主要在空肠、回肠与结肠，肠镜检查可见到弥漫性充血、水肿、炎症及溃疡性病变；组织活检显示肠黏膜内中性粒细胞、单核细胞和嗜酸性粒细胞浸润，符合急性溃疡性肠炎病理特点。

【临床表现】

潜伏期 1 ～ 10 天，一般为 3 ～ 4 天，食物中毒型潜伏期在 24 小时以内。急性起病，初期有头痛、畏寒、发热、肌肉酸痛等前驱症状，随后出现腹泻、恶心、呕吐。半数以上患者体温在 38℃以上，个别可高热达 40℃，持续 2 ～ 3 天，伴有全身不适，儿童患者在高热时可伴有惊厥、抽搐。腹痛、腹泻为最常见症状，表现为整个腹部或右下腹痉挛性绞痛，类似阑尾炎等急腹症，但罕见反跳痛。腹泻初起时为水样稀便，继而变为黏液或脓血黏液便，或为明显血便。半数患者腹泻次数超过10 次/天，重者可达 20 余次/天，病变累及直肠、乙状结肠者，有里急后重感，类似细菌性痢疾。轻症患者可呈间歇性腹泻，每天 3 ～ 4 次，间有血便。重症者常有恶心、呕吐、嗳气、食欲减退，持续高热伴严重血便，类似中毒性巨结肠炎、假膜性小肠结肠炎及下消化道大出血的表现。多数 1 周内自愈。轻者 24 小时即愈，不易和病毒性胃肠炎区别；少数患者病情迁延，间歇腹泻持续 2 ～ 3 周，或愈后复发或呈重型。

婴儿弯曲菌肠炎多不典型，多数患者无发热和腹痛，仅有间断性轻度腹泻，全身症状轻微，精神和外表若似无病；少数有发热、腹痛、腹泻症状，间有血便，持续较久，可因腹泻而发育停滞。

弯曲菌也可引起肠道外感染，多见于老年及免疫功能低下者，常见症状有发热、咽痛、干咳、荨麻疹，可触及颈淋巴结肿大或肝脾大，观察到黄疸及神经系统症状。部分血行感染者，可发生败血症、血栓性静脉炎、心内膜炎、心包炎、肺炎、脓胸、肺脓肿、腹膜炎、肝脓肿、胆囊炎、关节炎及泌尿系感染。少数还可发生脑血管意外、蛛网膜下腔出血、脑膜脑炎、脑脓肿，脑脊液呈化脓性改变。孕妇感染者常表现为上呼吸道感染样症状、肺炎及菌血症，可引起早产、死胎或新生儿败血症及新生儿脑膜炎。

案例 3-6【临床特点】

（1）患者，男，5 岁，幼托儿童。

（2）以"发热、腹痛、腹泻 2 天"为主诉来院就诊。

（3）体格检查：T 39.5℃，P 130 次/分，R 20 次/分，BP 90/60 mmHg，SO_2 98%，急性热病面容，眼窝稍内陷，皮肤弹性差，未见出血点和皮疹，浅表淋巴结未触及肿大。巩膜无黄染。颈软，双肺未闻及干、湿啰音，心率 130 次/分，腹平软，右下腹压痛阳性，无肌紧张、反跳痛，肝、脾肋下未触及，移动性浊音阴性，肠鸣音 9 次/分，脑膜刺激征阴性，病理征阴性。

初步诊断：急性肠炎。

需要进一步完善病原学检查及免疫学检查以确诊。

【实验室检查】

1. 粪便常规　多数患者的粪便外观为黏液便或稀水便，镜检白细胞 1 个/HP，红细胞 1 个/HP。脓血便与黏液血便的概率在 5% 左右。

2. 细菌学检查　新鲜粪便在暗视野显微镜下可观察到菌体的螺旋状运动，但需要粪便标本中具有足够多的弯曲菌数量。临床最常用的检查方法是细菌培养，可以取使用抗菌药物前的患者大便、肛拭子或发热患者的血液、穿刺液作为检材，接种于已加入万古霉素 10mg/L，多黏菌素 B 2500U/L，两性霉素 B 5mg/L，头孢氨苄 15mg/L 的肉汤中，在 5% 氧气、15% 二氧化碳细菌培养箱进行增菌培养 24 小时，后接种于哥伦比亚血（5% 脱纤维绵羊血）平板上，培养 24 小时观察，选取菌株使用马尿酸和氧化酶检测。

3. PCR 检查弯曲菌核酸。

4. 血清学检查 取早期及恢复期双份血清做间接凝血试验，抗体效价呈 4 倍或以上增长，即可确诊。

案例 3-6【实验室及辅助检查】

1. 血常规 WBC 4.50×10^9/L，N 0.49，L 0.42，M 0.05，Hb 110g/L，PLT 188×10^9/L。

2. 粪常规 + 隐血 黄色略稀便，镜检 WBC 1 个/HP，RBC 1 个/HP。OB 阳性。

3. 粪培养 空肠弯曲菌。

4. 辅助检查 阑尾彩超：阑尾周围未探及液性暗区，阑尾无肿大。

【诊断】

弯曲菌肠炎的确诊依赖于细菌学检查结果或血清学检查结果，临床表现及粪便常规检查与其他急性感染性腹泻无明显区别，因此，在检验技术有限的基层医疗机构存在较多漏诊或误诊。在接诊和治疗患者过程中，若存在以下情况应当考虑本病：发病前以鸡雏、鸭雏、鹅雏、猪崽作为宠物或玩具；接触带有新鲜粪便的禽舍、猪舍，可能接触过粪便或屠宰加工处理过活禽、活畜内脏；腹痛类似急性阑尾炎，但查体无反跳痛，使用三代头孢菌素抗感染治疗无效，换用大环内酯类药物感染症状得到控制。

【治疗】

1. 对症治疗 消化道隔离，对患者的大便灭菌无害化处理，直至大便培养转阴。卧床休息，提供易消化的半流食，口服或静脉补液，合理退热、止痛。

2. 病原治疗 弯曲菌对青霉素和头孢菌素均耐药，对红霉素、庆大霉素、氯霉素、链霉素、卡那霉素、新霉素、四环素族、林可霉素均敏感，临床可据病情选用。肠炎可选红霉素口服或静脉输注 50mg/（kg·d），分 2 次使用，疗程 3 ~ 7 天，据粪便常规及粪便培养结果调整；细菌性心内膜炎首选庆大霉素，静脉输注每次 2mg/kg，每天 2 次，疗程 7 ~ 14 天；脑膜炎首选氯霉素，静脉输注每次 10mg/kg，每天 3 次，疗程 7 ~ 14 天；重症感染疗程应延至 3 ~ 4 周，降低复发概率。

案例 3-6【诊断与治疗】

患者，男，5 岁，幼托儿童。以"发热、腹痛、腹泻 2 天"为主诉来院就诊，血常规分析：WBC 4.50×10^9/L，N 0.49，L 0.42，M 0.05，Hb 110g/L，PLT 188×10^9/L。粪常规：黄色略稀便，镜检 WBC 1 个/HP，RBC 1 个/HP。OB 阳性。粪培养：空肠弯曲菌。阑尾彩超：阑尾周围未探及液性暗区，阑尾无肿大。

确定诊断：空肠弯曲菌肠炎。

治疗：病原治疗，红霉素，0.25g，q12h，iv。

对症治疗：补液、肠内肠外营养支持。

【预后】

轻症或普通弯曲菌肠炎患者具有自限性，可不治疗；婴幼儿、年老体弱者、免疫力低下者、病情重者应积极治疗。

【预防】

引起腹泻的弯曲病种众多，各型之间无交叉免疫，现阶段仍无有效疫苗，预防仍立足于切断传播途径。动物是弯曲菌肠炎最重要的传染源，预防动物排泄物污染水、食物是预防弯曲菌肠炎的首要任务；各级政府应强化食品卫生监督，督促公民养成良好的卫生习惯。

【复习思考题】

弯曲菌肠炎的临床表现及治疗是什么？

【习题精选】

3-49. 弯曲菌肠炎的传染源是（ ）

A. 家禽　　　　　B. 海豚　　　　　C. 带鱼　　　　　D. 螃蟹

3-50. 符合弯曲菌生物学特性的是（　　）

A. 喜低温，在凉爽、干燥的环境中生长良好　　　　B. 耐高温，在60℃水浴锅中可快速增殖

C. 耐寒湿，在-20℃冷冻箱内仍可繁殖　　　　　　D. 嗜热，在37～42℃温度条件下生长良好

3-51. 不属于弯曲菌累积部位的是（　　）

A. 十二指肠　　　　　B. 空场　　　　　C. 回肠　　　　　D. 结肠

3-52. 对弯曲菌敏感的药物是（　　）

A. 青霉素　　　　　　B. 头孢哌酮　　　　　C. 红霉素　　　　　D. 两性霉素B

（朱庆峰　左维泽）

第七节　流行性脑脊髓膜炎

▌【学习要点】

1. 了解流行性脑脊髓膜炎的病原学。

2. 掌握流行性脑脊髓膜炎流行病学（传染源、传播途径及流行特点）。

3. 掌握流行性脑脊髓膜炎临床表现、分期、分型和诊断。

4. 了解流行性脑脊髓膜炎鉴别诊断要点，掌握主要治疗原则。

案例 3-7

患者，女，3岁。因"发热、头痛、呕吐6小时"于2月29日入院。

6小时前患者出现发热，体温38.1℃，伴有头痛、呕吐。口服抗病毒冲剂治疗，病情无好转。半小时前出现精神萎靡，体温升高至39.8℃。既往体健。

体格检查：T 40.1℃，R 21次/分，P 123次/分，BP 110/70mmHg，精神萎靡，双侧瞳孔等大等圆。全身可见散在瘀点，颈抵抗（+）。凯尔尼格征和布鲁津斯基征（+）。

实验室检查：血常规示 WBC $15×10^9$/L，中性粒细胞0.89，淋巴细胞0.11，PLT $67×10^9$/L。肝、肾功能正常。

【问题】

1. 该患者的诊断是什么？

2. 还要进行哪些辅助检查？

3. 该患者应如何治疗？

流行性脑脊髓膜炎（epidemic cerebrospinal meningitis）简称流脑，是由脑膜炎奈瑟菌（*Neisseria meningitidis*）引起的急性化脓性脑膜炎。其临床特征为突发高热、剧烈头痛、频繁呕吐、皮肤黏膜瘀点瘀斑及脑膜刺激征，脑脊液呈化脓性改变。严重者有败血症休克和脑实质损害，常危及生命。

▌【病原学】

脑膜炎奈瑟菌又称脑膜炎球菌，属奈瑟菌属，为革兰氏阴性球菌，成双排列，呈肾形，直径0.6～0.8μm，有多糖荚膜，无芽孢，不活动。脑膜炎奈瑟菌为专性需氧菌，通常用血液琼脂和巧克力琼脂分离。荚膜多糖是分群的依据，可分为A、B、C、D、X、Y、Z、29E、W135、H、I、K、L13个亚群。我国90%以上病例由A、B、C三群引起，以往大流行均由A群引起，B群和C群仅引起散发和小流行。本菌仅存在于人体，可从带菌者鼻咽部，患者的血液、脑脊液和皮肤瘀点中检出。脑膜炎双球菌对寒冷、干燥、热和日光均极敏感，故采样时需保暖。该菌还能形成自溶酶，在体外易自溶死亡，因此，采集标本后需立即检验。

▌【流行病学】

1. 传染源　带菌者和患者是本病的传染源。本病隐性感染率高，流行期间人群带菌率可达50%以上，而患者治疗后细菌很快消失，因此带菌者作为传染源的意义更大。

2. 传播途径　脑膜炎奈瑟菌通过咳嗽、喷嚏等经飞沫由呼吸道传播。密切接触如怀抱、接吻等对2岁以下婴幼儿的发病有重要意义。

3. 人群易感性　任何年龄、性别都可以感染脑膜炎奈瑟菌，但＜5岁儿童是流脑发病高危人群，

特别是 6 月龄～2 岁的婴幼儿。人群感染后多数为无症状带菌者，仅 1% 出现典型临床表现。成人可经隐性感染逐渐获得免疫，6 个月以内的婴儿可从母体获得抗体而很少发病。感染后可对本群细菌产生持久免疫力，各群间有交叉免疫但不持久。

4. 流行特征 本病遍及全球。全年均可发病但有明显季节性，多发生于 11 月份至次年 5 月份，3～4 月份为高峰。我国历史上 A 群高发，发生过数次全国大流行，1967 年的流脑流行超过 304 万例发病。2004 年以后广泛使用 A+C 群疫苗，发病率明显下降，2012 年仅为 0.015/10 万。

【发病机制】

脑膜炎奈瑟菌自鼻咽部侵入人体，如人体免疫力强，可迅速将细菌杀灭或成为带菌状态；若体内缺乏特异性杀菌抗体，细菌可从鼻咽部黏膜进入血液，发展为败血症，继而累及脑脊髓膜，形成化脓性脑脊髓膜炎。

脑膜炎奈瑟菌释放的内毒素是本病致病的重要因素。败血症期间，细菌侵袭皮肤血管内皮细胞，迅速繁殖并释放内毒素。作用于小血管和毛细血管，引起局部出血、坏死、症状细胞浸润及栓塞，临床出现皮肤黏膜瘀点或瘀斑。细菌在血液循环中大量繁殖，释放内毒素，使全身小血管痉挛，内皮细胞损伤，引起微循环障碍，导致感染性休克。此外，内毒素还可激活凝血系统，引起 DIC 及继发性纤溶亢进，进一步加重微循环障碍、出血和休克。

内毒素可破坏血脑屏障的毛细血管内皮细胞的紧密连接，使血脑屏障的完整性不复存在。血流中的大分子物质和吞噬细胞进入脑脊液，引起脑膜和脊髓膜化脓性炎症及颅内压升高，出现头痛、惊厥、昏迷等症状。严重脑水肿时脑组织可向小脑幕裂孔和枕骨大孔凸出而形成脑疝，迅速致死。

【病理解剖】

败血症期的主要病变为血管内皮损害，血管壁有炎症、坏死和血栓形成，同时血管周围有出血。皮肤、黏膜及浆膜也可有局灶性出血。心、肺、胃肠道和肾上腺也可有广泛出血，心肌炎和肺水肿亦颇为常见。脑膜炎期的病变部位以软脑膜和蛛网膜为主，表现为血管充血、出血、炎症和水肿，引起颅内压升高；大量纤维蛋白、中性粒细胞及血浆外渗引起脑脊液浑浊。颅底部由于化脓性炎症的直接侵袭和炎症后粘连，可引起视神经、展神经、动眼神经或听神经等脑神经损害，出现相应症状。暴发型脑膜脑炎病变主要在脑实质，有明显的充血和水肿，颅内压显著升高，严重者发生脑疝。少数慢性患者由于脑室孔阻塞和脑脊液循环障碍而发生脑积水。

【临床表现】

潜伏期一般为 1～2 天，最短 1 天，最长 7 天，按病情可以分为以下 4 种临床类型。

（一）普通型

普通型最常见，占全部病例的 90% 以上。临床上可分 4 期。

1. 上呼吸道感染期 可有低热、咽痛、鼻塞、咳嗽等上呼吸道感染症状，持续 1～2 天。多数患者并不产生任何症状。

2. 败血症期 患者突然寒战、高热，伴头痛、全身酸痛、食欲减退及精神萎靡等毒血症状。幼儿则有哭闹、拒食、烦躁及惊厥等。约 70% 患者皮肤黏膜有瘀点或瘀斑，可分布于全身，直径 1～10mm。少数患者有脾大，关节痛。本期持续 1～2 天后可进入脑膜炎期，亦可终止于败血症期而无脑膜炎发生。

3. 脑膜炎期 本期常同时有败血症存在。主要临床表现为剧烈头痛、频繁呕吐、烦躁不安以及颈项强直、凯尔尼格征和布鲁津斯基征阳性等脑膜刺激征，重者谵妄、神志障碍及抽搐。有些婴儿脑膜刺激征缺如，前囟未闭者可隆起，对诊断有重要意义，但应注意因呕吐失水反而出现前囟下陷。常在 2～5 天后进入恢复期。

4. 恢复期 经治疗后体温下降渐至正常，意识及精神状态改善，皮疹停止发展并逐渐愈合。神经系统检查正常。一般在 1～3 周内痊愈。

（二）暴发型

暴发型儿童多见，少数患者起病急骤，病情凶险，若不及时抢救，常于 24 小时内死亡。

1. 败血症休克型 除普通型败血症期表现外。常在短期内全身出现广泛瘀点、瘀斑，且迅速融合成大片，或继以大片中央坏死。24 小时内迅速出现循环衰竭，面色苍白、四肢厥冷、唇及指端发绀、皮肤花斑状、脉搏细速、血压下降、尿量减少，可有呼吸急促，易并发 DIC。脑膜刺激征大都缺如，脑脊液大多澄清、细胞数正常或轻度升高。血及瘀点培养多为阳性。

2.脑膜脑炎型　以脑实质严重损害为特征。表现为高热、头痛、呕吐，意识障碍加深，迅速进入昏迷，惊厥频繁，锥体束征和脑膜刺激征阳性。严重者可发生脑疝。

3.混合型　可同时或先后出现上述两型的临床表现，是本病最严重的一型。

（三）轻型

轻型多见于流脑流行后期，病变轻微，临床表现为低热，轻微头痛及咽痛等上呼吸道症状，可见少数出血点。脑脊液多无明显变化、皮肤出血点及咽拭子培养可有脑膜炎奈瑟菌生长。

（四）慢性型

慢性型较少见，以成年患者为主。病程迁延数周甚至数月。临床表现为间歇性寒战、发热，每次历时 12 小时后缓解，相隔 1～4 天后再次发作。发热后常成批出现皮疹，以淡红色斑丘疹最常见，多见于四肢，热退后消退。

【并发症和后遗症】

1.并发症

（1）继发感染：以肺炎最为常见，其他包括压疮、角膜溃疡和尿路感染等。

（2）化脓性迁徙性病变：包括全眼炎、中耳炎、化脓性关节炎、心内膜炎、心肌炎、脓胸、睾丸炎等。

（3）脑及周围组织因炎症或粘连引起的损害：包括动眼神经麻痹视神经炎、听神经及面神经损害失语、癫痫、脑积水等。

（4）变态反应疾病：可出现血管炎、关节炎或心包炎等。

2.后遗症　可由任何并发症引起，常见失眠、耳聋、动眼神经麻痹、智力或性情改变、精神异常等。

【实验室检查】

1.血常规　白细胞总数明显升高，一般在 20×10^9/L 左右，高者可达 40×10^9/L 或以上。中性粒细胞在 80%～90% 以上。有 DIC 者血小板减少。

2.脑脊液检查　是明确诊断的重要方法。病初或休克型患者，脑脊液多无改变，应于 12～24 小时后再次检查，以免漏诊。典型脑膜炎期，压力高达 200mmH$_2$O 以上，外观浑浊，白细胞数明显升高至 1.0×10^9/L 以上，以多核细胞为主。蛋白含量显著增高，糖含量明显减少，氯化物降低。

3.细菌学检查

（1）涂片检查：用针尖刺破皮肤瘀点，挤出少许血液及组织液，涂片染色后镜检，阳性率高达 80% 以上。脑脊液沉淀涂片的阳性率为 60%～70%，脑脊液不宜搁置太久，否则脑膜炎奈瑟菌易自溶而影响检出。

（2）细菌培养：应在使用抗生素前，取瘀斑组织液、血液或脑脊液培养，阳性率较低。若阳性应进行菌株分型和药敏试验。

4.免疫学检查

（1）特异性抗原：敏感性和特异性均较高，用于早期诊断。检测患者血液和脑脊液中的特异性抗原，方法包括对流免疫电泳法、乳胶凝集试验、反向间接血凝试验、菌体蛋白协同凝聚试验、ELISA 或放射免疫法等。

（2）抗体检测：敏感性和特异性均较差，不能作为早期诊断方法。如恢复期血清效价大于急性期 4 倍以上，则有诊断价值。

5.分子生物学诊断　PCR 方法能早期检测血清脑脊液中 A、B、C 群细菌的 DNA，血清阳性率约为 86%，脑脊液阳性率约为 92%，具有特异、敏感、快速的特点，可对细菌进行分型且不受抗生素影响。

案例 3-7【临床特点】

（1）流行病学资料：患者为儿童，在流脑的流行季节发病。

（2）临床表现：高热伴头痛、呕吐、精神萎靡；无昏迷、惊厥。

（3）体格检查：双侧瞳孔等大等圆。四肢可见散在瘀点，颈抵抗（+），凯尔尼格征和布鲁津斯基征（+）。

（4）实验室检查：血白细胞和中性粒细胞计数明显升高。

该患儿应怀疑流行性脑脊髓膜炎脑膜脑炎型。需做脑脊液常规、生化检查、细菌涂片、细菌培养、特异性抗原或 PCR 以明确诊断。

【诊断与鉴别诊断】

（一）诊断

本病冬春季发病，1 周内有流脑患者密切接触史或当地有流脑的发生；儿童多见，大流行时成人亦不少见。突起高热、头痛、呕吐，伴神志变化，皮肤黏膜瘀点或瘀斑，脑膜刺激征阳性者，即可做出初步临床诊断。确诊有赖于脑脊液常规、生化检查及脑膜炎奈瑟菌的涂片和培养。免疫学及分子生物学检查有利于及早确立诊断。

（二）鉴别诊断

1.其他细菌引起的化脓性脑膜炎、败血症或感染性休克 ①肺炎链球菌感染多见于成年人，大多继发于肺炎、中耳炎和颅脑外伤；②流感嗜血杆菌感染多见于婴幼儿；③金黄色葡萄球菌感染多继发于皮肤感染；④铜绿假单胞菌脑膜炎常继发于腰椎穿刺、麻醉、造影或手术后；⑤革兰氏阴性杆菌感染易发生于颅脑手术后。此外，上述细菌感染的发病均无明显季节性，以散发为主，无皮肤黏膜瘀点、瘀斑。确诊有赖于细菌学检查。

2.结核性脑膜炎 无季节性。多有结核病史或密切接触史。起病缓慢，病程较长。有潮热、盗汗、消瘦等症状。神经系统症状出现晚，脑膜刺激征明显。无皮肤黏膜瘀点、瘀斑。脑脊液白细胞数较少且以单核细胞为主，蛋白明显增加，糖降低，氯化物明显减少；脑脊液涂片可检查到抗酸染色阳性杆菌。

3.流行性乙型脑炎 儿童多见，常流行于夏秋季。突起高热、惊厥或抽搐、昏迷，无皮肤黏膜瘀点、瘀斑。脑脊液澄清，白细胞数很少超过 1000×10^6/L，早期以中性粒细胞为主，随后淋巴细胞增多。蛋白轻度增高，糖含量正常或稍高，氯化物正常。血液特异性 IgM 抗体阳性可帮助确诊。

4.虚性脑膜炎 伤寒、大叶性肺炎等急性感染有严重毒血症时，可出现脑膜刺激征，但脑脊液除压力稍增高外，常规、生化及细菌学检查均正常。

案例 3-7【诊断】

（1）脑脊液检查：压力 240mmH$_2$O，WBC 2600×10^6/L，单核细胞 12%，多核细胞 88%，蛋白质 3.3g/L，糖 0.8μmol/L，氯化物 91μmol/L。

（2）脑脊液沉淀涂片：检出脑膜炎奈瑟菌。脑脊液细菌培养阴性。

初步诊断：流行性脑脊髓膜炎。

【预后】

普通型如及时诊断，合理治疗则预后良好，多能治愈，并发症和后遗症少见。暴发型病死率较高，其中脑膜脑炎型及混合型预后更差，如不及时治疗可于 24 小时内危及生命。< 2 岁的婴幼儿及老年人预后差。如能早期诊断，及时予以综合治疗，病死率可显著下降。

【治疗】

（一）普通型流脑的治疗

1.病原治疗 一旦高度怀疑流脑，应在 30 分钟内给予细菌敏感并能透过血脑屏障的抗菌药物。

（1）青霉素：目前青霉素对脑膜炎奈瑟菌仍为一种高度敏感的杀菌药物。虽然青霉素不易透过血脑屏障，但加大剂量仍能在脑脊液中达到有效治疗浓度，治疗效果满意。成人剂量为 800 万 U，每 8 小时 1 次。儿童剂量为 20 万～ 40 万 U/kg，分三次加入 5% 葡萄糖液内静脉滴注，疗程 5～7 天。青霉素过敏者禁用。

（2）头孢菌素：第三代头孢菌素对脑膜炎奈瑟菌抗菌活性强，脑脊液内浓度高且毒性低，适用于不能用青霉素和氯霉素的患者。头孢噻肟钠，成人每天 4 ～ 6g，儿童 75mg/kg，分 3 ～ 4 次静脉快速滴注；头孢曲松，成人每天 2 ～ 4g，儿童每天 100mg/kg，每天 1 次静脉滴注。疗程 7 天。

（3）氯霉素：易透过血脑屏障，脑膜炎球菌对其很敏感，脑脊液浓度为血浓度的 30% ～ 50%。但需高度警惕氯霉素对骨髓造血功能的抑制，可用于青霉素过敏的患者。剂量：成人每天 2 ～ 3g，儿童每天 50mg/kg，分次静脉滴注，症状好转后改为肌内注射或口服，疗程为 7 天。

2. 一般对症治疗　早期诊断、就地住院、隔离治疗、密切监护是本病治疗的基础。高热时物理降温或使用非甾体抗炎药物；头痛可酌情用可待因；惊厥可用副醛 0.2ml/kg 肌内注射；如有颅内压升高，可用 20% 甘露醇 1 ～ 2g/kg，儿童每次 0.25g/kg，快速静脉滴注，根据病情 4 ～ 6 小时 1 次，可重复使用，应注意其对肾脏的损害。

（二）暴发型流脑的治疗

1. 休克型

（1）抗菌治疗：尽早应用抗菌药物，用法同前。

（2）迅速纠正休克

1）扩充血容量、纠正酸中毒：最初 1 小时内成人 1000ml，儿童 10 ～ 20ml/kg，快速静脉滴注。此后酌情使用晶体液和胶体液，24 小时输入液量为 2000 ～ 3000ml，儿童为 50 ～ 80ml/kg，其中含钠液体应占 1/2 左右，补液量应视具体情况。用 5% 碳酸氢钠纠正酸中毒。

2）血管活性药物：在扩充血容量、纠正酸中毒的基础上，休克无明显好转，可应用血管活性药物。多巴胺，每分钟 2 ～ 6μg/kg，根据治疗反应调整浓度和速度。山莨菪碱（654-2），每次 0.3 ～ 0.5mg/kg 静脉注射。重者可用 1mg/kg，每 10 ～ 15 分钟 1 次，直至血压上升，面色红润，四肢转暖，减少剂量，延长给药时间至停药。一般需维持 6 小时，待病情稳定后逐渐停药。

（3）糖皮质激素：适应证为毒血症症状明显患者。短期应用，可减轻毒血症、稳定溶酶体、增强心肌收缩力及抑制血小板凝聚，有利于抗休克。氢化可的松成人每天 100 ～ 500mg，儿童 8 ～ 10mg/kg；地塞米松成人每天 10 ～ 20mg，儿童 0.2 ～ 0.5mg/（kg·d），分 1 ～ 2 次静脉滴注。休克纠正即停用，一般应用不超过 3 天。

（4）抗 DIC 治疗：如皮肤黏膜瘀点、瘀斑不断增加，且融合成片，并有血小板明显减少者，应及早应用肝素治疗。小剂量肝素应用是当前 DIC 治疗新观点，50 ～ 100U/h，每天 1 万 ～ 2.5 万 U，可间歇静脉给药或静脉滴注；注意监测血中肝素浓度，剂量尽量个体化。高凝状态纠正后，应输入新鲜血浆及应用维生素 K，以补充被消耗的凝血因子。

（5）保护重要脏器功能：注意监测脑、心、肝、肾、肺功能，根据病情对症处理。

2. 脑膜脑炎型

（1）尽早使用有效抗菌药物：用法同前。

（2）减轻脑水肿及防止脑疝：治疗的关键是早期发现颅内压升高，积极脱水治疗，预防脑疝及呼吸衰竭。20% 甘露醇用法同前。如症状严重，可交替加用 50% 葡萄糖静脉注射，或加呋塞米，每次 0.5 ～ 1g/kg 直到颅内高压症状好转，同时注意补充电解质。

（3）防治呼吸衰竭：保持呼吸道通畅，吸氧，给予洛贝林、尼可刹米等呼吸兴奋剂，必要时气管插管，机械通气。

（4）亚冬眠疗法：主要用于高热、频繁惊厥及有明显脑水肿或脑疝者。氯丙嗪和异丙嗪各 1 ～ 2mg/kg 肌内注射，间隔 4 ～ 6 小时肌内注射 1 次，共 3 ～ 4 次。安静后放冰袋于枕后、颈部、腋下及腹股沟，使体温迅速下降至 36℃ 左右。

3. 慢性患者的治疗　以抗菌治疗为主，可结合药敏试验结果选用或联合应用抗生素治疗。

案例 3-7【治疗】

按脑膜脑炎型流脑的治疗原则治疗。

（1）一般对症治疗：呼吸道隔离，密切监测生命体征。物理降温。

（2）病原治疗：患儿青霉素皮试阴性，使用 5% 葡萄糖液 100ml + 青霉素 240 万 U 静脉滴注，每天 3 次，疗程为 7 天。

（3）减轻脑水肿及防止脑疝：20% 甘露醇 8.75g 快速静脉滴注降颅内压，根据病情 4～6 小时 1 次，可重复使用。

（4）防治呼吸衰竭：保持呼吸道通畅，吸氧，必要时机械通气。

注意防治其他并发症，维持机体内环境稳定。

【预防】

（一）管理传染源

早期发现患者并就地隔离至症状消失后 3 天。密切观察接触者，应医学观察 7 天。

（二）切断传播途径

加强卫生宣传，搞好环境卫生，保持室内通风。流行期间应避免大型集会或集体活动，不要携带婴幼儿到公共场所，外出应戴口罩。因为脑膜炎球菌抵抗力弱，疫源地一般不需进行终末消毒。

（三）保护易感人群

1. 疫苗预防 以 15 岁以下儿童为主要对象，新兵入伍及免疫缺陷人群均应注射。脑膜炎球菌多糖结合疫苗，对小于 2 岁婴幼儿能产生较好的免疫应答，并产生免疫记忆，可消除感染者带菌状态。我国现行疫苗免疫程序为：6 月龄和 9 月龄分别接种 2 剂次 A 群脑膜炎球菌多糖结合疫苗，3 岁和 6 岁各接种 1 剂次 A+C 群多糖疫苗。

2. 药物预防 密切接触者，除医学观察外，可用磺胺嘧啶或复方磺胺甲噁唑进行药物预防，剂量均为每天 2g，儿童 50～100mg/kg，连用 3 天。在流脑流行期间，凡具有：①发热伴头痛；②精神萎靡；③急性咽炎；④皮肤、口腔黏膜出血等 4 项中 2 项者，可给予足量全程磺胺药治疗，能有效降低发病率和阻止流行。国外采用利福平或米诺环素进行预防，利福平每天 600mg，儿童 5～10mg/kg，分 2 次服用，连服 3 天；米诺环素 300mg/d，共 3 天。另外，头孢曲松、环丙沙星等也能起到良好的预防作用。

案例 3-7【预防】

（1）对于密切接触患儿的老师、同班儿童进行实验室检验。

（2）要求幼儿园所有班级开窗通风，并对其室内进行 84 消毒液的消毒。

（3）对幼儿老师及儿童家长开展健康教育宣传工作，并对与患儿密切接触者进行预防性服用磺胺类药物和 10 天的医学观察。

（4）疾控部门加强密切接触者的追踪调查和疑似病例的搜索。

【复习思考题】

1. 流行性脑脊髓膜炎有哪些临床表现？

2. 流行性脑脊髓膜炎应与哪些疾病鉴别？

3. 流行性脑脊髓膜炎暴发型流脑（休克型和脑膜脑炎型）的抢救治疗要点是什么？

【习题精选】

3-53. 流脑的确诊方法是（   ）

A. 脑脊液检查　　　　B. 血、脑脊液涂片+培养　　　　C. 头颅 CT　　　　D. 脊髓检查

3-54. 流脑的病原学治疗不正确的是（   ）

A. 青霉素　　　　B. 氯霉素　　　　C. 三代头孢菌素　　　　D. 红霉素

3-55. 患者，男，6 岁。因"发热、头痛伴呕吐 1 天"于 12 月 2 日入院。体格检查：T 40℃，BP 50/30mmHg，浅昏迷，皮肤广泛的瘀点、瘀斑，融合呈大片，面色苍白，四肢发冷，颈抵抗可疑，布鲁津斯基征（+）。血 WBC 22×10^9/L，N 0.9，L 0.1。腰椎穿刺脑脊液检查：压力 290mmHg，WBC 1.08×10^9/L，多核细胞 0.8，单核细胞 0.2，蛋白质 3.0g/L，糖 1.3μmol/L，氯化物 89μmol/L。

3-55-1. 此患者最可能的诊断是（   ）

A. 隐球菌性脑膜炎　　　　　　　　　　　　　　B. 流行性出血热

C. 流行性脑脊髓膜炎普通型　　　　　　　　　　D. 流行性脑脊髓膜炎暴发型休克型

E. 流行性脑脊髓膜炎暴发型脑膜脑炎

3-55-2. 有助于确诊的检查为（ ）

A. 血、脑脊液涂片找细菌+培养　　　B. 脑脊液常规检查　　　C. 脊髓检查

D. 头颅 CT　　　E. 检测血清乙脑病毒特异性 IgM 抗体

3-55-3. 下列处理不正确的是（ ）

A. 大剂量青霉素治疗　　　B. 甘露醇脱水　　　C. 抗真菌治疗

D. 补液抗休克、营养支持治疗　　　E. 保持呼吸道通畅

3-56. 患者，男，10 岁。发热，呕吐，腹泻 1 次，神志不清 1 天，于 7 月 7 日入院。发病前有不洁饮食史。体格检查：T 39℃，BP 60/45mmHg，神志不清，皮肤未见出血点，颈抵抗（−），凯尔尼格征（−），四肢发冷。血常规：WBC $20×10^9$/L，N 0.92，L 0.08。腰椎穿刺脑脊液检查：压力不高，WBC $8×10^9$/L，蛋白质、糖正常，氯化物 119μmol/L。

3-56-1. 此患者最可能的诊断为（ ）

A. 隐球菌性脑膜炎　　　B. 流行性出血热　　　C. 中毒性痢疾

D. 流行性脑脊髓膜炎暴发型　　　E. 流行性乙型脑炎

3-56-2. 有助于确诊的检查为（ ）

A. 血、脑脊液涂片找细菌+培养　　　B. 脑脊液常规检查　　　C. 大便检查+培养

D. 检查血清乙脑病毒特异性 IgM 抗体　　　E. 头颅 CT

3-56-3. 下列处理不正确的是（ ）

A. 抗结核治疗　　　B. 输液维持内环境稳定

C. 第三代头孢菌素抗感染治疗　　　D. 营养支持治疗　　　E. 保持呼吸道通畅

（程明亮）

第八节　白　喉

【学习要点】

1. 掌握白喉的流行病学、临床表现、诊断。

2. 掌握咽白喉的分型，熟悉白喉常见的并发症。

3. 掌握白喉的治疗，建立白喉诊断及鉴别诊断的思路。

案例 3-8

患者，男，31 岁。因"咽痛、发热、全身不适、肌肉酸痛 6 天"就诊。

患者 6 天前出现咽部疼痛，发热，全身不适，肌肉酸痛伴食欲减退，恶心呕吐，头痛头晕，休息后不能缓解。既往体健，无类似症状，有与白喉患者接触史。否认传染病史，否认药物过敏史，否认手术、外伤史及输血史。

体格检查：T 40.2℃，P 102 次/分，R 26 次/分，BP 110/75mmHg。神志淡漠，面色苍白。咽部充血，扁桃体Ⅲ度肿大，表面覆有灰白色假膜，范围超出扁桃体之外（达咽后壁），不易剥离。颌下淋巴结肿大，有压痛，周围软组织水肿，似"牛颈"。发音嘶哑。心率快。腹部平软，无压痛和反跳痛。血常规：WBC $19×10^9$/L，N 0.86。

【问题】

1. 该患者的可能的诊断是什么？

2. 需要做哪些检查？

3. 如何进一步治疗？

白喉（diphtheria）是由白喉棒状杆菌（*Corynebacterium diphtheriae*）经空气飞沫传播引起的急性呼吸道传染病。临床特征为咽、喉、鼻等处灰白色假膜形成和全身毒血症症状，严重者可并发心肌炎和周围神经麻痹。

【病原学】

白喉棒状杆菌简称白喉杆菌，为革兰氏阳性细菌，长 3 ～ 4μm，宽 0.5 ～ 1μm，菌体一端或两

端膨大呈鼓槌状，形态常呈 Y、L、V 形或栅栏样。不运动、无假膜、不产生芽孢。体内含有浓染的异染颗粒，染色时呈现不同的颜色，是白喉杆菌形态学诊断的重要依据。

白喉杆菌在普通培养基上均能生长，在加血或血清培养基中生长旺盛。生长最适温度为 34～37℃，在含亚硝酸钾培养基上按其菌落形态和生化反应可分为重型、轻型及中间型，以往认为轻型多产生喉白喉，中间型和重型多为流行株，引起的病情较重。但目前认为三型产生的毒素是相同的，可以引起同样的临床表现。

白喉杆菌产生的外毒素，又称白喉毒素，是致病的主要因素。完整的白喉毒素是一条含精氨酸的多肽链，经蛋白酶水解后，分为 A 和 B 两个片段，其中 A 片段具有酶活性，是主要致病因子，B 片段能与细胞受体结合，介导 A 片段进入细胞内发挥毒性作用。白喉毒素具有强烈的细胞毒作用，能抑制敏感细胞正常合成蛋白质，从而破坏细胞的正常生理功能，引起组织细胞变性坏死。

白喉杆菌对寒冷和干燥有较强抵抗力，在干燥的假膜中能存活 3 个月。对常用的消毒剂如碘酊、酚、漂白粉等敏感，58℃ 10 分钟或煮沸 1 分钟即可杀死白喉杆菌。

【流行病学】

（一）传染源

患者和白喉带菌者是本病传染源。在潜伏期末即从呼吸道分泌物中向外排菌，具有传染性。流行期人群带菌率可达 10%～20%，恢复期带菌率为 10% 左右。因此，轻型、不典型患者和无症状带菌者在流行病学上更有意义。

（二）传播途径

本病主要经呼吸道飞沫传播，也可经食物、玩具及物品间接传播。偶尔可经破损的皮肤传播。

（三）易感人群

本病人群普遍易感，新生儿经胎盘可获得免疫力，抗体水平在出生后 3 个月后明显下降，1 岁后基本消失。患病后可产生针对外毒素的抗体，免疫力持久。预防接种或隐性感染可获得特异性免疫力。

（四）流行特征

本病见于世界各地，以温带多见，热带较少，以散发为主。实施计划免疫后儿童发病数明显下降，发病年龄向后推迟。全年可有发病，但以秋冬和初春季为多见。

【发病机制与病理解剖】

1. 发病机制　白喉杆菌侵袭力较弱，侵入上呼吸道黏膜后，仅在表层上皮细胞内繁殖，一般不侵入深部组织或血流。在白喉杆菌的繁殖过程中释放的外毒素不但可引起局部病变，还可引起全身性中毒性病变，是致病的主要因素。细菌造成局部组织的黏膜上皮细胞坏死，血管扩张，大量纤维蛋白渗出及白细胞浸润。外毒素对细胞的强烈毒性作用更加重了局部的炎症、坏死，大量渗出的纤维蛋白与坏死细胞及白细胞、细菌等凝结在一起覆盖在破坏的黏膜表面形成本病的特征性病变，即白喉假膜。假膜一般为灰白色，有混合感染时可呈黄色或污秽色，伴有出血时可呈黑色。假膜形成处及周围组织呈轻度充血肿胀。喉、气管和支气管被覆柱状上皮的部位形成的假膜与黏膜粘连。外毒素由局部吸收，引起全身毒血症症状。毒素吸收量可因假膜部位及范围不同而异。

2. 病理解剖　外毒素与各组织细胞结合后可引起全身性病理变化，其中以中毒性心肌炎和白喉性神经炎最显著。心脏早期常扩大，心肌常有浑浊肿胀及脂肪变性，以后可有多发性灶性玻璃样变，心肌坏死及单核细胞浸润，传导束也可被累及，最后可有结缔组织增生。神经炎以外周神经为主，髓鞘常呈脂肪变性，神经轴断裂。感觉神经和运动神经均可受累，但主要为运动神经，第 IX 和第 X 对脑神经最易受累。肾脏可呈浑浊肿胀及肾小管上皮细胞脱落。肾上腺可有充血、退行性变或出血。肝细胞可脂肪变性，肝小叶可有中央坏死。

温馨提示　毒素吸收量与假膜所在部位及广泛度有关。假膜范围大，毒素吸收多，症状重。

【临床表现】

本病潜伏期 1～10 天，多为 2～5 天，潜伏期末可具传染性。按假膜所在部位白喉可分为以下类型。

1. 咽白喉　最常见，占发病人数的 80% 左右，根据病变范围和症状轻重又可分为如下几种。

（1）轻型：假膜局限于扁桃体上，呈点状或小片状，发热和全身症状轻微，数日后症状可自然消失。易误诊为急性扁桃体炎。在白喉流行期间应加注意。

（2）普通型：起病缓慢，表现为咽痛、轻至中度发热、食欲减退、乏力、恶心呕吐等。咽部充血，扁桃体肿大。24小时即可有灰白色片状假膜形成，假膜边缘清楚，不易剥离，强行剥离则基底面出血（图3-4）。可有颌下淋巴结肿大压痛。若未及时有效治疗可向重型发展。

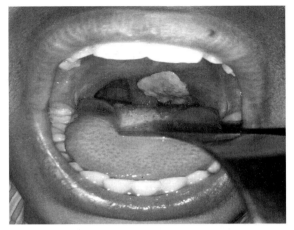

图 3-4 白喉假膜

（3）重型：全身症状重，体温常超过39℃，面色苍白，恶心，呕吐。假膜广泛而厚，可扩大至腭弓，腭垂及咽后壁。假膜呈色灰黄污秽，伴口臭。可有淋巴结肿大和周围软组织水肿。

（4）极重型：起病急、进展快。假膜较重型更广泛，污黑色，伴有腐败口臭味。颈部因软组织水肿而似"牛颈"。体温可高达40℃，伴有呼吸急促、烦躁不安、面色苍白、口唇发绀。可有心脏扩大、心律失常或中毒性休克、严重的周围神经炎等，抢救不及时常易死亡。

2. 喉白喉 大多由咽白喉扩散至喉部所致，亦可为原发性，原发性喉白喉占25%左右。多见于1～5岁小儿。起病较缓，伴发热，特征性表现为"犬吠"样咳嗽，声音嘶哑，甚至失音。同时由于喉部有假膜、水肿和痉挛而引起呼吸道阻塞症状，吸气时可有蝉鸣音，严重者吸气时可见"三凹征"，患者呈现惊惶不安和发绀。喉镜检查可见喉部红肿和假膜。假膜有时可伸展至气管和支气管，假膜脱落可因窒息而死亡。

3. 鼻白喉 少见。指前鼻部白喉而言，后鼻部白喉乃咽白喉的一部分。鼻白喉可单独存在，或与喉白喉、咽白喉同时存在。多见于婴幼儿，原发于鼻部者较多。病变范围小，全身症状轻微，有张口呼吸或觅乳困难等。主要表现为浆液血性鼻涕，以后转为厚脓涕，有时可伴鼻出血，常为单侧性。鼻孔周围皮肤发红、糜烂及结痂，鼻前庭或中隔上可见白色假膜。未经治疗者常迁延不愈。

4. 其他部位白喉 不多见。皮肤白喉及外阴、脐、食管、中耳、眼结膜等处偶尔可发生白喉。全身症状轻。此种病例虽不多，但在疾病传播上有其重要性。

【实验室检查】

1. 常规实验室检查 白细胞计数轻至中度升高，中性粒细胞百分比增高，严重时可出现中毒颗粒，可有血小板减少。部分患者尿常规可见白细胞、红细胞和蛋白质。

2. 细菌学检查 在假膜与黏膜交界处取标本以提高阳性率，进行涂片检查和培养。细菌涂片为革兰氏阳性杆菌，当用2%亚碲酸钾溶液涂抹假膜变为黑色或深灰色时，提示有棒状杆菌感染。确诊需行细菌培养或白喉杆菌毒力试验。当临床上高度怀疑白喉杆菌感染时，需用特殊培养基（Loffler或Tinsdale血清培养基）进行培养。

3. 血清学检查 采用荧光抗体法，在荧光显微镜下检测白喉杆菌，可早期诊断。

4. 聚合酶链反应（PCR） PCR检测白喉毒素基因的A片段，阳性提示存在该毒素基因，但不能确定有白喉杆菌持续产毒素，需进一步进行细菌培养确诊。阴性有助于排除白喉杆菌感染。

案例3-8【临床特点】

（1）患者为青年男性，有与白喉患者接触史。

（2）有咽痛，发热，全身中毒症状重。

（3）T 40.2℃，呼吸、心率较快，咽部充血，扁桃体肿大，表面覆有灰白色假膜，范围超出扁桃体之外（达咽后壁），不易剥离。颌下淋巴结肿大压痛，周围软组织水肿，似"牛颈"。

（4）血常规：WBC $19×10^9$/L，N 0.86。

初步诊断：咽白喉（极重型）。

需进一步行细菌学检查确诊。

【并发症】

1. 中毒性心肌炎　是本病最常见的并发症，也是本病死亡的主要原因。常见于重型白喉，多发生在病程的第 2 ～ 3 周。临床上表现为极度乏力，面色苍白，呼吸困难，听诊心率加快或减慢、心律不齐。心电图显示 T 波或 ST 段改变，或传导阻滞、心律失常，严重者出现心力衰竭。

2. 周围神经麻痹　多见于病程的第 3 ～ 4 周。以运动神经受损较为多见，常表现为软腭麻痹，出现鼻音声重、进食呛咳及腭垂反射消失等症状。其次为颜面肌、眼肌及四肢肌麻痹等。一般在数周内恢复，多无后遗症。

3. 支气管肺炎　多见于幼儿，常为继发感染。

4. 其他细菌继发感染　白喉可继发其他细菌感染，造成急性咽峡炎、颈部淋巴结炎、中耳炎、败血症等。

【诊断与鉴别诊断】

1. 诊断　白喉的诊断主要依据流行病学资料和临床表现。秋冬或早春季节，当地有本病流行或散发；或患者于病前 1 周内有与白喉患者接触史，出现典型临床表现者，包括发热、咽痛、咽部黏附灰白色假膜，以及全身乏力、淋巴结肿大等全身中毒症状，同时从呼吸道分泌物或黏膜病变处培养到白喉杆菌或毒力试验阳性可确诊。对临床上高度怀疑白喉杆菌感染的病例，需从假膜与黏膜交界处取标本进一步做白喉细菌培养和白喉毒力试验以明确诊断。

2. 鉴别诊断　白喉需要与下列疾病相鉴别。

（1）链球菌性扁桃体炎：起病急、高热咽痛、扁桃体上有点状黄色渗出物。

（2）樊尚咽峡炎：咽部有坏死，溃疡和假膜。伴有牙龈坏死及炎症。

（3）急性喉炎：症状重，呼吸困难，有周期性，日轻夜重，咽部无假膜。

（4）变态反应性喉水肿：突然发病，有变态反应史。

【治疗】

1. 一般治疗　白喉患者应严格卧床休息，轻症者 2 周，重症者 4 周，如有心肌炎则需延长到 6 周以上。患者需进高热量流质饮食，维持水与电解质平衡，注意口腔护理，保持室内通风和湿度。

2. 病原学治疗　早期使用抗毒素和抗生素是治疗成功的关键。

（1）抗毒素：白喉抗毒素（diphtheria antitoxin，DAT）治疗是本病的特异性治疗方法。由于白喉抗毒素不能中和进入细胞内的外毒素，宜尽早、足量使用。用量按假膜部位、中毒症状、治疗早晚而定，轻中型为 3 万～ 5 万 U，重型为 6 万～ 10 万 U；治疗晚者加大剂量；喉白喉适当减量。

温馨提示　用 DAT 后假膜可能脱落造成堵塞气道，DAT 静脉注射 30 分钟达血峰浓度，肌内注射需 24 小时。重型及治疗晚者常将其稀释于 100 ～ 200ml 葡萄糖液中缓慢静脉滴注。注射前皮试过敏者采用脱敏疗法。

（2）抗生素：可抑制白喉杆菌生长，缩短病程和带菌时间。首选药物为青霉素 G，它对各型白喉均有效，每天 80 万～ 160 万 U，分 2 ～ 4 次肌内注射，连用 5 ～ 10 天；也可用红霉素，每天 10 ～ 15mg/kg，分 4 次口服。也可用阿奇霉素或头孢菌素治疗，疗程 7 ～ 10 天，并发细菌性肺炎应根据药敏试验选用相应抗生素控制感染。

3. 对症治疗　并发心肌炎或中毒症状重者可用肾上腺皮质激素，并酌情用镇静剂。喉梗阻或脱落假膜堵塞气道者可行气管切开或喉镜取膜，软腭麻痹患者给予鼻饲，呼吸肌麻痹患者予呼吸机辅助呼吸。

案例 3-8【诊断与治疗】

（1）患者为青年男性，有与白喉患者接触史。

（2）有咽痛，发热，全身中毒症状重。

（3）T 40.2℃，呼吸、心率较快，咽部充血，扁桃体肿大，有灰白色假膜，范围广，不易剥离。颌下淋巴结肿大压痛，颈部水肿似"牛颈"。

（4）外周血 WBC 升高，为 $19×10^9$/L，N 0.86。

（5）取假膜与黏膜交界处标本涂片可见排列不规则的两端着色较深的棒状杆菌。

诊断：咽白喉（极重型）。

笔记栏

治疗：

（1）一般治疗：严格卧床 2～6 周。高热量流质饮食，维持水与电解质平衡。

（2）病原治疗：①抗毒素，6 万～10 万 U；②抗生素，首选青霉素 G，每天 80 万～160 万 U，分 2～4 次肌内注射。

（3）对症治疗：氢化可的松 200mg/d，静脉滴注，3 天。

【预防】

本病应采取以预防接种为主的综合措施。

1. 控制传染源 患者应按呼吸道传染病隔离至临床治愈，然后 2 次（隔日 1 次）咽拭子培养阴性者可解除隔离。接触者检疫 7 天，并用青霉素或红霉素治疗。

2. 切断传播途径 患者鼻咽分泌物及所用物品应严格消毒。呼吸道分泌物用双倍 5% 甲酚皂（来苏尔）或苯酚处理 1 小时；污染衣物或用具煮沸 15 分钟，不能煮沸的物品用 5% 甲酚皂浸泡 1 小时。

3. 保护易感人群 新生儿出生后 3 个月注射白喉类毒素-破伤风类毒素-百日咳菌苗三联疫苗，分别在 4、5 月龄和 18～24 月龄，肌内注射 3 次，6 岁时可加强注射 1 次。7 岁以上儿童首次免疫或流行期易感者，接种吸附精制白喉类毒素或吸附精制白喉和破伤风类毒素。密切接触的易感者可肌内注射白喉类毒素和抗毒素。

【复习思考题】

1. 白喉的流行病学知识点有哪些？

2. 极重型咽白喉的临床表现是什么？

【习题精选】

3-57. 患者，男，10 岁。突发高热、咽痛 6 小时入院，查体：T 39℃，R 23 次/分，扁桃体中度红肿，上覆灰白色假膜，颌下淋巴结肿大有压痛。双肺未闻及杂音。血常规：WBC 14.5×10⁹/L，N 0.88。

对患儿的诊断最可能的是（　　　）

A. 上呼吸道感染　　B. 咽白喉　　　　C. 流感　　　　D. 急性扁桃体炎　　E. 鹅口疮

3-58. 确诊白喉，下列处理措施错误的是（　　　）

A. 卧床休息 2 周以上　　　　　　　B. 白喉首选青霉素治疗

C. 须合用抗毒素和抗生素行病原治疗　　D. 抗毒素根据假膜范围大小、中毒症状轻重及治疗早晚而定

E. 中毒症状重者可用肾上腺皮质激素

3-59. 白喉的最常见并发症是（　　　）

A. 中毒性肝病　　　B. 中毒性肾病　　　C. 中毒性脑病　　　D. 中毒性心肌炎

E. 并发其他化脓感染

3-60. 抗生素能抑制白喉杆菌生长，缩短病程和带菌时间。治疗白喉时应首选的抗生素是（　　　）

A. 红霉素　　　　B. 庆大霉素　　　　C. 青霉素 G　　　D. 头孢菌素　　　E. 四环素

（卢明芹）

第九节　猩　红　热

【学习要点】

1. 掌握猩红热的病原学特点、临床表现、诊断、治疗。

2. 熟悉猩红热的流行病学、发病机制、鉴别诊断。

3. 了解猩红热的并发症、预防。

案例 3-9

患者，女，5 岁。因"发热、咽痛 3 天、皮疹 2 天"就诊。

患儿 3 天前无明显诱因出现发热，咽痛，最高体温 39℃，口服退热药效果不佳。2 天前咽痛加重，颈部、躯干部出现皮疹。

体格检查：T 38.2℃，神志清醒，面色潮红，口鼻周围发白，颈部、躯干部可见弥漫分布的充血性针尖大小的丘疹，压之褪色，肘窝处可见紫红色线状皮疹。舌覆白苔，舌乳头红肿，凸出于白苔之外，腭部可见出血性黏膜疹。扁桃体Ⅱ度肿大。心、肺、腹未见异常。

实验室检查：血常规示 WBC $12.5×10^9$/L，N 0.87。

【问题】

1. 该患者最可能的诊断是什么？

2. 确诊需要做的检查是什么？

3. 如何治疗？

猩红热（scarlet fever）是由 A 组 β 型溶血性链球菌感染所致的急性呼吸道传染病，临床表现为发热、咽峡炎、全身弥漫性充血性皮疹和退疹后明显脱屑。少数患者病后可出现变态反应性心脏、肾、关节损害。

【病原学】

链球菌按其细胞壁所含抗原的不同，可分为 A～U（无 I、J）19 组。引起猩红热的是 A 组 β 型溶血性链球菌（group A β-hemolytic streptococcus，GAS）。β 型溶血性链球菌，呈球形，直径 0.5～2.0μm，革兰氏染色阳性，有荚膜，无鞭毛和芽孢，易在含血的培养基上生长，并产生完全（β型）溶血。该菌对热和一般消毒剂敏感，60℃ 30 分钟致其死亡，在痰和脓液中可存活数周。

GAS 的致病力与菌体成分及其产生的毒素和蛋白酶有关。

1. 菌体成分

（1）细菌荚膜：在菌体的最外层，具有抗吞噬作用。

（2）M 蛋白：该菌有 M、R、T、S 四种表面抗原，M 蛋白是 GAS 的主要致病因子，可抵抗白细胞的吞噬作用，对中性粒细胞和血小板有免疫毒性作用。

（3）脂壁酸：对生物膜有较高的亲和力，有助于链球菌黏附于上皮细胞。

2. 毒素

（1）致热性外毒素：即红疹毒素，可致发热和皮疹，并能抑制吞噬系统和 T 细胞的功能，触发 Schwartzman 反应。链球菌能产生 A、B、C、D 四种抗原性不同的致热性外毒素，其抗体无交叉保护力。

（2）溶血素：分为 O 和 S 两种，能破坏红细胞、白细胞、血小板，损伤心脏。

3. 蛋白酶类

（1）链激酶（溶纤维蛋白酶）：可将血液中纤溶酶原激活为纤溶酶，溶解血块，阻止血液凝固，有利于细菌在组织内扩散。

（2）透明质酸酶（扩散因子）：能溶解组织间的透明质酸，有利于细菌在组织内扩散。

（3）链球菌 DNA 酶：能裂解具有高黏稠度的 DNA，从而破坏宿主的组织和细胞。

（4）烟酰胺腺嘌呤二核苷酸酶：可损害宿主的组织和细胞，破坏宿主的某些防卫能力。

（5）血清浑浊因子：抑制宿主的特异性和非特异性免疫反应，有利于细菌的感染和扩散。

【流行病学】

（一）传染源

本病传染源为患者和带菌者。GAS 引起的咽峡炎患者，排菌量大且不易被重视，是重要的传染源。

（二）传播途径

本病主要经空气飞沫传播，也可经皮肤伤口或产妇产道侵入，引起外科型或产科型猩红热。

（三）人群易感性

本病普遍易感，感染后人体可产生抗菌免疫和抗毒素免疫。抗菌免疫主要来自抗 M 蛋白的抗体，具有型特异性，对不同型的链球菌感染无保护作用。抗红疹毒素的免疫力较持久，不同血清型红疹毒素间无交叉免疫，若感染另一种红疹毒素的 A 组链球菌仍可再次发病。

（四）流行特征

在我国全年均可发病，但以冬春季多见。可发生于任何年龄，多见于 3 ～ 7 岁儿童。

【发病机制与病理解剖】

GAS 由呼吸道侵入，在咽部黏膜及局部淋巴组织不断增殖，产生毒素和蛋白酶，造成感染性、中毒性和变态反应性病变。

M 蛋白和脂壁酸可使细菌易于黏附在黏膜上皮，在咽部产生急性咽峡炎和扁桃体炎。通过 M 蛋白和细菌荚膜抵抗吞噬细胞的作用，在链激酶、透明质酸酶等的作用下，使局部炎症通过淋巴管或组织间蔓延，引起扁桃体周围脓肿、鼻窦炎、中耳炎、乳突炎、颈部淋巴结炎、蜂窝织炎等，少数重症患者细菌可侵入血流，出现脓毒血症及迁徙性化脓病灶。

GAS 产生的红疹毒素进入血液循环后，引起发热、头痛、食欲缺乏等全身毒血症状，并可使皮肤血管充血、水肿、上皮细胞增殖、白细胞浸润，以毛囊周围最为明显，形成典型的猩红热样皮疹。最后表皮死亡而脱落，形成脱屑。黏膜充血，有时呈点状出血，形成黏膜内疹。肝、脾、淋巴结等有不同程度的单核细胞浸润、充血及脂肪变性。心肌浑浊肿胀和变性，严重者有坏死。肾脏呈间质性炎症。偶见中枢神经系统有营养不良变化。

部分患者在病程第 2 ～ 3 周出现心脏、肾、关节滑膜组织等处的非化脓性炎症。心脏受累可出现心肌炎、心包炎和心内膜炎。

【临床表现】

潜伏期 1 ～ 7 天，一般为 2 ～ 3 天。

（一）普通型

在流行期间 95% 以上的患者属于此型。发热、咽峡炎和典型的皮疹为主要临床表现。

1. 发热　大多骤起畏寒、发热，多为持续性，重者体温可达 39 ～ 40℃，伴头痛、咽痛、食欲减退、全身不适等全身中毒症状。婴儿可有谵妄和惊厥。热度的高低和持续时间与皮疹的轻重及变化一致。

2. 咽峡炎　表现为咽痛，咽充血，扁桃体上可见点、片状分泌物。软腭充血水肿，可有米粒大的红色斑疹或出血点，即黏膜内疹，一般先于皮疹出现。颌下及颈部淋巴结可肿大，有压痛，一般为非化脓性。

3. 皮疹　多数自起病第 1 ～ 2 天出现，始于耳后、颈部及上胸部，常于 1 天内布满全身。典型皮疹为在皮肤充血发红的基础上均匀分布的针尖大小、密集的红色细小丘疹，压之褪色，触之似砂纸，伴有痒感。部分患者可见带黄白色脓头且不易破溃的皮疹，称为"粟粒疹"（图 3-5A）。严重患者可有出血疹。面部潮红，可有少量皮疹，口鼻周围发白，称"环口苍白圈"（图 3-5B）。在皮肤皱褶处如腋窝、肘窝、腹股沟处可见皮疹密集或由于摩擦出血呈紫色线状，称为"帕氏线"（Pastia 线）。皮疹于 48 小时内达高峰，然后按出疹顺序消退，2 ～ 3 天退尽，重者可持续 1 周。疹退后皮肤按出疹顺序脱屑，脱屑的程度与皮疹的轻重一致，轻者呈糠屑状，重者可呈片状（图 3-5C）。病初起时，舌覆白苔，舌乳头红肿，凸出于白苔之上，以舌尖及边缘处显著，称"草莓舌"。2 ～ 3 天后白苔开始脱落，舌面光滑呈肉红色，并可有浅表破裂，乳头仍突起，称"杨梅舌"。

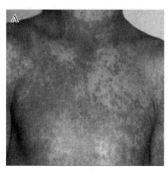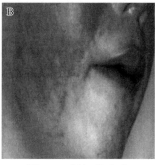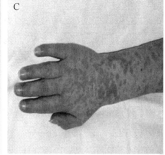

图 3-5　猩红热皮疹

A. 粟粒疹；B. 环口苍白圈；C. 脱屑

近年来轻型患者较多，常仅有低热、轻度咽痛等症状；皮疹稀少，消退较快，脱屑较轻，但仍可引起变态反应性并发症。

（二）脓毒型

脓毒型表现为严重的化脓性病变，咽部红肿，渗出脓液，甚至发生溃疡及坏死，常可波及邻近组织，形成化脓性中耳炎、鼻窦炎、乳突炎及颈部淋巴结炎，甚至颈部软组织炎等迁延性化脓性病变，还可引起败血症。

（三）中毒型

中毒型全身毒血症状明显。表现为高热、头痛、剧烈呕吐、出血性皮疹，甚至神志不清，可有中毒性心肌炎及感染性休克。咽峡炎不重，但皮疹很明显，可为出血性。发生休克时，皮疹常变成隐约可见。此型病死率高，目前少见。

（四）外科型及产科型

外科型及产科型病原菌由伤口或产道侵入，伤口周围先出现皮疹，随后延及全身。常无咽峡炎，全身症状大多较轻，预后较好。可从伤口分泌物中培养出病原菌。

【实验室检查】

1. 血常规 白细胞总数增高可达（10～20）×10^9/L，中性粒细胞占80%以上，严重患者可出现中毒颗粒，出疹后嗜酸性粒细胞增多，占5%～10%。

2. 尿液 可有少量蛋白，多为一过性。并发肾炎时，蛋白增加，出现红细胞、白细胞和管型。

3. 血清学检查 可用免疫荧光法检测咽拭子涂片进行快速诊断。

4. 病原学检查 咽拭子或脓液培养，分离出 GAS。

【诊断与鉴别诊断】

1. 诊断 骤起发热、咽峡炎、典型皮疹、口周苍白圈、草（杨）梅舌、帕氏线、恢复期脱皮等，为猩红热的特点。典型血常规改变。咽拭子、脓液培养获得 GAS。当地有猩红热流行，或有与猩红热、咽峡炎患者接触史，有助于诊断。

2. 鉴别诊断

（1）麻疹：有明显的上呼吸道卡他症状，第3～4病日出疹，呈大小不等、形状不一、暗红色斑丘疹，皮疹之间有正常皮肤，面部皮疹多，口腔黏膜斑，白细胞计数正常或减少。

（2）风疹：起病第1天出疹。开始呈麻疹样皮疹，后融合成片，类似猩红热，但无弥漫性皮肤潮红。咽部无炎症，耳后淋巴结常肿大。退疹时无脱屑。风疹病毒特异抗体效价上升。

（3）药疹：有用药史。皮疹呈多样化表现，分布不均匀。全身症状轻，与皮疹的严重程度不相符。通常药停疹退。

（4）金黄色葡萄球菌感染：有些金黄色葡萄球菌亦能产生红疹毒素，可引起猩红热样皮疹。鉴别主要靠细菌培养。本病进展快，预后差，应提高警惕，根据药敏试验给予抗生素治疗。

> **案例 3-9【诊断及鉴别诊断】**
>
> **1. 诊断** 猩红热。
>
> **2. 鉴别诊断** 主要与麻疹鉴别：该患儿有发热、皮疹表现，需与麻疹相鉴别；麻疹病初有明显的上呼吸道卡他症状，第3～4病日出疹，呈大小不等、形状不一、暗红色斑丘疹，皮疹之间有正常皮肤，口腔黏膜斑及白细胞计数正常或减少为重要区别。且该患儿咽拭子培养A组溶血性链球菌阳性，麻疹 IgM 抗体阴性，排除了麻疹，进一步明确为猩红热。

【治疗】

1. 一般治疗 呼吸道隔离。急性期卧床休息，中毒症状严重者可给予静脉补液。

2. 病原治疗 首选青霉素。普通型，成人每次80万 U，2～4次/日，儿童2万～4万 U/kg，分2～4次，肌内注射或静脉滴注，疗程5～7天。中毒型，成人800万～2000万 U/d，儿童10万～20万 U/（kg·d），分2～3次静脉滴注，连用10天，或热退后再用3天。青霉素过敏者可用红霉素，成人1.5～2g/d，分4次静脉滴注，儿童20～40mg/（kg·d），分3～4次口服或静脉滴注，疗程7～10天。也可用复方磺胺甲噁唑（SMZ-TMP），成人每日4片，分2次口服，小儿酌减。或可选用林可霉素、头孢菌素等。

3. 对症治疗 若发生感染中毒性休克，要积极抗感染、补充血容量、纠正酸中毒、给血管活性药物。对化脓病灶，必要时切开引流或手术治疗。

案例3-9【治疗】

1. 一般治疗 卧床休息，呼吸道隔离。

2. 病原治疗 患儿青霉素皮试阴性，给予青霉素治疗7天，症状消失，体温正常，血常规正常，咽拭子培养阴性，治愈出院。

【预防】

1. 管理传染源 治疗7天以上，咽拭子培养3次阴性且无化脓性并发症出现，可解除隔离。咽拭子培养持续阳性者应延长隔离期。按入院先后顺序对住院患者进行隔离。儿童机构或新兵单位发现患者后，应严密观察接触者（包括儿童及工作人员）7天，认真进行晨间检查，有条件者可做咽拭子培养，检疫至最后一个患者发病满1周为止。

2. 切断传播途径 流行期间应避免到公共场所，住房应注意通风。接触患者时应戴口罩。患者的分泌物应随时消毒。

3. 保护易感者 目前无疫苗。

【复习思考题】

1. 猩红热的病原学特点是什么？

2. 猩红热的典型临床表现是什么？

3. 猩红热如何治疗？

【习题精选】

3-61. 猩红热的传播方式为（ ）

A. 呼吸道传播　　　B. 消化道传播　　　C. 血液传播　　　D. 虫媒传播　　　E. 母婴传播

3-62. 猩红热与麻疹鉴别诊断最有意义的是（ ）

A. 患者年龄　　　B. 体温高低　　　C. 咽部充血　　　D. 头痛、全身酸痛

E. 出疹时间及皮疹特点

3-63. 猩红热的潜伏期一般为（ ）

A. 1～2天　　　B. 2～3天　　　C. 3～5天　　　D. 5～7天　　　E. 7～14天

3-64. 确诊猩红热的检查是（ ）

A. 咽拭子或脓液中分离出B组溶血性链球菌

B. 咽拭子或脓液中分离出A组溶血性链球菌

C. 咽拭子或脓液中分离出表皮葡萄球菌

D. 咽拭子或脓液中分离出金黄色葡萄球菌

E. 补体结合试验

3-65. 与猩红热有关的致病物质不包括（ ）

A. 脂壁酸　　　B. M蛋白　　　C. 血清混浊因子　　　D. 皮肤坏死毒素　　　E. 透明质酸酶

3-66. 猩红热病原治疗首选药物是（ ）

A. 红霉素　　　B. 氯霉素　　　C. 青霉素　　　D. 链霉素　　　E. 四环素

3-67. 下列有关猩红热的描述，不正确的是（ ）

A. 全年皆可发病，温带以冬春季节发病较多

B. 发热呈持续性，体温可达39℃左右，自然病程约1周

C. 可出现"草莓舌"和"帕氏线"

D. 尿常规检查一般无明显异常

E. 发热程度及热程与皮疹多少及消长无关

3-68. 猩红热的传染源是（ ）

A. 患者　　　B. 带菌者　　　C. 咽峡炎患者　　　D. 患者、带菌者、咽峡炎患者

E. 人感染猪链球菌病患者

3-69. 猩红热仍可再次发病的原因是（　　）

A. 患者抵抗力弱　　　B. 抗菌治疗不彻底　　C. 细菌变异　　　　　D. 季节因素

E. 抗体各型之间无交叉保护力

3-70. 猩红热的特征性表现是指（　　）

A. 发热、咽峡炎、发热后 24 小时内开始发疹　　　　B. 发热、口腔黏膜斑、皮疹

C. 发热、咽峡炎、草莓舌　　　　　　　　　　　　　D. 发热、咽峡炎、帕氏线

E. 发热、猩红色皮疹、草莓舌

（马　臻）

第十节　结　核　病

【学习要点】

1. 掌握结核病的定义、临床表现、临床类型、诊断及鉴别诊断要点、抗结核药物规范化使用及常见不良反应。

2. 熟悉结核病的流行病学、实验室检查及预防。

3. 了解结核病的病原学特点、发病机制与病理解剖、并发症。

案例 3-10

患者，男，28 岁。因咳嗽、咳痰、午后低热 2 个月入院。

入院前 2 个月患者"感冒"后出现咳嗽，咳少量黏痰。午后至午夜常发热，但均未超过 38℃。曾在当地卫生院按"肺炎"给予抗炎、对症治疗，效果不佳。近日上述症状加重，夜间咳嗽，入睡困难，并渐感乏力、消瘦、食欲差。

体格检查：T 37.8℃，P 80 次/分，R 20 次/分，BP 110/70mmHg。消瘦，心脏查体未见明显异常，双肺呼吸音粗，左肺锁骨上下区可闻及细湿啰音，腹部查体未见明显异常。

辅助检查：Hb 95g/L，WBC $4.4×10^9$/L，N% 56%，ESR 26mm/h。PPD 试验：局部硬结直径为 23mm。晨痰涂片抗酸染色呈阳性。胸片示左肺锁骨上下可见小片云絮状影，密度较淡。

【问题】

1. 患者的初步诊断及诊断依据是什么？

2. 主要与哪些疾病相鉴别？

3. 建议患者进一步做哪些项辅助检查？

4. 治疗原则是什么？

结核病（tuberculosis，TB）是一种严重危害人类健康的慢性传染病，由结核分枝杆菌（*Mycobacterium tuberculosis*）引起，以肺结核最为常见，主要病理学改变为结核结节、浸润、干酪样变和空洞形成。临床多呈慢性过程，表现为长期低热、咳痰、咯血等。除肺外尚可侵袭浆膜腔、淋巴结、泌尿生殖系统、肠道、肝脏、骨关节和皮肤等多种脏器和组织。

【病原学】

结核分枝杆菌（简称结核杆菌）属放线菌目、分枝杆菌科、分枝杆菌属，包括人型、牛型、鸟型和鼠型等类型。对人类致病的主要为人型（标准株 H37Rv），牛型少见。结核杆菌细长直或稍弯曲，两端微钝，长 1～4μm，宽 0.3～0.6μm。无芽孢、无鞭毛、不能活动。该菌属于专性需氧菌，在 35～40℃范围内均可生长，最适生长温度为 37℃，呈缓慢分枝生长，至少培养 2～4 周才有可能见到菌落。不易染色，但着色后可抵抗酸性乙醇脱色，故又称为抗酸杆菌。对外界抵抗力较强，耐干燥，在干痰中可存活 6～8 个月；对热、紫外线、乙醇比较敏感，煮沸 1 分钟或使用 5%～12% 甲酚皂（来苏尔）2～12 小时、75% 乙醇 2 分钟均可将其灭活。

结核杆菌菌体含类脂质、蛋白质和多糖类。菌体成分在赋予其抗酸性、多态性和抵抗力强等特性的同时，也和诱导宿主免疫反应及导致结节性病理变化等致病性相关。如索状因子（双分枝菌酸

海藻糖脂）能抑制白细胞游走，引起慢性肉芽肿；磷脂能促进单核细胞增生，使吞噬细胞转为类上皮细胞，形成结核结节；蜡质 D 可激发机体产生迟发型超敏反应；菌体蛋白使机体发生变态反应。

在一些特定的条件下，结核杆菌的形态、致病力、药物敏感性等特性可发生改变，如形成 L 型细菌、产生耐药菌株等。耐药性为结核杆菌重要的生物学特性，按其产生机制可分为选择性突变耐药、适应性耐药、质粒介导耐药及交叉耐药等类型；从细菌流行病学角度可分为原发耐药和继发耐药。

温馨提示 耐药的产生主要与基因突变有关，如利福平耐药与 *rpoB* 基因突变有关，异烟肼耐药与 *ahpC*、*inhA*、*katG* 基因突变相关。耐药的发生常由不合理的抗菌治疗引起。此外，药品质量差、患者吸收障碍、治疗依从性差、HIV 感染等也与耐药发生有关。耐药结核病（drug resistant tuberculosis，DR-TB）是指结核病患者感染的结核分枝杆菌被体外试验证实对 1 种或多种抗结核药物耐药。DR-TB 一般分为以下 4 类。①单耐药结核病（mono-drug resistant tuberculosis，MR-TB）：结核病患者感染的结核分枝杆菌经体外试验证实对 1 种一线抗结核药物耐药；②多耐药结核病（poly-drug resistant tuberculosis，PR-TB）：结核病患者感染的结核分枝杆菌经体外试验证实对 1 种以上的一线抗结核药物耐药，但不包括同时耐异烟肼、利福平；③耐多药结核病（multidrug resistant tuberculosis，MDR-TB）：结核病患者感染的结核分枝杆菌经体外试验证实至少同时对异烟肼、利福平耐药；④广泛耐药结核病（extensive drug resistant tuberculosis，XDR-TB）：结核病患者感染的结核分枝杆菌体外试验被证实除至少同时对异烟肼、利福平耐药外，还对任何氟喹诺酮类药物产生耐药，以及 3 种二线抗结核注射药物（卷曲霉素、卡那霉素和阿米卡星）中的至少 1 种耐药。

【流行病学】

（一）传染源

本病传染源是排菌的患者和动物（主要是牛）。排菌的开放性肺结核患者是主要传染源。经正规化疗后，随着痰菌排量减少传染性降低。

（二）传播途径

本病以呼吸道传播为主。肺结核患者咳嗽、打喷嚏排出的结核杆菌悬浮在飞沫核中播散，健康人吸入可致感染；随尘埃吸入干燥痰中结核杆菌也可感染。其他途径如饮用带菌的牛奶经消化道感染、患病孕妇母婴传播及经皮肤伤口感染均少见。

（三）易感人群

本病人群普遍易感。婴幼儿、青春后期及老年人发病率较高。社会经济发展水平低下的人群因居住拥挤、营养不良等原因发病率较高。患糖尿病、硅沉着病（硅肺病）、恶性肿瘤以及过度劳累、妊娠等易诱发结核病。免疫抑制状态（如器官移植、艾滋病）患者尤其易好发结核病。

（四）流行现状

结核病在 21 世纪仍然是严重危害人类健康的主要传染病，是全球关注的公共卫生和社会问题，也是我国重点控制的主要疾病之一。当今，在全球 30 个结核病高负担国家中我国估算结核病发病数位居第 2 位，仅次于印度。伴随结核杆菌/HIV 双重感染患者人数持续增加，防治工作更待加强；中西部地区、农村地区结核病防治形势严峻。

温馨提示 自 20 世纪 80 年代以来，在结核病疫情很低的发达国家或原结核疫情较严重的发展中国家，结核病疫情出现明显回升并呈现全球恶化趋势。WHO 于 1993 年宣布结核病处于"全球紧急状态"，动员和要求各国政府大力加强结核病的控制工作以遏制这次结核病危机，同时将积极推行 DOTS 策略。1995 ～ 2010 年间，各国采用 DOTS 的结核病患者为 5500 万例，其中 4400 万例结核病患者已治愈，约 700 万例结核病患者免于死亡。2016 年全球约有 1040 万例新发结核病患者，其中 167 万例死于结核病。特别是 2018 年以来，伴随着 MDR-TB 和 XDR-TB 患者的日益增多，结核病的防控工作面临前所未有的挑战。根据 WHO《2021 年全球结核病报告》，2020 年估计全球新发结核病患者 987 万例，发病率为 127/10 万。我国 2020 年估算的结核病新发患者人数为 84.2 万例（2019 年为 83.3 万例），估算结核病发病率为 59/10 万（2019 年为 58/10 万）。

笔记栏

【发病机制与病理解剖】

（一）发病机制

1. 细胞介导免疫（cell mediated immunity，CMI） 结核病最主要的免疫保护机制是细胞免疫。人体受结核杆菌感染后，首先是巨噬细胞做出反应，肺泡中的巨噬细胞大量分泌 IL-2、IL-6、INF-γ、TNF-α 等细胞因子，使淋巴细胞和单核细胞聚集到结核杆菌入侵部位，逐渐形成结核肉芽肿，限制结核杆菌扩散并将其杀灭。T 细胞与巨噬细胞相互作用和协调，对完善免疫保护作用非常重要。T 细胞有识别特异性抗原的受体，CD4+ T 细胞促进免疫反应，在淋巴因子作用下分化为第一类和第二类辅助性 T 细胞（Th1 和 Th2）。细胞免疫保护作用以 Th1 为主，Th1 促进巨噬细胞的功能和免疫保护力。

2. 迟发型超敏反应（delayed type hypersensitivity，DTH） 是机体再次感染结核杆菌后对细菌及其产物（结核蛋白及脂质 D）产生的一种超常免疫反应。结核杆菌皮下注入未受染的豚鼠，10 ~ 14 天后局部形成结节、溃疡、淋巴结肿大，最后豚鼠因周身结核杆菌播散而死亡；而对 3 ~ 6 周前少量结核杆菌感染和结核菌素皮肤试验阳转的豚鼠，再注射等量的结核杆菌，2 ~ 3 天后局部迅速形成表浅溃疡，继之较快愈合，无淋巴结肿大、全身播散及死亡，此即为 Koch 现象。前者为初次感染；后者为再次感染，局部剧烈反应说明超敏反应参与，但因获得免疫力病灶趋于局限。Koch 现象可解释原发型结核和继发性结核的不同发病机制。人体感染结核杆菌后仅 5% 发病为原发型肺结核；5% 的人在免疫力低下时发病称为继发性肺结核；90% 的人终身不发病。初次感染的结核杆菌潜伏于淋巴结处，或随菌血症到全身脏器潜伏，成为肺外结核发病的来源。

（二）病理改变

1. 基本病变 有渗出、增生和变质三种基本病变，结核结节和干酪性坏死是特征性病变。渗出型病变往往出现在机体免疫力弱、致敏淋巴细胞活性高时，表现为组织充血、水肿，中性粒细胞、淋巴细胞及巨噬细胞浸润，纤维蛋白渗出等。当结核杆菌数量少而致敏淋巴细胞增多时则形成增生型病变，即结核结节形成。结节中央为朗格汉斯细胞（Langerhans cell），周围是类上皮细胞及淋巴细胞、浆细胞。结核性肉芽肿是增生型病变的另一种表现，多见于空洞壁、窦道及干酪坏死灶周围。当病变恶化变质时则表现为干酪性坏死。镜下组织细胞浑浊肿胀、胞质脂肪变性、胞核碎裂溶解；肉眼观坏死组织呈黄色乳酪样。三种病变常以某种病变为主，可相互转化、交错存在。

2. 病理演变 渗出型病变组织结构大体完整。机体免疫力提高或经有效化疗后病变可吸收。随着炎性成分吸收，结节性病灶中成纤维细胞和嗜银细胞增生，形成纤维化。轻微干酪型坏死可经过治疗吸收，遗留细小纤维瘢痕。局限的干酪病灶可脱水形成钙化灶。纤维化和钙化是机体免疫力增强、病变静止、愈合的表现。空洞壁可变薄，空洞可逐渐缩小、闭合，遗留瘢痕。未经化学治疗的干酪样坏死病变常发生液化或形成空洞，空洞久治不愈或严重免疫抑制可引起结核杆菌扩散，包括局部病灶蔓延邻近组织、支气管、淋巴管和血行播散到肺外器官。钙化灶或其他静止期结核杆菌可重新活跃。

【临床表现】

（一）临床类型

根据结核病的发病过程和临床特点，结核病可分为以下 5 型。

1. 原发型肺结核（Ⅰ型） 为初次感染结核杆菌后发病的肺结核，也称初染结核。包括原发综合征（primary syndrome）及胸内淋巴结结核。肺内原发灶、引流淋巴管炎及肺门淋巴结肿大，三者合称原发综合征。此型多见于儿童，多有结核病家庭接触史，偶尔发生于既往未受感染的成年人。原发灶好发于胸膜下通气良好的肺区（如上叶下部和下叶上部）。临床症状轻微，90% 以上患者为自限性。

2. 血行播散型肺结核（Ⅱ型） 包括急性血行播散型肺结核、亚急性血行播散型肺结核及慢性血行播散型肺结核三种类型。多由原发型肺结核发展而来，常见于儿童。在成人，原发感染后潜伏于病灶中的结核杆菌进入血液循环或因肺及其他脏器活动性结核病灶侵袭淋巴道而引起，结核杆菌短期大量入侵引起的急性血行播散型肺结核，临床上有严重的急性中毒症状，常伴结核性脑膜炎等肺外结核。少量结核杆菌入侵或机体免疫力较好时，表现为亚急性血行播散型结核及慢性血行播散型结核，病变局限于肺部。

3. 继发性肺结核（Ⅲ型） 包括浸润性肺结核、空洞性肺结核、干酪性肺炎、结核球及纤维空洞性肺结核。由初染后体内潜伏病灶中的结核杆菌重新活动和释放而发病，极少数可为外源性再感染所致，是成人肺结核最常见类型。因浸润病灶的大小和病变活动程度不同，临床表现差异很大。好发于肺上叶尖后段或下叶尖段。

4. 结核性胸膜炎（Ⅳ型） 是结核杆菌及其代谢产物进入处于高度过敏状态的胸膜引起的炎症。常发生于原发感染后数月，为播散型结核病的一部分。在病情发展的不同阶段有干性胸膜炎、渗出性胸膜炎及结核性脓胸等表现，以结核性渗出性胸膜炎最常见。

5. 其他肺外结核（Ⅴ型） 是结核杆菌感染了肺部以外的脏器而引起的临床结核病。肺外结核的发病大多发生在肺内初次感染的基础上，后经淋巴或血行途径播散至肺外某个或多个脏器。但其中大多不引发进行性病变，而处于"休眠状态"；当机体发生其他疾病或免疫机制受损时，才会产生活动性病变，引起某个或多个脏器的结核病。如结核性脑膜炎、骨关节结核、结核性腹膜炎、肠结核及泌尿生殖系统结核等。

（二）症状与体征

结核病的临床表现多种多样，与病灶的类型、性质和范围以及机体反应性有关。

1. 全身症状与体征 发热为结核最常见的全身性症状，常提示结核病的活动和进展。临床多数起病缓慢，长期低热，多见于午后或傍晚，可伴有倦怠乏力、盗汗、食欲减退、体重减轻等。病变扩展时可出现高热，呈弛张热、稽留热或不规则热，可伴畏寒等。可有多关节肿痛、四肢结节性红斑及环形红斑等结核性风湿病表现。

2. 呼吸系统症状与体征 咳嗽、咳痰、咯血和胸痛是肺结核的常见症状。一般咳嗽轻微、为干咳或少量黏液痰。有空洞形成或合并其他细菌感染时，痰可呈脓性。支气管结核可有刺激性呛咳、局限性哮鸣。肺结核患者可有不同程度咯血。当炎症波及壁层胸膜时，相应胸壁有刺痛，一般并不剧烈，可随呼吸和咳嗽加重。肺实变范围广或干酪性肺炎者有胸部叩诊浊音、支气管呼吸音、细湿啰音等体征。慢性空洞性肺结核患侧胸廓下陷、肋间隙变窄、气管和纵隔移位。渗出性胸膜炎伴积液者可有呼吸运动受限、胸部语颤减弱、叩诊为浊音、呼吸摩擦音、呼吸音减弱或消失等体征。

3. 其他系统表现 淋巴结结核（lymph node tuberculosis）常出现无痛性淋巴结肿大，可坏死液化、破溃、瘘管形成等。结核性心包炎（tuberculous pericarditis）除全身症状外，还有心前区疼痛、呼吸困难、心界扩大、颈静脉怒张等表现。结核性脑膜炎（tuberculous meningitis）全身中毒症状重，伴有头痛、呕吐、意识障碍等表现。结核性腹膜炎（tuberculous peritonitis）常有腹水或腹膜粘连，表现为发热、腹痛、腹胀、腹壁揉面感等。肠结核（intestinal tuberculosis）以回盲部多见，表现为消瘦、腹泻与便秘交替、腹部肿块等。肾、输尿管及膀胱结核有膀胱刺激征、血尿及脓尿等。肝、脾结核表现为发热、消瘦、贫血、肝脾大等。

【实验室与辅助检查】

（一）一般检查

外周血白细胞计数一般正常，可有血红蛋白降低。在急性进展期白细胞可增多，重症感染时可发生类白血病样血象。红细胞沉降率可增快，但无特异性。

（二）病原体检查

1. 涂片镜检 痰、尿、胸腔积液、粪便等各种分泌物、排泄物以及淋巴结穿刺吸引物涂片可查到抗酸杆菌，但阳性率低。痰涂片阴性不能排除肺结核，连续检查≥3次，可提高其检出率。最近，应用荧光染料标记肽核酸（PNA）的原位杂交法可显著提高结核杆菌的检测敏感度，对含菌量少的病例更有意义。

2. 病原菌分离 分离培养法灵敏度高于涂片镜检法，同时可鉴别非结核分枝杆菌，常作为结核病诊断的"金标准"。一般采用改良罗氏（Lowenstein-Jensen）培养基或米氏（Middlebrook）培养基，培养时间为4～6周，难以满足临床需要。

温馨提示 BACTEC 460系统培养基以Middlebrook 7H12为基础，加入标记^{14}C棕榈酸，故称为放射同位素液体培养法。无放射污染的BACTEC MGIT 960系统和BACTEC 9000 MB系统已应用于临床，真正实现了分枝杆菌快速、安全、无放射性检测。平均检出时间为14.4天，但设备和试剂昂贵。

3. 特异性核酸检测 核酸探针、PCR及DNA印迹杂交等可检测结核杆菌DNA。同位素标记探针进行DNA杂交只能检出约$1×10^6$以上个结核杆菌。PCR可测出1～100fg纯化结核杆菌DNA，相当于1～20个结核杆菌。实时PCR（real-time PCR）使扩增和检测同步进行，效果较好，但亦有假阳性。分子线性探针测定法即耐药结核分枝杆菌基因分型技术（GenoType MTBDR），是基于DNA-DNA杂交技术的同时使用多个探针，针对常见耐药突变位点进行检测，检测周期为5～7小时，可用于快速诊断XDR-TB和MDR-TB。结核分枝杆菌及利福平耐药检测（Xpert MTB/RIF）能快速诊断肺结核和肺外结核以及利福平耐药，已广泛使用。Xpert MTB/RIF Ultra技术是Xpert MTB/RIF技术的改良版，以熔解曲线技术替代实时荧光定量PCR技术，较Xpert的检测极限更低，检测的灵敏度显著提高，同时Ultra排除了rpoB基因$Q513Q$和$F514F$的沉默突变，克服了Xpert出现假阳性的部分限制。

基因芯片技术也已用于结核杆菌鉴定、耐药性检测、基因组分析等。基因测序是一种新型基因检测技术，通过对病原体的基因序列进行测定分析，并与标准序列对比，以实现对结核杆菌及其耐药性的精准检测。基质辅助激光解吸电离飞行时间质谱法（MALDI-TOF-MS）与基因测序技术进行结核杆菌耐药性检测一致率可达100%。

由于灵敏度、特异度差异，加之设备昂贵，对实验室的条件要求较高，所以如上检测手段目前尚不能完全取代传统的培养和药敏试验。

（三）免疫学检测

1. 结核菌素皮肤试验 结核菌素是结核杆菌的特异代谢产物，是鉴定人体是否感染结核杆菌和感染反应程度的一种生物制剂，包括旧结核菌素（old tuberculin，OT）和结核杆菌纯蛋白衍化物（purified protein derivative，PPD）。结核菌素试验广泛应用于检出结核杆菌的感染，而非检出结核病。我国应用的PPD主要有两种，一种是人结核杆菌制成的PPD-C，另一种是卡介苗（Bacillus Calmette-Guérin，BCG）制成的BCG PPD。以PPD 5IU（0.1ml）于前臂皮内注射，72小时后观察注射部位皮肤硬结直径：直径5～9mm为弱阳性；10～19mm为阳性反应，提示结核杆菌感染；成人强阳性（硬结节直径≥20mm或＜20mm但有水疱或坏死）提示活动性结核病可能；高浓度（100～250IU）仍阴性（硬结直径＜5mm）基本可排除结核病。

2. 血清学诊断 随着对分枝杆菌分子生物学和免疫学研究的深入，酶联免疫吸附试验、斑点免疫渗滤试验、间接荧光法、免疫印迹法和蛋白芯片等方法已应用于临床，检测血清、痰液、胸水等体液中相关抗体。近年来，采用ELISA/ELISPOT（酶联免疫吸附试验/酶联免疫斑点试验）定量检测全血/外周血单核细胞在结核菌特异性抗原刺激下释放γ-干扰素的水平，用于区分潜伏性结核分枝杆菌感染以及结核病，即γ-干扰素释放试验（interferon gamma release assay，IGRA）。目前已有两种较为成熟的方法，即Quanti FERON-TB GOLD试验（QFT-G）和T-SPOTTB试验，其对应的方法和试剂盒被FDA批准应用于临床。该方法具备灵敏、特异、快速的优点；缺点是操作较复杂，需特殊仪器设备，试剂费用较昂贵。

（四）影像学检查

影像学检查是诊断肺结核的重要手段，包括X线胸透、胸片、CT等。有助于对病变部位、范围、性质演变情况和治疗效果做出判断。X线胸片是诊断肺结核的常规首选方法，可见斑点状、密度较高、边缘清楚的结节影，或云雾状、密度较淡、边界模糊的渗出灶或环形透光的空洞。CT能提高分辨率，能准确显示纵隔肺门淋巴结、肺隐蔽区病灶与结节、空洞、钙化、支气管扩张等，对病变细微特征进行评价。

（五）内镜检查

内镜检查包括支气管镜、胸腔镜、电子肠镜、腹腔镜、膀胱镜等，对某些结核病可提供病原学和病理学诊断。

（六）活体组织检查

对不排菌的肺结核以及与外界不相通的脏器结核病，如淋巴结、骨、关节、肝、脾等，可通过活体组织来进行病原学和病理学诊断。

【并发症】

肺结核可并发气胸、脓气胸、支气管扩张、肺不张和肺源性心脏病等；结核性脑膜炎可并发脑疝、癫痫等；结核性心包炎可有心包缩窄、循环障碍等；肠结核可并发肠粘连、肠梗阻及肠出血等；生殖系统结核可并发不孕、不育症等。

【诊断】

（一）肺结核的诊断

肺结核的诊断须结合流行病学资料，临床表现与实验室、影像学辅助检查综合分析，主要的诊断依据为胸部 X 线、CT 检查及痰菌检查。

1. 肺结核临床诊断思路 出现下列情况应警惕本病的可能：①反复发作或迁延不愈的咳嗽、咳痰，或呼吸道感染正规抗菌治疗 3 周以上仍无效；②痰中带血或咯血；③长期发热（常为午后低热），可伴盗汗、乏力、体重减轻、月经失调；④肩胛区湿啰音或哮鸣音；⑤结节性红斑、关节疼痛、泡性结膜炎等表现而无免疫性疾病依据；⑥有渗出性胸膜炎、肛瘘或长期淋巴结肿大等病史；⑦密切接触开放性肺结核的婴儿或儿童等。

2. 肺结核临床诊断标准 患者有症状体征，检查到结核分枝杆菌阳性即可确诊。临床上痰检病原菌常阴性，患者有症状、体征怀疑肺结核时考虑为菌阴肺结核。菌阴肺结核是指 3 次痰涂片及一次培养阴性的肺结核，其诊断标准为：①典型肺结核临床症状和胸部 X 线表现；②抗结核治疗有效；③临床可排除其他非结核性肺部疾患；④ PPD（5TU）强阳性，血清抗结核抗体阳性；⑤痰结核菌 PCR+探针检测呈阳性；⑥肺外组织病理证实结核病变；⑦支气管肺泡灌洗液（bronchoalveolar lavage fluid，BALF）检出抗酸分枝杆菌；⑧支气管或肺部组织病理证实结核病变。具备①～⑥中 3 项或⑦～⑧条中任何 1 项可确诊。

3. 肺结核临床诊断格式 诊断肺结核时，应注明病变范围（左侧、右侧或双侧）、痰菌和初治与复治情况。痰菌检查记录格式：以涂（+），涂（–），培（+），培（–）表示。当患者无痰或未查痰时，则注明"无痰"或"未查"。

4. 肺结核活动性判定 根据症状、肺部 X 线及痰菌综合判断结核病变活动性。下列情况之一为进展期：新发现活动性病变；病变较前恶化、增多；新出现空洞或空洞增大；痰菌阳性。下列三项之一为好转期：病变较前吸收好转；空洞闭合或缩小；痰菌阴转。稳定期依据有：病变无活动性，空洞闭合，痰菌（每月查 1 次）连续 6 次阴性，空洞存在则须查痰菌连续阴性 1 年以上。

（二）肺外结核的诊断

肺外结核由于发病的部位不同，会出现不同的症状和体征，且结核杆菌的检出率低，因此，肺外结核的诊断应综合分析临床表现、治疗效果和辅助检查，必要时可通过各种途径的活检，经病理学证实确诊。

各种浆膜腔结核主要结合临床表现、浆液性渗出液化验检查等综合分析做出诊断。结核性脑膜炎根据亚急性或慢性非化脓性脑膜炎等特点综合分析判断。肠结核者胃肠 X 线及纤维结肠镜检查有助于诊断。骨关节及泌尿生殖系统等结核的诊断主要根据临床表现和影像学检查。淋巴结、肝、脾等结核病依赖于活体组织病理检查确诊。

【鉴别诊断】

结核病临床表现多种多样，易与许多疾病相混淆，临床应结合症状、体征、影像学及实验室资料作全面分析。

（一）肺炎

支原体、细菌性肺炎的胸部 X 线表现可与肺结核相似。支原体肺炎可在 2～3 周好转。细菌性肺炎常急起高热、胸痛、肺部大片炎症，须与干酪性肺炎相鉴别。前者痰可培养分离出致病菌，有效抗菌治疗 2～3 周炎症消失。

（二）肺脓肿

肺结核空洞须与肺脓肿相鉴别，后者起病急骤、高热、咳大量脓臭痰、血白细胞及中性粒细胞增高、痰细菌培养阳性。空洞型肺结核继发细菌感染应注意与慢性肺脓肿相鉴别。

（三）支气管扩张

支气管扩张表现为慢性反复咳嗽、咳痰，常为大量脓痰和反复咯血，应与慢性纤维空洞型肺结核相鉴别。痰查抗酸杆菌阴性、支气管碘油造影或胸部CT（特别是高分辨CT）检查有助于鉴别。

（四）肺癌

中央型肺癌常有痰中带血、肺门阴影等，与肺门淋巴结结核相似。周围型肺癌呈球形、分叶状块影，应与结核球相鉴别。肺癌多见于40岁以上男性，多有长期吸烟史，表现为刺激性咳嗽、痰中带血、胸痛及进行性消瘦，无明显毒血症状。胸部影像学、脱落细胞检查、支气管镜与活检是鉴别的重要方法。

（五）其他疾病

结核病常有不同类型的发热，需与伤寒、败血症、淋巴瘤等发热性疾病相鉴别。结肠癌、克罗恩病等肠道疾病与肠结核相似，肠镜检查有助于鉴别诊断。肝、脾、肾等器官疾病应根据相应临床表现、辅助检查同肺外结核病相鉴别。

> **案例3-10【诊断、鉴别诊断】**
>
> **1.诊断**　继发性肺结核，左上肺，涂（阳），培（未），初治。
>
> 诊断依据：①长期咳嗽、咳痰、午后低热，抗炎治疗无效；②左肺锁骨上下区可闻及细湿啰音；③实验室辅助检查结果。
>
> **2.鉴别诊断**　①肺炎；②肺癌；③肺脓肿；④支气管扩张；⑤其他发热性疾病如伤寒、败血症等。
>
> 该患者尚需进一步检查：①肺部CT检查；②收集患者痰液或行纤维支气管镜肺泡灌洗收集下呼吸道分泌物，涂片做抗酸染色、结核菌培养；③内镜下对支气管或肺内病灶进行活检做病理学诊断。

【预后】

本病早期诊断、正规治疗多可痊愈。随着MDR-TB的出现以及AIDS等免疫力低下疾病的增多，治疗难度加大。

【治疗】

结核病的治疗主要包括抗结核化学药物治疗、对症治疗和手术治疗，其中化疗是治疗和控制疾病、防止传播的主要手段。

（一）化学药物治疗

1.化学药物　目前国际上通用的抗结核药物有10余种，WHO制定的一线药物为异烟肼（INH）、利福平（RFP）、吡嗪酰胺（PZA）、乙胺丁醇（EMB）、链霉素（SM），其中除乙胺丁醇为抑菌药外均是杀菌药，是治疗的首选。抗结核药物的主要种类、常用剂量及毒副作用见表3-5。

2.化疗方案　原则为早期、规律、全程、适量、联合。整个化疗分为强化和巩固两个阶段。具体方案如见表3-5。

表3-5　常用抗结核药物剂量及不良反应

药名	每天剂量			间歇疗法		主要不良反应	用法**
	成人（g）		儿童（mg/kg）	成人（g）			
	50kg	>50kg		50kg	>50kg		
异烟肼（INH、H）	0.3	0.3	10～15	0.5	0.6	周围神经炎，肝功能损害	每天1次顿服
链霉素（SM、S）	0.75	0.75	15～30	0.75	0.75	听力障碍、眩晕、肾功能损害、过敏反应	每天1次
利福平（RFP、R）	0.45	0.6	10～20	0.6	0.6	肝功能损害、胃肠反应、过敏反应	每天1次，饭前2小时顿服
利福喷丁（RFT、L）				0.45*	0.6*	同利福平	每天1次，饭前或饭后顿服

笔记栏

续表

药名	每天剂量			间歇疗法		主要不良反应	用法**
	成人（g）		儿童	成人（g）			
	50kg	>50kg	（mg/kg）	50kg	>50kg		
吡嗪酰胺（PZA、Z）	1.5	1.5	20～30	2.0	2.0	胃肠反应、肝功能损害、过敏反应、高尿酸血症、关节痛	每天1次顿服或分2～3次服用
乙胺丁醇（EMB、E）	0.75	1.0	15～25	1.0	1.2	视神经炎	每天1次顿服
丙硫异烟胺（PTH、TH）	0.75	1.0	10～20			胃肠反应、口感金属味	每天分3次服用
对氨基水杨酸钠（PAS、P）	8.0	8.0	150～250	10	12	肝功能损害、胃肠反应、过敏反应	每天分3次服用
阿米卡星（AMK）	0.4	0.4	10～20	0.4	0.4	同链霉素	每天1次，肌内注射
卷曲霉素（CPM）	0.75	0.75		0.75	0.75	同链霉素、电解质紊乱	每天1次，肌内注射
氧氟沙星（OFLX、O）	0.4	0.6				肝肾功能损害、胃肠反应、过敏反应、光敏反应、中枢神经系统反应、肌腱反应	每天1次或分2～3次
左氧氟沙星（LEVY、V）	0.3	0.3				同氧氟沙星	每天1次或分2～3次
异烟肼对氨基水杨酸盐（帕星肼、PSNZ）	0.6	0.9				同异烟肼	每天分2～3次
固定复合剂卫非特（R120，H80，Z250）Rifater						同H、R、Z	4～5片顿服
固定复合剂卫非宁（R150，H100）Rifinah						同H、R	3片顿服

注：* 每周2次；** 间歇疗法指用药日

（1）初治：指新发病或抗结核化疗正规疗程未满或不规则化疗未满1个月者。

1）每日用药方案：强化期使用异烟肼、利福平、吡嗪酰胺和乙胺丁醇，顿服，2个月。巩固期使用异烟肼、利福平，顿服，4个月。简写为：2HRZE/4HR。

2）间歇用药方案：强化期使用异烟肼、利福平、吡嗪酰胺和乙胺丁醇，隔日1次或每周3次，2个月。巩固期：异烟肼、利福平，隔日1次或每周3次，4个月。简写为：$2H_3R_3Z_3E_3/4H_3R_3$。

3）固定复合剂：强化期：卫非特，顿服，2个月。巩固期：卫非宁，顿服，4个月。简写为：2Rifater/4Rifinah。

（2）复治：指初治失败、正规足够疗程后痰菌复阳、不规律化疗超过1个月及慢性排菌者。

1）敏感用药方案：强化期使用异烟肼、利福平、吡嗪酰胺、链霉素和乙胺丁醇，每日1次，2个月。巩固期使用异烟肼、利福平和乙胺丁醇，每日1次，6～10个月。巩固期治疗4个月时，痰菌未阴转，可继续延长治疗期6～10个月。简写为：2HRZSE/4HRE。

2）间歇用药方案：强化期，异烟肼、利福平、吡嗪酰胺、链霉素和乙胺丁醇，隔日1次或每周3次，2个月。巩固期，异烟肼、利福平和乙胺丁醇，隔日1次或每周3次，6个月。简写为：$2H_3R_3Z_3S_3E_3/4H_3R_3E_3$。

复治应根据药敏试验进行，对上述方案无效的排菌病例可参考MDR-TB方案用药。慢性排菌者上述方案多无效，必要时可手术治疗。

（3）MDR-TB的治疗：耐多药结核病主要来源于复治失败或复发的慢性病例。化疗方案的制订必须以实验室提供的药敏试验结果为基础，或地区耐药监测资料为依据，同时必须了解患者既往的治疗经过和用药状况，才可准确选择二线药，在未获得药敏结果前均以患者的既往用药史或地区耐药资料作为选择药物和确定方案的依据，获得药敏结果后进行调整。

对于耐INH、RFP两种或两种以上药物的肺结核主张每天用药，疗程延长至21个月。WHO推荐一线和二线药物可以混合用于治疗MDR-TB。一线药物中除INH和RFP已耐药外，仍可根据药敏情况选用。MDR-TB主要用二线药物治疗，包括：①氨基糖苷类，阿米卡星（AMK）和卷曲霉素

（CPM）等；②硫胺类，丙硫异烟胺（PTH）、乙硫异烟胺（1314TH）等；③氟喹诺酮类，氧氟沙星（OFLX）和左氧氟沙星（LEVY）；④环丝氨酸，对神经系统损害大，应用范围受限制；⑤对氨基水杨酸钠（PAS），为抑菌药物，可预防其他药物产生耐药性；⑥利福布汀（RBT），耐 RFP 菌株部分对其敏感；⑦对氨基水杨酸异烟肼（帕司烟肼），耐 INH 菌株中部分对其敏感。

未获得（或缺乏）药敏试验结果而临床考虑 MDR-TB 时，可使用方案为强化期 AMK（或 CPM）+ TH+PZA+OFLX 联合，巩固期 TH+OFLX 联合，强化期至少 3 个月，巩固期至少 18 个月，总疗程超过 21 个月。获得药敏试验结果后，可在上述方案基础上酌情调整，保证 3 种以上敏感药物。对病变范围局限，化疗 4 个月痰菌不阴转，或只对 2～3 种效果较差的药物敏感，有手术适应证者应手术治疗。

（4）注意事项：临床治疗方案的制订应注意个体化。肺外结核参照肺结核方案，骨关节结核、结核性脑膜炎等疗程较其延长。化疗时应密切观察治疗反应和病情、痰菌变化。定期复查肝功能、肾功能，尤其有肝病史或 HBV、HCV 感染者应根据肝功能情况，适时调整治疗方案。

（5）药物性肝损害的防治：药物性肝损害是抗结核治疗的常见不良反应，其对人体影响较大，是结核患者终止化疗的最常见原因之一。防治抗结核药物引起的肝损害应注意以下几点：

1）抗结核化疗前应对患者的肝功能进行评估，常规检查肝功能、HBsAg，结合患者的病情，制订安全、有效的方案。

2）对可能发生药物性肝损害的高危人群（如慢性病毒性肝炎、酒精性肝炎、脂肪肝、各种原因引起的肝硬化、老年患者、合并用有导致肝损害的其他药物等）制订化疗方案时应充分考虑患者肝功能的耐受性，尽量选用肝损害小的药物短程使用。

3）对既往有明确的抗结核药物肝损害病史的患者，应避免再度给予相同的药物。

4）抗结核化疗期间应定期监测肝功能。一般用药初期应 1～2 周检查肝功能，治疗过程中每个月至少复查 1 次肝功能。若患者出现食欲减退、恶心、呕吐、厌油、肝区疼痛、巩膜黄染等症状时，应及时复查肝功能。高危人群应缩短检查周期，加强肝功能监测。

5）一旦药物性肝损害诊断明确，则应根据受损程度做出相应处理。肝功能轻度损伤时可在保肝治疗的基础上适当调整抗结核化疗方案。若患者出现肝功能明显损伤，或伴有持续性恶心、呕吐、黄疸等症状，或肝功能异常伴发热、皮疹、关节炎、嗜酸性粒细胞增多等表现时，应及时停用抗结核药物，并予以积极护肝治疗。

（二）对症治疗

1. 休息与饮食　中毒症状重者卧床休息，予以进食富含营养及多种维生素的食物。

2. 对症处理　对高热、咯血、胸痛、失眠及盗汗者，给予相应处理。急性粟粒型肺结核合并浆膜渗出伴严重毒血症状，在确保有效抗结核治疗的情况下，糖皮质激素有助于改善症状，促进渗出液吸收，减少粘连。

（三）手术治疗

手术指征：经正规抗结核治疗 9～12 个月，痰菌仍阳性的干酪病灶、厚壁空洞；单侧肺毁损、支气管结核管腔狭窄伴远端肺不张或肺化脓症；慢性结核性脓胸、支气管胸膜瘘内科治疗无效；反复多量咯血未得到有效控制等。

> **案例 3-10【治疗】**
> 治疗原则：①化疗，对肺结核的治疗有决定性作用，化疗时必须遵守早期、规律、全程、适量、联合原则；②对症治疗，对肺结核的肺部和全身中毒症状给予对症处理。

【预防】

（一）控制传染源

按《中华人民共和国传染病防治法》，肺结核属于乙类传染病，各级医疗预防机构要做到及时、准确、完整地报告疫情，同时做好转诊工作。加强结核病防治知识宣传。早发现、早诊断、早治疗痰菌阳性肺结核患者。直接面视下的短程化疗策略（directly observed treatment of short course strategy, DOTS 策略）可以提高治疗依从性和治愈率，是控制本病的关键。

（二）切断传播途径

管理好患者的痰液。用 2% 甲酚皂溶液或 1% 甲醛（2 小时）消毒，污染物阳光暴晒。

（三）保护易感人群

新生儿出生时接种卡介苗后可获得一定的免疫力，但不提倡复种。新生儿进行卡介苗接种后，仍须注意采取与肺结核患者隔离措施。对儿童、青少年或 HIV 感染者等有感染结核杆菌好发因素而结核菌素试验阴性者，酌情预防用药。如每天 INH 300mg，儿童 5～10mg/（kg·d），每次 1 次，顿服，疗程 6～12 个月。疑耐 INH 结核杆菌感染可用 OFLX 和 EMB（或 PAZ）预防。

【复习思考题】

1. 结核病的定义是什么？

2. 结核病的临床表现有哪些？

3. 结核病的临床分型有哪几类？

4. 试述肺结核的诊断和鉴别诊断要点。结核病如何治疗？

5. 合理抗结核化疗的原则是什么？试写出适用于初治涂阳病例的 2 种化疗方案。

【习题精选】

3-71. 人类肺结核病的主要致病菌 90% 以上为（　　）

A. 人型结核分枝杆菌　　　　　　　　B. 牛型结核分枝杆菌

C. 鼠型结核分枝杆菌　　　　　　　　D. 非洲型分枝杆菌

E. 人型和牛型分枝杆菌

3-72. 结核结节的组成细胞是（　　）

A. 淋巴细胞、上皮样细胞、朗格汉斯巨细胞及成纤维细胞

B. 淋巴细胞、上皮样细胞、朗格汉斯巨细胞

C. 淋巴细胞、白细胞、上皮细胞、朗格汉斯巨细胞

D. 白细胞、上皮细胞、朗格汉斯巨细胞、成纤维细胞

E. 淋巴细胞、朗格汉斯巨细胞、成纤维细胞

3-73. 治疗结核性脑膜炎首选的药物是（　　）

A. 异烟肼　　　B. 利福平　　　C. 左氧氟沙星　　　D. 链霉素　　　E. 对氨基水杨酸钠

3-74. 诊断肺结核的金标准是（　　）

A. 痰结核菌培养阳性　B. 抗结核抗体阳性　C. PPD 强阳性　　D. 痰 PCR 阳性　　E. 抗核抗体阳性

3-75. X 线胸片示有空洞形成，同侧或对侧肺野有斑片状或索条状阴影，常见于（　　）

A. 肺脓肿　　　B. 继发性肺结核　　　C. 肺囊肿　　　D. 肺癌　　　E. 脓胸

3-76. PPD 一般阳性时需做何种处理（　　）

A. 按肺结核病治疗　B. 预防化疗　　　C. 做胸部 X 线检查　　　　D. 注射链霉素

E. 继续查抗链球菌抗体

3-77. 继发性肺结核的好发部位是（　　）

A. 中叶（舌段）　B. 上叶尖后段　　　C. 上叶前段　　　D. 下叶前基底段　　　E. 双叶各肺段

3-78. 肺结核最主要的传播途径是（　　）

A. 咳嗽　　　B. 咳痰　　　C. 喘憋　　　D. 打喷嚏　　　E. 飞沫传播

3-79. 肺结核的易感人群不包括（　　）

A. HIV 感染者　　　B. 免疫抑制剂使用者　　　C. 营养不良者　　　D. 支气管哮喘患者

E. 慢性疾病患者

3-80. 青年男性，近半年出现低热、倦怠、食欲减退、消瘦、咳嗽，近 2 天出现痰中带血，该患者最可能的诊断是（　　）

A. 慢性支气管炎　B. 支气管扩张　　C. 肺癌　　　D. 肺结核　　　E. 肺炎球菌肺炎

3-81. 下列指标对结核性胸膜炎诊断有帮助的是（　　）

A. 胸腔积液蛋白＞ 25g/L

B. 胸腔积液中未找到肿瘤细胞

C. 胸腔积液 WBC > 500/mm³（0.5×10³/L）

D. 腺苷脱氨酶（ADA）及其同工酶

E. 胸腔积液葡萄糖< 2.5mmol/L

（刘　瑞　朱传龙）

第十一节　败血症及感染性休克

【学习要点】

1. 掌握败血症的定义、临床表现及实验室检查特点、诊断要点、治疗原则及抗菌药物的合理应用。

2. 熟悉败血症与菌血症、脓毒血症的区别；常见致病菌和少见致病菌、致病菌发病率的变迁情况；发病机制，鉴别诊断要点，对症治疗与感染病灶处理方法。

3. 了解几种常见病原菌特点、主要病理改变、并发症及预防措施。

案例 3-11

患者，男，36 岁。因"左前臂皮肤软组织撕裂 2 周，发热 5 天"入院。

患者 2 周前因骑摩托车跌倒，出现左侧胸痛，左前臂皮肤软组织撕裂在当地医院急诊就诊，胸片提示左侧第 6 肋骨骨折，未见气胸或胸腔积液，予左侧胸壁骨折处胶带固定，左前臂伤口局部消毒、清创、缝合、包扎处理。12 天前患者诉左前臂伤口胀痛，检查见伤口局部红肿，缝合处挤压后溢出少量脓液，加用新霉素纱布外敷包扎。5 天前患者出现发热，体温 38.5℃，伴有咳嗽，由于患者肋骨骨折，咳嗽时胸痛加剧，故其努力克制咳嗽，痰不多，未引起重视。当地医院予氨苄西林 3.0g，每日 2 次，静脉滴注治疗 3 天，发热及咳嗽无缓解，此后体温逐渐上升至 39～40℃，咳嗽加剧，咳黄色脓痰，并出现喘憋、烦躁不安，全身皮肤出现散在瘀点，以"发热待诊"收入院。

体格检查：神志欠清楚，意识模糊，烦躁明显，T 39.8℃，BP 86/54mmHg，HR 118 次/分，面色潮红，四肢湿冷，躯干部可见散在瘀点，心音低，心律齐，双肺呼吸音粗，双下肺可闻及湿啰音，腹部查体无明显阳性体征，双下肢不肿。

实验室检查：血常规示 WBC 30×10⁹/L，N% 90%，胸片示双肺多发散在球形阴影，考虑肺部散在化脓性病灶。

【问题】

1. 该病诊断考虑什么？

2. 主要与哪种疾病相鉴别？

3. 如何治疗？

败血症（septicemia）是病原菌侵入血液循环并在其中生长繁殖产生大量毒素，诱发全身炎症反应综合征（systemic inflammatory response syndrome，SIRS）的急性全身性感染。病原菌进入血液循环后迅速被人体免疫功能清除，未引起明显全身炎症反应者称为菌血症（bacteremia）。病原菌在侵入的局部组织中生长繁殖，其产生的毒素侵入血液循环，而病原菌不入血者称为毒血症（toxemia）。当病原菌与机体防御系统之间失去平衡，在菌血症基础上发展并出现毒血症即为败血症。败血症和菌血症统称为血流感染（bloodstream infections，BSLs）。败血症是严重的血流感染。当败血症患者存在原发性/迁徙性化脓性病灶则称为脓毒败血症（septicopyemia）。

1991 年美国胸科医师学会（American College of Chest Physicians，ACCP）和美国重症医学会（Society of Critical Care Medicine，SCCM）首次提出 SIRS 概念，临床上有下列 2 项或 2 项以上表现，即可诊断 SIRS：①体温＞ 38℃或＜ 36℃。②心率＞ 90 次/分。③呼吸急促，呼吸频率＞ 20 次/分；或通气过度，$PaCO_2$ ＜ 4.27kPa（32mmHg）。④白细胞数＞ 12×10⁹/L 或＜ 4×10⁹/L；或白细胞总数正常但中性杆状核粒细胞（未成熟中性粒细胞）＞ 10%。引起 SIRS 的原因除病原菌感染之外，还有机械性创伤、大面积烧伤、急性胰腺炎、恶性肿瘤等多种非感染因素。其中由感染引起的 SIRS 也被称为脓毒症（sepsis）。

温馨提示 脓毒血症与败血症有一定的差异，脓毒症有全身性表现者，不一定伴有菌血症，血培养阳性率不足50%，血培养有细菌者不一定有全身性表现。现有倾向以脓毒症取代败血症，但从感染性疾病病原学和感染性疾病发生、发展及转归的全过程角度出发，菌血症、毒血症、败血症和脓毒败血症的概念较脓毒症更为全面。

感染性休克（septic shock）指严重脓毒症患者在给予足量液体复苏后仍无法纠正的持续性低血压。低血压是指收缩压 < 90mmHg 或平均动脉压（mean arterial pressure，MAP） < 70mmHg，或在无明确造成低血压原因（如心源性休克、失血性休克等）的情况下，收缩压下降超过40mmHg或按年龄水平较正常值小两个标准差。当应用血管活性药物后收缩压不低，但仍存在低灌注和器官功能障碍，仍应视为感染性休克。多器官功能障碍综合征（multiple organ dysfunction syndrome，MODS）指机体遭受严重创伤、休克、感染及外科大手术等急性损害24小时后，同时或序贯出现两个或两个以上的系统或器官功能障碍或衰竭，即患者遭受急性损伤后，出现多个器官功能改变，不能维持内环境稳定的临床综合征。SIRS、sepsis、septic shock 以及 MODS 是同一病理过程，不断演绎进展的不同阶段，关系十分密切。

【病原学】

（一）革兰氏阳性球菌

革兰氏阳性球菌主要是葡萄球菌、肠球菌和链球菌。以金黄色葡萄球菌最为常见，尤其耐甲氧西林金黄色葡萄球菌（methicillin resistant *Staphylococcus aureus*，MRSA），耐万古霉素金黄色葡萄球菌（vancomycin resistant *Staphylococcus aureus*，VRSA），耐甲氧西林凝固酶阴性葡萄球菌（methicillin resistant coagulase negative *Staphylococcus*，MRCNS）等。肺炎链球菌可导致免疫缺陷者及老年人发生败血症，B组溶血性链球菌可引起婴幼儿败血症。近年来，耐青霉素的肺炎链球菌（penicillin resistant *Streptococcus pneumoniae*，PRSP）、肠球菌属（如粪肠球菌、屎肠球菌等）细菌败血症的报道呈逐年增高趋势。

（二）革兰氏阴性杆菌

革兰氏阴性杆菌以肠杆菌科细菌为常见，如埃希菌属、克雷伯菌属、肠杆菌属；流感嗜血杆菌；非发酵革兰氏阴性菌，如假单胞菌属、不动杆菌属、产碱杆菌属等。多重耐药（multidrug resistant，MDR），即对在抗菌谱范围内的3类或3类以上抗菌药物不敏感；泛耐药（polydrug resistant，PDR），即除1～2类抗菌药物主要指多黏菌素和替加环素外，几乎对所有类别抗菌药物不敏感；全耐药，即对目前临床应用的所有类别抗菌药物中的所有品种均不敏感。近年来，上述革兰氏阴性耐药菌引起败血症的检出率呈逐年增长趋势。其中，最常见的产 ESBLs 和泛耐药的肠杆菌科细菌是大肠埃希菌和肺炎克雷伯菌，其他常见细菌有鲍曼不动杆菌、铜绿假单胞菌、阴沟肠杆菌和嗜麦芽窄食单胞菌等。

（三）厌氧菌

厌氧菌主要是脆弱类杆菌、梭状芽孢杆菌属，其次为消化链球菌及产气荚膜杆菌等。

（四）真菌

真菌中白念珠菌占绝大多数，热带念珠菌、毛霉菌等均可引起败血症。肝、肾等器官移植后，以及肿瘤及免疫抑制患者可发生曲菌、隐球菌或马尔尼菲青霉菌（*Penicilliposis marneffei*）败血症。

（五）其他细菌

单核细胞增多性李斯特菌、聚团肠杆菌及腐生葡萄球菌等致病力低的细菌所致败血症也有相关报道。偶可发生分枝杆菌败血症。

近年来，需氧菌与厌氧菌、革兰氏阴性与革兰氏阳性菌，以及细菌与真菌等多种病原菌混合感染逐渐增加。在同一血标本或3日内从同一患者不同血标本培养出两种或两种以上致病菌为复数菌败血症。

【发病机制与病理改变】

（一）发病机制

病原菌进入血液循环后是否引起败血症，取决于人体的免疫功能，以及细菌种类、数量及其毒力等多种因素。

1. 人体因素 机体免疫功能缺陷或下降是败血症的重要诱因。防御功能受损时局部或全身屏障功能丧失等均易诱发败血症。皮肤外伤、黏膜屏障结构破坏是革兰氏阳性细菌败血症的主要诱因。各种原因引起的中性粒细胞缺乏，尤其中性粒细胞低于 $0.5 \times 10^9/L$ 时败血症发生率明显增高，常见于急性白血病、肿瘤接受化疗后等患者。细胞毒药物、放射治疗、广谱抗菌药物、肾上腺皮质激素及免疫抑制剂的广泛应用；重要器官大手术；气管插管、人工呼吸机；静脉导管，保留尿管；内镜检查、内引流管安置等，均可使局部机械防御屏障或全身防御功能破坏，利于病原菌入侵。严重外伤、烧伤、糖尿病、结缔组织病、肝硬化、尿毒症、痴呆、慢性肺部疾病等也是败血症的诱因。存在两种或两种以上诱因发生败血症的危险性明显增加。

静脉导管或内引流装置导致葡萄球菌败血症在医院感染败血症中占重要地位。静脉导管留置72小时以上即可发生静脉炎，进而诱发导管相关败血症（catheter-related septicemia，CRB）；留置导尿管可诱发大肠埃希菌败血症等。长期使用免疫抑制剂、广谱抗菌药物等可诱发真菌败血症。

2. 病原菌因素 革兰氏阳性菌生长过程中分泌外毒素等蛋白质对机体靶细胞起毒性作用。金黄色葡萄球菌可产生释放多种酶和外毒素，其中主要是血浆凝固酶、α-溶血素、杀白细胞素、肠毒素（A、B、C、D、E、F，以 A 型多见）、剥脱性毒素、红疹毒素等，可导致严重毒血症状。肠毒素 F 与中毒性休克综合征（TSS）的发生有关。革兰氏阴性杆菌产生的内毒素可损伤心肌及血管内皮细胞，激活补体、激肽系统、凝血与纤溶系统、促肾上腺皮质激素（adrenocorticotropic hormone，ACTH）/内啡肽系统等，并可激活各种血细胞和内皮细胞，产生 TNF-α、IL-1、IL-8 等细胞因子，以及炎症介质、心血管调节肽等，导致微循环障碍、感染性休克、弥散性血管内凝血（DIC）或MODS。铜绿假单胞菌可产生蛋白酶、磷脂酶 C 及外毒素 A 等多种物质。外毒素 A 是一种很强的蛋白合成抑制物，可导致组织坏死，当其与弹性蛋白酶同时存在时毒力明显增强。肺炎链球菌致病主要依赖其荚膜抗吞噬作用，也可与其产生的溶血素及神经氨酸酶有关。肺炎克雷伯菌等也有荚膜，有拮抗吞噬和体液中杀菌物质的作用。

（二）病理改变

病原菌毒素可导致全身组织和细胞变性，出现水肿、脂肪变性和坏死。毛细血管损伤造成皮肤和黏膜瘀点、瘀斑及皮疹。细菌随血流至全身引起的迁徙性脓肿，多见于肺、肝、肾及皮下组织等。可并发心内膜炎、脑膜炎、骨髓炎等。单核巨噬细胞增生活跃，肝、脾均可肿大。

【临床表现】

（一）败血症

1. 败血症共同表现

（1）毒血症状：常有寒战，高热，多为弛张热或间歇热型，少数为稽留热、不规则热，伴全身不适，头痛，关节疼痛，软弱无力，脉搏、呼吸加快。可有恶心、呕吐、腹胀、腹泻等胃肠道症状。严重患者可有中毒性脑病、中毒性心肌炎、肠麻痹、感染性休克及 DIC 等。

（2）皮疹：常有瘀点，多分布于躯干、四肢、口腔黏膜及眼结膜等处，数量少。也可为荨麻疹、猩红热样皮疹、脓疱疹、瘀斑等。球菌所致瘀斑可融合成片。坏死性皮疹可见于铜绿假单胞菌败血症。

（3）关节损害：多见于革兰氏阳性球菌和产碱杆菌败血症，常表现为膝关节等大关节红肿、疼痛、活动受限，少数有关节腔积液或积脓。

（4）肝脾大：常为轻度肿大，并发中毒性肝炎或肝脓肿时肝脏可显著肿大，伴压痛，也可有黄疸。

（5）原发病灶：原发感染病灶多为毛囊炎、痈或脓肿等，皮肤烧伤，压疮，呼吸道、胆道、消化道、泌尿生殖系统感染，开放性创伤感染等。

（6）迁徙性病灶：常见于病程较长的革兰氏阳性球菌和厌氧菌败血症。自第 2 周起可不断出现转移性脓肿，如皮下及深部软组织脓肿、肺脓肿、骨髓炎、关节炎及心包炎等。少数可发生急性或亚急性感染性心内膜炎。

2. 常见败血症临床特点

（1）革兰氏阳性细菌败血症：多见于严重痈、急性蜂窝织炎、骨与关节化脓症，以及大面积烧伤时。主要表现为发病急、寒战、高热，呈弛张热或稽留热型；多形性皮疹、脓点常见，也可有脓疱疹；约 1/4 病例伴大关节红肿疼痛；迁徙性病灶常见于腰背、四肢，以及肺炎、肺脓肿、肝脓肿等；有心脏瓣膜病或其他基础病的老年人和注射药瘾者易并发心内膜炎；感染性休克较少见。

（2）革兰氏阴性杆菌败血症：患者发病前一般情况常较差，多有严重基础疾病或有影响免疫功能的药物干预。原发感染包括肺部炎症、泌尿道感染、腹膜炎及胆道感染等。中毒症状明显，可出现心动过速、血管阻力下降、射血分数降低、管壁通透性增加而发生感染性休克。休克发生率高、发生早、持续时间长；临床常以寒战开始，间歇发热，可体温不升或低于正常。

（3）厌氧菌败血症：厌氧菌入侵途径以胃肠道及女性生殖道为主，其次是压疮、溃疡与坏疽。常表现为发热，体温高于38℃；约30%可发生感染性休克或DIC；可出现黄疸、脓毒性血栓性静脉炎及转移性化脓病灶。病情轻重不一，轻者未经治疗亦可暂时好转；重者可呈暴发性，部分出现溶血或多器官功能衰竭等。

（4）真菌败血症：常见于老年人、体弱久病者。临床表现与革兰氏阴性细菌败血症相似，病情严重，可有寒战、发热、出汗、肝脾大等。偶可仅为低热，甚至不发热，毒血症可被合并细菌感染所掩盖，有的病例死后才被确诊。病死率可达20%～40%。

3. 特殊类型败血症

（1）老年人败血症：机体免疫功能差，局部感染、肺部感染后均容易发生败血症，由压疮侵入者常见。致病菌以大肠埃希菌、克雷伯杆菌等革兰氏阴性菌及厌氧菌为主。病程中容易并发心内膜炎。可因心脏、肺、脑、肾等重要器官功能衰竭而死亡。

（2）新生儿败血症：新生儿免疫功能未健全，皮肤、黏膜柔嫩，易受伤感染并扩散，单核细胞和白细胞吞噬功能差，血清免疫球蛋白和补体水平低，均与败血症发生有关。常由母亲产道感染，吸入感染羊水或脐带、皮肤等感染而入侵，病原菌以大肠埃希菌、B组溶血性链球菌为主。常表现为食欲减退、呕吐、精神萎靡、呼吸困难、惊厥等。部分有发热，新生儿血-脑屏障功能不健全易并发颅内感染。

（3）烧伤败血症：大面积烧伤后常发生败血症。早期多为单一细菌，晚期常为多种细菌混合感染，也可为真菌所致。常发生于烧伤后2周，也可发生于烧伤后36小时，创面肉芽肿形成后败血症发生机会减少。致病菌以金黄色葡萄球菌、铜绿假单胞菌、大肠埃希菌或变形杆菌为主。临床表现较一般败血症为重，可为过高热（＞41℃）或低体温，多为弛张热，心动过速，可出现中毒性心肌炎、中毒性肝炎及休克等。常发生麻痹性肠梗阻或意识障碍。

（4）医院感染败血症：也称医院血流感染，占败血症的30%～50%。常有严重基础疾病，或接受过胸腔、心脏、腹部、盆腔等较大手术或介入性检查操作，或广谱抗生素等。病原菌以表皮葡萄球菌等革兰氏阳性菌为主，革兰氏阳性球菌中MRSA较多见；革兰氏阴性耐药菌主要为大肠埃希菌、铜绿假单胞菌、不动杆菌等。真菌引起者逐年增加。输液引起的败血症与液体污染和导管留置有关。液体污染以肺炎克雷伯菌和聚团肠杆菌多见，高营养液中白念珠菌等真菌易于生长。临床表现常不典型，可发热或低温、寒战，白细胞增高或正常。病情危重，预后差，病死率高。

（5）免疫功能低下患者的败血症：也称为免疫功能受损患者的败血症。引起免疫功能受损的原因包括遗传性（原发性）免疫缺陷和后天获得性（继发性）免疫功能缺陷。原发性免疫缺陷多由遗传相关的先天异常所致，常见于婴幼儿，包括B细胞系统、T细胞系统、吞噬系统和补体系统缺陷等。继发性免疫功能受损多见于恶性肿瘤、器官移植、长期使用激素或细胞毒药物、放射性损伤等所致的体液与细胞免疫受损；老年人胸腺退化致外周血T细胞数量减少；小儿免疫系统发育不完善等。导致免疫功能低下者败血症的病原菌主要是耐药葡萄球菌（如MRSA）、肺炎链球菌、肠球菌、流感嗜血杆菌、大肠埃希菌、肺炎克雷伯菌、嗜水气单胞菌、念珠菌等。临床表现常不典型，可有发热，有时是唯一的症状，也可呈低体温状态；或出现低血压；或感染性休克；或MODS表现。如未能早期诊断并及时有效的治疗，预后较差。

（二）感染性休克

1. 临床表现

（1）全身炎症反应综合征（SIRS）：感染性休克患者常有两种或两种以上SIRS征象。发热、心率增快、过度通气甚至伴有神志不清是感染性休克患者典型的临床表现。白细胞总数多数增高，而革兰氏阴性杆菌感染的患者白细胞总数甚至降至$4×10^9$/L以下。

（2）组织低灌注：感染性休克患者有低血压、神志改变、尿量减少、皮肤温度降低或花斑等组织低灌注表现。平均动脉压（MAP）降低和血乳酸升高能更早地提示休克的发生，MAP低于65mmHg

和（或）高乳酸血症被认为是组织灌注不足的指标。

2. 临床分型 感染性休克依据容量状态或前负荷不同，分为低前负荷型和正常前负荷型。低前负荷型的特征是血容量不足或心脏前负荷不足，表现为体循环阻力升高，心排血量正常或降低，中心静脉压或肺动脉楔压低，周围组织皮温冷，血流动力学特点属于低排高阻型。正常负荷型的特征是心脏前负荷正常或经积极的液体复苏后心脏获得足够的前负荷，表现为体循环阻力降低，心排血量升高，中心静脉压或肺动脉楔压正常，周围组织皮肤温暖，血流动力学特点属于高排低阻型。

感染性休克早期，前负荷明显不足时，患者表现为低排高阻型，经积极的液体复苏后心脏前负荷正常，则几乎所有感染性休克患者均表现为高排低阻型。感染性休克是因血管舒缩功能异常，从而导致血流分布异常，血流分布异常是感染性休克早期低血容量状态的根本原因，尽早快速补充前负荷是治疗感染性休克的首要措施，但单纯的容量补充不能完全解决感染性休克。

【实验室检查】

（一）一般检查

外周血白细胞增高，常为（10～30）×10^9/L，中性粒细胞增高，可有明显核左移及细胞内中毒颗粒。免疫反应差及少数革兰氏阴性菌败血症白细胞数可正常或降低，但中性粒细胞数增高。并发DIC时血小板减少。病程长者可有贫血。尿中可见蛋白或少量管型。

（二）病原学检查

1. 血培养 抗菌药物应用前、寒战、高热时采血，不同部位采血，多次送检，每次采血量5～10ml，可提高培养阳性率。尽可能同时做需氧菌、厌氧菌和真菌培养。已用抗菌药物者宜在培养基中加入硫酸镁、β-内酰胺酶或对氨基苯甲酸等，以破坏某些抗菌药物，或采用血块培养法。

2. 骨髓培养 骨髓中细菌较多，受抗菌药物影响较小，培养阳性率高于血培养。因此，可以骨髓培养代替血培养或血培养加骨髓培养以提高阳性率。

3. 体液培养 脓液、胸腔积液、腹水、脑脊液或瘀点挤液涂片或培养也有检出病原菌的机会。分离病原菌后做药敏试验指导选用抗菌药物。必要时测定最低抑菌浓度（MIC）、最低杀菌浓度（MBC）或血清杀菌试验有重要参考意义。疑L型细菌败血症者宜做高渗盐水培养。

温馨提示 对于生长缓慢的细菌或真菌可以行抗原抗体检测。采用气相色谱法、离子色谱法等技术测定标本中病原菌代谢产物有助于真菌和厌氧菌定性诊断。血清真菌细胞壁成分1,3-β-D葡聚糖（glucan）检测（G试验）有助于真菌败血症的诊断。血清真菌半乳甘露聚糖（galactomannan，GM）试验有助于诊断曲霉菌败血症。免疫荧光法可快速、敏感鉴定厌氧菌；免疫酶标组化可快速鉴定产荚膜杆菌。基因芯片根据病原菌16S rRNA保守区设计探针可高通量快速检测标本中的微生物。PCR检测细菌DNA对外伤或烧伤后败血症的病原诊断有参考意义。

（三）其他检查

血清降钙素原（procalcitonin，PCT）测定对败血症早期诊断有参考意义，同时也有助于评估败血症患者抗菌药物的疗效和使用疗程。鲎试验阳性可提示血清中存在内毒素，有助于诊断革兰氏阴性杆菌败血症。病程中如出现心脏、肝、肾等器官损害时应做相关检查。骨髓炎或化脓性关节炎多在发病2周后行X线检查可发现相应病变，可酌情进行超声、计算机断层扫描（CT）、磁共振成像（MRI）、超声心动图及心电图等检查。发生感染性休克时应做血液流变学、血流动力学等相应检查。

【并发症】

本病可并发肾衰竭、中毒性心肌炎、中毒性脑病、肝损害、肠麻痹或ARDS。革兰氏阳性细菌败血症可并发多处脓肿及化脓性脑膜炎、心包炎、心内膜炎等。革兰氏阴性杆菌败血症可并发感染性休克及DIC。

【诊断与鉴别诊断】

（一）诊断依据

1. 临床诊断思路 急性高热，外周血白细胞及中性粒细胞明显增高，不限于某一系统感染时应考虑败血症的可能性。新近出现的皮肤、黏膜感染或创伤，有挤压痤疮史，局部症状加重伴高热、寒战及全身中毒症状者；或尿路、胆道、呼吸道或局部感染，有效抗菌药物治疗不能控制者；或急性高热、寒战，而化脓性关节炎、骨髓炎、软组织脓肿、皮肤脓点疑为迁徙病灶者；或有严重基础疾病、静脉或动脉放置器械或导管而出现发热（T ＞ 38℃）或低血压、低血压（收缩压＜ 90 mmHg）或少尿（＜ 20ml/h），原有疾病或其他原因不能解释者，临床均应考虑败血症的诊断。

2. 病原学诊断 血培养或（和）骨髓培养阳性是确诊的依据。通过可疑感染灶留取病原学标本，尤其是在使用抗生素之前留取标本非常必要。患者的血、尿、痰细菌培养应常规留取。可疑部位的细菌培养包括胸腔积液、腹水、脓肿、关节腔积液、引流管中引流液、脑脊液及深静脉导管尖端培养。感染部位的革兰氏染色涂片、MRSA 的 PCT 快速检测及真菌涂片是帮助选择抗生素的一个快速简便的方法。明确导致感染性休克的感染灶及其致病菌是确诊感染性休克病因的关键。

3. 感染性休克的临床诊断 感染性休克的诊断标准，由感染所致的下述任意一项诊断：①脓毒症所致低血压；②血乳酸水平大于正常值上限；③即使给予足够的液体复苏，尿量仍＜ 0.5ml/（kg·h）至少持续 2 小时；④非肺炎所致的急性肺损伤且氧合指数（PaO$_2$/FiCO$_2$）＜ 250mmHg；⑤肺炎所致的急性肺损伤且氧合指数（PaO$_2$/FiO$_2$）＜ 200mmHg；⑥血肌酐＞ 176.8μmol/L（2.0mg/dl）；⑦胆红素＞ 34.2μmol/L（2mg/dl）；⑧血小板计数＜ 100×10^9/L；⑨凝血障碍（国际标准化比率＞ 1.5）。

（二）鉴别诊断

1. 成人 Still 病 为变态反应性疾病，表现为发热、皮疹、关节痛、咽痛、淋巴结及肝脾大，白细胞和中性粒细胞增高等，与败血症表现相似。但不同于败血症的是：①高热，病程可达数周或数月，毒血症状不明显，可有缓解期；②皮疹短暂，反复出现；③多次血及骨髓培养均无细菌生长；④抗菌药物按败血症正规治疗无效，而肾上腺皮质激素或非甾体药物如吲哚美辛（消炎痛）可使症状缓解。

2. 伤寒 发热、脾大、白细胞数不高等，与革兰氏阴性杆菌败血症相似。但伤寒多无寒战，常有相对缓脉、反应迟钝、表情淡漠、嗜酸性粒细胞减少等。确诊有待于病原菌分离。

3. 粟粒性结核病 败血症伴明显呼吸道症状时应与粟粒性结核病相鉴别。粟粒性结核病常有结核病史或家族史，毒血症状较轻，高热不规则，盗汗，潮热，咳嗽等。胸片可见肺部均匀分布的粟粒状病灶，但早期常阴性，重复胸片检查可获阳性结果。

4. 其他 酌情与病毒感染、风湿病、系统性红斑狼疮及淋巴瘤等疾病相鉴别。

> **案例 3-11【诊断及鉴别诊断】**
> **1. 诊断** 感染性休克；肺部感染。
> **2. 鉴别诊断** 主要与其他病毒感染及结核等感染鉴别：该患者有外伤及皮肤软组织撕裂史，此后出现高热，烦躁，四肢湿冷，皮肤瘀斑，外周血白细胞、中性粒细胞显著升高及血压下降，心率加快等，符合败血症及感染性休克表现；患者没有结核病病史、毒血症状比较明显，无盗汗，且外周血白细胞显著升高，胸片提示双肺多发散在球形阴影，明确排除了结核及病毒感染，故进一步明确为感染性休克。

【预后】

本病预后因免疫状态、病原菌种类、有无并发症而异。病死率为 30% ～ 40%，肺炎链球菌、溶血性链球菌败血症预后较好，肠球菌败血症病死率为 15% ～ 35%，革兰氏阴性杆菌败血症病死率约 40%，医院感染败血症、真菌败血症病死率为 40% ～ 80%。年龄过大过小，存在血液病、肿瘤等基础疾病，以及并发昏迷、休克、心内膜炎、DIC 等预后极差。

【治疗】

（一）病原治疗

1. 治疗原则 败血症病原治疗应个体化，重视药动学、药效学，以确保安全有效。根据药敏试验选择抗菌药物。在未获得病原学资料前可行经验性抗菌治疗，严重病例采用降阶梯治疗。

（1）经验性治疗：是根据患者年龄、原发疾病、免疫状态、可能的入侵途径等推测病原菌种类，结合当地病原菌耐药流行状况，针对性地选用抗菌药物。原发感染在肺部多为肺炎链球菌或流感杆菌等所致，可选用青霉素或半合成青霉素或第一代头孢菌素等；原发感染在膈肌以下多为革兰氏阴性细菌所致，可选用第三代头孢菌素等β-内酰胺类（或加氨基糖苷类）抗菌药物；免疫力低下者败血症多为产 ESBLs 革兰氏阴性细菌所致，可采用第三代头孢菌素/酶抑制剂或广谱碳青霉烯类抗生素治疗。

（2）降阶梯治疗：适用于危及生命的严重病例，以迅速控制病原菌。对细菌学未明的严重败血症应经验性应用疗效好的抗菌药物，获得致病菌后根据药敏试验调整方案，或临床症状改善后改用窄谱抗菌药物。降阶梯治疗的核心是发挥碳青霉烯类、糖肽类等抗菌活性强和（或）抗菌谱广的优势。缺点是易导致二重感染、菌群失调，引发铜绿假单胞菌耐药，诱导耐碳青霉烯类菌株。为了避免上述缺点，选用碳青霉烯类应定位在重症患者，且用药果断，停药及时。

败血症也常采用抗菌药物联合治疗。联合用药是希望获得"相加"或"协同"作用，增强疗效。但也可导致菌群失调而增加治疗困难。败血症早期或病原菌未明前可两种抗生素联合应用，病情好转后单一抗菌药物可以达到有效治疗时，应避免不必要的联合。

2. 常见败血症的病原治疗

（1）革兰氏阳性球菌败血症：社区获得革兰氏阳性菌败血症多为不产青霉素酶的金黄色葡萄球菌，或 A 组溶血性链球菌所致，可选用普通青霉素或半合成青霉素如苯唑西林等，或第一代头孢菌素如头孢噻吩或头孢唑啉等。B 组溶血性链球菌败血症宜选用第一代头孢菌素，或与氨基糖苷类抗菌药物联合。医院感染葡萄球菌败血症 90% 以上为 MRSA 所致，多数凝固酶阴性葡萄球菌呈多重耐药性，故金黄色葡萄球菌败血症可选用糖肽类抗菌药物如万古霉素或去甲万古霉素或替考拉林，或噁唑烷酮类药物如利奈唑胺，或与利福霉素类抗菌药物利福平联合应用。肠球菌败血症可用糖肽类抗菌药物或半合成青霉素类如氨苄西林联合氨基糖苷类治疗，或半合成青霉素类与链霉素联合治疗等。

（2）革兰氏阴性细菌败血症：非多重耐药革兰氏阴性菌败血症可根据药敏结果选用三代头孢菌素类如头孢噻肟、头孢曲松或第四代头孢菌素如头孢吡肟等。然而，目前多数革兰氏阴性菌耐药性突出，产 ESBLs 肠杆菌科细菌败血症可根据药敏结果或经验性选用碳青霉烯类（亚胺培南、美罗培南、比阿培南、帕尼培南和厄他培南），或头孢哌酮/舒巴坦和哌拉西林/他唑巴坦等。

温馨提示 MDR 革兰氏阴性杆菌败血症可选用头孢哌酮/舒巴坦、氨苄西林/舒巴坦，或敏感的碳青霉烯类抗菌药，可联合氨基糖苷类如阿米卡星、四环素类如米诺环素，或喹诺酮类如莫西沙星或左氧氟沙星等。

PDR 革兰氏阴性杆菌败血症可供选择的抗菌药物很少，主要为替加环素、多黏菌素 B 或 E、头孢哌酮/舒巴坦或氨苄西林/舒巴坦、氨基糖苷类如阿米卡星、四环素类如米诺环素等。通常需要采用 2 种或 3 种抗菌药物的联合治疗方案：① PDR 肠杆菌科细菌败血症可选用替加环素、多黏菌素、磷霉素、碳青霉烯类和氨基糖苷类等联合；② PDR 鲍曼不动杆菌败血症可选用替加环素、多黏菌素、头孢哌酮/舒巴坦或氨苄西林/舒巴坦、碳青霉烯类（不包括厄他培南）等联合；③ PDR 铜绿假单胞菌败血症可选用多黏菌素、环丙沙星、抗假单胞菌 β-内酰胺类包括碳青霉烯类（不包括厄他培南）、头孢他啶、头孢吡肟、氨曲南、哌拉西林/他唑巴坦、头孢哌酮/舒巴坦等抗菌药物的联合；④ PDR 嗜麦芽窄食单胞菌：甲氧苄啶-磺胺甲噁唑为首选，联合多黏菌素、氟喹诺酮类如环丙沙星和左氧氟沙星、头孢哌酮/舒巴坦等抗菌药物。

近年来携带多黏菌素耐药基因（*mcr-1*）质粒在革兰氏阴性细菌中的发现将给临床败血症的治疗带来新的严峻挑战。

（3）厌氧菌败血症：可用化学合成类药物如替硝唑或奥硝唑。半合成头霉素类头孢西丁、头孢替坦及碳青霉烯类药物亚胺培南/西司他丁等，对常见脆弱杆菌属均敏感。因需氧菌常与兼性厌氧菌混合感染，故在抗厌氧菌治疗的同时，有必要进行抗需氧菌治疗。

（4）真菌败血症：可选用三唑类如氟康唑、伊曲康唑、伏立康唑，或多烯类如两性霉素 B，或棘白菌素类如卡泊芬净等。两性霉素 B 抗真菌作用强，但毒性反应较大，必要时可采用两性霉素脂质体等治疗。

3. 剂量与疗程 根据药动学/药效学（PK/PD）原理优化药物剂量，抗菌药物治疗败血症的剂量（按体重或体表面积计算）可达治疗量的高限。抗菌药物治疗的疗程取决于感染的严重程度，患者的基础疾病等综合因素，一般疗程为 2 周左右，如有原发性或转移性感染病灶者适当延长，通常用至体温正常及感染症状、体征消失后 5 ～ 10 天。合并感染性心内膜炎者疗程应为 4 ～ 6 周。建议治疗期间动态监测 PCT 水平来评估败血症患者抗菌药物使用的疗程。

（二）去除感染病灶

对于脓肿应切开引脓，胸腔、腹腔或心包腔等脓液均应穿刺抽脓或手术切开引流。胆道或泌尿道梗阻者应手术治疗。导管相关性败血症应及早去除或更换导管等。

（三）其他治疗

对高热患者应物理降温。维护心、脑、肾、肺、肝等重要器官功能。补充多种维生素。维持水、电解质、酸碱、能量及氮平衡。严重败血症酌情输入新鲜血浆、血或白蛋白等。医院感染败血症应积极治疗原发基础疾病，器官移植后或免疫功能低下者败血症应酌情减量或停用免疫抑制剂。抗内毒素抗体、抗 TNF-α 单克隆抗体、血清免疫球蛋白及血浆交换等疗效均有待进一步评价。

（四）感染性休克的治疗

一旦明确感染性休克，应尽早进行抗休克治疗。感染性休克本质是组织低灌注导致的组织缺氧，因此感染性休克的治疗也要以纠正组织缺氧为最终复苏目标，包括尽早快速补充前负荷、纠正组织低灌注、积极抗感染治疗、抗炎症介质、调节血管舒缩功能、改善微循环、增强细胞对氧利用的能力。对病情的诊断和发展、治疗效果的评价、药物的调整以及复苏终点的确定则通过血流动力学监测、氧动力和氧代谢的监测等措施实现。

1. 纠正组织低灌注和组织缺氧的措施

（1）早期目标指导治疗（early goal-directed therapy，EGDT）进行早期液体复苏：心肌功能受抑和有效循环容量减少是严重感染和感染性休克突出的病理生理改变，尽早恢复有效循环容量，提高组织灌注是治疗的关键。如果严重感染和（或）感染性休克患者经补液 20 ～ 40ml/kg 后仍呈低血压状态，或不论血压水平如何而血乳酸升高（≥ 4mmol/L），即开始进行 EGDT。EGDT 是指在做出严重感染（感染性休克）诊断后最初 6 小时内达到血流动力学最佳化，通过纠正前负荷、后负荷、氧含量达到组织氧供需平衡，纠正全身组织缺氧。EGDT 复苏目标：①中心静脉压（CVP）8 ～ 12mmHg；②平均动脉压（MAP）≥ 65mmHg；③尿量≥ 0.5ml/（kg•h）；④中心静脉血氧饱和度（ScvO$_2$）或混合静脉血氧饱和度（SvO$_2$）分别≥ 70% 或≥ 65%。若液体复苏后 CVP 达 8 ～ 12mmHg，而 ScvO$_2$ 或 SvO$_2$ 仍未达标，需输注浓缩红细胞使血细胞比容达到 30% 以上；或输注多巴酚丁胺尽快达到复苏目标。不建议使用分子量超过 200kD 的羟乙基淀粉，其可增加脓毒症患者的急性肾损伤发生率及肾脏替代治疗的需求。早期液体复苏的治疗应尽可能在确立诊断的第一场所内执行。

（2）血乳酸和乳酸清除率的监测：严重感染和感染性休克患者在血流动力学监测指标尚未改变之前，组织低灌注和缺氧已经存在，血乳酸水平已经升高。血乳酸＞ 4mmol/L，病死率为 80% 以上。

（3）血管活性药物的应用：当有危及生命的低血压时，在液体复苏的基础上加用血管活性药物以维持最低限度的灌注压（MAP）和氧供（DO$_2$）。当 MAP 低于 65mmHg 时，各种血管床的自动调节能力丧失。建议使用缩血管药物的初始目标 MAP 需维持在 65mmHg。当患者合并颅内高压时，MAP 需维持在 80 ～ 90mmHg 以上以保证足够的脑灌注。临床上可以通过评估局部和全身灌注指标如血乳酸浓度和尿量确定血压维护的终点。

1）去甲肾上腺素（noradrenaline，NA）：主要激动 α 受体，导致全身小动脉与小静脉强烈收缩（但冠状血管扩张），致使外周血管阻力明显增大而提升血压。目前认为去甲肾上腺素是纠正感染性休克低血压的首选升压药。常用剂量为 2 ～ 20μg/min。

2）多巴胺（dopamine）：是内源性儿茶酚胺类药物，作为去甲肾上腺素的前体，对多巴胺受体、α 受体、β 受体均有激动作用。其药理作用与剂量密切相关：小剂量 0.5 ～ 5μg/（kg•min）主要激动多巴胺受体，使肾、肠系膜、冠状动脉及脑血管扩张，小剂量多巴胺并不具有肾保护作用；中等剂量 5 ～ 10μg/（kg•min）主要激动 β 受体，使心肌收缩力增强，从而增加心排量及冠脉流量；大剂量 10 ～ 20μg/（kg•min）主要激动 α 受体，引起外周血管收缩、血压上升。因此，多巴胺更适用于心律失常风险较低或心率慢或心排血量小的患者。

3）肾上腺素（adrenaline）：具有 α 受体和 β 受体的双重激动作用，主要用于过敏性休克和心脏停搏所致的心源性休克。肾上腺素通过增加心输出量（cardiac output，CO）和每搏输出量（stroke volume，SV）而提高 MAP。在治疗感染性休克患者时，肾上腺素是去甲肾上腺素的首选替代药物。

4）血管升压素（vasopressin）：是休克过程中产生的一种重要的内源性应激激素。成人严重感染时内源性血管升压素水平在 24 ～ 48 小时降低，可给予小剂量血管升压素 0.01 ～ 0.04U/min，并与去甲肾上腺素联合使用。不能作为升压药物单独使用。用量≥ 0.04U/min 的血管升压素仅用于抢救治疗（使用其他血管升压药均未达到目标 MAP）。

（4）降低氧耗：严重感染和感染性休克伴随的炎症反应使代谢需求增加，内脏和全身氧耗增加。应尽量减少患者氧需求。适当的镇静、镇痛以及机械通气可以减少呼吸做功，降低呼吸肌氧耗。

（5）改善微循环，增强细胞对氧利用：在感染性休克状态下，液体复苏后组织灌注（MAP）和氧供（DO_2）恢复正常，但仍然可能存在微循环障碍和细胞氧的利用障碍。因此微血管的复苏才是治疗的最重要目标。

2. 感染原的控制 控制感染是治疗脓毒症和感染性休克的最基本措施。拯救脓毒症运动（surviving sepsis campaign，SSC）：2016 年及 2021 年版本的《严重感染和感染性休克治疗指南》，都在脓毒症和感染性休克时特别强调感染的控制。虽然控制感染未必能够阻止感染性休克的进一步发展，但若感染不被控制，治疗脓毒症则是纸上谈兵。

3. 其他支持性治疗，维护机体器官功能

（1）机械通气：感染性休克患者常伴发急性肺损伤（acute lung injury，ALI）/急性呼吸窘迫综合征（ARDS）。这类患者需要气管插管和机械通气以纠正顽固性低氧血症。在机械通气中需要遵循肺保护性通气策略，即潮气量水平为 6ml/kg PBW（predicted body weight，预测体重），限制吸气末平台压≤ 30cmH_2O。呼气末正压通气（positive end expiratory pressure，PEEP）是治疗 ALI/ARDS 的重要措施，具有改善通气或血流失衡、改善氧合、改善肺顺应性、防止肺泡周期性开放等作用。对于顽固性低氧血症，可以使用较高水平的 PEEP。

（2）控制血糖：严重脓毒症患者连续两次血糖＞ 10mmol/L（180mg/dl）时，应采用胰岛素控制方案，控制血糖≤ 10mmol/L（180mg/dl）。

（3）糖皮质激素的应用：对于存在肾上腺皮质功能不全的感染性休克患者，经足够液体复苏治疗仍需升压药维持血压时，建议使用糖皮质激素，给予氢化可的松 200mg/d 静脉输注。血压稳定后逐步撤药。对于无休克的脓毒症患者，不建议使用糖皮质激素。

（4）深静脉血栓的预防：严重感染和感染性休克患者易导致出、凝血功能紊乱，发生静脉栓塞和肺栓塞的风险高。如无明确禁忌证，建议使用低分子肝素，每日 2 次；或普通肝素每日 3 次，并监测血小板计数。

（5）营养支持：血流动力学尚未稳定或存在严重的代谢性酸中毒阶段，不是开始营养支持的安全时机。血流动力学稳定的患者尽早（定义为 48 小时内）开始肠内营养支持。最初一周，建议采用允许性低热量/渐进式喂养的方式，喂养目标为 20 ～ 25cal/（kg•d）（1kcal=14.182kJ），蛋白摄入量为 1.2 ～ 1.5g/（kg•d）。接受肠内营养 5 天仍未达 50% 的目标喂养量，添加肠外营养。营养支持期间，应密切监测器官功能与营养素的代谢状态，非蛋白质热量与氮的比值可降低至（334.7 ～ 543.9）kJ：1g。不建议添加特异性免疫调节药物。

（6）镇静、镇痛药物及肌松药的应用：感染性休克患者进行机械通气时，如有明显的人机对抗，则采用程序化镇静。其定义为以镇痛为基础，有镇静计划和目标，并根据深度评分调节镇静剂用量的系统镇静。通过间断给予镇静剂或持续输入镇静剂达到预定的镇静深度（即镇静目标），临床上最常用的是 Ramsay 镇静评分，目标：Ramsay 镇静评分 3 ～ 4 级。应用镇静药物期间需中止或减慢滴速进行每日日间唤醒。

（7）连续性肾脏替代治疗（continuous renal replacement therapy，CRRT）：CRRT 治疗最大的特点是保持血流动力学稳定，治疗中可以维持稳定的平均动脉压、脑灌注压和肾灌注。对于感染性休克并发的急性肾衰竭患者，最适宜采用 CRRT。CRRT 不仅仅是肾脏替代治疗，其最主要的作用是纠正内环境的紊乱，对多器官功能进行维护和支持。

（8）输血指征：当血红蛋白＜ 70g/L，特别是急性失血时需输入红细胞。血小板计数≤ 20×10^9/L 并有明显的出血倾向，建议输注血小板。当存在活动性出血或需进行有创操作或手术，血小板计数必须＞ 50×10^9/L。危重病患者 PT 超过正常值的 1.5 倍，或 INR ＞ 2.0，或活化部分凝血活酶时间（APTT）超过正常值的 2 倍可输注新鲜冰冻血浆。纤维蛋白原 0.8 ～ 1.0g/L 时，可输注冷沉淀。每单位新鲜冰冻血浆含有纤维蛋白原 2 ～ 4g/L，因此每单位新鲜冰冻血浆提供纤维蛋白原量相当于 2U 冷沉淀。

笔记栏

案例 3-11【治疗】

　　该患者局部予以清创引流，给予哌拉西林、他唑巴坦联合万古霉素抗感染，并加强补液支持治疗 7 天，症状消失，体温正常，治愈出院。

【预防】

　　尽可能避免外伤，创伤者及时消毒处理；积极治疗局部感染；避免挤压疖疮等皮肤感染；减少血管内装置和监护装置使用时间及频率；静脉插管及时更换，注意长期留置导管的操作和保护；合理应用广谱抗菌药物、肾上腺糖皮质激素和免疫抑制剂，并密切观察口腔、消化道、呼吸道及泌尿道等处有无真菌感染；对粒细胞缺乏、免疫缺陷患者严格消毒，必要时可预防性服抗菌药物；隔离治疗耐药菌感染者；掌握创伤性诊治适应证；严格无菌操作，接触患者前后洗手，使用一次性医疗用品或保证泛耐药革兰氏阴性细菌感染患者使用专用的血压计、体温计或血压计等，对医患频繁接触的环境表面进行定期和充分的消毒处理等，对于预防败血症均具有重要意义。

【复习思考题】

1. 革兰氏阳性菌败血症与革兰氏阴性菌败血症的区别是什么？

2. 败血症治疗原则有哪些？

3. 败血症病原学诊断中值得注意的环节是什么？

4. 什么是感染性休克？

5. 感染性休克治疗的原则是什么？

【习题精选】

3-82. 烧伤后败血症最常见的致病菌是（　　　）

　　A. 金黄色葡萄球菌和铜绿假单胞菌　　　　B. 金黄色葡萄球菌和大肠埃希菌

　　C. 表皮葡萄球菌和变形杆菌　　　　　　　D. 大肠埃希菌和变形芽孢杆菌

　　E. 铜绿假单胞菌和厌氧菌

3-83. 败血症的毒血症症状主要为（　　　）

　　A. 寒战、高热，可有出汗，但出汗后症状不缓解

　　B. 乏力、头痛，意识障碍　　　　　　　C. 不思饮食、恶心、呕吐

　　D. 脉率和呼吸均加速　　　　　　　　　E. 可出现中毒性脑病等

3-84. 患者，男，60 岁。因持续畏寒、发热 15 天入院，伴有头痛、关节痛。入院时体格检查：T 39℃，BP 100/70mmHg；神清合作，未见皮疹；HR 105 次/分，律齐，未闻及杂音；右下肺可闻及湿啰音，腹平软，肝右肋下 1.5cm，质软，有触痛；脾左肋下 2.0cm，质软，边锐，有触痛。血常规：WBC 18×10^9/L，N% 89%。胸片：右下肺发现浸润性病灶。准备为上述病例做的下列进一步检查中，诊断意义最大的是（　　　）

　　A. 胸部 X 线检查　　B. 肥达试验　　　C. 骨髓涂片　　　D. 血培养　　　　E. 痰菌培养

3-85. 下列哪种细菌所致的败血症较易引起 DIC（　　　）

　　A. 大肠埃希菌　　　　B. 金黄色葡萄球菌　　C. 厌氧菌　　　D. 真菌　　　　E. 铜绿假单胞菌

3-86. 患者，女，56 岁。因持续寒战、高热伴皮疹 14 天入院。既往有慢性胆囊炎。体格检查：T 39.5℃，P 102 次/分，BP 80/50mmHg，皮肤多处可见红色皮疹压之不褪色。心、肺无异常发现，腹平软，肝未扪及，脾左肋下 1.5cm，墨菲征（+）。血常规：WBC 11×10^9/L，ANC 89%。该患者可临床诊断为（　　　）

　　A. 厌氧菌败血症　　　B. 革兰氏阳性球菌败血症　　　　　C. 革兰氏阴性杆菌败血症

　　D. 真球菌败血症　　　E. 伤寒

3-87. 有关新生儿败血症的临床特点不正确的是（　　　）

　　A. 多由母亲产道感染　　　　　　　　　B. 主要病原菌为大肠埃希菌和 B 型溶血性链球菌

　　C. 主要临床表现为食欲减退、呕吐、精神萎靡等

　　D. 可并发中枢神经系统感染　　　　　　E. 大多数患儿有发热

3-88. 革兰氏阴性杆菌产生的内毒素属于（　　　）

　　A. 肠毒素　　　　B. 血浆凝固酶　　　　C. 胞壁酸　　　D. 神经氨酸酶　　　E. 脂多糖

3-89. 治疗败血症的最关键措施是（　　　）

　　A. 合理选用抗菌药物　　　　　　　　　B. 维持水、电解质和酸碱平衡

C. 适量输血、血浆或白蛋白　　　　　　　　D. 充足的营养和维生素

E. 肾上腺皮质激素解除毒血症状

3-90. 在医院内感染败血症特别是医源性感染中占重要地位的因素是（　　）

A. 严重的基础疾病如糖尿病　　　　　　　　B. 长期留置导尿

C. 静脉导管的留置　　　　　　　　D. 应用皮质激素　　　　　　　　E. 放射治疗

3-91. 败血症所致皮疹为多形性的，其中最常见者为（　　）

A. 红疹丘疹　　　　B. 坏死性皮疹　　　　C. 荨麻疹　　　　D. 瘀点、瘀斑　　　　E. 脓疱疹

3-92. 诊断败血症最重要的依据是（　　）

A. 血和（或）骨髓培养阳性　　　　　　　　B. 严重的毒血症症状　　　　　　　　C. 粪、尿培养

D. 皮疹　　　　　　　　E. 白细胞计数和中性粒细胞显著升高

3-93.（多选题）金黄色葡萄球菌败血症的特征是（　　）

A. 原发病灶以皮肤黏膜及呼吸道感染为主　　　　　　　　B. 急性起病，寒战、高热

C. 关节症状明显，皮疹形态多样化，易发生迁徙病灶　　　　　　　　D. 感染性休克较少见

E. 并发心内膜炎概率较高

3-94. 患者，女，60岁。因畏寒、发热13天入院。体格检查：T 39℃，BP 70/40mmHg，心、肺无明显异常，脾左肋下1cm。该患者诊断首先考虑（　　）

A. 革兰氏阴性杆菌败血症　　　　　　　　B. 伤寒　　　　　　　　C. 变应性亚败血症

D. 革兰氏阳性球菌败血症　　　　　　　　E. 真菌败血症

3-95. 医院内感染败血症最常见的病原菌是（　　）

A. 表皮葡萄球菌　　　　B. 大肠埃希菌　　　　C. 克雷伯杆菌　　　　D. 金黄色葡萄球菌　　　　E. 链球菌

3-96. 下列哪项不是厌氧菌败血症的特点（　　）

A. 婴幼儿发病率高　　　　　　　　B. 入侵途径以胃肠道及女性生殖道为主

C. 易并发血栓性静脉炎及迁徙性脓肿　　　　D. 易并发肺炎　　　　E. 黄疸少见

3-97. 引起深部真菌病最常见的病原菌是（　　）

A. 毛霉菌　　　　B. 念珠菌　　　　C. 曲霉菌　　　　D. 放线菌　　　　E. 新型隐球菌

3-98. 易并发细菌性心内膜炎的败血症为（　　）

A. 肠球菌败血症　　　　B. 革兰氏阴性杆菌败血症　　　　　　　　C. 金黄色葡萄球菌败血症

D. 厌氧菌败血症　　　　E. 表皮葡萄球菌

3-99. 下列不属于SIRS诊断依据的是（　　）

A. T＞38℃或＜36℃　　　　　　　　B. HR＞90次/分　　　　　　　　C. R＞20次/分

D. 未成熟细胞＞8%　　　　　　　　E. WBC＞12×10⁹/L

3-100. 下列不属于败血症易发诱因的是（　　）

A. 中性粒细胞减少或缺乏　　　　　　　　B. 长期应用广谱抗菌药物

C. 短期小剂量应用肾上腺皮质激素　　　　D. 人工呼吸机的应用

E. 严重的原发基础病

（任　珊　郑素军）

第十二节　鼠　疫

【学习要点】

1. 掌握鼠疫的临床表现、诊断依据、治疗和防控措施。

2. 熟悉鼠疫的病原学、流行病学、预防。

3. 了解鼠疫的发病机制和鉴别诊断。

案例3-12

　　患者，男，55岁，河南人。因"乏力5天，发热3天、左腋下肿痛12小时"就诊。

　　5天前患者淋雨后出现全身乏力、发热，口服复方氨酚烷胺，症状无缓解。3天前发热，因全身乏力，体力不支，不慎跌倒，左肩部、颜面部擦伤，遂到门诊就诊。

查体：T 40.5℃，左肩部、颜面部擦伤，有少量皮肤破损出血，躯干部皮肤无出血及伤痕，心肺腹查体未见异常。

辅助检查：血常规示 WBC $7.0×10^9$/L，N% 88.9%，PLT $92×10^9$/L。

门诊予隔离、退热、补液治疗。隔离当日出现左腋下皮肤肿胀、无发红，疼痛加剧，活动受限。乏力加重。

发病前3天曾于内蒙古自治区锡林郭勒盟正镶黄旗巴彦塔拉苏木嘎查捕杀一只野兔并剥皮食用。

【问题】

1. 该患者诊断考虑什么？

2. 确诊依据是什么？

3. 如何治疗？

鼠疫（plague）是由鼠疫耶尔森菌（*Yersinia pestis*）引起的自然疫源性烈性传染病。主要因野外作业接触或被染菌的鼠蚤叮咬，或剥食病（死）动物，经人皮肤传入引起腺鼠疫，经呼吸道传入引起肺鼠疫，均可发展为败血症。临床表现为高热、淋巴结肿痛、出血倾向、肺部特殊炎症等。传染性强，死亡率高，是国际检疫传染病，我国将其列为法定甲类传染病。人类历史上曾发生过三次鼠疫大流行，导致至少1.6亿人死亡。我国鼠疫疫源地分布在多个省（区），以散发腺鼠疫为主，但病死率较高，应予高度重视。

【病原学】

鼠疫耶尔森菌又称鼠疫杆菌，光学显微镜下为革兰氏染色阴性、两端钝圆、两极浓染的椭圆形小杆菌，菌体长 $1.0～1.5μm$，宽 $0.5～0.7μm$，有荚膜，无鞭毛及芽孢。在普通培养基上生长，培养的最适温度为 $28～30℃$，pH 为 $6.9～7.2$，通常需24小时便可形成典型的灰白或淡青色半透明中间隆起的小菌落。该菌对外界抵抗力较弱，对高温和常用化学消毒剂敏感，但在潮湿、低温及有机物内存活时间较长，在痰液、脓液、血液中可存活10～20天，在蚤粪中可存活1个月，在尸体中可存活数周至数月。

细菌的抗原成分：①荚膜 FⅠ（fraction Ⅰ）抗原：分两种，一种是多糖蛋白质（F-Ⅰ），另一种是蛋白质（F-ⅠB），可刺激机体产生保护性抗体，有高度特异性，用于血清学诊断。②毒力 V/W 抗原（为菌体表面抗原）：V 抗原是蛋白质（可使机体产生保护性抗体），W 抗原是脂蛋白，两者结合物能抑制吞噬作用，促进荚膜产生，增强细菌毒力。

细菌的毒素有两种，一是外毒素，又称鼠毒素，为一种不耐热、可溶性类毒素蛋白，对小鼠和大鼠有很强的毒性；另一种为内毒素，是一种耐热不溶性脂糖蛋白复合物，有很强的热源性，能引起发热、DIC、组织器官内溶血、中毒性休克、施瓦茨曼反应等，为鼠疫致病、致死的毒性物质。

【流行病学】

1. 传染源 主要是鼠类和其他啮齿动物。旱獭属和黄鼠属为重要储存宿主，褐家鼠、黄胸鼠是次要储存宿主，但却是人间鼠疫的主要传染源。其他如猫、羊、狼、骆驼、兔、狐等也可能成为传染源。肺鼠疫患者可通过呼吸道传播；败血症患者早期可通过血液传播；腺鼠疫患者仅在脓肿破溃或被蚤叮咬时才起传染源的作用。带菌者（包括健康带菌和恢复期带菌）作为传染源的可能性亦应引起重视。人间鼠疫流行前，常先有鼠间鼠疫流行。

2. 传播途径

（1）经蚤叮咬传播：以蚤为媒介，构成"啮齿动物→蚤→人"的传播方式。蚤吸吮病鼠后，病原菌在蚤前胃大量繁殖，形成菌栓堵塞消化道，疫蚤再叮咬人时，吸入的血液受阻，含菌血栓常因反流输入人体。

（2）经皮肤传播：接触染疫动物的皮、肉、血或患者含菌的脓液、血液或痰液，经破损皮肤或黏膜而感染，经淋巴管或血液引起腺鼠疫或败血症型鼠疫。偶有抓痒时含菌蚤粪经皮肤创口侵入人体。

（3）经飞沫传播：肺鼠疫患者痰中所含病菌可借含菌飞沫造成肺鼠疫传播，可引起人间鼠疫流行。

（4）实验室感染：鼠疫实验室工作人员由于防护、操作不当和实验室事故，可通过吸入、锐器刺伤等途径感染。

3. 人群易感性 普遍易感。病后可获得持久免疫力。预防接种使易感性降低。

4. 流行特征

（1）流行情况：以非洲、亚洲、美洲发病最多，并呈明显的地方性。我国发病最多的是青藏高原喜马拉雅旱獭疫源地和滇西黄胸鼠疫源地。

（2）流行性与季节性：流行季节与鼠类活动和鼠蚤繁殖有关，腺鼠疫多见于夏秋季，肺鼠疫多于冬季流行。人间鼠疫多发生在 6～9 月份，与鼠类繁殖活动有关。

（3）职业性：人间鼠疫首发病例常与职业有关，如牧羊人、狩猎者等。

【发病机制与病理变化】

鼠疫耶尔森菌经皮肤侵入后，被中性粒细胞和单核巨噬细胞吞噬，经淋巴管至局部淋巴结繁殖，引起剧烈的出血坏死性炎症反应，此即腺鼠疫。由于病菌对组织的破坏和抗吞噬作用，淋巴结内所含的大量病菌及其毒素，进入血流引起全身感染、败血症和严重毒血症状。病菌经血进入肺组织可引起继发性肺鼠疫，由呼吸道排出的鼠疫耶尔森菌通过飞沫传给他人，则可引起原发性肺鼠疫。

鼠疫的基本病理改变为淋巴管、血管内皮细胞损害和急性出血性、坏死性炎症。腺鼠疫表现为淋巴结的出血性炎症和凝固性坏死，周围组织亦水肿、出血。肺鼠疫肺部病变以充血、水肿、出血为主，气管支气管黏膜极度充血，管腔内含血性泡沫状浆液性渗出液。鼠疫败血症则全身各组织、脏器都可有充血、水肿、出血及坏死改变，皮肤黏膜可见出血点，多浆膜腔发生血性渗出液。

【临床表现】

潜伏期较短，原发性肺鼠疫和败血型鼠疫的潜伏期为数小时至 3 天；腺鼠疫和皮肤型鼠疫的潜伏期为 2～8 天；曾接受预防接种者可延长至 9～12 天。

主要临床表现为起病急骤，寒战、高热，体温骤升至 39℃ 及以上，呈稽留热。可伴恶心呕吐、头痛及四肢痛、颜面潮红、结膜充血、皮肤黏膜出血等，重症患者可出现血压下降、意识障碍、言语不清、步态蹒跚、腔道出血及脏器功能衰竭等。

1. 腺鼠疫 最常见，除具有鼠疫的全身症状外，主要特征为受侵部位所属淋巴结肿大。好发部位依次为腹股沟、腋下、颈部及颌下淋巴结，多为单侧，病初即有淋巴结肿大且发展迅速，淋巴结及周围组织显著红、肿、热、痛，以病后 2～3 天最重。淋巴结明显触痛并且坚硬，与周围组织粘连，不移动，由于淋巴结及周围组织炎症所致剧烈疼痛，患者出现强迫体位。若治疗及时，淋巴结肿大可逐渐消退；治疗不及时，1 周后淋巴结很快化脓、破溃，常可发展为败血症或肺鼠疫。

2. 肺鼠疫 根据感染途径分为原发性和继发性。原发性肺鼠疫起病急骤，寒战高热，体温达 40～41℃，脉搏细速，初期干咳，24～36 小时可发生剧烈胸痛、咳嗽、咳大量鲜红色或血性泡沫痰，呼吸急促并呼吸困难，肺部仅可闻及散在的湿啰音或轻微的胸膜摩擦音，较少的肺部体征与严重的周身症状不相称。如得不到及时有效治疗，多于发病 2～3 天后因中毒性休克、心力衰竭、呼吸衰竭、出血等危及生命。当继发肺鼠疫时，常表现为病势突然增剧，出现咳嗽、胸痛、呼吸困难、咯鲜红色泡沫样血痰；在发病之前，常有腺鼠疫或败血型鼠疫的症状。

3. 败血型鼠疫 最为凶险，亦称暴发型鼠疫。分为原发性和继发性两种类型。感染病菌后尚未出现局部症状即发展为败血症的称原发性败血型鼠疫；继发于腺鼠疫、肺鼠疫或其他类型鼠疫者则为继发性败血型鼠疫。主要表现为高热或体温不升、寒战、谵妄或昏迷，进而发生感染性休克、DIC 等，若不及时抢救，常于 1～3 天内死亡，病死率极高。因皮肤广泛出血、坏死和发绀，死亡后皮肤呈紫黑色，故有黑死病之称。

4. 肠鼠疫 多因食用未煮熟的病死动物（如旱獭、兔、羊等）感染。具有鼠疫全身症状和消化道感染的特殊症状。如频繁呕吐和腹泻，一昼夜可达数十次，吐泻物中常混有血液和黏液混合物，排便时腹痛，常伴有大网膜淋巴结肿胀，从肿胀的淋巴结和吐泻物中可检出鼠疫菌。

5. 轻型及其他类型鼠疫 轻型鼠疫又称小鼠疫，多见于流行初、末期或预防接种者，患者发热轻，全身症状轻，局部淋巴结肿大，可有压痛，偶见化脓，无明显出血征象。其他类型鼠疫如脑膜炎型鼠疫、眼鼠疫、皮肤型鼠疫等，均少见。

【实验室检查】

1. 常规检查 外周血白细胞总数大多升高，可达（20～30）×10⁹/L。初期多为淋巴细胞增高，后为中性粒细胞增高，红细胞、血红蛋白与血小板减少。尿常规可见蛋白尿及血尿，尿沉渣中可见红细胞、白细胞和细胞管型。粪便隐血可阳性。肺鼠疫和败血型鼠疫患者在短期内即可出现DIC，表现为纤维蛋白原浓度减少（小于 200mg/dl），凝血酶原时间和部分凝血激酶时间明显延长，D-二聚体和纤维蛋白原降解产物明显增加。脑膜炎型鼠疫可表现为脑脊液压力升高，外观浑浊，白细胞常大于 $4×10^9/L$，以中性粒细胞为主，蛋白明显增加，葡萄糖和氯化物明显下降，脑脊液鲎（Limalus）试验阳性。

2. 病原学检查 涂片检查：取患者血液、脓液、痰液、脑脊液、淋巴结穿刺液、组织液、尿、粪等材料涂片或印片，革兰氏染色，可找到革兰氏阴性菌两端浓染的短杆菌。阳性率为 50%～80%。细菌培养：将动物的肝、脾等脏器或患者的淋巴结穿刺液、脓液、痰液、血液、脑脊液等，接种于血琼脂平板、肉汤等培养基，可分离出鼠疫耶尔森菌，一般检查程序包括显微镜检查培养、鼠疫噬菌体裂解试验和动物试验。聚合酶链式反应（PCR）检测鼠疫特异性基因。

3. 抗原检查 鼠疫反相间接血凝试验（RIHA）、酶联免疫吸附试验（ELISA）、胶体金纸上色谱方法检测 FⅠ 抗原。

4. 抗体检查 鼠疫间接血凝试验（IHA）检测鼠疫 FⅠ 抗体，感染后 5～7 天出现阳性，2～4周达高峰，此后逐渐下降，可持续 1～4 年，常用于回顾性诊断和流行病学调查；ELISA 检测鼠疫FⅠ 抗体，较 IHA 更为敏感，适合大规模流行病学调查；荧光抗体法（FA）用荧光标记的特异性抗血清检测可疑标本，可快速准确诊断。特异性、灵敏度较高。

【诊断与鉴别诊断】

1. 诊断

（1）流行性病学资料：发病前 10 天内曾到过动物鼠疫流行区、或接触过来自鼠疫疫区的疫源动物、动物制品、进入过鼠疫实验室或接触过鼠疫实验用品、或接触过鼠疫动物或鼠疫患者。

（2）临床资料：突然发病，严重的全身中毒症状及早期衰竭、出血倾向，并有淋巴结肿大、肺部受累、败血症等表现。

（3）实验室检查资料：对可疑患者需进行细菌学或血清学检查，检出鼠疫耶尔森菌是确诊的最重要依据。

温馨提示 早期诊断、尤其是首例患者的及时发现对鼠疫防控至关重要。在流行区，流行初期散发性不典型病例尤应特别注意。

2. 鉴别诊断

（1）腺鼠疫

1）急性淋巴结炎：无鼠疫接触史，常有原发感染病灶，受累区域淋巴结肿大、压痛，与周围组织无粘连，且少破溃，常有淋巴管炎，全身症状较轻。

2）丝虫病淋巴结肿大：急性期时，淋巴结炎与淋巴管炎常同时发生，数天后可自行消退，肿大淋巴结与周围组织无粘连，且少破溃，全身症状轻，夜间血涂片检查可找到微丝蚴。无鼠疫相关接触史。

（2）肺鼠疫

1）大叶性肺炎：咳铁锈色痰，肺部可有肺实变体征，肺部 X 线可见肺部大片阴影，痰培养获得相应的病原菌可明确诊断。

2）肺炭疽：有与炭疽病畜接触史，无鼠疫接触史，发病后多出现低热、疲劳和心前区压迫等，持续 2～3 天后，突然加重，轻者表现为胸闷、胸痛、发热、咳嗽、咳黏液痰带血。重者寒战、高热，由于纵隔淋巴结肿大、出血并压迫支气管造成呼吸窘迫、气急喘鸣、咳嗽、发绀、血样痰等。痰涂片可检出革兰氏阳性杆菌，痰培养见炭疽杆菌。

（3）败血型鼠疫：需与其他原因所致败血症、钩端螺旋体病、肾综合征出血热、流行性脑脊髓膜炎相鉴别。可根据流行病学史、临床表现进行鉴别，并及时进行相应疾病的病原或抗体检测助诊。

案例 3-12【诊断及鉴别诊断】

病情进展及处置：反复追问病史，患者诉发病前 3 天有捕杀、剥食野兔的经过。经医院专家会诊考虑不除外鼠疫，立即转入传染科隔离病房，并同时报告当地疾病预防控制中心，采集血液、血清、咽拭子、左腋下肿胀部位组织液行病原学检查。发现组织液鼠疫耶尔森菌 FⅠ 抗原阳性、PCR 阳性、细菌培养阳性、噬菌体裂解试验阳性。因考虑疑似鼠疫，留取标本后即予链霉素 1.0g，肌内注射，每 6 小时续注 1 次，每次 0.5g。

1. 诊断 腺鼠疫。

2. 鉴别诊断 主要与急性蜂窝织炎鉴别。该患者有发热，左腋下皮肤组织红、肿、痛等表现，需与急性蜂窝织炎相鉴别；急性蜂窝织炎表现为皮肤组织肿胀疼痛，表皮发热、发红、肿胀、边界不清，中央部位呈暗红色，边缘稍浅。病变位于较疏松组织时，疼痛较轻。该患者左侧腋下皮肤肿胀部位质地硬，疼痛剧烈，不符合急性蜂窝织炎表现。且患者肿胀部位组织液鼠疫耶尔森菌培养等病原学检查阳性，进一步明确为腺鼠疫。

【治疗】

1. 一般治疗及护理

（1）严密隔离：凡确诊或疑似鼠疫患者，应立即严格隔离，就地治疗，不宜转运。将患者隔离在单间病房，病区严格执行防鼠、灭蚤措施，定期消毒。患者的痰液、分泌物、排泄物应随时消毒。局部分泌物、血或痰培养每 3 天 1 次，隔离至症状消失，病菌 3 次（肺鼠疫 6 次）阴性，方可出院。

（2）支持治疗：急性期绝对卧床，进流质饮食，按需补液、降温，适当给予镇静镇痛剂。腺鼠疫淋巴结切忌挤压，以防导致败血症，病灶化脓软化后可切开引流。注意心肺功能、肝肾功能、凝血指标，出现休克、心力衰竭者及时给予相应处理。

2. 病原治疗 链霉素为首选药物，强调早期、足量、总量控制的用药策略。腺鼠疫：成人首次 1g，以后 0.5 ~ 0.75g，每 4 小时 1 次或每 6 小时 1 次行肌内注射（2 ~ 4g/d）；肺型及败血型等危重患者：成人首次 2g，以后 1g，每 4 小时 1 次或每 6 小时 1 次行肌内注射（4 ~ 6g/d），体温下降至 37.5℃ 以下，全身症状和局部症状明显好转后可减量至 1 ~ 2g/d，疗程以 10 ~ 20 天为宜，腺鼠疫链霉素总量不超过 60g，肺型及败血型鼠疫链霉素总量不超过 90g。注意不要大幅度减量，防止病情反复。首次用大量链霉素后，可导致赫氏反应，引起致死性休克。应特别警惕对老年患者的听神经毒性和肾脏损害。儿童参考剂量为 30mg/（kg·d），每 12 小时 1 次，并根据具体病情确定给药剂量。脓毒血症者可加用肾上腺皮质激素静脉滴注，病情稳定后尽早减量或停用，一般不超过 5 ~ 7 天。在应用链霉素治疗的同时，为了达到更好的预后，常联合氟喹诺酮类、多西环素、β-内酰胺类或磺胺等抗生素。如因过敏等原因不能使用链霉素者，可考虑选用庆大霉素、氯霉素、四环素、多西环素、环丙沙星等。用药过程中需注意抗菌药物的不良反应。

> **案例 3-12【治疗】**
> 该患者给予链霉素联合莫西沙星抗感染治疗，链霉素疗程 19 天，总剂量 47.5g。据《鼠疫诊疗方案（试行）》规定，患者停药后病情无反复，左腋下肿胀范围不断缩小，局部皮肤红肿程度减轻，触痛减轻，血常规正常，体温正常，达到临床治愈。

【预防】

1. 管理传染源 灭鼠、灭蚤，监测和控制鼠间鼠疫。严格隔离患者，加强疫情报告。发现疑似或确诊患者立即给予分别隔离，并在 2 小时内上报，接触者检疫 9 天，曾接受预防接种者医学观察 12 天。腺鼠疫隔离至淋巴结肿完全消散后再观察 7 天。肺鼠疫隔离至痰培养 6 次阴性。败血型和其他类型鼠疫患者，隔离至体温恢复正常，一般症状消失，血培养连续 3 次以上阴性（每隔 3 天做 1 次）。患者的分泌物与排泄物应彻底消毒或焚烧。死亡患者的尸体用尸袋严密包扎后焚烧。疫区封锁至少 9 天。

2. 切断传播途径 加强国际检疫与交通检疫，对来自疫区的车、船、飞机进行严格检疫并灭鼠灭蚤。对可疑旅客应隔离检疫。

3. 保护易感者

（1）个人防护：凡接触鼠疫或疑似鼠疫患者的人员，应采取加强防护。医护人员进入病房应着全套个人防护装备，主要包括防护眼镜、防护服、N95 口罩、手套、鞋套等。接触者应预防用药，可选用四环素、多西环素、环丙沙星、磺胺等，或链霉素每天 1g，分 2 次肌内注射，疗程均为 7 天。

（2）预防接种：主要接种对象是疫区及其周围的群众、参加防疫的工作人员、参与治疗的医务人员。非流行区人员应在接种 10 天后方可进入疫区。

【复习思考题】

1. 鼠疫的流行病学和病理学有哪些特点？

2. 肺鼠疫与肺炭疽有哪些异同？

3. 鼠疫的治疗要点是什么？

【习题精选】

3-101. 鼠疫的主要传播媒介是（　　）

A. 蜱　　　　　B. 伊蚊　　　　　C. 蝙蝠　　　　　D. 蚤　　　　　E. 恙螨

3-102. 以下哪项不是鼠疫的传播方式（　　）

A. 经皮肤黏膜破损处感染　　　　B. 鼠蚤叮咬　　　　C. 飞沫传播

D. 接触患者的脓液或痰液　　　　E. 血液

3-103. 鼠疫的病原学检查不包括（　　）

A. 间接血凝试验　　B. 聚合酶链反应　　C. Casoni 试验　　D. 噬菌体裂解试验　　E. 动物接种

3-104. 关于鼠疫的流行特点，下列不正确的是（　　）

A. 暴发流行多见　　B. 有一定的地域性　　C. 与鼠类活动和鼠蚤繁殖有关

D. 病后可获得持久免疫力　　　　E. 有一定的季节性

3-105. 人间鼠疫的主要传染源是（　　）

A. 肺鼠疫患者　　B. 褐家鼠　　　　C. 鼠蚤　　　　D. 黄鼠　　　　E. 旱獭

3-106. 下列鼠疫临床类型中，病死率极高，最凶险的是（　　）

A. 肺鼠疫　　　　B. 腺鼠疫　　　　C. 败血型鼠疫　　　D. 皮肤鼠疫　　　E. 肠鼠疫

3-107. 发现鼠疫疑似病例后，应在发现后（　　）小时内通过传染病疫情监测信息系统上报。

A. 2　　　　　　B. 4　　　　　　C. 6　　　　　　D. 8　　　　　　E. 12

3-108. 下列关于鼠疫的治疗措施中，不正确的是（　　）

A. 发现疑似鼠疫患者，应迅速组织严密隔离，就地治疗，不宜转运

B. 中毒症状重者可适当应用肾上腺皮质激素

C. 抗生素用药策略是早期、足量、总量控制

D. 一旦发现肿大的淋巴结即给予切开引流

E. 必要时可给予镇静剂

3-109. 有关鼠疫的预防，下列描述不合理的是（　　）

A. 严密隔离　　　　B. 腺鼠疫患者应隔离至淋巴结肿消散　　　C. 灭鼠、灭蚤

D. 加强个人防护及疫苗接种

E. 接触者要检疫 9 天，曾接受疫苗接种者应检疫 12 天

3-110. 人间鼠疫的重要传染源不包括（　　）

A. 褐家鼠　　　　B. 黄胸鼠　　　　C. 旱獭　　　　D. 鼠疫带菌者　　　E. 肺鼠疫患者

3-111. 人间鼠疫多发生在（　　）

A. 1～3 月份　　　B. 4～6 月份　　　C. 6～9 月份　　　D. 9～12 月份　　　E. 以上都不是

3-112. 下列不属于鼠疫易感人群的是（　　）

A. 长期卧床的人群　　　　　　　B. 从事动物屠宰、皮毛运输的人群

C. 进入疫区的人群　　　　　　　D. 从事相关科研的人群

E. 鼠疫自然疫源地居住的人群

（马　臻）

第十三节　布鲁氏菌病

【学习要点】

1. 熟悉布鲁氏菌病的传播途径、临床表现、发病机制。

2. 掌握临床广泛应用的实验室检查项目、治疗方案及预防原则。

案例 3-13

患者，男，38岁，个体养殖户。因"发热、多汗、腰腿痛6周"就诊。

患者6周前无明显诱因出现畏寒、发热，体温峰值达 39.6℃，伴腰腿疼痛，呈针扎样、游走性、难以确定痛点。口服多种"退热止痛药"可退热，退热后大汗淋漓，腰腿痛加重；社区医院按"流行性感冒"、"风湿性关节炎"治疗，效果差，病情反而加重。出现起床、翻身、行走困难，转我院就诊。

体格检查：T 39.6℃，P 126次/分，R 18次/分，BP 130/85mmHg，精神萎靡，皮肤未见瘀点、紫癜、焦痂，浅表淋巴结不大，双肺（−），HR 126次/分，脾大。脊柱无侧弯、后凸畸形，叩触痛阴性，左右膝关节对称，有压痛，无固定压痛点，浮髌试验阴性，病理反射未引出，病理征阴性。

【问题】

1. 该患者的诊断考虑什么？

2. 需要完善哪些检查？

3. 如何进行治疗？

1887年，英国医生布鲁斯（Bruce）首次分离出本病病原体而命名为布鲁氏菌病（brucellosis），简称布病。布病是由布鲁氏菌（*Brucella*）引起的一种人兽共患的传染病，牧区多见。临床表现主要是长期发热、多汗、关节疼痛、肝脾大，易慢性化、易复发，可累及全身多个脏器。该病常伴变态反应发生，人患病后的临床表现除与感染的菌种有关外，还与感染时间、自身体质等多种因素相关，具有明显的个体差异性。目前，大多数患者为羊种菌感染，其他种型罕见。羊种菌感染患者急性期除典型临床表现外，育龄人群可合并睾丸炎、卵巢炎；慢性期头痛、肌肉关节疼痛及盗汗等表现突出，导致患者劳动能力及社会适应性出现一定的下降。

【病原学】

布鲁氏菌是一种革兰氏阴性微小杆菌，属于变形杆菌 α-2 亚类。根据储存宿主和生化反应不同，布鲁氏菌被分为9个种22个生物型。其中，羊种布鲁氏菌（*B. melitensis*）生物型1～3、牛种布鲁氏菌（*B. abortus*）生物型1～7和9、猪种布鲁氏菌（*B. suis*）生物型1～5和犬种布鲁氏菌（*B. canis*）对人有致病性；绵羊附睾种（1个生物型）、沙林鼠种（1个生物型）、鳍足种的海豹布鲁氏菌和鲸种布鲁氏菌（鲸型、海豚型）、田鼠种（1个生物型）尚未见对人致病的报道。羊布鲁氏菌以球形和卵圆形多见，大小为 0.3～0.6μm；其他种布鲁氏菌多呈球杆状或短杆状，大小为 0.6～2.5μm；布鲁氏菌无鞭毛、无芽孢，不能运动，毒力菌株有微荚膜，属兼性胞内寄生菌。人工分离培养耗时、费力，使用改良厚氏培养基或肝浸液培养基进行培养，形成的菌落克隆根据形态分为光滑型、粗糙型和中间型。镜下布鲁氏菌常散在分布，偶尔聚集成团簇状。羊布鲁氏菌在所有种属中毒力最强，引起疾病严重，全球分布广，是人布病的主要致病原。

布鲁氏菌的细胞壁与致病有关。其中细胞壁的外膜主要含有脂多糖（lipopolysaccharide，LPS）和外膜蛋白（outer membrane protein，OMP）2种抗原。菌体 LPS 是否含 O-链多糖影响菌落形态形成。粗糙型（R）不含 O-链多糖，光滑型（S）含 O-链多糖。布鲁氏菌无毒力因子（如菌毛和荚膜等），其毒力大小取决于胞内的繁殖能力和对免疫系统的敏感性。布鲁氏菌的毒力相关因子包括部分外膜蛋白、热休克蛋白、过氧化氢酶和 O-链多糖等。其中，O-链多糖能够抑制巨噬细胞凋亡，从而逃避宿主的体液免疫。布鲁氏菌的种属间存在共同抗原，可据此特性使用毒力较弱的牛种布鲁氏菌来制备活疫苗，用以预防毒力较强的羊种布鲁氏菌、猪种布鲁氏菌感染。

布鲁氏菌对光、热及常用化学消毒剂等均很敏感，日光照射10～20分钟、60℃湿热条件下10～20分钟、3%漂白粉数分钟即可将其杀灭，但在室温干燥条件下可存活5天，在干燥土壤环境里存活时间超过1个月，阴暗潮湿环境中，在病畜的分泌物、排泄物及脏器中存活时间可达到6个月甚至更长。

【流行病学】

1. 传染源 本病的传染源主要是患布鲁氏菌病的家畜，包括羊、牛、猪、犬、马、骆驼，最主要的传染源是羊。

2. 传播途径

（1）皮肤黏膜接触：在缺乏防护措施的条件下，从事畜牧养殖的工作人员进行人工授精、接羔、处理死胎或流产时极易被感染；挤奶、屠宰、分割畜肉、剪毛、处理皮草也是导致感染的危险因素；此外，从事养殖和动物实验的工作人员也可以因直接/间接接触病畜或被病畜污染的物品而被感染。

（2）饮食：进食被布鲁氏菌污染的生乳、乳制品、生肉或未充分高温熟化的肉制品时可引起布鲁氏菌感染。

（3）呼吸道吸入：病畜的羊水、尿液可在环境中形成携菌的气溶胶，不慎吸入亦可引起感染。

（4）罕见途径：蜱虫叮咬、输入被布鲁氏菌污染的血制品。

3. 人群易感性 人群普遍易感，无民族、性别、年龄差异。高危人群包括牲畜养殖从业者、兽医、皮毛厂工人、屠宰场及肉联厂工人、鲜乳采集及加工从业人员。发病患者多见于青壮年男性，与上述行业从业者中青壮年男性构成比高、发生暴露风险高有关。

4. 流行病学特征 布鲁氏菌病为全球流行的人兽共患病，亚洲大部、中南美洲、地中海地区为高发地区。中国的首例报告出现在1905年。目前，内蒙古、新疆、山东、黑龙江、河北为高发地区，全国年新发病例在10万例左右。气候条件、牲畜种型差异、养殖密度、生产时间、屠宰时间均在一定程度上对布鲁氏菌的发病率产生影响，流行态势表现为初期点状暴发，后期规模化流行。

温馨提示 布病属于全球性的公共卫生问题之一，全球200多个国家或地区中存在人畜疫情的国家超过170个，年发病人数超过50万，主要集中在亚洲、非洲、拉丁美洲的发展中国家。在我国，布病已经构成危害国民健康、阻碍相关产业发展的威胁，被国家列为乙类传染病进行归口管理。

【发病机制】

布鲁氏菌病的发病机制尚未完全阐明。研究证实细菌、内毒素及免疫应答与疾病发生、进展有关。

布鲁氏菌成功侵入人体后，随淋巴液循环至淋巴结，被巨噬细胞吞噬、杀死；未被杀灭的布鲁氏菌在淋巴结生长、繁殖，形成局部原发病灶。此阶段被称为淋巴源性迁徙阶段，相当于潜伏期。布鲁氏菌在吞噬细胞内大量繁殖导致吞噬细胞坏死、崩解，使大量细菌释放进入血液循环，形成菌血症。血流中的吞噬细胞继续吞噬血中布鲁氏菌，并随血流在肝、脾、淋巴结、骨髓等处的单核巨噬细胞系统内进一步繁殖，形成多发性病灶，导致更多的吞噬细胞坏死、崩解，释放出更多的布鲁氏菌。当血中布鲁氏菌数量超过了吞噬细胞的吞噬能力时，未被吞噬细胞吞噬的布鲁氏菌在血流中生长、繁殖，大量释放内毒素、磷壁酸等其他菌体成分，此时患者出现菌血症、毒血症、败血症，临床表现为高热、疼痛等炎症反应综合征。此阶段被称为感染扩散阶段，临床症状相当明显。

机体免疫功能正常时，感染布鲁氏菌数量小、毒力弱，机体可通过细胞免疫及体液免疫清除病菌而获痊愈。若感染的布鲁氏菌数量大、毒力强或存在变异，机体免疫系统无法实现彻底的免疫清除，部分成功逃脱免疫的细菌，又可被吞噬细胞吞噬并带入各组织器官形成新感染灶；或机体自身存在免疫功能低下或缺陷，无法实现彻底的免疫清除时，留存的布鲁氏菌可被吞噬细胞吞噬并带入各组织器官形成新感染灶；经一定时期后，感染灶的细菌生长繁殖再次入血，导致发热、关节疼痛等临床症状复发。此阶段被称为多发性病灶阶段，组织病理改变广泛，临床表现多样，如此反复成为慢性感染。

温馨提示 布鲁氏菌可通过表达相关蛋白来对抗宿主的免疫杀伤作用，从而逃避吞噬细胞的吞噬杀灭、抑制细胞凋亡。比如布鲁氏菌表面蛋白OMP25可以下调宿主细胞毒性T淋巴细胞分泌TNF-α，还能抑制内毒素诱导的白介素病原相关分子模式识别和IL-6的表达，从而抑制巨噬细胞的活化，下调巨噬细胞功能，导致巨噬细胞对布鲁氏菌的免疫清除能力。

【病理改变】

布鲁氏菌病病理变化广泛，可累及全身脏器及组织，其中单核巨噬细胞系统改变最为常见。急性期（起病阶段），主要病理改变表现为实质脏器内炎症细胞的聚集、渗出与组织细胞的退行性变性坏死，以及结缔组织内淋巴细胞、网状内皮细胞的增生与纤维细胞的增殖。集中涉及的脏器有肝、脾、淋巴结、肾、肾上腺、心肌等；若累及中枢神经系统，则表现为神经胶质细胞的增殖和结节形成。慢性期（病情迁延阶段），典型病理改变表现为肉芽肿形成、血管增生与滑膜系统渗出性炎症。肉芽肿主要见于肝、脾、淋巴结，由巨噬细胞、上皮样细胞混合淋巴细胞组成，在纤维细胞的包裹作用下，进一步纤维化，最终造成组织器官硬化。血管的增生破坏性病变主要累及肝、脾、肾、脑

笔记栏

的小血管及毛细血管，表现为血管内膜炎、血管周围炎、栓塞性血管炎，并可进展为纤维退行性变或坏死。滑膜系统渗出性炎症主要表现为腱鞘炎、滑膜炎、关节炎、强直性关节炎等，睾丸炎、卵巢炎也可发生，与变态反应相关。

【临床表现】

本病的潜伏期在 7～21 天，多数患者在 14 天左右发病。依据病程，临床将其分为急性感染、慢性感染两种类型。

1. 急性感染　病程在半年以内属于急性布鲁氏菌病。多数患者缓慢起病，主要表现为发热、多汗、乏力、关节疼痛，部分病例可同时出现肺部、胃肠道、皮下组织、睾丸、附睾、卵巢、胆囊、肾及脑部感染。超过 70% 的患者有多汗、关节疼痛表现，多汗症状常出现在晚夜间及凌晨，口服退热药物后尤为明显，患者因大量出汗而虚脱，常伴有乏力及食欲减退；关节疼痛主要发生在腰膝关节，呈游走性针扎样疼痛，常在退热后加重，严重时影响翻身、起坐及睡眠，需使用强效镇痛药物才可缓解。生殖腺炎症的发生率为 20%～40%，常累及单侧，干预治疗不及时会影响生育。

温馨提示　现阶段，由于抗菌药物及退热药的获取相对容易，大多数患者有自购药物治疗的经历，因此来医院就诊的患者热型绝大多数表现为不规则发热，罕见波浪热。

2. 慢性感染　病程超过半年以上的为慢性布鲁氏菌病。常发生于治疗不规范个体，也可见于局部病灶持续感染的患者。主要表现为慢性腰腿痛、四肢肌肉疼痛，常由骨科、风湿科的医师发现、诊断。小部分患者主要表现为头痛、失眠、乏力、胃肠不适，常被误诊为神经官能症、抑郁症。

> **案例 3-13【临床特点】**
> （1）患者，男，38 岁，个体养殖户。
> （2）以"发热、多汗、腰腿痛 6 周"就诊。
> （3）体格检查：T 39.6℃，P 126 次/分，R 18 次/分，BP 130/85mmHg，精神萎靡，未见皮肤瘀点、紫癜、焦痂，淋巴结不肿大，肺部（－），HR 126 次/分。腹部平软，无压痛、反跳痛，肋缘下未触及肝、脾大。脊柱无侧弯、后凸畸形，叩触痛阴性，左右膝关节对称，有压痛，无固定压痛点，浮髌试验阴性，病理反射未引出，病理征阴性。
>
> 初步诊断：布鲁氏菌病。
>
> 需要进一步完善病原学检查及免疫学检查以确诊。

【实验室检查】

1. 血常规　白细胞计数大多处于正常范围，部分患者轻度减少，淋巴细胞相对或绝对增多，分类可达 60% 以上。血沉在急性感染期明显增快，慢性期则变化不明显，严重感染者或病情迁延者可出现轻到中度贫血。

2. 细菌学检查　患者血液、骨髓、组织均可做细菌培养，培养周期至少 7 天以上。血培养急性期阳性率高，慢性期低。骨髓标本较血液标本阳性率高。

3. 免疫学检查

（1）血清凝集试验（SAT 试验）：试管法较灵敏。患者多在第 2 周出现阳性反应，滴度 1∶100 以上诊断价值较大；对于慢性布鲁氏菌病患者，滴度在 1∶50 以上即有意义；病程中效价递增 4 倍及以上意义更大。正常人也可有低滴度的凝集素；部分传染病可导致假阳性，如兔热病假阳性率可达 30% 以上，注射霍乱疫苗的人假阳性率更是高达 90%；半年内接种布鲁氏菌活菌苗者，凝集效价也会增高，滴度在 1∶100 以上才有诊断价值，在诊断时要注意分析。

（2）补体结合试验：补体结合抗体主要为 IgG，出现较迟，持续较久，一般 1∶16 以上即为阳性。对慢性患者有较高特异性。

（3）抗球蛋白试验（Coombs test）：用于测定血清中的不完全抗体。不完全抗体可阻断完全抗体与抗原的凝集反应，使凝集试验呈假阴性。抗球蛋白试验是使不完全抗体与不可见抗原结合的复合物通过抗人球蛋白血清结合成块，直接可见。故凝集试验阴性者可作此检查。1∶160 以上为阳性。

（4）酶联免疫吸附试验（ELISA）：1∶320 为阳性。此法比凝集法更敏感，特异性也更好。

（5）皮肤试验：为细胞介导的迟发型变态反应，一般发生在起病 20 天以后。其方法是以布鲁氏菌抗原做皮内试验，阴性有助于除外布鲁氏菌感染。阳性仅反映过去曾有过感染。接种疫苗也可呈阳性，所以对无症状的阳性者可视为本病患者。

4. 其他辅助检查　对可能存在相应脏器损害的患者有必要完善相应的检查，如心电图、心脏彩超、肝功能、肾功能、尿液全检、腹部彩超、泌尿道彩超、关节 X 线或 MRI。必要时可完善骨髓穿刺、腰椎穿刺、关节腔穿刺、淋巴结活检等有创检查，以协助明确诊治。

案例 3-13【实验室检查及诊断】

（1）血常规分析：WBC 4.20×10^9/L，N 0.44，L 0.46，M 0.07，Hb 115g/L，PLT 207×10^9/L。血沉：31mm/h。肝、肾功能正常。

（2）血培养：马耳他布鲁氏菌。

（3）SAT 布鲁氏菌抗体：1∶400，阳性。

（4）辅助检查：胸部正位 X 线片示双肺、心膈未见异常。双膝关节正、侧位 X 线片示双膝关节骨质未见异常。肝胆脾胰+泌尿道彩超示脾长 14cm，宽 8.8cm，厚 4.2cm，考虑脾脏增大。

确诊：布鲁氏菌病。

【并发症】

1. 血液系统　并发贫血、白细胞及血小板减少比较常见，有1%～4%的患者并发血小板减少性紫癜，严重者会持续较长时间，需要使用激素冲击治疗、甚至需要切除脾脏。

2. 心血管系统　并发心内膜炎，在瓣膜上形成细菌赘生物，可因赘生物脱落继发心肌梗死、肺梗死或脑梗死，导致猝死，需要更换心脏瓣膜。

3. 神经系统　并发脑膜炎、脑膜脑炎、脊髓炎、多发性神经根神经病变，发生率为3%～5%，临床表现与结核性脑膜炎类似。

4. 其他并发症　视神经炎、角膜损害、葡萄膜炎、流产、早产、死产、肝脓肿、脾脓肿、肺炎、肾炎等，发生率较低，相对罕见。

【诊断与鉴别诊断】

（一）诊断

1. 流行病学史　患者在发病前接触过家畜、野生动物、畜产品（包括鲜乳、皮毛、生肉）或有布鲁氏菌污染环境的居留史（如在布鲁氏菌病疫区工作、进入布鲁氏菌污染的实验室做实验）。

2. 临床表现　出现发热、多汗、乏力、关节疼痛、睾丸炎等一种或多种临床症状。

3. 实验室检查　在血液、组织、骨髓或体液中培养分离出布鲁氏菌；凝集试验阳性；补体结合试验阳性；抗球蛋白试验阳性；布鲁氏菌抗体阳性。

通过采集流行病学史、观察临床表现做出诊断，实验室检查结果阳性即可确诊。

（二）鉴别诊断

对于急性布鲁氏菌患者，应与血白细胞不高的较长期发热性疾病进行鉴别，特别是同时有多汗、关节疼痛、肝脾大者，如伤寒、结核、类风湿关节炎、淋巴瘤等，病因学检查特别重要。慢性布鲁氏菌患者，需要和慢性疲劳综合征、神经官能症、慢性骨关节炎等相鉴别，并注意补体结合试验的血清效价变化，双份血清效价变化超过 4 倍有确诊价值，如果从血液、组织样本中直接培养、分离出病原菌，确诊意义更大。

【治疗】

1. 对症治疗　患者卧床休息，合理使用解热镇痛药，以缓解发热、疼痛带来的不适，注意维持水、电解质平衡，积极营养支持保证能量供应。

2. 病原治疗　联合使用两种或两种以上对布鲁氏菌敏感的抗菌药物，足疗程使用。普通成人与8 岁以上儿童，首推利福平+多西环素联合治疗。利福平 600～900mg/d（剂量可根据体重酌情调整，50kg 以下者，450mg/d；50～75kg，600mg/d；75kg 以上者，900mg/d），空腹一次顿服或餐后2 小时分 2 次口服；多西环素200mg/d，每次 100mg，分两次口服；1 个疗程 6 周，共计 3 个疗程，2 个疗程之间停药休息 2 周，可以明显降低复发概率。对于不能使用利福平的患者，可使用多西环素+链霉素联合治疗，多西环素 200mg/d，每次 100mg，分 2 次口服，1 个疗程 6 周；链霉素 1g/d，肌内注射，1 个疗程 3 周（链霉素具有耳毒性，对于儿童患者使用应慎重，全程做好监测）。对于效果不佳者或难治性病例，可在两药联合的基础上加用氟喹诺酮类或第三代头孢菌素抗菌治疗。

8 岁以下儿童，可采用利福平联合复方磺胺甲噁唑方案或利福平联合氨基糖苷类药物方案，药物剂量需要根据患者体重、体表面积进行计算，并针对药物不良反应做好相应预案。

孕妇感染布鲁氏菌有流产、早产风险，甚至可能出现死胎导致妊娠中断，药物治疗对孕妇、胎儿均存在潜在风险，应充分权衡利弊做好知情告知，根据患者的病情和要求制订治疗方案。对于妊娠 12 周以内的孕妇可考虑三代头孢菌素联合复方磺胺甲噁唑，这一方案导致妊娠中断的风险相对较小。

3. 并发症的治疗　并发症多与变态反应相关。在积极病原菌治疗的同时可酌情使用糖皮质激素，以减轻变态反应相关损伤。并发视神经炎、脑膜脑炎时可短期使用泼尼松或地塞米松；合并睾丸炎时可加服己烯雌酚，以缓解疼痛，保护曲精小管上皮；对于合并心内膜炎、关节脓肿、脊髓炎的患者还需要联合外科共同治疗。

案例 3-13【治疗】
（1）病原治疗：利福平 0.6g，每天 1 次，口服+多西环素 0.1g，每天 2 次，口服。
（2）解热镇痛：尼美舒利 0.1g，每天 2 次，口服。
（3）对症治疗：补液、肠内营养支持。

【预后】

布鲁氏菌病一般预后良好，经过 3 ～ 6 个月的正规、足疗程抗菌对症治疗即可实现临床治愈。治疗不规范或不治疗可导致病程迁延，成为慢性感染者或难治性病例，可出现关节病变和肌腱挛缩相关的肢体活动受限，导致劳动能力受损，生活质量降低。对于未经抗菌药物正规治疗的患者，发生感染性心内膜炎、中枢神经系统感染、全血细胞减少的风险显著升高，病死率为 2% ～ 3%。

【预防】

我国目前采取以家畜预防接种为中心的综合措施。

1. 控制传染源　对家畜可采取"定期检疫""屠宰病畜""病健畜分群放牧""菌苗免疫"等方法。对家畜进行免疫时应注意个人防护，避免职业暴露。疫苗免疫诱导的血清学反应与自然感染的血清学反应难以区分，影响畜牧产业链相关从业人员布鲁氏菌病的诊断。患者虽然作为传染源的意义不大，但仍需隔离治疗，直至临床症状消失且血、尿细菌培养结果均为阴性，患者的排泄物在灭菌处理后方可排入外界环境。

2. 切断传播途径

（1）牲畜流产物的处理：流产物应深埋，污染场地严格消毒。

（2）畜产品的处理：乳类及乳制品消毒（巴氏消毒或煮沸），毛皮消毒（自然存放 1 ～ 5 个月、日晒、化学消毒、^{60}Co γ 射线照射等），肉类要熟食。

（3）家畜粪便要经无害化处理后用作肥料及燃料。要保护水源，防止被患者及病畜的排泄物所污染。

（4）做好个人防护，特别是职业人群的防护：接触病畜时，应着防护装备，如工作服、口罩、帽子、围裙、乳胶手套或线手套和胶鞋等。工作后要用消毒水或肥皂水洗手，工作期间不吃东西，饭前洗手等。

3. 保护易感人群　对布鲁氏菌病流行区的家畜施行布鲁菌苗普遍接种。疫区生活、工作人员加强个人防护，接触牲畜或在牲畜饲养环境居留后立即手卫生，做好消杀。兽医、牧民、接触布鲁氏菌的实验室工作人员等高危人群应做好预防接种，因人用菌苗免疫维持时间短，需每年接种，而多次接种又可使人出现高度皮肤过敏反应甚至病理变化且接种后体内产生的抗体与自然感染的抗体无法区别，常给诊断带来困难，因此，对于普通人群不主张广泛接种，更强调个人防护，发生暴露时可预防性服用利福平+多西环素 2 周，能有效降低发病风险。

4. 加强宣传教育　在牧区、城乡社区的居民中加强布鲁氏菌病的宣传教育，强调人感染布鲁氏菌病源于染疫的家畜与野生动物，尤其是家畜，接触其流产物、乳、肉、内脏、皮毛均可导致感染，应对家畜、野生动物保持敬畏感，多远观欣赏，勿接触亵玩，坚决不贪便宜购买或食用病畜、死畜的肉与皮革。坚信布鲁氏菌病可防、可治，尽早、规范治疗临床治愈率高。

【复习思考题】

1. 布鲁氏菌病的诊断原则是什么？

2. 布鲁氏菌病的预防原则是什么？

【习题精选】

3-113. 下面选项中不属于布鲁氏菌感染人的途径是（　　）

A. 皮肤、黏膜直接接触　　　　　　B. 呼吸道吸入　　　C. 饮用刚挤出的羊奶或进食生肉

D. 被蚊子叮咬

3-114. 下面选项中属于布鲁氏菌病高危人群的是（　　）

A. 教师　　　　　　B. 农民　　　　　　C. 兽医　　　　　　D. 幼儿园小朋友

3-115. 在我国，致病力、毒力最强的布鲁氏菌种属为（　　）

A. 牛种菌　　　　　　B. 羊种菌　　　　　　C. 猪种菌　　　　　　D. 犬种菌

3-116. 下面不属于典型急性布鲁氏菌患者的临床症状的是（　　）

A. 波浪热　　　　　　B. 多汗　　　　　　C. 持续咳嗽　　　　　　D. 关节痛

3-117. 不能有效灭活布鲁氏菌的条件是（　　）

A. 日光垂直照射 30 分钟　　　　　　B. 3% 含氯消毒剂浸泡 30 分钟

C. 60℃水浴 30 分钟　　　　　　D. −20℃冻存 30 分钟

3-118. 布鲁氏菌感染寄生的细胞是（　　）

A. 单核巨噬细胞　　　B. 成纤维细胞　　　C. 粒细胞　　　D. 红细胞

3-119. 布鲁氏菌常用的一线治疗方案是（　　）

A. 多西环素 200mg/d，3 周　　　　　　B. 利福平 600mg/d，6 周

C. 链霉素 1000mg/d，6 周　　　　　　D. 多西环素 200mg/d+利福平 600 ～ 900mg/d，6 周

3-120. 布鲁氏菌属于（　　）

A. 革兰氏阴性小球杆菌　　　　　　　　　　B. 革兰氏阳性小球杆菌

C. 革兰氏阴性大球杆菌　　　　　　　　　　D. 革兰氏阳性大球杆菌

（朱庆峰　左维泽）

第十四节　炭　疽

【学习要点】

1. 掌握炭疽杆菌的流行病学，各型炭疽的临床表现、诊断及病原治疗。

2. 熟悉炭疽的病原学、预后及预防。

3. 了解炭疽的发病机制及病理解剖。

案例 3-14

患者，男，45 岁。因"发热伴皮疹 6 天"就诊。

患者 6 天前宰杀黄牛时不慎划破皮肤后左上肢出现一直径约 2.5cm 的圆形丘疹，继之形成水疱，周围红肿，并出现发热，最高达 39℃，无畏寒、寒战，1 天前发现水疱中间顶部破溃出血，形成黑色焦痂，无痛感。既往体健。

体格检查：T 38.9℃，神志清楚，精神软。左上臂掌侧见一直径为 3.5cm 的黑色焦痂状黑点。左侧腋窝可扪及一直径为 2.5cm 的肿大淋巴结，活动度尚可，无压痛。心、肺未见异常。腹部平软，无压痛及反跳痛，肝、脾肋下未触及，肝区无叩痛，移动性浊音阴性，双下肢无水肿。

实验室检查：病变处分泌物涂片见革兰氏阳性杆菌。血常规：WBC 17×10^9/L，N 0.9，L 0.1。

【问题】

1. 该患者的可能诊断是什么？

2. 需要做哪些检查？

3. 如何治疗？

笔记栏

炭疽（anthrax）是由炭疽杆菌（*Bacillus anthracis*）引起的人兽共患的急性传染病，为自然疫源性疾病。主要发生于草食类哺乳动物中，如牛、马、羊和骆驼等，其次可发生于猪、犬等动物。人类通过接触病畜或食用病畜的肉类而被感染。临床表现为局部皮肤溃疡、坏死、特异性焦痂、周围组织广泛水肿及毒血症症状，肺部、肠道及中枢神经系统的感染，部分患者可出现炭疽杆菌性败血症。人类炭疽病例以皮肤炭疽最常见，多为散发病例，肺炭疽和肠炭疽较少见，但病死率极高。

炭疽病是一个古老的疾病，在我国的《黄帝内经》中就曾有记载；公元前 300 年，希波克拉底曾描述过此病。欧亚大陆曾发生过多次家畜和人间炭疽大流行。1979 年苏联斯维尔德洛夫克州曾发生过炭疽杆菌泄漏事件，导致几十个人死亡。2001 年恐怖分子利用邮件向美国播散炭疽芽孢，造成 22 人感染，5 人因吸入性炭疽死亡的恐怖事件。由于炭疽致病性较强并可作为生物武器，受到各国的广泛重视，其发生率虽已明显减少，但仍应加强对炭疽防治的研究及关注。

【病原学】

炭疽杆菌为革兰氏阳性需氧芽孢杆菌，长 4～10μm，宽 1～3μm，呈竹节状、长链状排列，无鞭毛，不能运动，芽孢呈椭圆形居中，1～5μm。炭疽杆菌在机体内能形成荚膜，荚膜具有较强的致病性，并可抵抗吞噬细胞的吞噬作用，无毒菌株不产生荚膜。

炭疽杆菌主要有 4 种抗原：①保护性抗原，为一种蛋白质，是炭疽毒素的组成部分，有免疫原性，可诱生保护性抗体；②菌体多糖抗原，有种特异性，诊断意义较好；③荚膜多肽抗原，有抗吞噬作用；④芽孢抗原，为特异性抗原，有血清学诊断价值。

炭疽杆菌产生的毒素包括保护性抗原、水肿因子和致死因子。在致病时，单一因子不能发挥作用，水肿因子或致死因子必须与保护性抗原结合成水肿毒素（edema toxin，ET）或致死毒素（lethal toxin，LT）才具有活性。炭疽杆菌的基因组包括染色体和两大质粒（pXO1 和 pXO2），控制荚膜合成和降解的基因位于 pXO1，编码毒素的 3 个基因位于 pXO2。荚膜和炭疽毒素是炭疽杆菌主要的致病物质。

炭疽杆菌繁殖体于 56℃ 2 小时或 75℃ 1 分钟即可杀灭，常用浓度的消毒剂亦可杀灭。但芽孢抵抗力极强，对热、干燥、辐射、化学消毒剂均具有强大的抵抗力，1：2500 的碘液或 0.5% 过氧乙酸 10 分钟，4% 甲醛 15 分钟，3% 过氧化氢 1 小时，20% 漂白粉液 2 天，煮沸 40 分钟，110℃高压蒸汽 1 小时，140℃干热 3 小时才可将炭疽芽孢杀灭。炭疽芽孢在动物尸体、皮毛上及土壤中能存活数年。

【流行病学】

（一）传染源

炭疽的主要传染源为患病的食草动物，如牛、羊、马、骆驼等。此外，猪因吞食染菌饲料，犬、狼等食肉动物因吞食病畜而感染本病，成为次要传染源。炭疽患者的痰、粪便及病灶分泌物可检出细菌，具有传染性，但人与人之间的传播极少见。

（二）传播途径

炭疽传播途径有多种，接触感染是传播的主要途径。常因皮肤直接或间接接触病畜或污染的畜产品、土壤及用具等感染。通过呼吸道吸入带芽孢的粉尘或气溶胶，可引起肺炭疽。进食污染炭疽杆菌的肉类、内脏和乳制品可引起肠炭疽。

（三）人群易感性

本病人群普遍易感，特别是农牧民、皮毛加工者及兽医等从业人员为高危人群。炭疽多为散发，病后可获得持久的免疫力。

（四）流行特征

本病在全球均有发生，7～9 月份为高峰，吸入型炭疽多发生于冬春季。发达国家因疫苗接种和动物医疗等措施，炭疽发生率极低，而经济落后、卫生条件较差的国家及地区仍在一定范围内流行，如南美洲、亚洲及非洲的牧区。在发展中国家，本病每年发病数估计为 1 万～20 万例。我国炭疽发病主要集中在贵州、广西、新疆、甘肃、云南、四川等西部地区。

【发病机制与病理解剖】

1. 发病机制 炭疽杆菌通过皮肤、黏膜侵入机体后，芽孢迅速增殖，产生并分泌大量外毒素和具有防止吞噬作用的荚膜。细菌产生的三种毒性蛋白包括保护性抗原（protective antigen，PA）、致死因子（lethal factor，LF）和水肿因子（edema factor，EF）。首先，PA与细胞表面受体结合，促进LF和EF进入细胞内，LF与PA结合形成致死毒素（LT），EF与PA结合形成水肿毒素（ET），引起明显的细胞水肿和组织坏死炭疽，形成原发性皮肤炭疽。局部吞噬细胞吞噬细菌后使之播散至局部淋巴结，细菌经淋巴管或血管播散，引起局部出血、坏死、水肿性淋巴结炎和毒血症，细菌在血液循环中繁殖引起败血症。

2. 病理解剖 炭疽的主要病理改变是组织和脏器的出血、坏死和水肿。皮肤炭疽表现为痈样肿胀、组织中央出血、坏死形成出血性黑色焦痂，即凝固性坏死区，周围组织高度水肿。肺炭疽可见小叶出血性肺炎、出血性胸部淋巴结炎、出血性纵隔炎和胸腔积液等改变，胸膜及心包常受累。肠炭疽病变在末端回肠和盲肠，呈局限性凝固性坏死病灶和弥漫性出血性浸润，肠系膜淋巴结肿大，腹腔有血性渗出液。脑膜炎型炭疽表现为脑膜与脑实质出血、坏死和水肿。败血症型炭疽有全身广泛的出血、坏死和水肿。上述病灶内均可检出炭疽杆菌。

【临床表现】

炭疽的类型主要分为皮肤炭疽、肺炭疽（吸入性炭疽）、肠炭疽以及继发于上述三型的炭疽败血症和炭疽脑膜炎。潜伏期可因侵入途径、暴露时间、吸入量、药物预防等诸多因素而长短不一，皮肤炭疽的潜伏期为数小时至2周，一般为1～5天。肺炭疽的潜伏期一般为数小时。肠炭疽潜伏期短于24小时。

1. 皮肤炭疽（cutaneous anthrax） 最为常见，占炭疽感染的90%以上。病变多发生于面、颈、手和足等肢体裸露部位，皮肤表面擦伤处易感染。早期在皮肤接触部位出现斑疹或丘疹，继而形成水疱，周围组织水肿。第3～4天病灶中心呈现出血性坏死而轻度凹陷，四周可有成群小水疱，水肿区扩大。第5～7天坏死区破溃，形成表浅溃疡，血性分泌物结成较硬的黑色炭样焦痂，痂下有肉芽组织，其周围组织呈非凹陷性水肿，范围可达5～20cm（图3-6）。末梢神经因毒素影响敏感性下降，故无明显疼痛感，稍有痒感，病变不化脓。焦痂在1～2周内脱落，肉芽组织增生逐渐愈合形成瘢痕，3～4周内水肿消退。发病后常有轻至中度发热、头痛和局部淋巴结肿大等症状。皮肤炭疽大多数病例为单灶性发病，少数严重病例也可表现为恶性水肿，多累及组织疏松的眼睑、颈部、大腿等部位，无黑痂形成，特征表现为迅速扩散的大块水肿，致大片坏死。未经治疗的皮肤炭疽的病死率约为20%。

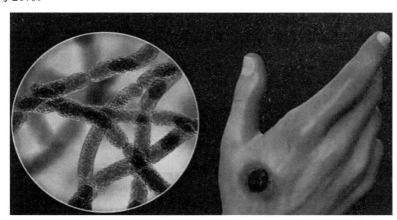

图3-6 焦痂

2. 肺炭疽（pulmonary anthrax） 又称吸入性炭疽，较少见，占炭疽感染的5%，诊断困难，多为原发性吸入感染，偶继发于皮肤炭疽。初期表现为低热、干咳、肌痛等短期的非特异流感样症状，体征及辅助检查可无特异性。数天后病情急骤加重，表现为严重的呼吸困难、高热、寒战、大汗淋漓、咳嗽、发绀、咯血、喘鸣、胸痛、血性胸腔积液及全身中毒症状。体格检查可有少量湿啰音、哮鸣音和胸膜摩擦音。临床症状较重而体征相对较轻。X线检查见胸腔积液、肺部浸润性阴影和纵隔增宽等。患者病情大多危重，易发生感染性休克、败血症和脑膜炎，死亡率极高。

3. 肠炭疽（intestinal anthrax） 罕见。临床表现不一，诊断困难。轻者如食物中毒，表现为全身不适、发热、恶心、呕吐，里急后重不明显，多于数日内恢复。重者出现高热、腹胀、剧烈腹痛、腹泻、呕血、血便，出现大量腹水，可呈血性。腹部可有明显的压痛、反跳痛甚至腹肌紧张等急腹症表现，易并发败血症和感染性休克，如不及时治疗，常于病后 3 ～ 4 天死于感染性休克。

4. 炭疽败血症 炭疽败血症常继发于上述炭疽感染，原发性少见。临床表现为原有感染加重，全身毒血症状更为严重，出现高热、寒战、感染性休克和 DIC 等表现，病死率极高。

5. 炭疽性脑膜炎 可发生于任何类型炭疽感染，主要症状为剧烈头痛、喷射性呕吐，并出现谵妄、抽搐甚至昏迷，脑膜刺激征阳性。脑脊液为血性，涂片可见大量革兰氏阳性杆菌。

【实验室检查】

1. 血常规 白细胞明显升高，一般为（10 ～ 20）×10^9/L，甚至高达（60 ～ 80）×10^9/L，中性粒细胞比例显著增多。

2. 病原学检查

（1）细菌培养：取分泌物、痰液、血液、腹水及脑脊液等体液进行细菌培养，细菌培养结果阳性有助于早期做出临床诊断。尽量争取在应用抗菌药物之前进行。

（2）涂片检查：上述标本涂片革兰氏染色可见革兰氏阳性粗大的呈竹节样排列的杆菌。

（3）动物接种：将上述标本接种于豚鼠或小白鼠皮下，24 小时内出现局部肿胀、出血为阳性反应。接种动物多于 48 小时内死亡，其血液及脏器中可检到革兰氏阳性杆菌。

3. 血清学检查 血清学检查主要用于炭疽的回顾诊断、流行病学调查及疫苗评价，对未获得细菌检查证据患者的诊断具有较好的特异性和敏感性，抗炭疽特异性抗体滴度出现 4 倍以上升高具有诊断意义。此外，还可进行抗荚膜抗体和 PA 外毒素抗体的免疫印迹试验。

4. 分子生物学检测技术 用聚合酶链反应（PCR）或基因芯片探针技术检测特异性基因序列，特异性强，重复性好，有助于早期诊断。

【诊断与鉴别诊断】

1. 诊断

（1）流行病学资料：患者与病畜有密切接触史或从事与动物及其产品相关的职业。

（2）临床表现：皮肤炭疽表现为丘疹、出血、黑色焦痂、无痛性非凹陷性水肿等典型皮肤改变。肺炭疽的特点是高热、寒战及出血性肺炎的肺部症状。肠炭疽的特点为剧烈腹痛、血便、腹水及急腹症等表现。败血症型炭疽表现为严重的全身毒血症与出血倾向。脑膜炎型炭疽表现为严重的中枢神经系统症状。

（3）实验室检查：外周白细胞及中性粒细胞升高，涂片和培养阳性可明确诊断。肺部 X 线特征性表现有助于诊断肺炭疽。免疫学及分子生物学检测技术有助于早期诊断。

2. 鉴别诊断 皮肤炭疽需与痈、疖、丹毒、蜂窝织炎及恙虫病等相鉴别；肺炭疽需与大叶性肺炎、钩端螺旋体病及肺鼠疫等相鉴别；肠炭疽需与其他病原体导致的肠道感染、出血性坏死性肠炎及肠套叠等相鉴别。

【治疗】

炭疽的治疗原则：早诊断，早治疗；杀灭体内细菌，中和体内毒素；抗生素与抗血清药联合使用；密切监测生命体征；防止呼吸衰竭和并发炭疽败血症及脑膜炎。

1. 一般治疗和对症治疗 患者应严密隔离，卧床休息，对患者的排泄物、分泌物及被服等进行消毒处理。给予高热量流质或半流质饮食，对无法进食者给予静脉营养。对有出血及休克者，及时予以对症治疗。重症患者可用激素缓解症状，有助于控制水肿发展及减轻毒血症状，一般用氢化可的松 100 ～ 300mg/d。对于皮肤炭疽，切忌挤压和切开引流，可用 1：5000 高锰酸钾溶液湿敷，或以 1：2000 高锰酸钾液冲洗后，敷以抗菌软膏（如红霉素软膏）。肺炭疽、颈部皮肤炭疽患者，注意保持呼吸道通畅，必要时可予气管插管或气管切开。

2. 病原治疗 炭疽治疗的关键是及时应用抗菌药物。目前青霉素 G 仍是首选药物，用量：对于皮肤炭疽，用青霉素 G（240 万～ 320 万）U/d，疗程 7 ～ 10 天；对于肺炭疽、肠炭疽、炭疽脑膜炎及败血症者，应用大剂量（400 万～ 800 万）U/d，分次静脉滴注，6 小时 1 次，疗程 2 ～ 3 周，可同时加用氨基糖苷类药物静脉滴注，还可选用头孢菌素和喹诺酮类抗菌药物。

3. 抗血清治疗 炭疽为毒素原性疾病，抗生素治疗虽能杀灭体内细菌但不能中和体内毒素。因此，对严重型炭疽需同时进行抗血清治疗，原则是早期给予大剂量，第 1 天 2mg/kg，第 2、3 天 1mg/kg，应用 3 天，应用前必须先做过敏试验。

案例3-14【诊断与治疗】

（1）皮肤破损处有与黄牛接触史。

（2）左上肢出现圆形丘疹，继之形成水疱，周围红肿，而后水疱顶部破溃出血，形成黑色焦痂，无痛感。并伴有发热。左侧腋窝有肿大淋巴结。

（3）病变处分泌物涂片见革兰氏阳性杆菌。白细胞增高，中性粒细胞比例增加。

根据以上病史特点考虑诊断为皮肤炭疽。

检查：取病灶分泌物做涂片检查，并送细菌培养，明确病原体，可予分子生物学技术检测。

治疗：除一般对症治疗外，最重要的为及早抗菌治疗，可予青霉素，若青霉素过敏选用其他抗菌药物。可同时应用抗炭疽血清中和毒素。另用1∶2000高锰酸钾溶液冲洗，敷上抗菌软膏。

温馨提示　炭疽的主要治疗措施：对于皮肤炭疽，切忌挤压和切开引流，关键措施是及时应用抗菌药物，目前首选药物为青霉素G；对严重型炭疽需同时进行抗血清治疗。

【预防】

1. 严格管理传染源　根据《中华人民共和国传染病防治法》规定，炭疽属乙类传染病，但对于肺炭疽需按照甲类传染病管理，对患者应严密隔离至痊愈，分泌物或排泄物细菌培养（间隔5天）连续2次阴性。患者的分泌物、排泄物及污染的物品均应按杀灭芽孢的消毒方法彻底消毒或烧毁，接触者需医学观察8天。对疫区草食动物应接种动物减毒疫苗并进行动物检疫，防止动物间传播，患病或病死动物应焚烧或深埋。

2. 切断传播途径　对接触可疑污染物的人群加强保护，穿戴防护装备。对可疑皮毛进行彻底消毒。加强对牛羊等动物的检疫和检验工作，禁止病死畜在市场的流通。防止水源污染，加强饮食、饮水及乳制品的监督。

3. 保护易感人群　对流行区动物进行预防接种对控制炭疽流行有十分重要的意义。对从事畜牧业、屠宰业、动物产品加工业的工作人员及疫区的高危人群接种炭疽减毒活疫苗，方法为0.1ml皮肤划痕法接种，每年1次，可有效防止易感者感染。在发生疫情时可进行药物预防。

【复习思考题】

1. 炭疽的流行病学要点有哪些？

2. 简述炭疽的临床表现。

3. 炭疽如何治疗？

【习题精选】

3-121. 炭疽感染的组织病理特征为（　　）

A. 全身单核巨噬细胞系统增生性反应　　B. 出血性浸润、坏死和周围水肿

C. 小血管内皮细胞肿胀、变形和坏死　　D. 毛细血管中毒性损伤

E. 增生性、血栓性、坏死性血管炎

3-122. 下列不属于皮肤炭疽特征的是（　　）

A. 黑痂溃疡，不化脓　　B. 周围有成群水疱

C. 溃疡周围组织水肿　　D. 疼痛不明显　　E. 一般不出现发热

3-123. 炭疽最常见的临床类型是（　　）

A. 皮肤炭疽　　B. 肺炭疽　　C. 肠炭疽　　D. 脑膜炎炭疽　　E. 炭疽败血症

3-124. 对炭疽的处理，方法不妥的是（　　）

A. 卧床休息，加强营养　　B. 体温较高时，采用物理降温

C. 创面切开引流，切开坏死组织　　D. 应用抗菌药物控制感染

E. 医护人员注意自身防护

3-125. 关于肠炭疽的临床表现正确的是（　　）

A. 无痛性腹泻　　B. 无畏寒发热　　C. 无恶心、呕吐　　D. 大便为水样，甚至血性大便

E. 本型预后良好

（卢明芹）

第四章彩图

第四章 真菌感染性疾病

第一节 新型隐球菌病

案例 4-1

患者，女，53岁，农民。因"头昏、记忆力下降3+个月、行为异常10+天"入院。

3+个月前患者无明显诱因出现头昏，认知功能下降，记忆力减退，易激惹，反应迟钝，偶有答非所问，到当地医院行头部 MRI 及腰椎穿刺等检查，诊断为"结核性脑膜炎？"予以"异烟肼、利福平、吡嗪酰胺、乙胺丁醇"抗结核治疗，症状未缓解，并出现全身皮疹伴瘙痒，停用抗结核药物。

2+个月前因症状未缓解再次入院治疗，血常规：WBC $11.06×10^9$/L，N 7.65；脑脊液检查示有核细胞 $10×10^6$/L，RBC 0，微量蛋白 1.90g/L，氯化物 117.1mmol/L，糖 0.70mmol/L，隐球菌荚膜抗原阳性，隐球菌抗原滴度检测 1∶5 阳性，血 G 试验及 GM 试验均阴性。脑脊液涂片：抗酸染色阴性，墨汁染色阴性；脑脊液培养：2周无菌生长，延长培养至21天也未分离到病原菌。血清检查：隐球菌荚膜抗原阳性，滴度 1∶2。考虑结核性脑脊髓膜炎可能性大。再次给予抗结核药物：阿米卡星、异烟肼、吡嗪酰胺、莫西沙星治疗。经治疗 1 个月后患者病情好转后出院。未再发头痛、恶心、呕吐，精神状态较前有明显好转，但仍有认知功能下降，记新事物不能。

10天前患者无明显诱因出现反复躯体僵直2～3次，行走能力下降，伴呕吐、小便失禁入院。入院查体：T 36.2℃，P 88 次/分，R 18 次/分，BP 117/97mmHg。神志模糊，间断烦躁，少言，查体欠配合，定向力、计算力、记忆力、判断力、理解力下降。双侧瞳孔等大等圆，直径约 3.0mm，躯干及四肢深浅感觉查体不配合，双膝反射稍活跃，双侧指鼻欠稳准，左手轮替笨拙，双侧跟-膝-胫试验查体不配合，闭目难立征、一字步试验不能配合，颈阻阳性，双侧病理征阴性。

常规检查：白细胞计数 $11.51×10^9$/L，中性分叶核粒细胞绝对值 $8.45×10^9$/L。血生化示球蛋白 18.3g/L，甘油三酯 5.34mmol/L。大小便常规正常。肌钙蛋白 T 16.2ng/L，尿钠素 83ng/L。CD3、CD4、CD8 绝对计数在正常范围，NK 细胞绝对计数 82cell/μl。

血液病原学检查：降钙素原 0.04ng/ml。血隐球菌抗原滴度检测 1∶160。结核感染 T 细胞 γ 干扰素释放试验：TB-IGRA（T-N）32.70pg/ml，结果判定阳性（正常值＜16）。TORCH（213～215，217IgG 型）+TORCH（213～215，217IgM 型）示巨细胞病毒抗体 IgG 阳性，单疱病毒抗体 I / II 型 IgG 阳性，余阴性。

影像学检查：MRI 头部轴位冠矢状位增强扫描示脑积水；间质性脑水肿。双侧脑表面局部 T_2 高信号，轻度线状强化，炎症可能。双侧额顶叶小缺血灶。CT 胸部普通扫描示双肺散在少许慢性炎症，右肺中叶部分支气管稍扩张。双肺透光度不均匀。右肺上叶尖段及后段数个小结节影，炎性可能。右肺下叶、左肺斜裂小钙化灶。心脏未见增大。主动脉管壁钙化。纵隔及双肺门淋巴结钙化。双侧胸膜增厚。左侧多支肋骨骨折伴骨痂形成。

行腰椎穿刺术检查，脑脊液常规：无色透明，有核细胞 $30×10^6$/L，单核细胞 62%，脑脊液生化：微量蛋白 1.03g/L，氯 116mmol/L，葡萄糖 0.30mmol/L，脑脊液涂片未查见抗酸杆菌，墨汁染色查见少量隐球菌。隐球菌抗原滴度检测 1∶1280，TB-Xpert（－），TB-DNA（－），脑脊液病理示：查见少量隐球菌及淋巴细胞，二代测序检出新型隐球菌。

笔记栏

【问题】
　　1. 该患者应考虑什么病？
　　2. 新型隐球菌脑膜炎需要鉴别哪些疾病？
　　3. 该患者为什么会几次误诊为结核病？

　　新型隐球菌病（cryptococcosis neoformans）是由新型隐球菌（*Cryptococcus neoformans*）感染引起的一种感染性疾病。主要引起深部组织感染，包括肺部、中枢神经系统、血源性感染等。新型隐球菌几乎全部经肺入侵而感染人体，90% 病损仅限于肺部，10% 可经血行播散至其他器官。中枢神经系统及皮肤是最常见播散的部位。当机体免疫力下降时，病原菌可直接侵入并引起血行传播，故长期使用免疫抑制剂或糖皮质激素、艾滋病、白血病等患者易患本病。

【病原学】

　　新型隐球菌是本病唯一病原菌。隐球菌属至少有 20 个种和 18 个变种，其中仅新型隐球菌及其变种具有致病性，90% 的隐球菌病是由新型隐球菌引起的，其他可致病的隐球菌包括浅黄隐球菌、浅白隐球菌及罗伦特隐球菌。新型隐球菌呈圆形，直径 5 ～ 10μm，周围有宽阔的多糖荚膜，称厚荚膜，为主要的毒力因子；菌体内有一个或多个反光颗粒，为核结构。新型隐球菌以芽生方式繁殖，但不形成假菌丝。它有新型变种（variety *neoformans*）和盖特变种（variety *gattii*）两个变种。根据荚膜多糖抗原特异差异分为 A、B、C、D 和 AD 五种血清型，以 A 型最为常见。A、D 和 AD 型属于新型变种，B、C 属于盖特变种。A、D 型全球分布，艾滋病患者易感；B、C 型较少见，主要分布于热带及亚热带地区，易侵犯免疫功能正常者。新型隐球菌在沙保培养基和血琼脂培养基上，于 25℃ 和 37℃ 均能生长。培养数日形成酵母型菌落，表面黏稠，初为乳白色，后转变成橘黄色。可根据在刀豆氨酸-甘氨酸-溴麝香草酚蓝培养基（CGB 培养基）上的颜色反应对其进行变种的鉴定和分类。

　　新型隐球菌对很多消毒剂抵抗力较细菌强，但对紫外线敏感，日晒可以杀死。

【流行病学】

（一）传染源

　　新型隐球菌病属于人兽共患病，多种动物如鸟、家禽等均可为传染源，其中鸽子最常见。新型隐球菌能在鸽子粪便中存活，且菌体密度高，易引起传播。因此，信鸽爱好者比一般人群新型隐球菌感染率高。近年关注到猫具有较强的新型隐球菌传播能力，但传播源不是猫，主要是鸽子。

（二）传播途径

　　环境中的病原体既可以通过呼吸道，也可以通过皮肤伤口或消化道进入人体而引起感染，或使之成为带菌者。人吸收环境中气溶胶化的新型隐球菌孢子而感染。尚未证实有动物与人或人与人之间的直接传播。

（三）人群易感性

　　正常人体内可带有新型隐球菌，但不发病。只有当免疫功能减退或有严重基础疾病，如糖尿病、肝肾衰竭、血液系统及淋巴系统肿瘤、免疫系统疾病、器官移植以及长期使用大量糖皮质激素和免疫抑制剂等时才引起疾病。因此，新型隐球菌是艾滋病患者常见的机会性感染菌，5% ～ 10% 的艾滋病患者合并新型隐球菌感染。艾滋病患者 CD4$^+$ < 50cell/μl 时更容易发生新型隐球菌感染，预防治疗及 ART 治疗，使 CD4$^+$ 回升后感染率下降。

（四）流行特征

　　新型隐球菌病呈世界性分布，高度散发。我国南方地区多见，青壮年多见，男女比例为 3∶1。种族和职业差异性不明显。

【发病机制与病理解剖】

（一）发病机制

　　本病发病机制不明确，目前认为与病原体数量、毒力、致病力及宿主的免疫状态相关，其中宿主免疫状态对发病起重要作用。

　　1. 病原因素　已经证明新型隐球菌的荚膜脂多糖是其主要毒力因子，可以逃脱机体免疫系统的清除作用，同时对脑组织有趋向性，易引起神经系统感染。新型隐球菌荚膜脂多糖还可以引起CD4$^+$下降。

2. 宿主因素

（1）非特异性免疫功能：当皮肤及黏膜受到损伤，非特异性免疫功能下降，环境中的新型隐球菌可趁机入侵机体。

（2）特异性免疫功能：先天性免疫系统发育障碍或后天获得性免疫功能受损或缺陷，是引起新型隐球菌感染的常见因素。正常情况下，吸入的新型隐球菌孢子由补体、致炎症细胞因子（IFN-γ、TNF、IL-8 和 IL-12 等）介导中性粒细胞和巨噬细胞，发挥对新型隐球菌的吞噬作用。自然杀伤细胞、CD4$^+$T 和 CD8$^+$T 细胞等非吞噬效应细胞，通过氧化和非氧化机制杀伤新型隐球菌。其中，抗新型隐球菌抗体和补体在这些防御机制中发挥主要作用。T 淋巴细胞免疫主要作用是限制新型隐球菌的复制，使病原体局限于肺部，不发生活动性炎症病变，最后呈自限性过程。免疫功能不全，如遗传缺陷性免疫功能低下，使用糖皮质激素、化疗药物，病毒感染如 HIV 感染及 EBV 感染等，则可引起肺部出现侵袭性活动病变，甚至于病原体随淋巴或血液播散到肺外器官。

正常的脑脊液中缺乏补体、可溶性抗隐球菌因子，以及脑组织中缺乏对抗新型隐球菌的炎症细胞，并且脑组织具有高浓度的儿茶酚胺介质，通过酚氧化酶系统为新型隐球菌产生黑色素，促进新型隐球菌的生长。因此，肺外播散一般首先累及中枢神经系统。中枢神经系统的星形胶质细胞在新型隐球菌脑膜炎发生的过程中起了重要作用，包括阻止隐球菌进入血脑屏障、颅内压调节、免疫清除等，同时调节脑损伤的修复过程。

（二）病理解剖

1. 大体解剖　新型隐球菌感染的病理表现取决于感染部位。实质器官如肺、脑、肝、肾等化脓性炎症。脑膜炎症时脑组织炎症、水肿，脑膜增厚，蛛网膜下隙充满胶冻样物质，脑膜和脑组织可以粘连，在脑组织内可形成结节及囊肿。肺部新型隐球菌病可见 1～1.5cm 的结节病灶，严重者可增大到 7cm 的脓肿性病灶，内有胶冻样物质，周围淋巴结肿大。皮肤新型隐球菌病，见皮肤小丘疹、斑疹、表皮下坏死形成溃疡。骨骼新型隐球菌病可出现溶骨性病变，形成冷脓肿。

2. 组织学改变　组织中见炎症细胞浸润，以单核细胞及巨噬细胞为主，也可有中性粒细胞浸润。肉芽肿病变，是较少的一种炎症反应方式。除一般的炎症细胞浸润外，还可见多核巨细胞和类上皮细胞形成的结节状肉芽肿。肉芽肿内可见大量新型隐球菌和少量巨噬细胞。

【临床表现】

潜伏期数周到数年不等，临床表现轻重不一，变化多样，与机体免疫状态相关。

（一）中枢神经系统新型隐球菌病

中枢神经系统新型隐球菌病主要是新隐球菌脑膜炎，也有少部分为新隐球菌脑膜脑炎，新隐球菌结节病变及囊肿。患者常诉前额、双颞或眼球后疼痛，间歇发作，疼痛逐渐加重，多伴有发热及颈强直、脑膜刺激征。若发生脑实质局限性肉芽肿，则出现单纯占位性病变，可出现恶心、呕吐、智力减退、昏迷、偏瘫、视物模糊、眩晕、眼球麻痹、眼球震颤、复视等症状。精神障碍可很显著，亦可出现癫痫样发作。本病常发生于艾滋病患者，是艾滋病死亡的常见原因之一。

（二）肺新型隐球菌病

肺新型隐球菌病多数健康人感染后可以自愈或病变局限于肺部。免疫功能受损的患者，新型隐球菌能够进展，可引起严重肺部感染甚至经血行播散。症状有咳嗽、胸痛、乏力、低热、体重减轻等，常有少量黏液痰或血痰。

（三）皮肤黏膜新型隐球菌病

皮肤黏膜新型隐球菌病感染最多见的部位是头颈部皮肤，常因原发灶的播散引起。皮疹表现为丘疹、痤疮样脓疱或脓肿，易溃烂。部分 HIV 感染者将发生传染性软疣样皮损。皮肤的原发损害较罕见，可表现为孤立的瘰疬。部分患者可同时因累及黏膜而呈结节性、肉芽肿性或溃疡性缺损。

（四）骨关节新型隐球菌病

骨关节新型隐球菌病好发于颅骨及脊柱，但不常累及关节。骨损害常呈慢性多发的散在破坏性病变，无骨膜增生，可有肿胀及疼痛。X 线无特殊表现，严重时可见骨髓炎。

（五）内脏新型隐球菌病

播散性新型隐球菌病可首先表现在许多脏器或系统上，骨髓炎、前列腺炎、肾盂肾炎、腹膜炎等都可以作为新型隐球菌病的首发表现。胃肠道及泌尿生殖系统的感染与结核病相似。个别可侵犯心脏引起心内膜炎。

【实验室检查】

1. 血常规　白细胞多正常，部分可出现淋巴细胞升高，轻到中度贫血，血沉正常或轻度升高。血小板正常或升高，脓毒血症合并 DIC 者血小板可下降。

2. 尿常规　一般正常，合并脓毒症时尿蛋白可阳性，泌尿系统感染可有白细胞增高，甚至出现脓细胞、红细胞。

3. 血生化检查　局部新型隐球菌感染无变化。肝脏新型隐球菌病时，可出现肝功能异常。如有脓毒血症可有肝肾功能异常、血乳酸增加。

4. T 细胞检测　T 细胞绝对计数下降，$CD4^+T$ 细胞下降，$CD4/CD8 < 1$。

5. 脑脊液检查　中枢神经系统感染时有颅内压升高，外观澄清或稍浑浊，细胞数轻度升高，多在 $(0.1 \sim 0.5) \times 10^9/L$，分类以淋巴细胞为主，疾病早期可以中性多核细胞为主。蛋白轻度升高，有脑积水时，可以中度升高。葡萄糖和氯化物下降。

6. 病原学检查

（1）直接涂片：感染标本如脑脊液、支气管肺泡灌洗液涂片进行墨汁染色查见有厚荚膜的新型隐球菌，繁殖体可检出芽孢子。体液或组织中真菌用黏蛋白胭脂红染色，酵母样菌的荚膜呈深红色时，强烈提示为新型隐球菌。

（2）真菌培养：分泌物、血液、体液或脓肿组织培养可采用沙氏琼脂培养基、血琼脂培养基。培养分离到新型隐球菌是确诊的依据。培养时间一般为 2 ~ 3 天，少数需要培养 5 ~ 7 天，若新型隐球菌数量少，甚至需要 6 周才可培养出阳性。脑脊液可离心，用沉淀进行培养可提高阳性率。

（3）血清学：血或脑脊液新型隐球菌荚膜抗原及抗原滴度检查，具有较高的敏感性。对发现免疫功能低下者的新型隐球菌带菌状态有帮助。脑脊液中新型隐球菌荚膜抗原滴度检查阳性率几乎达 100%，血清阳性率达 75%。抗原滴度与病情呈平行性，可作为疗效监测的指标。艾滋病合并中枢神经系统新型隐球菌感染时，脑脊液中新型隐球菌荚膜抗原滴度通常超过 1 : 1000，血清中抗原滴度阳性率超过 90%。

（4）分子生物学：采用各种形式的 PCR 法检测痰液、支气管肺泡灌洗液、血液、脓液等标本中新型隐球菌 DNA 具有很高的敏感性和特异性。特别是不明原因中枢系统炎症及不明原因发热患者，可用二代测序法检查，可以早期发现新型隐球菌感染。

7. 组织病理检查　在病变组织中形成的角质样团块及肉芽肿病变内常可检出新型隐球菌。皮肤、骨骼和关节新型隐球菌病的诊断除了依据分泌物或脓液涂片和培养外，还可取组织进行涂片及培养，以及新型隐球菌 DNA 检查。

8. 其他检查　影像学检查包括超声、X 线、CT、MRI，对于发现病灶及严重程度，与结核病、肿瘤等疾病鉴别诊断有帮助。肺部新型隐球菌病可见单个或多个结节样阴影，也可见斑点样炎性结节，类似浸润性肺结核样阴影或空洞形成，但一般不出现病变钙化灶及肺门淋巴结肿大。中枢神经系统新型隐球菌感染，可用 CT 或 MRI 发现肉芽肿样结节大小和部位，脑室有无扩张。骨骼病变部位及大小。

【并发症】

新型隐球菌皮肤感染无明显并发症，骨关节感染治疗失败引起动力功能障碍。中枢系统感染可引起听力及视力障碍，病变累及运动及感觉中枢时可引起运动或感觉障碍、脑积水、性格改变甚至痴呆。少部分急性深部组织感染及血源性感染可引起器官功能衰竭。

【诊断与鉴别诊断】

新型隐球菌病由于起病隐匿，临床表现多变，且无特殊性，诊断需要综合分析临床资料并进行病原学检查。

1. 诊断依据

（1）流行病学资料：家禽家畜的接触史，特别是饲养飞禽如鸽子，或者居住区域有养鸽子的住户；养鸡、鸭等的工人；存在免疫功能低下的患者如肿瘤、结缔组织病、器官移植、艾滋病等。其中艾滋病是最重要的易感因素。无流行病学史也不能排除新型隐球菌感染。

（2）临床表现：感染部位不同，出现相应临床病症。呼吸系统新型隐球菌感染主要表现为咳嗽、咳痰、胸痛等。中枢神经系统感染主要表现为头痛、呕吐、脑膜刺激征阳性，严重时合并脑实质损伤出现意识障碍、癫痫、病理征阳性。皮肤新型隐球菌感染表现为痤疮样皮疹，皮疹中间坏死形成溃疡。骨骼新型隐球菌病表现为病变处骨骼疼痛，压痛，关节活动受限。全身炎症反应，如发热、全身酸软等。

（3）血常规检查：血白细胞正常，淋巴细胞增高。

（4）影像学检查：肺部炎症、超声检查发现脏器脓肿病变、骨关节炎症及坏死、心内膜炎等。

（5）病原学检查：血液及体液涂片、培养分离到新型隐球菌，或新型隐球菌核酸检测或组织新型隐球菌染色阳性。由于病原体数量少时，检查阳性率低，故需要反复送检及多种检查方法同时使用，可增加检测阳性率，提高早期诊断率。

2. 鉴别诊断

（1）中枢神经系统新型隐球菌病：首先，与结核性脑膜炎进行鉴别，结核性脑膜炎多有发热，以高热为主，病情进展快，常伴有乏力、食欲减退、厌食等。脑脊液检查细胞数多在（300～500）×10^6/L，分类以单个核细胞为主；脑脊液生化检查：蛋白增高明显，多在1～2g/L，糖及氯化物下降明显。其次，需要与病毒性中枢神经系统感染相鉴别，两者临床表现相似，都可以不发热，但病毒性中枢神经系统感染以脑实质损害更多见，如定向力、计算力障碍，精神症状明显，昏迷多见。脑膜刺激征不如隐球菌脑膜炎明显，脑脊液细胞数及蛋白均增加不明显，糖及氯化物不下降，脑积水少见。最后，需要与弓形虫脑病相鉴别，特别是隐球菌肉芽肿病变或囊肿型病变时。弓形虫脑病多发生于艾滋病患者，典型的病灶性损害为主，增强CT及磁共振易发现低密度病灶中环状强化影，脑脊液检查颅内压增高轻微、细胞数与新型隐球菌脑膜炎相似，但糖及氯化物降低不明显，蛋白增高很少超过1g/L。

（2）肺新型隐球菌病：需要与肺结核与非结核分枝杆菌（nontuberculous mycobacteria，NTM）感染相鉴别，临床表现无特征性。多数结核患者咳嗽更多见，发热、盗汗、消瘦更明显，肺部影像学多形性改变常见。NTM感染以鸟-胞内分枝杆菌复合群感染最为常见，临床表现与结核相似，但更易发生贫血。与肺部放线菌感染相鉴别，此病较少见，以慢性咳嗽、咳痰为主，通常肺部为多发炎症病灶伴厚壁空洞形成，咯血较少见。与肺部肿瘤相鉴别，肿瘤一般无发热，可有咳嗽、咳痰，咯血，但影像学多为单个病变，实质性肿块，很少有空洞形成。

（3）皮肤黏膜新型隐球菌病：需要与其他真菌性皮肤病变，如疱疹病毒感染、马尔尼菲青霉菌感染、组织胞浆菌病等相鉴别。

以上疾病的鉴别最终均需要病原学、病理学及免疫学检查结果。

案例 4-1【诊断及鉴别诊断】

1. 诊断 新型隐球菌脑膜炎、新型隐球菌血症、肺新型隐球菌病。

诊断依据：病程长，病情进展缓慢，患者主要表现为中枢神经系统损害的临床病征，血新隐球菌抗原滴度检测1：160。脑脊液检查：脑脊压力增高明显，常规轻度异常，微量蛋白轻度升高，糖明显下降；脑脊液涂片及培养分离到新型隐球菌；脑脊液荚膜多糖抗原滴度异常增高1：1280。肺部影像学检查发现肺部炎症结节、小空洞病灶。

2. 鉴别诊断

（1）其他病因的颅内感染性疾病：病毒性脑膜脑炎、结核性脑膜炎。但患者无发热、盗汗、病程进展过于缓慢。结核性脑膜炎一般为中高热，病情进展较快，结核相关检查阳性。该患者只有一次TBIGRA弱阳性，其他结核检查指标均阴性。

（2）肺结核：肺部有结节状炎症病变，但无咳嗽、咳痰等病症，肺部病变不是结核的好发部位，也缺乏典型结核的病征。

（3）肿瘤：患者有发热、咳黄白色黏痰，无咯血、胸痛等，肿瘤标志物阴性。

【治疗】

1. 一般治疗　局部皮肤感染不需要特别处理。对于深部新型隐球菌感染或系统性感染，或免疫功能低下，消化功能差者，注意补充维生素 C 及维生素 B，进食营养丰富、易消化的流质软食，多饮水。维持水、电解质平衡，对于深部感染每日保证 2500 ～ 3000ml 液体入量。免疫功能低下者，尚可给予免疫支持治疗，如静脉使用丙种球蛋白、胸腺肽等免疫调节剂。

2. 病原治疗　抗真菌治疗是新型隐球菌病的特效治疗。

（1）治疗原则：由于不同感染部位及病原菌种类，治疗药物及疗程均有差异。依据病原学检查及敏感性试验结果、感染病情轻重、机体免疫状态来确定治疗药物及方案，做到个体化治疗。

（2）抗菌药物

1）两性霉素 B：为多烯类抗生素，与真菌胞膜上的固醇类结合，改变膜的通透性，使菌体破坏，起到杀菌作用，是目前治疗新型隐球菌病、组织胞浆菌病和全身念珠菌病的首选药物。但对曲霉素菌病效果较差。给药途径有：①静脉滴注 。开始宜用小量，如无不良反应，渐增剂量，疗程 1 ～ 3 个月。静脉注射时用 5% 葡萄糖液稀释，浓度不超过 0.05 ～ 0.1mg/ml，缓慢滴注，每剂不少于 6 小时滴完。浓度过高易引起静脉炎，滴速过快可发生抽搐、心律失常、血压骤降，甚至心跳停搏。②椎管内注射或脑室内注射，限于治疗病情严重的新隐球菌性膜炎或静脉滴注失败的病例。副作用：有恶心、呕吐、腹痛、发热、寒战、头痛、头晕、贫血、血小板减少、血栓性静脉炎等，对肾脏和造血系统有一定毒性。如有副作用可减量或暂停用药，脑脊液内药物过多可引起蛛网膜炎而脑脊液细胞增多、暂时性神经根炎、感觉消失、尿潴留，甚至瘫痪、抽搐，如及早停用，大多能缓解。为减轻副作用，可于治疗前半小时及治疗后 3 小时给予阿司匹林，严重者可静脉滴注氢化可的松或地塞米松。用药期间，应每隔 3 ～ 7 天检查血常规、尿常规及肝功能、肾功能。如果两性霉素 B 副作用大，不能耐受者，可选择两性霉素 B 脂质体。

温馨提示　两性霉素 B 治疗后，血清肌酐＞ 2.5mg/dl 时用药应减量，尿素氮＞ 40mg/dl 应停药；停药 2 ～ 5 周恢复正常，再从小剂量开始给药。两性霉素 B 注射部位易发生血栓性静脉炎，最初输液部位宜先从四肢远端小静脉开始。两性霉素 B 给药时应避光、葡萄糖液配制、缓慢静脉滴注。

2）氟胞嘧啶：是一种口服的系统性抗真菌药物，对隐球菌和白念珠菌有抑制作用。可与两性霉素 B 合用，治疗全身性隐球菌病。婴儿剂量酌减。口服吸收良好，血清浓度高，脑脊液浓度可达血清的 64% ～ 88%，容易产生耐药性。副作用有恶心，呕吐，皮疹，中性粒细胞和血小板减少，肝功能、肾功能损害，与两性霉素 B 合用时可减少耐药性，药量可稍减，毒性反应可减轻，可缩短疗程。

3）三唑类药物：包括氟康唑、伏立康唑、伊曲康唑。一般不作为诱导期的强化治疗，作为巩固期及维持期治疗。氟康唑治疗中枢神经系统感染优于伊曲康唑。

3. 中枢神经系统新型隐球菌病治疗

（1）抗菌治疗：首选两性霉素 B 与氟胞嘧啶的联合治疗方案，尤其对于重度感染者。对于疗效差者，可加鞘内注射两性霉素 B。疗程：诱导期治疗至临床症状、体征、颅内压正常，脑脊液检查念珠菌涂片及培养两次阴性（1 周复查 1 次），可以转化为巩固期治疗。多数患者需要 1 ～ 2 个月，严重者需要半年以上。

（2）对症支持治疗

1）降颅内压治疗：是降低早期病死率的关键。包括脱水剂使用：20% 甘露醇快速静脉滴注，每次 250ml，每日最多 4 次，效果差者可加用呋塞米、甘油果糖。脱水剂效果差者，进行脑脊液引流，包括腰大池引流、脑室引流；有脑积水者，待脑脊液中病原体消失后可进行脑室腹腔引流。

2）糖皮质激素：减轻炎症水肿及脑膜粘连，避免后期梗阻性脑积水的发现。

3）支持治疗：维护水、电解质平衡，补充足够的能量。

4）免疫增加治疗：对于免疫功能低下者，给予免疫增加剂。

（3）随访：病情好转后出院进行维持治疗，一般要求每个月复查 1 次，到连续 3 个月以上脑脊液检查压力正常、隐球菌抗原消失、涂片及培养阴性，可停止治疗。如果有复发征象，再进行诱导治疗。多数患者疗程在 1 年以上。

4. 其他新型隐球菌病的治疗

（1）肺新型隐球菌病：有发热、咳嗽、咳痰等症状者，以及免疫功能低下者，可给予氟康唑、伊曲康唑或两性霉素 B 治疗，疗程 6 ～ 12 个月。艾滋病患者在抗隐球菌病治疗好转后，迅速启动 ART 治疗。

（2）皮肤黏膜新型隐球菌病：可单用两性霉素 B 或联合氟胞嘧啶治疗。对于不能耐受或无两性霉素 B 治疗条件者，可选择氟康唑、伊曲康唑等治疗。

（3）骨关节新型隐球菌病：选择两性霉素 B 治疗，等炎症好转后进行外科手术治疗清除病灶。三唑类药物效果有待评价。

> **案例 4-1【治疗】**
>
> 　　给予两性霉素 B 及氟胞嘧啶治疗后，病情好转。但由于两性霉素 B 使用过程中出现过敏，调整治疗方案为氟康唑联合氟胞嘧啶治疗。最终好转出院，继续治疗 1 年，病情稳定，停止治疗。

■【预防】

防止吸入含新型隐球菌的粉尘，特别是含鸽类排泄物的粉尘。尽量避免到饲养鸽子的环境中。做好家鸽及广场鸽子的管理，及时处理鸽粪，防止鸽粪污染空气。

免疫功能低下、肿瘤患者、艾滋病患者、化疗及免疫抑制剂使用者，应避免到鸽子养殖区域活动，或到外环境活动时戴好帽子及口罩。

艾滋病患者或其他原因引起的免疫功能低下者，CD4 计数小于 200cell/μl 者，给予氟康唑 200mg，每日 1 次，预防治疗到 CD4 上升到 200cell/μl 以上，再维持治疗 3 ～ 6 个月。

■【复习思考题】

1. 新型隐球菌感染病原学及感染有哪些特征？

2. 新型隐球菌感染的临床类型及其表现有哪些异同？

3. 新型隐球菌感染如何治疗？

■【习题精选】

4-1. 新型隐球菌病的病原体是（　　）

A. 白念珠菌　　　　B. 新型隐球菌　　　C. 浅黄隐球菌　　　D. 浅白隐球菌　　　E. 罗伦特隐球菌

4-2. 新型隐球菌的形态特征为（　　）

A. 革兰氏染色阳性　　B. 显微镜下孢子形态为圆形及卵圆形　　　C. 墨汁染色见厚荚膜孢子

D. 沙氏琼脂培养基生长良好　　　　E. 以上都是

4-3. 新型隐球菌感染易感人群为（　　）

A. 免疫功能正常人　　B. 艾滋病患者　　　C. 肿瘤化疗者

D. 免疫功能低下，使用免疫抑制剂、广谱抗菌药物及糖皮质激素者

E. 以上都是

4-4. 新型隐球病的病理表现是（　　）

A. 病变组织形成角质样团块，肉芽肿病变中检查到有荚膜的孢子菌

B. 查见革兰氏阴性杆菌　　　　　　C. 查见原虫　　　D. 查见核异质细胞

E. 丝状孢子菌

4-5. 新型隐球菌病最常用的实验室检查是（　　）

A. 病变组织活检涂片查到厚荚膜孢子菌　　B. 无菌组织及体液培养分离到新型隐球菌

C. 组织或体液、血液中分离到新型隐球菌　　D. 体液或血液中新型隐球菌荚膜抗原阳性

E. 以上都是

4-6. 新型隐球菌肺部感染的诊断依据有（　　）

A. 咳嗽、咳痰、胸痛　　　　　　　B. 肺部啰音不明显

C. 肺部 CT 或 X 线片示肺部结节性或空洞性病变

D. 支气管肺泡灌洗液或肺组织培养出新型隐球菌

E. 以上都是

笔记栏

4-7. 下列临床表现中，对于新型隐球菌感染鉴别诊断最有意义的是（　　）

A. 有免疫功能低下者　　　　　　　　　B. 感染病症使用抗细菌治疗效果欠佳

C. 有炎症的表现　　　　　　　　　　　D. 血及组织培养分离到新型隐球菌

E.G 试验阳性

4-8. 中枢神经系统新型隐球菌感染治疗首选的抗真菌治疗药物是（　　）

A. 氟康唑　　　　　　　　　　　　　　B. 全身使用两性霉素 B 联合氟胞嘧啶

C. 局部使用制霉菌素软膏或甘油制剂　　D. 阿尼芬净　　　　　　　　E. 卡泊芬净

4-9. 关于新型隐球菌肺病治疗描述错误的是（　　）

A. 氟康唑抗真菌治疗　　　　　　　　　B. 伊曲康唑抗真菌治疗

C. 米卡芬净抗病毒治疗　　　　　　　　D. 重症感染可选择两性霉素 B 联合氟胞嘧啶

E. 无明显症状免疫功能基本正常的轻度感染可不治疗

4-10. 关于新型隐球菌感染的预防正确的是（　　）

A. 使用强效抗真菌药物　　　　　　　　B. 真菌难以预防，不用特殊处理

C. 可使用卡泊芬净预防新型隐球菌感染

D. CD4 低于 200cell/μl 者，需要给予氟康唑预防新型隐球菌感染

E. 无论免疫力高低，肿瘤患者均需要强有力的抗肿瘤治疗

（冯　萍）

第二节　念珠菌病

【学习要点】

1. 掌握念珠菌病的临床特点、诊断、治疗，与其他感染性疾病的鉴别。

2. 熟悉念珠菌病的发生因素、易感染的人群及实验室检查。

3. 了解念珠菌病病原学特点、发病机制与病理解剖、并发症。

案例 4-2

　　患者，女，29 岁。因"心累、气促 4 个月，加重 1 个月，发热伴咳嗽 1 周"于 2021 年 5 月 1 日入院。

　　患者 4 个月前感心累、气促，诊断为先天性心脏病伴心房颤动，给予华法林、普萘洛尔等治疗后病情好转。1 个月前心累、气促加重，加螺内酯治疗好转。1 周前自觉受凉后发热，伴咳嗽、咳痰，体温最高 38 ～ 39℃，咳黄白色黏痰，每天咳 7 ～ 8 次，痰液多、不易咳出，有时呈丝状；当地给予左氧氟沙星治疗，体温恢复正常，但心累、气促不好转，来就诊。10 余年前体检发现先天性心脏病，有不适，未予特殊处理。

　　体格查体：T 36.5℃，P 115 次/分，R 25 次/分，BP 112/65mmHg。胸廓未见异常，双侧呼吸运动均匀对称，双肺触觉语颤对称无异常，未触及胸膜摩擦感，双肺叩诊呈清音，双肺呼吸音清，未闻及干、湿啰音，心界正常，心律齐，各瓣膜区未闻及杂音。

　　化验检查：Hb 145g/L，WBC 7.80×10⁹/L，N% 76.4%，L% 14.9%，M% 8.1%，PCT 0.25ng/μl，肝、肾功能正常。心电图示心房颤动。常规超声心动图示心脏瓣膜病，主动脉瓣反流（重度）、狭窄（中度），二尖瓣反流（轻度），左心室收缩功能测值正常。肺部 CT 结果：双肺斑片状炎症，少量胸腔积液。

　　入院后予头孢哌酮/舒巴坦抗感染、以西地兰纠正心力衰竭等处理，体温正常，咳嗽咳痰好转，排除手术禁忌后，于 2021 年 5 月 19 日在全身麻醉体外循环下行二尖瓣置换术+肺动脉瓣置换术+动脉导管结扎术+肺动脉成形+房间隔留孔术+临时起搏导线安置术，手术顺利，术后转入 ICU 予以有创呼吸机辅助通气。

　　术后再次出现发热，体温 38.4℃，因咳嗽咳痰加重，痰不易咳出，心率快，肺部干、湿啰音。术后 2 天 CT：双肺纹理增多、增粗、模糊，散在斑片影，降钙素原 39.90ng/ml，WBC 10×10⁹/L，N% 85.5%，Hb 90g/L，PLT 99×10⁹/L，体温升高到 39℃，加万古霉素抗感染。随后体温逐渐下

降，但气促加重，痰量仍多，呈丝状，不易咳出。术后7天（5月26日）气管插管内吸出痰培养结果：多量白念珠菌，复查血降钙素原0.90ng/ml，G试验结果：268pg/ml（阳性）。BAFL二代测序无特殊发现。复查肺部CT示肺部斑片状炎性病变及少量胸腔积液（图4-1）。胸腔积液常规：颜色红色，透明度浑浊，凝块无，镜下红细胞＞20 000×10^6/L，有核细胞950×10^6/L，无脓细胞，多个核细胞90%，单个核细胞10%。血气分析：PO$_2$ 66.9mmHg，PCO$_2$ 35.7mmHg，pH 7.515，BE 5.01mmol/L，SO$_2$ 96.4%，Lac 1.4mmol/L。凝血功能及肝、肾功能无明显异常。因呼吸困难无好转于术后9天（5月28日）行气管切开术，并加氟康唑400mg/d，静脉滴注治疗，加强对症治疗。

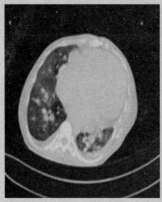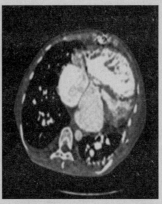

图4-1　患者肺部CT

【问题】

1. 该患者考虑肺部感染的病原体是什么？

2. 肺部炎症性病变需要鉴别哪些疾病？

3. 白念珠菌感染是入院时存在还是术后继续感染？

念珠菌病（candidiasis）是由念珠菌引起的感染性疾病，可为局部感染，也可以为全身播散性感染。一般发生于免疫功能低下或使用免疫抑制剂及糖皮质激素的人群。随诊疗技术的进步，有创性操作及抗肿瘤靶向药物的使用，艾滋病患者的增多，念珠菌发病率呈增高趋势，念珠菌引起的血源性感染已经成为败血症的常见病因。早期发现治疗效果好，发现及治疗过晚，引起病死率增加。

【病原学】

念珠菌是一类孢子真菌，属于酵母菌，也称为假丝酵母菌，到目前为止，共发现有300余种，对于免疫功能正常人群一般不致病，对免疫功能低下的人群或正常菌群受到抑制的人群才致病，故也称为条件致病菌。可引起人体致病的念珠菌至少有20种，其中最重要的为白念珠菌（*C.albicans*），占念珠菌病的50%～70%，其余有热带念珠菌（*C.tropicalis*）、克柔念珠菌（*C.krusei*）、光滑念珠菌（*C.glabrata*）、季也蒙念珠菌（*C.guilliermondii*）等。

念珠菌的形态大小：显微镜下呈圆形或卵圆形，直径3～6μm，革兰氏染色阳性，着色不均匀。以发（出）芽方式进行繁殖，也称为芽生孢子。培养条件下可发育形成假菌丝，假菌丝中间或顶端可形成厚膜孢子。芽生酵母菌在转化为菌丝后致病力增强，光滑念珠菌不形成菌丝。念珠菌在血琼脂及沙氏琼脂培养基上生长良好，最适生长温度为25～37℃。最佳接种培养基为沙氏琼脂培养基，1～3天生长出菌落，呈奶油色或蜡状，柔软、光滑、湿润，有浓厚酵母气味。

【流行病学】

念珠菌广泛存在于自然界中，包括干土壤、医院环境、物品表面、水果、奶制品等食品上，也存在于人体的皮肤、口腔、肠道及阴道黏膜等表面。人体表面念珠菌受到正常菌群的抑制，不引起疾病。

（一）传染源

患者是本病主要传染源，特别是医院环境中的念珠菌病患者、带念珠菌者。被念珠菌污染的食物、瓜果、水等均可引起疾病。

（二）传播途径

根据感染来源本病分为以下两种传播途径。

1. 内源性 为本病主要的感染来源。在人体的正常菌群受到抑制或者免疫功能低下时，人体皮肤及黏膜表面的念珠菌大量增殖，并形成菌丝，侵袭组织，引起局部感染。

2. 外源性 主要通过直接接触或吸入感染，包括性传播、母婴传播、亲水性作业、建筑工地或环境中粉尘吸入；也可通过医疗过程间接接触，含念珠菌饮水、食物等引起感染。

（三）人群易感性

免疫功能低下的人群对本病易感，包括糖尿病、肝硬化、恶性肿瘤、化疗、免疫系统疾病长期使用糖皮质激素、获得性免疫缺陷综合征等患者，也见于长期留置各种导管的患者。

（四）流行特征

本病遍及全球，其中较为潮湿及阴冷的地区或环境中患该病更为普遍。免疫功能正常者，以皮肤及黏膜感染为主，各年龄组人群均可患病，最常见于婴幼儿、月经期妇女、老年人。免疫功能低下或缺陷者，容易发生深部及系统性念珠菌病。随着高龄人群、艾滋病及肿瘤患者的增多，念珠菌发病呈增多趋势。念珠菌属是院内真菌感染的主要原因，也是导致所有院内感染死亡的第 4 位原因。全球每年约有 40 万人死亡于念珠菌引起的血源性感染，病死率超过 40%。

【发病机制与病理解剖】

（一）发病机制

本病主要为念珠菌病原体所致的各种感染性疾病，从局部感染到全身性感染。局部感染包括皮肤黏膜病变及深部真菌感染如肺部、肠道、泌尿系统、颅内感染等。全身性感染包括脓毒血症、感染性心内膜炎。

1. 病原菌本身的因素

（1）黏附作用：病原体黏附及入侵黏附作用是念珠菌感染的首要步骤。念珠菌大量繁殖形成芽管，并借助于胞壁最外层的黏附素等结构黏附于皮肤及黏膜宿主细胞表面，以白念珠菌及热带念珠菌黏附能力最强。

（2）毒力作用：念珠菌能产生水解酶、蛋白酶等多种酶，促进病原体黏附、侵袭，并引起人体组织细胞变性、坏死，引起血管内皮细胞受损害，导致血管通透性增加，组织水肿，进而引起组织器官损伤。目前证实，念珠菌素（candidalysin）在白念珠菌致病过程中起重要作用，可能引起细胞溶解，包括组织细胞及红细胞。

（3）炎症激活作用：念珠菌进入体内后，异蛋白成分与抗体结合形成抗原抗体复合物，可激发补体系统引起炎症介质释放，产生特异性免疫反应及迟发性超敏反应。

（4）耐药性：念珠菌可产生对抗真菌药物耐药性，其机制为通过外排泵载体作用，或改变唑类药物的靶位酶基因介导对唑类药物的耐药性，尚可通过改变其他菌膜结构而影响两性霉素 B 与麦角固醇与磷脂酶的结合，导致对非唑类抗真菌药物产生耐性。耐药性一旦产生，有利于念珠菌生存、生长，促进发病。

2. 宿主因素

（1）宿主防御功能减弱

1）局部防御功能受损：当皮肤及黏膜损伤后，病原体易通过受损伤的皮肤或黏膜侵入深部组织生长繁殖，引起炎症反应。如外伤、烧伤、手术、某些侵入性操作等医学过程均可引起局部防御功能减退。

2）全身性免疫功能减退或缺陷：先天性免疫系统发育障碍或后天获得性免疫功能受损或缺陷，是引起真菌感染的常见因素。如遗传缺陷性免疫功能低下、使用糖皮质激素及化疗药物、病毒感染如 HIV 感染及 EBV 感染等。

（2）有创性医疗操作：各种手术、导管留置、内镜检查、机械通气、介入治疗等，提供病原体进入机体的机会。

（3）广谱抗菌药物使用抑制正常微生物群，念珠菌增生，毒力增强，引起局部炎症，严重者侵入深部组织导致感染，这也是医院内感染的常见原因。

（二）病理解剖

1. 大体解剖 真菌感染的病理表现取决于感染部位。局部皮肤炎症，表面可形成膜状渗出物。口腔及食管白色假膜、口腔及胃肠道溃疡形成。实质器官如肺、脑、肝、肾等表现为化脓性炎症，心内膜炎症表现为心脏瓣膜增生性改变及赘生物形成。急性播散性病例常形成多灶性微脓肿。

2. 组织学改变

（1）黏膜：黏膜病变为亚急性或慢性炎症。上皮表层水肿、角质层内有中性粒细胞浸润，形成微脓肿；上皮棘层增生，上皮钉突呈圆形，基底膜部分被炎症破坏。在角质层或上皮的外 1/3 处可见菌丝，菌丝与皮表面多呈垂直形或成一定角度。PAS 染色为强阳性。急性假膜性念珠菌病的白色膜在镜下为上皮坏死，并有大量念珠菌的菌丝和孢子。病变处可做涂片检查，查到菌丝及孢子。

（2）结缔组织：结缔组织中有充血的毛细血管，大量淋巴细胞、浆细胞和中性粒细胞等炎症细胞浸润，形成小的脓肿；组织坏死，形成大小不等的坏死灶，其中炎症细胞较少。

（3）肉芽肿病变：是较少的一种炎症反应方式，除一般的炎症细胞浸润外，还可见多核巨细胞和类上皮细胞形成的结节状肉芽肿。

【临床表现】

依据感染部位不同，本病表现各异。从局部感染到全身性感染。

1. 皮肤念珠菌病

（1）念珠菌性间擦疹：又称擦烂红斑，为最常见的皮肤念珠菌病，多发生于平素健康体胖的女性或儿童，好发部位为皮肤皱褶处，如腋窝、腹股沟、乳房下、会阴部、肛门周围。表现为瘙痒、界线清晰的皮肤红斑及糜烂，周围散在丘疹、水疱和脓疱，呈星状分布。

（2）念珠菌性甲沟炎、甲床炎：好发于手足经常泡在水中的人群，表现为甲沟红肿、化脓感染，伴有糜烂和渗出，指（趾）甲变厚，呈淡褐色。

（3）念珠菌性肉芽肿：好发于婴幼儿面部、头皮、指甲、甲沟等处，表现为皮肤组织的增生、结节、溃疡或肉芽肿形成。可见皮肤表面有富含血管的丘疹，上覆黄棕色痂皮，刮除痂皮可见新鲜肉芽组织。

（4）慢性皮肤黏膜念珠菌病：也称 Hausen-Rothman 肉芽肿，可能为常染色体隐性遗传病，好发于儿童。常伴有多种全身性疾病或免疫功能障碍，表现为皮肤、黏膜及甲沟的复发性、持久性念珠菌感染。

（5）其他：有少数患者发生支气管炎或支气管肺炎。消化系统症状有食欲减退、恶心、呕吐、腹胀、便秘或腹泻。严重者可发生肾衰竭。

2. 黏膜念珠菌病

（1）口腔念珠菌病：为最常见的浅表念珠菌病。包括急性假膜型念珠菌性口炎（鹅口疮）、毛状舌（图 4-2A）、念珠菌性口角炎、急性及慢性萎缩性念珠菌病、慢性增生性念珠菌病。鹅口疮最常见，表现为口腔黏膜上形成斑片状白膜，边界清楚，周围有红晕，散在或融合成片状，擦去假膜可见红色湿润面，严重者白膜可累及喉、食管、气管等部位（图 4-2B）。本病好发于新生儿、免疫功能低下的成人、广谱抗菌药物或糖皮质激素使用者。

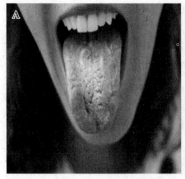
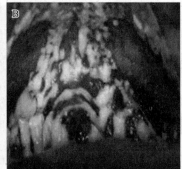
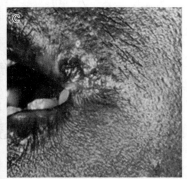

图 4-2　黏膜念珠菌病

A. 毛状舌；B. 念珠菌上腭炎；C. 念珠菌性口角炎

（2）念珠菌性唇炎：表现为口唇的慢性炎症，多见于下唇，分为糜烂型及颗粒型两种。糜烂型的特点为唇红的中央呈鲜红糜烂，周边角化过度，表面脱屑类似黏膜白斑；颗粒型的特点为下唇出现弥漫性肿胀，唇红与皮肤交界处的边缘有小颗粒，微凸于皮肤表面。

（3）念珠菌性口角炎：表现为单侧或双侧口角浸渍发白、糜烂或结痂，若长期不愈，则发生角化增殖及皲裂（图4-2C）。

（4）念珠菌阴道炎：表现为会阴部瘙痒，白带增多，有臭味。阴道分泌物浓稠，呈黄白色乳状或奶酪样，有时杂有豆渣样白色小块物。检查发现阴道黏膜附有白膜，局部红肿、糜烂，可形成溃疡。皮损可扩展至外阴及肛周。

（5）念珠菌性包皮炎：多无自觉症状，少数患者可有尿频及刺痛，查体可见阴茎头包皮轻度潮红，阴茎头冠状沟处白色奶酪样斑片以及鳞屑性丘疹。少数严重者可见局部红肿、糜烂及渗出。

3. 系统性念珠菌病

（1）呼吸系统念珠菌病：表现为发热、咳嗽、咳痰。单纯肺部念珠菌病较少见，常常与其他肺部炎症或肿瘤合并存在，发热程度不等。典型念珠菌肺炎患者的痰常常很黏稠，白色，丝状，不易咳出，在水中悬浮时呈豆浆样痰液。肺部可以无体征，也有少部分严重者的肺部可闻及湿啰音，影像学检查显示肺部炎症浸润影像或片团状絮状影像，少部分可为结节影。

（2）消化系统念珠菌病：念珠菌食管炎表现为胸骨后疼痛、胃烧灼感、吞咽困难，内镜检查示食管白膜，严重者可以整个食管遍布白膜。念珠菌肠炎表现为腹泻，早期为大便次数增多，稀便，严重时可为水样便，蛋花样大便，黏液便或黏液血便。

（3）泌尿系统念珠菌病：表现为尿频、尿急、尿痛，发热，一般为中低热，也可不发热。尿常规轻度异常，白细胞及红细胞增高，可见脓细胞。

（4）念珠菌菌血症（脓毒血症）：表现为发热，为中高热，常伴畏寒或寒战、头昏头痛、全身不适、肝脾大。多数患者有局部念珠菌感染的病症，如肺部、泌尿系统、消化系统等念珠菌感染。严重者可出现休克及多脏器功能衰竭。

（5）念珠菌性心内膜炎：表现为发热，伴心悸、心脏杂音、心功能不全。血培养分离到念珠菌，超声心动图探及赘生物，必要时需要行经食管超声检查才能发现赘生物。

（6）念珠菌性脑膜炎：表现为发热伴头痛、呕吐、脑膜刺激征阳性。严重者可出现昏迷、抽搐、病理征阳性。脑脊液检查：压力高、细胞数增高，以中性多核白细胞为主，蛋白增高，葡萄糖及氯化物下降。

（7）其他部位念珠菌：可以发生肝脓肿、骨关节炎症等。

【实验室检查】

1. 血常规 白细胞计数增高或正常，中性粒细胞常升高，血小板正常或升高，脓毒血症合并DIC者或血小板可下降。

2. 尿常规 一般正常，念珠菌脓毒症可合并尿蛋白阳性，泌尿系统感染可有白细胞增高，甚至出现脓细胞、红细胞。

3. 血生化检查 局部念珠菌感染无变化，如为念珠菌脓毒血症可有肝、肾功能异常，血乳酸增加。

4. 病原学检查

（1）直接涂片：镜检感染标本如白膜及体液涂片发现大量菌丝或真菌孢子。检查出菌丝提示念珠菌处于致病状态，如只见芽孢，特别是在痰液或阴道分泌物中，可能为正常定植。

（2）真菌培养：分泌物或体液培养采用沙氏琼脂培养基，血培养用普通血琼脂培养基。从痰液或粪便培养出念珠菌生长，不能作为确诊依据，因为正常口腔和肠道均有念珠菌的存在。但若多次培养出念珠菌生长且量大，用其他感染不能解释及治疗无效时，也可以考虑念珠菌感染。若为无菌条件下获得无菌标本如血液、脑脊液、腹水、胸腔积液、清洁中段尿或活检组织等培养分离到念珠菌，则有诊断价值。同一部位多次培养或多个部位标本同时分离到同一念珠菌，也提示念珠菌感染。所有深部念珠菌感染者，均应进行血培养。念珠菌血流感染的阳性率在50%左右。

（3）血清学检查：β-1,3-D 葡聚糖试验（G试验）检查念珠菌的抗原，它是念珠菌的细胞壁成分，广泛存在于除隐球菌和接合菌以外的各类真菌细胞壁中，占细胞壁成分的50%以上，以酵母菌细胞壁中含量最多。其他病原体及人体细胞无此成分，对真菌感染诊断有重要意义。

5. 组织病理检查 人体无菌部位的组织中如同时存在芽孢或真菌菌丝可诊断为念珠菌病，但不能确定感染的菌种，需要进一步培养、鉴定。念珠菌菌种及敏感试验的确定对于治疗药物选择具有重要意义。

6. 分子生物学检查 用 PCR、二代测序等方法检查念珠菌核酸。

7. 其他检查 影像学检查包括超声、X 线、CT、MRI，有助于发现病灶及其严重程度，与结核病、肿瘤等疾病的鉴别。心电图检查可发现心肌有损伤及心脏电生理改变，如心肌缺血者可提示低电压，T 波及 S—T 段改变。

【并发症】

念珠菌局部感染无明显并发症，但深部组织感染及血源性感染可引起器官功能衰竭，骨关节感染或引起功能障碍，中枢系统感染可引起运动或感觉障碍，心内膜炎可引起心力衰竭等。

【诊断与鉴别诊断】

1. 诊断 念珠菌口腔感染形成白膜有一定的特征性，慢性萎缩性及增殖性病变无特殊性，深部组织感染及血源性感染也有特异性，确定诊断需要进行病原学检查。诊断依据如下。

（1）病史：有免疫功能低下、长期使用或短期大量使用糖皮质激素、化疗药物、免疫抑制剂及广谱抗菌药物史。

（2）临床表现：出现感染的局部炎症，如口腔斑、溃疡、腹泻等。出现全身炎症反应，如发热伴各组织器官炎症表现。

（3）血常规：血白细胞及中性粒细胞升高。

（4）影像学检查：肺部炎症表现，超声检查发现脏器脓肿病变，骨关节炎症及坏死，心内膜炎等。

（5）病原学检查：血液及体液涂片、培养，念珠菌核酸检测、G 试验、组织真菌染色呈阳性。

2. 鉴别诊断

（1）其他病原菌引起的炎症

1）细菌性肺炎：表现相似，有发热、咳嗽及咳痰，但细菌性肺炎的发热更常见，白细胞增高更明显，肺部啰音及毒血症状更严重，社区获得性更多见。但如为院内获得性肺炎，鉴别困难，需要行病原学检查才能确定诊断。

2）其他真菌性肺炎：如肺曲霉病、组织胞浆菌病、马尔尼菲青霉病等，发病有职业及地区差异性。肺曲霉病常常有粉尘环境作业史或居住环境条件差的潮湿环境生活史；咳嗽严重，以干咳为主，可有喘息，肺部可闻及干啰音或哮鸣音；肺部通常为结节病灶，团块状，严重者可形成厚壁空洞病变；血嗜酸性细胞可增高，痰培养分离到曲霉，但阳性率低；支气管肺泡灌洗液培养、涂片或 NGS 检查到曲霉菌、GM 试验阳性可作为诊断依据。组织胞浆菌病与马尔尼菲青霉病肺部炎症也通常发生在严重免疫功能缺陷的艾滋病患者，表现为浸润或结节状炎症，也可有小的薄壁空洞形成，痰培养阳性可作为诊断依据。

（2）结核与非结核分枝杆菌感染结核病：患者起病缓慢，常有低热，盗汗，消瘦，咳嗽，白色黏痰，咯血或痰中带血，肺部体征不明显，典型肺结核可在病变部位的肩胛区闻及干啰音。肺部影像学检查显示双中上肺多形性改变的特点，炎症渗出、浸润、结核、空洞及纤维化。如为血行播散性结核，为双肺弥漫性小结节病变，患者常有高热、呼吸困难。痰、支气管肺泡灌洗液、肺组织查到抗酸杆菌阳性，PCR 检查发现结核菌 DNA 阳性，培养分离到结核菌可以确定诊断。非结核分枝杆菌感染与结核相似，但病原菌检查为非结核分枝杆菌。结核性脑膜炎需要与其他脑膜炎进行鉴别，特别是隐球菌脑膜炎及病毒性脑膜炎，脑脊液病原学检查阳性确定诊断。

（3）放线菌感染：常为慢性感染过程，表现为咳嗽、咳痰，发热不明显，肺部可以表现为结节或团块状病变，可有空洞病变。痰、支气管肺泡灌洗液或肺组织分离到诺卡菌可以明确诊断。

（4）肿瘤性疾病：咳嗽、咳痰、咯血，发热不明显，痰病原菌检查阴性，病理检查发现异常细胞，肺组织学检查查见肿瘤细胞是确定诊断的依据。

（5）其他：结缔组织疾病等可表现为发热、气促、咳嗽，但咳痰不明显，肺部无明显体征，影像学表现为渗出及浸润性炎症；血管炎性结缔组织病可为结节状炎下性病变，血自身抗体检查阳性，病原学检查阴性，组织学检查为结缔组织炎症特点。

案例 4-2【诊断与鉴别诊断】

患者因行心脏手术后再发高热，痰多，呼吸困难明显，痰黏稠不易咳出，呼吸、心率增快，血白细胞及中性粒细胞均增高。血 PCT 异常升高（39.90ng/ml），影像学提示肺部炎症。给予哌拉西林/他唑巴坦及万古霉素治疗无效。术后 7 天气管插管内深部取痰培养，分离到大量白念珠菌，G 试验结果：268pg/ml（阳性），BAFL 二代测序未发现阳性细菌性病原体序列。

诊断：呼吸系统念珠菌病。

该病需要与以下疾病进行鉴别。

（1）病毒性肺炎：患者病程短，只有 1 周，起病较急，有心脏病病史。主要症状为咳嗽，气促，发热，咳痰，体温最高 38～39℃，咳黄白色黏痰，每天咳 7～8 次，每次均有较多痰液，痰不易咳出，有时呈丝状。血常规显示中性多核白细胞增高，淋巴细胞正常，病毒标志物检查阴性。不支持病毒性肺炎诊断。

（2）肺结核：患者起病急，病程短，高热，痰呈黄白色，肺部 CT 检查示：双肺斑片状炎症，少量胸腔积液。病变以双中下肺为主，为炎性结节性改变。痰涂片及结核相关检查结果为阴性。

（3）肿瘤：患者有发热、咳黄白色黏痰，无咯血、胸痛等，肿瘤标志物阴性。鉴别时需要行增强 CT 及纤维支气管镜等检查手段。

【治疗】

1. 一般治疗　局部皮肤感染无须特别处理。对于深部念珠菌感染或系统性感染，或免疫功能低下、消化功能差者，注意补充维生素 C 及维生素 B，进食营养丰富、易消化的流质软食，多喝温开水。维持水、电解质平衡，对于深部感染每日保证 2500～3000ml 的液体入量。免疫功能低下者，尚可给予免疫支持治疗，如静脉使用丙种球蛋白、胸腺肽等免疫调节剂。

2. 病原治疗　念珠菌感染的病原治疗是特效治疗方法。

（1）治疗原则：由于不同感染部位及病原菌的种类，治疗药物及疗程均有差异。依据病原学检查及敏感性试验结果、感染病情轻重、机体免疫状态来指导治疗药物及方案，做到个体化治疗。

（2）药物选择：根据真菌培养及敏感性试验结果选择药物是最准确的治疗方法。常见的抗念珠菌药物（表 4-1）为三唑类，如氟康唑、伏立康唑及伊曲康唑；其次为多烯类，如两性霉素 B 及其脂质体。免疫功能低下、合并严重念珠菌感染者，需要选择棘白霉素类，如卡泊芬净（caspofungin）、米卡芬净（micafungin）、阿尼芬净（anidulafungin）。念珠菌药物敏感性试验结果准确性不如细菌好，体外不敏感不代表治疗无效。

表 4-1　抗念珠菌治疗药物谱

真菌	氟康唑	伊曲康唑	伏立康唑	泊沙康唑	艾沙康唑	阿尼芬净	卡泊芬净	米卡芬净	两性霉素 B
白念珠菌	++	+	+	+	+	++	++	++	++
都柏林念珠菌	++	+	+	+	+	++	++	++	++
光滑念珠菌	±	±	±	±	±	++	++	++	++
季也蒙念珠菌	++	++	++	++	+	++	++	++	++
克柔念珠菌	0	0	+	+	+	++	++	++	++
葡萄牙念珠菌	++	+	+	+	+	++	++	++	0
近平滑念珠菌	++	+	+	+	+	+	+	+	++
热带念珠菌	++	+	+	+	+	++	++	++	++

（3）用药方式：分为局部用药及全身用药两种治疗方式。依据感染的类型确定治疗方式选择。

1）局部用药：适用于皮肤及黏膜念珠菌病。皮肤念珠菌感染保持皮肤干燥，可给予制霉菌素软膏或甘油，也可用咪唑类霜剂。口腔黏膜念珠菌感染可用制霉菌素口服液。阴道念珠菌病可选择制霉菌素、伊曲康唑栓剂。

2）全身用药：适用于局部念珠菌感染效果差、深部念珠菌感染、血源性念珠菌感染。局部念珠菌病及深部轻度念珠菌病，采用口服给药；中重度深部念珠菌病及念珠菌血源性感染采用静脉给药。

两性霉素 B 静脉使用时，注意给药方式：避光、葡萄糖液配制、缓慢静脉滴注、小剂量开始逐渐加量到有效治疗剂量、监测肝肾毒性。

（4）疗程：局部感染一般治疗 1～2 周，但阴道念珠菌病通常需要较长疗程，同时要注意配偶也要治疗。深部念珠菌感染治疗 1～2 周，血源性念珠菌感染需要治疗 2～3 周，严重感染者可延长到 1～2 个月。

停药标准：①念珠菌血症（血源性念珠菌感染），抗真菌治疗到持续性症状和体征消失，血培养（每日或隔日 1 次）转阴后 2 周以上。②肺部及肝、脾等病灶性念珠菌病，抗真菌治疗到临床症状和体征消失、血培养阴性、影像学检查提示病灶完全吸收，常常需要 2 个月以上。③中枢神经系统念珠菌感染，抗真菌治疗到临床症状、体征、颅内压正常，脑脊液检查念珠菌涂片及培养两次阴性（1 周复查 1 次），影像学恢复正常后至少再治疗 4 周。④心内膜炎念珠菌感染，应在换瓣术后继续治疗 6 周以上。⑤眼部念珠菌感染，应在手术后继续治疗 6～7 周。

3. 局部感染病灶清除 有念珠菌感染病灶者，仅用药物治疗效果不佳。如为念珠菌血症，有深部静脉置管者，需要拔出或更换导管。念珠菌性血栓性静脉炎，在有效抗真菌治疗到体温正常，症状体征好转后，应该行外科手术治疗。

案例 4-2【治疗】

加氟康唑 400mg/d，治疗 1 周病情逐渐好转，4 周后咳嗽咳痰明显好转，仅有少量泡沫痰，体温正常 2 周，肺部罗音消失，复查血常规血生化正常，PCT 0.08ng/ml，G 试验 45pg/ml（正常＜95pg/ml），血常规正常，气管内吸痰培养阴性，血 G 试验恢复正常。停止抗感染治疗。继续观察 1 周，病情无特殊，拔出气管插管，观察 3 天，无特殊不适，好转出院。

【预防】

对于有基础疾病患者，要加强免疫支持及营养支持治疗管理，维护机体正常微生物菌群，合理使用抗菌药物，特别是广谱抗菌药物。

【复习思考题】

1. 念珠菌感染病原学及感染有哪些特征？

2. 念珠菌感染的临床类型及其表现有哪些异同？

3. 念珠菌感染如何治疗？

【习题精选】

4-11. 以下都是念珠菌病（假丝酵母菌病）的病原体，除外（　　）

A. 白念珠菌　　　　　B. 热带念珠菌　　　C. 光滑念珠菌　　　　D. 新型隐球菌　　　　E. 克柔念珠菌

4-12. 念珠菌病的形态特征为（　　）

A. 革兰氏染色阳性　　　　　　　　　B. 显微镜下孢子形态为圆形及卵圆形

C. 可形成菌丝状　　　　　　　　　　D. 沙氏琼脂培养基生长良好　　　E. 以上都是

4-13. 念珠菌感染易感人群为（　　）

A. 免疫功能正常人　　　　　　　　　B. 壮年男性　　　　　　　C. 青年女性

D. 免疫功能低下、使用免疫抑制剂、肿瘤化疗、广谱抗菌药物及糖皮质激素者　　　E. 以上都不是

4-14. 皮肤念珠菌病的病理表现，除上皮表层水肿、角质层内有中性粒细胞浸润，形成微脓肿外，尚可有（　　）

A. 查见菌丝及孢子，PAS 染色阳性　　　B. 查见革兰氏阴性杆菌

C. 查见原虫　　　　　　　　　　　　D. 查见异质细胞　　　　　E. 查见抗酸杆菌

4-15. 念珠菌病最常用的实验室检查是（　　）

A. 皮肤活检涂片查到真孢子及菌丝　　　B. 无菌组织及体液培养分离到念珠菌

C. 黏膜假膜涂片查到真菌孢子及菌丝　　　D. G 试验阳性　　　　　E. 以上都是

4-16. 念珠菌肺部感染的诊断依据有（　　）

A. 发热、咳嗽、咳痰，痰呈丝状或豆渣样　　B. 有免疫功能低下因素

C. 肺部可闻及干、湿啰音　　　　　　D. 支气管肺泡灌洗液或肺组织培养出念珠菌

E. 以上都是

4-17. 下列临床表现中，对于念珠菌感染鉴别诊断最有意义的是（　　）

A. 免疫功能低下、使用广谱抗菌药物、免疫抑制剂人群

B. 感染病症使用抗细菌治疗效果欠佳，甚至加重

C. 未发现肿瘤性发热的依据

D. 血及组织培养分离到念珠菌

E. G 试验阳性

4-18. 皮肤念珠菌感染治疗首选的抗真菌治疗药物是（　　）

A. 全身使用氟康唑　　　　　　　　　B. 全身使用卡泊芬净

C. 局部使用制霉菌素软膏或甘油制剂　　D. 全身使用阿尼芬净

E. 全身使用两性霉素 B

4-19. 关于念珠菌黏膜感染治疗描述错误的是（　　）

A. 念珠菌口腔炎首选制霉菌素漱口　　　B. 免疫功能低下者的念珠菌口腔炎可使用氟康唑口服治疗

C. 念珠菌阴道炎首选制霉菌素或伊曲康唑栓剂治疗

D. 念珠菌阴道炎可选择糖皮质激素治疗

E. 深部及血源性念珠菌病需要全身使用抗真菌药物

4-20. 念珠菌病性心内膜炎描述错误的是（　　）

A. 发热伴心悸的症状　　　　　　　　　B. 发热常为间歇性或持续性，中高热

C. 超声心动图发现心瓣膜赘生物　　　　D. 一旦确定念珠菌性心内膜炎，必须尽快手术治疗

E. 血培养分离到念珠菌

4-21. 关于念珠菌感染的预防正确的是（　　）

A. 需要使用卡泊芬净预防　　　　　　　B. 真菌难以预防，不用特殊处理

C. 可使用两性霉素 B 预防

D. 免疫功能低下患者可适当使用免疫增强剂，适当预防抗真菌治疗

E. 无论免疫力高低，肿瘤患者均需要强有力的抗肿瘤治疗

（冯　萍）

第五章彩图

第五章　立克次体病

立克次体病（rickettsiosis）是由一组立克次体引起的自然疫源性传染病。病原体主要在啮齿类动物（鼠类）和家畜（牛、羊、犬）等储存宿主内繁殖。虱、蚤、蜱、螨等吸血节肢动物为主要传播媒介。

立克次体具有以下特点：①需在活细胞内生长，在代谢衰退的细胞内生长旺盛；②呈短小、多形性球杆状，染色后光学显微镜下可以查见；③多数与变形杆菌（OX_{19}、OX_2、OX_K 株）有共同抗原，故可进行外斐反应（变形杆菌凝集反应）以协助诊断；④耐低温、干燥，对热和一般消毒剂敏感。

立克次体病主要流行于热带和亚热带地区，其主要临床特点是发热、头痛和皮疹，少数患者可发展为多器官功能损伤。由于其临床表现缺乏特异性，往往与其他急性发热性传染病难以区分。其诊断通常依靠血清学方法进行回顾性诊断。立克次体对广谱抗生素，如四环素族、氯霉素等敏感。及时治疗，病情可以迅速缓解，但延迟治疗可能导致预后不良。近年来，全球立克次体病流行有上升趋势，我国的立克次体病主要有流行性斑疹伤寒、地方性斑疹伤寒、恙虫病和 Q 热。

第一节　流行性斑疹伤寒

【学习要点】

1. 掌握流行性斑疹伤寒的临床特点、诊断、治疗，与地方性斑疹伤寒的鉴别。

2. 熟悉流行性斑疹伤寒的流行病学、实验室检查。

3. 了解流行性斑疹伤寒的病原学特点、发病机制与病理解剖、并发症。

案例 5-1

患者，男，35 岁，公务员。因"发热、头痛 10 天，皮疹，全身不适 5 天"于 12 月份入院。

入院前 10 天不明原因出现畏寒、发热，最高体温 40.1℃，头痛明显，恶心，无呕吐。当地查血常规示无明显异常，给予"头孢类抗生素"治疗，无好转。5 天前发现全身红色斑丘疹，伴全身疼痛不适。

体格检查：T 40.0℃，P 110 次/分，表情痛苦，面色潮红，结膜充血，躯干部可见散在暗红斑丘疹，压之褪色，颈阻阴性，心肺阴性，双肾区叩痛，双下肢不肿，腓肠肌压痛。

实验室检查：血常规示 WBC $7.6×10^9$，N 0.70，L 0.30，Hb 125g，PLT $159×10^9$/L；尿常规示蛋白（＋）；肝功能示 ALT 67U/L，AST 62U/L，TBil 16μmol/L，ALB 40g/L；腹部 B 超示脾大。胸部 CT 未见异常。

【问题】

1. 该病诊断考虑什么？

2. 主要与哪种疾病相鉴别？

3. 如何治疗？

流行性斑疹伤寒（epidemic typhus）又称虱传斑疹伤寒或典型斑疹伤寒，是普氏立克次体通过体虱传播所致的急性传染病。临床上以急性起病、稽留热、剧烈头痛、皮疹与中枢神经系统症状、肝脾大为特征。病程 2～3 周，40 岁以上患者病情相对较重。国内已基本得以控制，仅有少数散发病例。随着交通运输、畜牧养殖、进出口贸易、旅游等产业的发展，作为再现传染病很有可能。近年俄罗斯、秘鲁、阿尔及利亚和中部非洲有局部流行，流行期间，病死率为 6%～30%。

【病原学】

普氏立克次体为立克次体属，斑疹伤寒群，呈多形性球杆状，大小（0.3～1）μm×（0.3～0.4）μm。革兰氏染色阴性。其酶系统不完善，必须从真核细胞中获取辅酶 A 等物质才能繁殖。胞壁组成类似

笔记栏

于革兰氏阴性杆菌。主要有两种抗原：①可溶性耐热型特异性抗原，为群特异性抗原，可用于区分斑疹伤寒和其他立克次体病；②不耐热型特异性颗粒抗原，可区分两型斑疹伤寒。

可在鸡胚卵黄囊及组织中繁殖。接种到雄性豚鼠腹腔可引起发热和血管病变，但无明显阴囊红肿，以此可与地方性斑疹伤寒的莫氏立克次体相鉴别。

普氏立克次体耐冷不耐热，56℃ 30 分钟或 37℃ 5～7 小时即可灭活，对紫外线及一般消毒剂均较敏感。耐低温和干燥，在干燥虱粪中可存活数月。

【流行病学】

（一）传染源

患者是本病主要传染源。在潜伏期末 1～2 天至热退后数日患者的血液中均有病原体存在，病程第 1 周传染性最强，一般不超过 3 周。个别患者病后立克次体可长期隐存于单核巨噬细胞内，当机体免疫力降低时引起复发，称为复发性斑疹伤寒，亦称为 Brill-Zinsser 病。国外报道从东方鼯鼠以及牛、羊、猪等家畜体内分离出普氏立克次体，表明哺乳动物可能成为储存宿主。

（二）传播途径

人虱是本病的传播媒介，以体虱为主，头虱次之。当虱叮咬患者时，病原体随血入虱肠，侵入肠壁上皮细胞内增殖，约 5 天后细胞胀破，大量立克次体溢入肠腔，随虱粪排出，或因虱体被压碎而散出，可通过因搔痒的抓痕侵入人体。虱粪中的立克次体偶可随尘埃经呼吸道、口腔或眼结膜感染。虱习惯生活于 29℃ 左右，当患者发热或死亡后即转移至健康人体而造成传播。

（三）人群易感性

人对本病普遍易感。患病后可产生持久的免疫力，但少数人因免疫力不足可再次感染或体内潜伏的立克次体再度增殖引起复发。

（四）流行特征

本病流行与人虱密切相关。故北方寒冷的冬季较易发生。随着我国卫生条件的改善，本病群体发病率显著下降，但散发病例仍然持续存在。

【发病机制与病理解剖】

1. 发病机制 主要为病原体所致的血管病变、毒素引起的毒血症及变态反应。立克次体侵入人体后，先在小血管内皮细胞内繁殖，细胞破裂后立克次体释放入血形成立克次体血症，可侵袭全身的小血管内皮细胞。病原体死亡后，释放大量毒素可引起全身中毒症状。病程第 2 周随着机体抗感染免疫的产生出现变态反应，使血管病变进一步加重。

2. 病理解剖 病理变化的特点是增生性、血栓性、坏死性血管炎及血管周围炎症细胞浸润所形成的斑疹伤寒结节。这种增生性、血栓性、坏死性血管炎可分布在全身各组织器官。多见于皮肤、心肌、中枢神经系统。中枢神经系统以大脑皮质、延髓、基底节的损害最重，桥脑、脊髓次之。脑膜可呈急性浆液性炎症。肺可有间质性炎症和支气管肺炎。肝脏汇管区有嗜碱性单核细胞浸润，肝细胞有不同程度的脂肪变性及灶性坏死与单核细胞浸润。肾脏主要呈间质性炎性病变。肾上腺可有出血、水肿和实质细胞退行性变。

【临床表现】

潜伏期 5～23 天，平均 10～14 天。

1. 典型斑疹伤寒

（1）发热：多急起发热，伴寒战，继之高热。体温于 1～2 天内达 39～40℃，呈稽留热型，少数呈不规则或弛张热型。伴严重毒血症症状，剧烈头痛，全身肌肉酸痛。此时患者面颊、颈、上胸部皮肤潮红，球结膜高度充血，似酒醉貌。

（2）皮疹：在病程第 4～6 天出现皮疹。先见于躯干，很快蔓延至四肢，数小时至 1 日内遍及全身。严重者手掌及足底均可见到，但面部无疹，下肢较少。皮疹大小形态不一，约 1～5mm，边缘不整，多数孤立，偶见融合成片。初起常为充血性斑疹或丘疹、压之褪色，继之转为暗红色或出血性斑丘疹、压之不褪色，皮疹持续 1

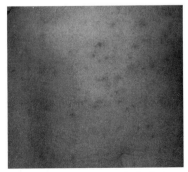

图 5-1 流行性斑疹伤寒皮疹

周左右消退（图 5-1）。退疹后留有棕褐色色素沉着，无焦痂。

（3）中枢神经系统症状：出现早，表现为剧烈头痛、烦躁不安、失眠、头晕、耳鸣、听力减退、言语含糊不清。也可出现反应迟钝、谵妄、狂躁、上肢震颤及无意识动作，甚至昏迷或精神错乱。亦可有脑膜刺激征，但脑脊液检查除压力增高外，多正常。

（4）肝脾大：约 90% 患者脾大，肝大较少。

（5）心血管症状：循环系统脉搏常随体温升高而加速，血压偏低，严重者可休克。部分中毒重者可发生中毒性心肌炎，表现为心音低钝、心律不齐、奔马律。

（6）其他：有少数患者发生支气管炎或支气管肺炎。消化系统有食欲减退、恶心、呕吐、腹胀、便秘或腹泻。严重者可发生肾衰竭。

2. 轻型斑疹伤寒　少数散发的流行性斑疹伤寒多呈轻型。其特点为：①全身中毒症状轻，但全身酸痛，头痛相对明显；②热程短，持续 7 ～ 14 天，平均 8 ～ 9 天，体温一般在 39℃以下，可呈弛张热；③皮疹少，胸腹部出现少量充血性皮疹；④神经系统症状较轻，兴奋、烦躁、谵妄、听力减退等均少见；⑤肝、脾大少见。

3. Brill-Zinsser 病　即复发型斑疹伤寒。流行性斑疹伤寒病后可获得较牢固的免疫力。但部分患者因免疫因素或治疗不当，病原体可潜伏体内，在第一次发病后数年或数十年后再发病。其特点是：①病程短，约 7 ～ 10 天；②发热不规则，病情轻；③皮疹稀少或无皮疹；④外斐反应常为阴性或低效价，但补体结合试验阳性且效价很高。

【实验室检查】

1. 血、尿常规　白细胞计数多正常，中性粒细胞常升高，嗜酸性粒细胞减少或消失，血小板减少；尿蛋白可呈阳性。

2. 血清学检查

（1）外斐（Weil-Felix）反应：变形杆菌 OX_{19} 凝集效价 1∶160 以上有诊断价值，双份血清效价递增 4 倍以上具有诊断意义。第 5 病日即可出现阳性反应，病程第 2 ～ 3 周达高峰，持续数周至 3 个月。曾接种过斑疹伤寒疫苗或患复发性斑疹伤寒者，外斐反应常为阴性或低效价。本试验对斑疹伤寒诊断的阳性率达 74% ～ 84%，但不能区分斑疹伤寒的型别，也不能排除变形杆菌感染。回归热、布鲁氏菌病、钩体病等有交叉凝集亦可发生阳性反应。

（2）立克次体凝集反应：以普氏立克次体颗粒抗原与患者血清做凝集反应，特异性强，阳性率高。效价 1∶40 以上即为阳性。病程第 5 病日阳性率达 85%，第 16 病日后可达 100%；此方法虽然与莫氏立克次体有一定交叉，但后者效价较低，故仍可与莫氏立克次体相鉴别。

（3）补体结合试验：用普氏立克次体颗粒性抗原做补体结合试验，可与地方性斑疹伤寒相鉴别。补体结合抗体持续时间长，可用作流行病学调查。

（4）间接血凝试验：其灵敏度较外斐反应及补体结合试验高，特异性强，与其他群立克次体无交叉反应，便于流行病学调查及早期诊断。但不易区分普氏立克次体、莫氏立克次体和复发型斑疹伤寒。

（5）间接免疫荧光技术：检测特异性 IgM 及 IgG 抗体。用两种斑疹伤寒立克次体做抗原进行间接免疫荧光试验，特异性强，灵敏度高，是诊断的金标准，可鉴别流行性斑疹伤寒与地方性斑疹伤寒。IgM 抗体的检出有早期诊断价值。

3. 病原体分离　取发热期（最好 5 病日以内）患者血液 3 ～ 5ml 接种于雄性豚鼠腹腔，7 ～ 10 天豚鼠发热，阴囊发红，取其睾丸鞘膜和腹膜刮片或取脑、肾上腺、脾组织涂片染色镜检，可在细胞质内查见大量立克次体。亦可将豚鼠脑、肾上腺、脾等组织制成悬液接种于鸡胚卵黄囊分离立克次体。一般不用于临床诊断。

4. 核酸检测　PCR 方法检测普氏立克次体核酸特异性好，有助于早期诊断。

5. 其他检查　少数患者脑脊液有轻度变化，如压力稍增高、单核细胞增多、蛋白稍增高，糖与氯化物正常。部分患者血清谷丙转氨酶轻度增高。心电图提示低电压，T 波及 S—T 段改变。

【并发症】

本病可并发支气管炎或支气管肺炎、心肌炎、中耳炎、腮腺炎，也可并发感染性精神病及指（趾）、鼻尖坏疽等，现已少见。

案例 5-1【临床特点及诊断思路】

病史特点如下。

（1）青年男性，35 岁，起病急，病程短。

（2）以急起高热伴明显头痛为主要表现，5 天前出现全身红色斑丘疹。当地头孢类抗生素治疗无好转。

（3）查体：T 40.0℃，P 110 次/分，表情痛苦，面色潮红，结膜充血，躯干部可见散在暗红斑丘疹，颈阻阴性，心肺阴性，双肾区叩痛，双下肢不肿，腓肠肌压痛。

（4）实验室检查：白细胞正常，中性粒比例升高不明显，尿蛋白（+），肝功能轻度异常，脾大。

诊断思路：该患者可初步判断为急性发热出疹性疾病，感染性疾病可能性最大。相比常见的其他发热出疹性感染病，本患者表现为突出的头痛及肌肉疼痛，伴有轻微的肝、肾功能异常。白细胞、中性粒细胞比例升高不明显及头孢类抗生素治疗无好转提示普通细菌性感染可能性相对较小。故伤寒、病毒性、立克次体病等均需考虑，立克次体病中流行性斑疹伤寒最易出现全身性皮疹，需重点考虑。

需进一步行血培养，伤寒肥达试验，肾综合征出血热抗体，登革热抗体，恙虫病东方体特异性抗体，外斐反应检测患者血清中斑疹伤寒抗体等检测以确诊。条件允许可做相关病原体核酸检测以确诊。

【诊断与鉴别诊断】

1. 诊断　流行病学资料：当地有斑疹伤寒流行或 1 个月内去过流行区，有虱叮咬或人虱接触史。出现发热、剧烈头痛、皮疹与中枢神经系统症状，脾大。外斐反应效价 1 ∶ 160 以上或双份血清效价递增 4 倍以上。

2. 鉴别诊断

（1）其他立克次体病：恙虫病患者恙螨叮咬处可有皮肤焦痂溃疡及淋巴结肿大。变形杆菌 OX_K 凝集反应阳性。Q 热除发热、头痛外无皮疹，主要表现为间质性肺炎，外斐反应阴性，Q 热立克次体血清学试验阳性。与地方性斑疹伤寒的鉴别见表 5-1。

表 5-1　流行性斑疹伤寒和地方性斑疹伤寒的鉴别

	流行性斑疹伤寒	地方性斑疹伤寒
病原体	普氏立克次体	莫氏立克次体
疾病程度	中至重度，神经系统症状明显	轻至中度
流行特点	流行性，多发生于冬春季	散发性，四季可发生，多见于夏秋季
皮疹	斑丘疹，瘀点、瘀斑常见，多遍及全身	斑丘疹，稀少
血小板减少	常见	少见
外斐反应	强阳性，1 ∶（320 ～ 5120）	1 ∶（160 ～ 640）
接种试验	一般不引起阴囊肿胀，偶轻度阴囊发红	豚鼠阴囊明显红肿，睾丸也有肿大
病死率	6% ～ 30%	< 1%

（2）伤寒：夏秋季节发病较多，起病较缓慢，头痛及全身疼痛不甚明显，皮疹出现较晚，淡红色、数量较少，多见于胸腹部。可有相对缓脉。神经系统症状出现较晚、较轻。常有较明显的腹部症状。白细胞数减少。肥达试验阳性，血、尿、粪、骨髓培养出伤寒沙门菌可确诊。

（3）钩端螺旋体病：夏秋季发病，有疫水接触史。无皮疹，多有腹股沟和（或）腋窝淋巴结肿大，腓肠肌压痛明显。可有黄疸、出血或咯血。钩端螺旋体补体结合试验或钩体凝集试验阳性。乳胶凝集试验检查抗原有助于早期诊断。

（4）虱传回归热：体虱传播，冬春季发病，皮疹少见。白细胞计数及中性分类增多。发热时患者血液或骨髓涂片可查见回归热螺旋体。

（5）其他：还应与流脑、败血症、大叶性肺炎、成人麻疹及肾综合征出血热等相鉴别。

案例5-1【诊断及诊断依据】

进一步行检查提示血培养、肾综合征出血热抗体、伤寒肥达试验、登革热抗体、恙虫病东方体特异性抗体均为阴性。外斐反应OX_{19} 1：640。追问流行病史患者于发病前1周曾下乡工作，有在农户家居住，有虱叮咬史。

基于以下依据，诊断考虑流行性斑疹伤寒。

（1）青年男性，35岁，起病急，病程短。有虱叮咬史。

（2）以急起高热伴明显头痛，全身红色斑丘疹为主要表现，头孢类抗生素不敏感。

（3）白细胞正常，中性粒细胞比例升高不明显，伴有轻微的肝、肾功能异常，脾大。

（4）外斐反应OX_{19} 1：640。

【治疗】

1. 一般治疗 患者必须更衣灭虱。卧床休息，保持口腔、皮肤清洁，预防压疮。注意补充维生素C及维生素B，进食营养丰富、易消化的流质软食，多饮水。维持水、电解质平衡，每日保证2500～3000ml液体入量。

2. 病原治疗 四环素、多西环素对本病有特效，但需早期使用。服药10小时后症状减轻，24～48小时后完全退热，热退后再服药3～4天。氯霉素也有效，但因导致骨髓抑制而不作为首选。近年使用氟喹诺酮类治疗本病也有效。磺胺类药物可加重病情，禁用。

3. 对症治疗 高热者予以物理降温或小剂量退热药，慎防大汗。中毒症状严重者可注射肾上腺皮质激素，输液补充血容量。头痛剧烈、兴奋不安者，可给予镇痛药或异丙嗪、地西泮、巴比妥、水合氯醛等镇静。心功能不全者可静脉注射毒K 0.25mg或西地兰0.4mg。

案例5-1【治疗】

该患者入院后先给予利巴韦林、头孢呋辛等治疗7天，无好转。后确诊为流行性斑疹伤寒，给予多西环素治疗3天，症状消失，体温正常，治愈出院。

【预防】

1. 管理传染源 讲究个人卫生，灭虱是预防本病的关键。早期隔离患者，灭虱、洗澡、更衣后可解除隔离。必要时可刮去全身毛发。药物灭虱，如10%百部乙醇溶液擦湿头发裹以毛巾，1小时后洗头发，头虱与虱卵均可被杀。或用百部30g，加水500ml煮30分钟，取滤液擦湿发根部，然后包裹，次日清洗。对密切接触者，医学观察21～23天。

2. 切断传播途径 发现患者后，同时对患者及接触者进行灭虱，并在7～10天重复1次。物理灭虱，用蒸、煮、洗、烫等方法。温度保持在85℃以上30分钟。化学灭虱可用10% DDT粉、0.5%六氯化苯或1%马拉硫磷等撒布在内衣里或床垫上。为防止耐药性，以上几种药物可交替使用。

3. 保护易感者，预防接种 疫苗有一定效果，但不能代替灭虱。疫苗仅适用于某些特殊情况，如准备进入疫区者、部队人员、研究人员等。疫苗能降低发病率，减轻症状，缩短病程，减少病死率。常用灭活鼠肺疫苗皮下注射。第一年共3次，以后每年加强注射1次。6次以上可获得较持久免疫力。减毒E株活疫苗已被国外部分国家广泛应用，1次接种，免疫效果维持5年以上，但因较重的不良反应，现已少用。

【复习思考题】

1. 流行性斑疹伤寒如何诊断？

2. 流行性斑疹伤寒与地方性斑疹伤寒有哪些异同？

【习题精选】

5-1. 立克次体病主要的病理变化是（　　）

A. 小血管炎和血管周围炎　　　　　B. 小血管水肿、变性、坏死

C. 毛细血管感染中毒性损伤　　　　D. 表皮细胞肿胀、坏死和变性

E. 单核巨噬细胞系统增生

5-2. 流行性斑疹伤寒传染性最强的时间是（　　）

A. 潜伏期　　　B. 病后第1周　　　C. 极期　　　D. 发热期　　　E. 缓解期

5-3. 典型流行性斑疹伤寒的热型为（ ）

A. 弛张热 B. 间歇热 C. 稽留热 D. 波状热 E. 消耗热

5-4. 流行性斑疹伤寒最常用的实验室检查是（ ）

A. 豚鼠腹腔接种 B. 补体结合试验

C. 立克次体凝集试验 D. 变形杆菌 OX_{19} 凝集试验

E. 变形杆菌 OX_K 凝集试验

5-5. 下列临床表现中，对于伤寒和斑疹伤寒的鉴别诊断最有意义的是（ ）

A. 长期发热，稽留热型 B. 皮疹 C. 听力减退，谵妄，脑膜刺激征

D. 脾大 E. 相对缓脉

5-6. 斑疹伤寒病原治疗首选的抗生素是（ ）

A. 青霉素 B. 庆大霉素 C. 四环素 D. 红霉素 E. 磺胺类药

5-7. 关于流行性斑疹伤寒皮疹的描述正确的是（ ）

A. 皮疹多于 4～5 天开始出现，由躯干遍及全身，少有面部皮疹

B. 在皮肤的皱褶处皮疹密集成线

C. 皮疹消退后有脱屑

D. 皮疹多于 4～5 天开始出现，由躯干遍及全身，多有面部皮疹

E. 典型的皮疹，在弥漫性充血的皮肤上分布针尖大小的丘疹，压之褪色

5-8. 流行性斑疹伤寒主要的传播途径是（ ）

A. 体虱叮咬时通过挠抓皮肤 B. 虱粪污染破损皮肤

C. 吸入虱粪污染的尘埃 D. 食入虱粪污染的食物

E. 直接接触患者

5-9. 流行性斑疹伤寒的病原体是（ ）

A. 普氏立克次体 B. 莫氏立克次体 C. 东方立克次体 D. 贝氏立克次体 E. 立氏立克次体

5-10. 流行性斑疹伤寒的传播媒介是（ ）

A. 人虱 B. 鼠蚤 C. 恙螨 D. 蜱 E. 阴虱

5-11. 预防流行性斑疹伤寒的主要措施是（ ）

A. 灭虱 B. 灭鼠 C. 灭鼠灭虱 D. 隔离患者 E. 预防接种

（陈 文）

第二节 地方性斑疹伤寒

【学习要点】

1. 掌握地方性斑疹伤寒的临床特征、诊断、治疗及其与流行性斑疹伤寒的鉴别。

2. 熟悉地方性斑疹伤寒的流行特征。

3. 了解地方性斑疹伤寒的病原学特点。

案例 5-2

患者，男，33 岁，农民。因"畏寒、发热 7 天"于 6 月 21 日入院。

患者 7 天前无明显诱因出现发热，体温 39～40℃，呈弛张热，伴畏寒、头痛、干咳、全身酸痛不适。无气促、咳痰、恶心、呕吐、腹泻等不适。当地医院给予"头孢唑林钠、利巴韦林"等治疗，体温不降。

体格检查：T 38.3℃，P 102 次/分，R 22 次/分，BP 125/80mmHg，急性病容，胸前壁可见数个红色斑丘疹，压之褪色，颈软，双肺呼吸音清，未闻及干、湿啰音，心肺（—），腹软，肝肋下未触及，脾侧卧位可触及。

辅查：血常规示 WBC $6.6×10^9$/L，N% 74.3%；肝、肾功能正常；尿常规示 Pr（＋）；腹部 B 超示肝脾轻度肿大；胸部 CT 未见异常。

【问题】

　　1. 该患者的可能诊断是什么？

　　2. 需要做哪些检查？

　　3. 如何进一步治疗？

　　地方性斑疹伤寒（endemic typhus）又称鼠型斑疹伤寒（murine typhus），或蚤传斑疹伤寒（flea-borne typhus），是莫氏立克次体（*Rickettsia mooseri*）通过鼠蚤为传播媒介所致的急性传染病。其发病机制、临床表现及治疗与流行性斑疹伤寒相似，但病情较轻，病程短，并发症少，病死率低。

【病原学】

　　莫氏立克次体，其形态特点和生化反应及对热、消毒剂的抵抗力均与普氏立克次体相似，但具有以下不同点：①形态上多形性不明显，很少呈长链排列，多为短丝状。②两者有相同的耐热可溶性抗原，故可产生交叉反应；但也具有不同的不耐热颗粒性抗原，可借补体结合试验或立克次体凝集试验加以区别。③接种于雄性豚鼠腹腔可引起阴囊及睾丸明显肿胀，称之为豚鼠阴囊现象，此点为与普氏立克次体病的重要鉴别点。④莫氏立克次体除可感染豚鼠外，对大鼠及小鼠也有明显的致病性，可用于分离、繁殖及保存病原体。

【流行病学】

　　1. 传染源　家鼠为本病的主要传染源，莫氏立克次体通过蚤在鼠间传播。鼠感染后不立即死亡，而鼠蚤只在鼠死后才叮咬人而使人感染。此外，患者及牛、羊、猪、马、骡等亦可作为传染源。

　　2. 传播途径　主要通过鼠蚤的叮咬传播。鼠蚤叮咬人时不是直接将莫氏立克次体注入人体内，而是通过排出含病原体的粪便和呕吐物污染伤口，立克次体经皮肤抓破处进入人体；蚤被压碎后，其体内病原体可经同一途径侵入。进食被病鼠排泄物污染的食物也可患病。蚤干粪内的病原体偶可形成气溶胶，经呼吸道和眼结膜使人感染。

　　3. 人群易感性　人群普遍易感，感染后可获得强而持久的免疫力，与流行性斑疹伤寒有交叉免疫。

　　4. 流行特征　本病属于自然疫源性疾病，全球散发，多见于热带及亚热带。国内以河南、河北、云南、山东、北京等报道的病例较多。可全年发生，以晚夏及秋季多见，可与流行性斑疹伤寒同时存在于某些地区。

【发病机制与病理解剖】

　　本病与流行性斑疹伤寒基本相似，但血管炎病变较轻，小血管的血栓形成较少见，脏器累及少。

【临床表现】

　　潜伏期 6～14 天，平均 12 天。临床表现与流行性斑疹伤寒相似，但症状更轻。

　　1. 发热　起病多较急，少数有 1～2 天的前驱症状如疲乏、食欲减退、头痛等。呈稽留或弛张热，于病程第 1 周达高峰，一般在 39℃左右，伴全身酸痛、显著头痛、结膜充血等。热程一般为 9～14 天。

　　2. 皮疹　50%～80% 患者出现皮疹，多见于发热后 5 天左右。初发生于胸腹，24 小时内遍布背、肩、臂、腿等处，面、颈、足底、手掌一般无疹。开始为斑疹，粉红色，直径 1～4mm，按之即退；继成斑丘疹，色暗红，皮疹于数日内消退（图 5-2）。极少数病例的皮疹呈出血性。

　　3. 中枢神经系统症状　症状轻，大多表现为头痛、头晕、失眠、听力减退、烦躁不安等，偶见脑膜刺激征、谵妄、昏迷、大小便失禁等。

　　4. 其他　大多有咳嗽、便秘、恶心、呕吐、腹痛等。部分患者诉咽痛和胸痛。约 50% 患者有脾大，肝大者较少，心肌很少受累。并发症以支气管炎最多见，支气管肺炎偶有发生。其他并发症有肾衰竭等。

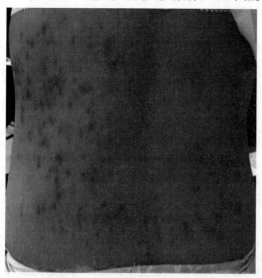

图 5-2　地方性斑疹伤寒典型皮疹

【实验室检查】

1. 血常规 白细胞总数及分类多正常,少数于病程早期出现血小板减少。

2. 生化检查 约90%患者血清ALT、AST、ALP和LDH轻度升高。

3. 免疫学检测 外斐反应中,变形杆菌OX_{19}凝集的诊断意义与流行性斑疹伤寒相似,但滴度较低,为1:(160～640)。以莫氏立克次体作抗原与患者血清进行凝集反应、补体结合试验等可与流行性斑疹伤寒相鉴别。

4. 核酸检测 PCR方法检测莫氏立克次体核酸特异性好,有助于早期诊断。

5. 病原体分离 将发热期患者血液接种入雄性豚鼠腹腔内,5～7天后出现发热及睾丸鞘膜炎,引起阴囊明显肿胀,鞘膜渗出液涂片可见大量病原体。但一般实验室不宜进行,以免导致动物间扩散和实验室人员感染。

案例5-2【临床特点及诊断思路】

病史特点:

(1)患者青年男性,农民。起病急,病程短。

(2)以急起高热伴畏寒、肌肉酸痛为主要表现。当地给予"头孢唑林钠"等治疗无好转。

(3)查体:T 38.3℃,P 102次/分,急性病容,胸前壁可见数个红色斑丘疹,压之褪色,颈软,心肺(-),脾侧卧位可触及。

(4)实验室检查:血常规示WBC 6.6×10^9/L,N% 74.3%;肝、肾功能正常;尿常规示Pr(+);腹部B超示肝脾轻度肿大;胸部CT未见异常。

诊断思路:该患者可初步判断为急性发热出疹性疾病,感染性疾病可能性最大。相比常见的其他发热性出疹性感染病,本患者表现缺乏特异性。白细胞、中性粒细胞比例升高不明显及头孢类抗生素治疗无好转提示普通细菌性感染可能性相对较小。故首先考虑伤寒、病毒性疾病、立克次体病,立克次体病中斑疹伤寒最易出现皮疹,需重点考虑。

故需进一步行血培养,伤寒肥达试验,肾综合征出血热、登革热抗体,恙虫病东方体特异性抗体,外斐反应检测患者血清中斑疹伤寒抗体等检测进一步确诊。条件允许可作相关病原体核酸检测以确诊。

【诊断与鉴别诊断】

1. 诊断 本病的临床表现无特异性,且病情较轻,容易漏诊。流行病学资料对诊断有帮助。对流行区发热患者或发病前1个月内去过疫区者,应警惕本病的可能。外斐反应有筛选价值,进一步诊断依赖补体结合试验及立克次体凝集试验等。

2. 鉴别诊断 见流行性斑疹伤寒一节。

温馨提示 在临床上遇发热、头痛伴肝功能异常、呼吸道感染的患者,有流行病学资料,要想到地方性斑疹伤寒的可能,并且要动态复查外斐反应OX_{19}以及时确诊,必要时可行试验性治疗。

案例5-2【诊断及诊断依据】

进一步行检查提示血培养、肾综合征出血热抗体、伤寒肥达试验、登革热抗体、恙虫病东方体特异性抗体均为阴性。外斐反应OX_{19} 1:160。PCR方法检测莫氏立克次体核酸阳性。

基于以下依据,诊断为地方性斑疹伤寒。

(1)患者青年男性,农民。起病急,病程短。

(2)以急起高热伴畏寒、肌肉酸痛为主要表现。"头孢唑林钠"不敏感。

(3)白细胞计数正常,脾大。

(4)外斐反应OX_{19} 1:160。PCR方法检测莫氏立克次体核酸阳性。

【治疗】

与流行性斑疹伤寒基本相同。国内报道多西环素疗效优于四环素。近年使用氟喹诺酮类,如环丙沙星、氧氟沙星和培氟沙星等对本病治疗也有效。患者的体温常于开始治疗后1～3天内降至正常,体温正常后再用药3～4天。

案例 5-2【治疗】

入院后予以多西环素等治疗 4 天，体温下降，症状消失。

【预防】

1. 主要是灭鼠、灭蚤，对患者及早隔离治疗。

2. 因本病多散发，故一般不疫苗接种。疫苗接种对象为灭鼠工作人员及与莫氏立克次体有接触的实验室工作人员。

【复习思考题】

1. 地方性斑疹伤寒的病原学及流行病学特点有哪些？

2. 地方性斑疹伤寒的临床特点及诊断要点有哪些？

3. 地方性斑疹伤寒如何治疗与预防？

【习题精选】

5-12. 地方性斑疹伤寒的传染源主要是（　　）

A. 患者　　　　　B. 体虱　　　　　C. 家鼠　　　　　D. 猪　　　　　E. 牛

5-13. 地方性斑疹伤寒的传播媒介是（　　）

A. 蚊　　　　　B. 体虱　　　　　C. 鼠蚤　　　　　D. 恙螨　　　　　E. 蜱

5-14. 下列有关莫氏立克次体的描述，正确的是（　　）

A. 其形态、染色、抵抗力等与普氏立克次体相似

B. 与变形杆菌有部分共同抗原，故外斐反应可辅助诊断

C. 与普氏立克次体的不耐热型颗粒抗原不同，可用补体结合试验区别

D. 接种于雄性豚鼠腹腔，引起阴囊及睾丸明显肿胀

E. 以上均正确

5-15. 与流行性斑疹伤寒相比，地方性斑疹伤寒表现不符合的是（　　）

A. 病情较轻　　　　　B. 神经系统症状明显　　　　　C. 病程较短

D. 抗生素治疗效果较好　　　　　E. 病死率极低

5-16. 预防地方性斑疹伤寒的最主要措施是（　　）

A. 灭虱　　　　B. 注意饮食卫生　　　C. 灭鼠灭蚤　　　D. 预防注射　　　E. 药物预防

（陈　文）

第三节　恙　虫　病

【学习要点】

1. 掌握恙虫病的临床表现、诊断及治疗。

2. 熟悉恙虫病的流行病学特征、发病机制、病理改变及实验室检查。

3. 了解恙虫病的病原学特点、并发症和预防措施。

案例 5-3

患者，女，46 岁，林业工人。因"发热 8 天，恶心呕吐 2 天"于 6 月 24 日入院。

病史：患者入院前 8 天出现发热，体温最高达 40.2℃，呈稽留热型，无畏寒、寒战，无头晕头痛，在当地诊所给予输液治疗，具体用药不详，体温仍维持在 39.5℃以上，症状无缓解，于 6 月 21 日转至当地市级人民医院就诊，仍持续发热，病因未明。2 天前出现恶心呕吐，次数频繁，非喷射状，呕吐物为胃内容物，量少。6 月 24 日转至我院。

体格检查：T 39.2℃，神志清楚，颜面潮红。皮肤无黄染，可见结膜充血。右侧臀部见一大小约 0.5cm×0.5cm 的焦痂，周围有红晕。右侧腹股沟可触及一大小约 1.0cm×1.0cm 肿大淋巴结，可移动，伴有压痛。心肺（−）。腹部平软，无压痛及反跳痛，肝未触及，脾肋下约 1cm，质地中等。移动性浊音阴性。双下肢无水肿。神经系统阴性。

笔记栏

辅助检查：血常规示 WBC 5.87×10⁹/L，NEU% 93.4%，PLT 73×10⁹/L。生化：ALT 53U/L，AST 65U/L，TBil 18.6μmol/L，ALB 33.5L，LDH 490U/L，Ur 11.2mmol/L，Cr 188μmol/L。凝血检验：PTA 61%。大便常规阴性；腹部 B 超提示脾轻度肿大；胸部 CT 未见异常。

【问题】

1. 该患者的可能诊断是什么？

2. 需要做哪些检查？

3. 如何进一步治疗？

恙虫病（tsutsugamushi disease），又名丛林斑疹伤寒（scrub typhus），是由恙虫病东方体（*Orientia tsutsugamushi，Ot*，原称恙虫病立克次体）所引起的急性自然疫源性疾病。鼠类为主要传染源，经恙螨幼虫叮咬传播，主要流行于热带和亚热带地区。临床表现复杂，以发热、叮咬部位焦痂（eschar）或溃疡、淋巴结肿大及皮疹为特征，伴有外周血白细胞数减少，严重者可发生死亡。

【病原学】

恙虫病病原体是恙虫病东方体，最早发现于日本。原属于立克次体科（Rickensieae）的立克次体属（*Rickettsia*），后经研究发现，该病原体的部分生物学特性明显不同于该属其他立克次体，从而将其另立一属，称东方体属（*Orientia*），将恙虫病立克次体改称为恙虫病东方体。恙虫病东方体在宿主细胞核附近的胞质内寄生，行二分裂繁殖。大小为（0.3～0.5）μm×（1.2～3.0）μm，革兰氏染色阴性，但吉姆萨染色呈蓝紫色。在电镜下可见其呈圆形、椭圆形、短杆状及哑铃状等，常成双排列（图 5-3）。

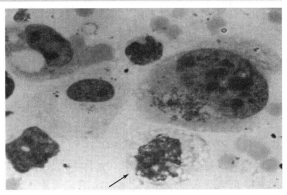

图 5-3　细胞内的恙虫病东方体

恙虫病东方体多采用鸡胚卵黄囊和组织细胞培养。

恙虫病东方体存在抗原型的多样性和混合型。目前公认的标准为 Karp、Kato 和 Gilliam 3 个血清型。我国 *Ot* 血清型以 Karp 为主，其次是 Gilliam 型，Kato 型较少见。长江以南地区流行株以 Karp 血清型为主，长江以北多为弱毒的 Gilliam 血清型。*Ot* 基因型主要包括 Karp、Kato、Gilliam、TA763、TA678、TA686、TA716、Kawasaki、Kuroki、TH1817 等。我国南方疫源地以 Karp 和 Gilliam 两个基因型为主。

恙虫病东方体对外界环境的抵抗力较弱，37℃ 2～3 小时后，其活力大为下降，在 0.1% 甲醛溶液中经数小时即失去活力，但耐低温及干燥。

【流行病学】

恙虫病主要分布于亚太地区的热带和亚热带，尤以东南亚、澳大利亚和日本等地区常见，近年来逐渐向温带地区蔓延。全世界每年约有 100 万病例发生。我国是恙虫病重点疫区。在 1985 年前恙虫病仅流行于北纬 31° 以南的广大地区；自 1986 年以来，长江以北地区陆续发现新的恙虫病疫源地。近些年全国较多地区出现疫情显著上升的趋势，2006～2018 年全国恙虫病发病县区数量增加了 3.15 倍，报告病例数增加了 15.41 倍。

1. 传染源　鼠类是最重要的储存宿主，如黄毛鼠、黑线姬鼠、黄胸鼠等。感染后病原体能在其内脏中长期存在；其次为食虫目动物，如臭鼩鼱、四川短尾鼩。此外，兔、猪、猫和禽类也能因感染而成为传染源。

2. 传播途径　恙螨（chigger mite）是本病的传播媒介，全球已发现 3000 多种恙螨，我国有 500 多种，分布遍及全国。只有少数恙螨能成为恙虫病的传播媒介，我国已经证实的媒介有地里纤恙螨、红纤恙螨、高湖恙螨等。恙螨仅幼虫时期营寄生生活能够传播疾病。本病通过携带恙虫病东方体的恙螨幼虫叮咬传播。恙螨幼虫在地面草丛中活动，遇到鼠类等宿主动物时，可附着于其体上叮咬吸血致其感染。病原体在幼虫体内繁殖并经卵垂直传播，第二代幼虫叮咬人即能传播恙虫病。人与人之间不传染，尚无接触危重患者或带菌动物的血液等体液导致传播的报道。

3. 人群易感性　人对恙虫病东方体普遍易感，病后对同型病原体株可获得较稳固的免疫力，对异株的免疫力仅能维持数月，故可再感染。田间劳作的农民、野外作业人员（伐木工、筑路工人、地质勘探人员等）、野外训练部队和野外旅游者等受恙螨侵袭的机会较多，容易发生感染。

4. 流行特征　本病多为散发，但也可发生暴发或流行。我国北方和南方的流行季节有显著差异。长江以南地区以 6～8 月份为流行高峰，属于"夏季型"；长江以北地区以 10～11 月份为流行高峰，属于"秋季型"。发病季节与恙螨及野鼠的密度有关。

【发病机制】

病原体从恙螨叮咬处侵入人体，先在皮肤受损处繁殖，形成皮肤局部病变，有特殊溃疡及结痂。继而侵入血液及淋巴系统，形成立克次体血症，在血管内皮细胞和单核巨噬细胞系统内生长繁殖，产生毒素，引起全身毒血症状及广泛的小血管炎、血管周围炎和血栓形成。毒血症在全身各器官可引起功能障碍和病损，甚至引起多脏器功能衰竭。

【病理变化】

本病的病理变化主要在血管系统，基本病理变化是全身小血管炎，可见局灶性或广泛性血管炎和血管周围炎，血管周围可见单核细胞、淋巴细胞、浆细胞浸润，重型患者可见血管内皮细胞水肿及血管壁坏死、破裂。血管内皮细胞、巨噬细胞和心肌细胞中可检出恙虫病东方体。被恙螨叮咬的局部皮肤先有充血、水肿、形成小丘疹，继而形成水疱，然后坏死和出血，形成黑色痂皮，称为焦痂，焦痂附近的淋巴结肿大。肝脾因充血及网状内皮细胞增生而肿大，心肌呈局灶性或弥漫性心肌炎，肺有出血性肺炎，肾呈间质性炎症，脑膜可出现淋巴细胞性脑膜炎。

【临床表现】

潜伏期为 4～21 天，一般为 10～14 天。

1. 毒血症状　患者常急性起病，发热多呈弛张热或稽留热，体温可达 38.5～41℃。多有畏寒，偶有寒战，持续 1～3 周。伴全身不适、头昏头痛、肌肉酸痛、恶心呕吐、腹痛腹胀、食欲减退、乏力等，可有咳嗽咳痰、肝脾大、结膜充血。

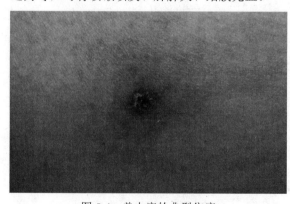

图 5-4　恙虫病的典型焦痂

2. 焦痂或溃疡　是恙虫病特有的体征，发生率多为 50% 以上。恙螨幼虫叮咬处首先出现粉红色小丘疹，约 3～10mm 大小，其后逐渐变为水疱，水疱破裂后中心部位发生坏死，形成褐色或黑色焦痂（图 5-4）。焦痂多呈圆形或椭圆形，其边缘稍隆起，周围有红晕，痂皮脱落后中央凹陷形成小溃疡，无脓性分泌物；一般无痛痒感。焦痂或溃疡可全身分布，但多见于腋窝、腹股沟、外生殖器、肛门等隐蔽、潮湿且气味较浓的部位。多数 1 个，偶有 2～3 个及 10 个以上者。因此仔细查找疑似恙虫病患者的特异性焦痂或溃疡是临床诊断恙虫病必须的。

3. 淋巴结肿大　全身浅表淋巴结肿大是恙虫病常见的体征之一，焦痂或溃疡邻近的浅表淋巴结肿大较为明显。一般在发热前就可以触到。常见部位是颈部、腋窝、腹股沟。肿大的淋巴结孤立、游离无粘连、有压痛，触之可动，多如黄豆或蚕豆大小，甚至鸽蛋大小者，隆起于皮肤表面。

4. 皮疹　皮疹的发生率有较大差异，可能与病原体的型别不同、病情轻重、就诊早晚等因素有关。多出现于病程的第 2～8 天，较多见于第 4～6 天，少数病例可于发病时即出现皮疹，或迟至第 14 天才出现皮疹，充血性斑丘疹多见，持续 3～7 天后逐渐消退。皮疹呈暗红色，压之褪色。形态大小不一，一般为 3～5mm，散在性分布，以胸、背和腹部较多，向四肢发展，面部很少，手掌脚底无皮疹。皮疹无痒感，不脱屑，但有色素沉着，有时于病程第 7～10 天可在口腔软、硬腭及颊部黏膜上发现黏膜疹或出血点。

5. 肝脾大　肝大占 10%～30%，脾大占 30%～50%，质软，表面平滑，无触压痛。

【并发症】

本病并发症有支气管肺炎、中耳炎、腮腺炎、血栓性静脉炎、肝肾功能损害、弥散性血管内凝血、中毒性脑病、中毒性心肌炎、感染性休克等，可并发多脏器功能衰竭。孕妇可发生流产。死亡病例多发生于病程的第 2～3 周。

温馨提示 焦痂或溃疡是恙虫病特有的体征，但发生部位可能较为隐蔽，故需要认真、仔细查体。

【实验室检查】

1. 血常规 患者白细胞计数常减少或正常，有其他并发症时白细胞计数可增多。中性粒细胞分类正常或减少，淋巴细胞分类增多或正常，可有单核细胞分类增多或血小板减少。

2. 尿常规 尿液中常见少量蛋白、白细胞、红细胞或上皮细胞。

3. 生化表现 肝功能正常或轻度异常，可有心肌酶谱异常，血沉或 C 反应蛋白升高。

4. PCT 现有研究发现恙虫病患者血清 PCT 水平明显升高。

5. 血清学检查

（1）外斐反应：亦称变形杆菌凝集试验。变形杆菌属 OX_K 株与恙虫病东方体存在交叉免疫原性，因此，以 OX_K 抗原与患者血清进行交叉凝集反应，可检测患者血清中恙虫病东方体抗体，辅助诊断恙虫病。最早可于第 4 天出现阳性，病程第 1 周末 30% 左右出现阳性，第 2 周末为 75% 左右，第 3 周可达 90% 左右，效价可达 1：（160～1280），第 4 周即开始下降，2～3 个月后转为阴性。单份血清 OX_K 效价≥ 1：160 有诊断意义。病程中如隔周检查外斐反应效价升高 4 倍以上意义更大。

（2）间接免疫荧光抗体试验（indirect immunofluorescent antibody test, IFAT）：是目前恙虫病诊断的金标准。检测血清中的特异性 IgM、IgG 抗体。病程第 1 周末即可检出，第 2、3 周阳性率最高，2 个月后逐渐下降。单份血清 IgM 抗体滴度≥ 1：32、IgG 抗体滴度≥ 1：64 有诊断意义。两份血清 IgG 抗体滴度效价升高 4 倍及以上即可确诊，具有较高的灵敏度和特异度。

（3）ELISA 法：检测患者血清中抗恙虫病东方体的 IgG 和 IgM 抗体，其敏感为 86%～88%，特异度为 84%～90%，是一种简便灵敏的血清学诊断方法，该方法适用于流行病学调查选用。

（4）斑点印迹法（dot blotting）：是利用硝酸纤维素膜（NC 膜）或乙酸纤维素膜作为固相支持物，进行抗原-抗体反应的免疫学检测方法。斑点印迹诊断试纸适用于鉴别由交叉反应造成的真、假阳性结果，即用于筛选可疑感染恙虫病东方体的患者，且简易、耗时短、经济，可作半定量分析，尤其适合现场调查应用，可作为快速粗筛的检测手段；但仅能检测部分型别，有一定局限性。

（5）分子生物学诊断：采用 PCR 检测恙虫病东方体特异基因片段，具有敏感性高和特异性强的优点，可用于本病的早期诊断并鉴定血清型。

（6）病原体分离：取发热期患者血液 0.5～1ml，接种于小鼠腹腔、鸡胚或细胞中，培养分离病原体。

案例 5-3【临床特点及诊断思路】

病史特点如下。

（1）患者中年女性，林业工人。起病急，病程短。

（2）以急起高热为主要表现，伴有恶心、呕吐等消化道症状。院外多家医院治疗病因未明，病情无缓解。

（3）T 39.2℃，神清，颜面潮红，可见结膜充血，右侧臀部见一大小约 0.5cm×0.5cm 的焦痂，周围有红晕。右侧腹股沟可触及一大小约 1.0cm×1.0cm 的肿大淋巴结，可移动，伴有压痛。心肺（－）。脾肋下约 1cm。

（4）辅助检查：血常规见 WBC 升高不明显，PLT 下降。生化检查提示肝、肾功能损伤。腹部 B 超提示脾轻度肿大。

诊断思路：该患者表现为发热伴多器官损伤，可初步判断为急性感染性疾病。其右侧臀部焦痂具有较高的特异性，提醒医生考虑恙虫病可能。但仍需与其他发热伴多器官损伤的疾病相鉴别，如脓毒症、肾综合征出血、登革热、斑疹伤寒等。

故需进一步行血培养，肾综合征出血热、登革热抗体，IFAT 检测恙虫病东方体特异性抗体，外斐反应检测患者血清中斑疹伤寒抗体等检测确诊。条件允许可做相关病原体核酸检测以确诊。

【诊断与鉴别诊断】

1. 诊断依据

（1）流行病学资料：流行季节，发病前3周内曾在或到过恙虫病流行区，并有野外活动史，主要有田间劳作、农村垂钓、野营训练、草地坐卧、接触和使用秸秆等。

（2）临床表现：突起畏寒，持续高热，伴结膜充血、皮疹、淋巴结肿大尤其是局部淋巴结明显肿大压痛、肝脾大。体表皮肤有焦痂或溃疡是最有诊断价值的特异性体征。

（3）实验室检查：血常规示白细胞正常或减少，分类左移，血小板可有减少。外斐反应血清效价$OX_K \geq 1 : 160$有重要参考价值。间接免疫荧光试验双份血清IgG抗体滴度升高4倍及以上、PCR核酸检测阳性或分离到病原体可确诊。

2. 鉴别诊断

（1）斑疹伤寒：多见于冬春季，无焦痂和局部淋巴结肿大，外斐反应OX_{19}阳性，OX_K阴性。流行性斑疹伤寒患者普氏立克次体为抗原的补体结合试验阳性。地方性斑疹伤寒患者莫氏立克次体为抗原的补体结合试验阳性。

（2）登革热：急性起病，有高热、头痛、皮疹。外周血白细胞和（或）血小板明显减少，血清中登革病毒抗体阳性。

（3）肾综合征出血热：起病急，典型表现有发热、出血、肾损害。外周血白细胞增多或正常，血小板减少，蛋白尿。流行性出血热病毒抗体阳性。

（4）疟疾：在流行季节有流行区居住或旅行史，出现间歇性或规律性发作的寒战、高热、大汗，伴有贫血和肝脾大，恶性疟热型不规则，可引起凶险发作。外周血或骨髓涂片疟原虫阳性。

（5）钩端螺旋体病：发病前有疫水接触史，眼结膜充血、出血，腓肠肌疼痛明显，无焦痂和溃疡。血清钩端螺旋体凝集溶解试验阳性。

（6）皮肤炭疽：有牲畜接触史，毒血症状较轻，外周血白细胞计数多增高。溃疡性焦痂多位于面、颈、手或前臂等暴露部位，取焦痂或溃疡分泌物镜检可见炭疽杆菌。

案例5-3【诊断及诊断依据】

进一步检查提示血培养、肾综合征出血热抗体、登革热抗体均为阴性，外斐反应OX_K效价1:160。

基于以下依据，诊断为恙虫病。

（1）患者中年女性，林业工人。起病急，病程短。

（2）以急性感染中毒症状为主要表现，伴消化道症状。

（3）右侧臀部见焦痂，右侧腹股沟淋巴结肿大伴有压痛，WBC升高不明显，生化检查提示肝、肾功能损伤。

（4）外斐反应OX_K效价1:160。

确诊需要间接免疫荧光试验双份血清IgG抗体滴度4倍及以上升高、PCR检测恙虫病东方体核酸阳性。

【治疗】

1. 一般治疗　卧床休息，进半流质饮食，加强营养，注意多饮水，保持水、电解质、酸碱和能量平衡；必要时可给予解热镇痛药，高热者可予物理降温、解热镇痛药。密切观察病情变化，出现相关并发症时加强对症、支持处理，重症患者或并发心肌炎、脑膜炎者，在使用有效抗生素的情况下，可适当使用激素。

2. 病原治疗　恙虫病东方体为专性细胞内寄生病原体，应选用脂溶性抗生素。β-内酰胺类及氨基糖苷类抗生素对恙虫病的治疗无效。

目前临床上较常应用的抗生素有多西环素、大环内酯类、喹诺酮类和氯霉素。一般以多西环素为首选，成人100mg，每12小时口服1次，退热后100mg/d顿服；8岁以上小儿每日2.2mg/kg，每12小时1次，退热后按体重2.2mg/kg，每日口服1次。孕妇及8岁以下儿童不宜服用多西环素。

大环内酯类常选用罗红霉素，成人每次150mg，每12小时口服1次，退热后150mg/d，顿服；儿童每次2.5～5mg/kg，每12小时1次，热退后剂量减半。阿奇霉素，成人每次500mg顿服，退热后 250mg/d 顿服；儿童每次 10mg/kg 顿服（日剂量最大不超过 500mg），热退后剂量减半。

氯霉素：成人患者 2g/d，分 4 次口服，退热后 0.5g/d，分 2 次口服；危重患者亦可静脉滴注。儿童每日 25 ～ 50mg/kg，分 3 ～ 4 次服用；新生儿每日不超过 25mg/kg，分 4 次服用。

根据患者的情况选用上述药物，疗程均为 7 ～ 10 天，疗程短于 7 天者，可出现复发。复发者疗程宜适当延长 3 ～ 4 天。

【预后】

早期选用有效抗生素治疗，预后良好，极少发生死亡。高龄、孕妇、有其他慢性病者预后相对较差。

案例 5-3【治疗】

卧床休息、半流质饮食、营养支持，高热时予以退热处理。

多西环素 100mg，每 12 小时 1 次，治疗 7 天，体温降至正常；改为多西环素 100mg，每天 1 次。治疗 10 天，右侧臀部焦痂好转，右侧腹股沟淋巴结肿大减退，生化指标正常。治疗 12 天出院。

【预防】

（一）控制传染源

主要是灭鼠。应发动群众，采用各种灭鼠器与药物相结合的综合措施灭鼠。患者不必隔离，接触者不检疫。

（二）切断传播途径

铲除杂草，改造环境是最根本的措施，应结合爱国卫生运动、积肥、应用沼气等反复进行，消灭恙螨滋生地。在流行区野外作业时，铲除或焚烧住地周围半径 50m 内杂草，然后喷洒杀虫剂消除恙螨。

（三）保护易感人群

做好个人防护是预防本病的有效措施。流行季节避免在恙螨栖息环境中坐卧休息或晾晒衣被。进入此类地区，应扎紧袖口、裤管口，衬衣扎入裤腰内，减少恙螨的附着或叮咬。也可在暴露的皮肤和裤脚、领口或袖口上喷涂含邻苯二甲酸二甲酯或避蚊胺等成分的驱避剂进行防护。目前尚无临床可用的恙虫病疫苗。

【复习思考题】

1. 恙虫病的临床特点是什么？

2. 如何确诊恙虫病？

【习题精选】

5-17. 恙虫病的主要传染源是（ ）

A. 鼠类　　　　　　B. 恙螨　　　　　　C. 鼠蚤　　　　　　D. 体虱　　　　　　E. 患者

5-18. 下列临床表现中对诊断恙虫病有重要价值的是（ ）

A. 焦痂与溃疡　　　B. 发热　　　　　　C. 肝脾大　　　　　D. 皮疹

E. 焦痂附近的淋巴结肿大

5-19. 恙虫病患者周围血常规检查可见（ ）

A. 红细胞增多　　　B. 血小板减少　　　C. 红细胞减少　　　D. 白细胞正常或减少

E. 中性粒细胞增多

5-20. 恙虫病病原体分离的方法为（ ）

A. 取标本血培养，涂片染色鉴定　　　　　B. 取标本骨髓培养，涂片染色鉴定

C. 取标本粪便培养，涂片染色鉴定　　　　D. 取标本小便培养，涂片染色鉴定

E. 取标本接种于小白鼠腹腔内，涂片染色鉴定

5-21. 关于恙虫病东方体的特征，下列错误的是（ ）

A. 呈双球形状，在细胞质内靠近核旁成堆排列　　　　B. 以细龄小鼠的致病力强

C. 吉姆萨染色呈紫蓝色

D. 在发热期间，可从患者的血液、淋巴、焦痂、骨髓等分离出病原体

E. 革兰氏染色呈蓝色

5-22. 恙虫病简便且特异性尚可的试验室检查是（　　）

A. 肥达试验　　　　B. 尿常规检查　　　　C. 外斐反应　　　　D. 血培养　　　　E. 血常规检查

5-23. 恙虫病的预防措施中错误的是（　　）

A. 消灭传染源主要是灭鼠　　　　　　　　B. 患恙虫病者不必隔离，接触不必检疫

C. 切断传播途径的措施为改善环境卫生，除杂草，消灭恙螨滋生地

D. 在流行区野外工作者应做好个人防护　　　　E. 及时接种疫苗

5-24. 传染恙虫病的是恙螨的（　　）

A. 卵　　　　　　　B. 幼虫　　　　　　　C. 若虫　　　　　　　D. 成虫　　　　　　　E. 各阶段均可

5-25. 患者，男，26岁，农民。因"高热、头痛10天"入院。查体：体温38.9℃，烦躁，头面及颈胸皮肤潮红，左侧腹股沟有一焦痂，左侧腹股沟淋巴结肿大，有触痛，眼结膜充血，双侧瞳孔等大等圆，颈软，心肺无异常，神经系统检查：克氏征阴性，布氏征阴性，巴氏征阴性；胸部CT未见异常。肝功能示ALT 150U/L，尿常规：蛋白（+）；血常规：Hb 98g/L，WBC 5.8×10⁹/L，N 0.75，L 0.25。

5-25-1. 以下对于确诊为首选检查是（　　）

A. 头颅CT　　　　B. 血培养　　　　C. 肾功能检测　　　　D. 外斐反应

E. 出、凝血时间测定

5-25-2. 本病最可能的诊断是（　　）

A. 伤寒　　　　　　B. 钩体病　　　　　　C. 肾综合征出血热　D. 败血症　　　　　　E. 恙虫病

5-25-3. 首选的病原治疗方法是（　　）

A. 氯霉素　　　　　B. 氨苄青霉素　　　　C. 头孢唑啉　　　　D. 氧氟沙星　　　　E. 红霉素

（陈　文）

第四节　人嗜粒细胞无形体病

【学习要点】

1. 掌握人嗜粒细胞无形体病的临床表现、诊断和鉴别诊断。

2. 掌握人嗜粒细胞无形体病的治疗策略、抗生素选择及治疗方案。

3. 熟悉人嗜粒细胞无形体病的预防方法。

案例 5-4

患者，男，62岁，农民。家中养犬。因"畏寒、发热、腹泻5天"入院。

患者5天前出现畏寒、寒战、发热，肌肉酸痛，体温达39.0℃。伴腹泻、腹痛，大便黄稀、水样，无呕吐。在当地按"感冒"给予"阿莫西林"治疗无好转。为进一步诊治入院。周围无类似病患者。

查体：T 39.5℃，P 94次/分，R 26次/分，BP 138/84mmHg；神清，面、颈、胸部潮红，无出血点及搔抓痕，右腹股沟淋巴结肿大、软、轻压痛；颈阻阴性；双肺未闻及干、湿啰音；心律齐，各瓣膜听诊区无病理性杂音；腹软，无压痛及反跳痛，肝脾未触及，肝区有轻叩痛，腹水征阴性；双下肢无水肿。

实验室检查：血常规示WBC 1.3×10⁹/L，N 0.58，L 0.18，Hb 136g/L，PLT 53×10⁹/L；尿常规示尿蛋白（+）；肝功能示ALT 104U/L，AST 213U/L；心肌酶示CK-MB 89.3U/L，LDH 535U/L；电解质、肾功能、血糖、DIC全套/粪便常规基本正常；腹部B超提示肝、脾轻度肿大；胸部CT未见异常。

【问题】

1. 该患者可能的诊断是什么？

2. 需要做哪些检查？

3. 如何治疗？

人嗜粒细胞无形体病（human granulocytic anaplasmosis，HGA）也称无形体病，是由嗜吞噬细胞无形体（anaplasma phagocytophilum，AP）侵染人末梢血中性粒细胞引起，以发热伴白细胞、血小板减少和多脏器功能损害为主要临床表现的人兽共患自然疫源性疾病，该病经蜱传播。自 1990 年美国报告首例人嗜粒细胞无形体病病例以来，陆续在美洲、欧洲、澳洲、非洲及亚洲有感染报道，呈世界性分布。我国 2006 年在安徽省发现人嗜粒细胞无形体病病例，其他部分省份也有疑似病例发生。该病通常表现为轻症，但由于缺乏特异的临床症状，故容易误诊，致使治疗不当、病情恶化，甚至死亡。

【病原学】

嗜吞噬细胞无形体，属于立克次体目、无形体科、无形体属。无形体科是一类主要感染白细胞的专性细胞内寄生革兰氏阴性小球杆菌。其中对人致病的病原体主要包括无形体属（*Anaplasma*）的嗜吞噬细胞无形体、埃立克体属（*Ehrlichia*）的查菲埃立克体（*E. chaffeensis*）和埃文氏埃立克体（*E.ewingii*）、新立克次体属（*Neorickettsia*）的腺热新立克次体（*N. sennetsu*），分别引起人嗜粒细胞无形体病、人单核细胞埃立克体病（human monocytotropic ehrlichiosis，HME）、埃文氏埃立克体感染、腺热新立克次体病。

温馨提示 20 世纪 90 年代初期，美国在多例急性发热患者的中性粒细胞胞质内发现埃立克体样包涵体。1995 年，Goodman 等从患者的血标本分离到该种嗜粒细胞病原体，将它非正式命名为人嗜粒细胞埃立克体，其所致疾病称为人嗜粒细胞埃立克体病。后经 16S rRNA 基因序列的系统发育分析，发现该种嗜粒细胞病原体与无形体属最相关，因此，将其归于无形体属的一个新种，命名为嗜吞噬细胞无形体，其所致疾病也改称为人嗜粒细胞无形体病。

（一）形态结构及培养特性

嗜吞噬细胞无形体为革兰氏染色阴性专性细胞内寄生菌，缺乏经典糖代谢途径，依赖宿主酶系统进行代谢及生长繁殖，主要侵染人中性粒细胞。无形体感染中性粒细胞后，主要寄生在粒细胞的胞质空泡内，其复制在胞质膜结合空泡内完成。以膜包裹的包涵体形式生存和繁殖，用吉姆萨法染色，其包涵体在胞质内被染成紫色，在光学显微镜下呈桑葚状，每个包涵体含有数个到数十个菌体，直径常为 1.5 ～ 2.5μm，多见于嗜吞噬细胞无形体感染早期的血涂片中（图 5-5）。

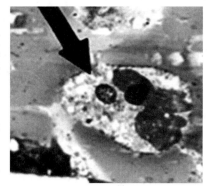

图 5-5 人血液中性粒细胞内无形体包涵体（×1000，JSDumler）

嗜吞噬细胞无形体呈多形性，菌体呈球形、卵圆形、梭镖形等，菌体平均长度为 0.2 ～ 1.0μm，革兰氏染色阴性。菌体由两层膜包裹，外膜皱褶，形成一个不规则的胞质空间，无荚膜。细胞壁无肽聚糖和脂多糖，呈被膜紧紧包裹的包涵体（图 5-6）。

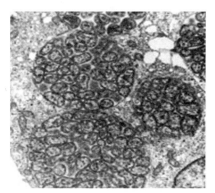

图 5-6 电镜下的无形体包涵体（×21 960，JSDumler）

（二）遗传及表型特征

嗜吞噬细胞无形体的基因组有 1 471 282 个碱基对，G+C 含量为 41.6%，含有 1369 个编码框（ORF）。约 82 个开放阅读框编码保守假定蛋白，458 个开放阅读框编码特有的假定蛋白。基因组缺乏生物合成脂多糖和肽聚糖的编码基因。目前尚未发现质粒、完整原噬菌体及转座子存在。特征性基因为 *msp2* 及 *AnkA* 基因，100% 的菌株具有 *msp2* 基因，70% 的菌株具有 *AnkA* 基因。

Ompl/P44/Msp2 蛋白超家族是 AP 的主要表面蛋白抗原，是 AP 的重要毒力因子之一。P44/Msp2 蛋白是 AP 能否入侵宿主的决定因素，且其基因变异有利于 AP 逃避宿主免疫系统，造成 AP 在宿主细胞中长期感染，导致多种病理损伤。AnkA 蛋白是 AP 的另一重要毒力因子，该蛋白特异地与宿主核 DNA 及靶基因的调控区结合，从而抑制宿主细胞的免疫应答。

笔记栏

【流行病学】

（一）传染源

嗜吞噬细胞无形体在宿主动物和蜱之间循环，传染源即储存宿主。多种小型兽类、野生大型哺乳动物、家畜及鸟类均可作为嗜吞噬细胞无形体的宿主，成为病原携带者和重要传染源。家畜动物感染无形体既可患病，也可是储存宿主。动物宿主持续感染是病原体维持自然循环的基本条件。

（二）传播途径

本病主要通过蜱叮咬传播。蜱叮咬携带病原体的宿主动物后，幼蜱、稚蜱及成蜱便携带 AP 并在再次叮咬人时，病原体随之进入人体引起发病。

在疾病流行区的流行病学调查中显示感染 HGA 的病例大多具有蜱接触史。由于不同地区的优势宿主动物和优势蜱种不一样，人嗜粒细胞无形体的传播媒介蜱也有多种。肩突硬蜱（ixodes scapularis）和太平洋硬蜱（ixodes pacificus）是美国 HGA 的主要传播者，欧洲主要由篦籽硬蜱（ixodes ricinus）传播。全沟硬蜱（ixodes persulcatus）是我国无形体病的主要传播媒介。除在黑龙江、内蒙古和新疆等地的全沟硬蜱中检测到嗜吞噬细胞无形体外，还从其他多种蜱类检测到无形体核酸，如在森林革蜱、嗜群血蜱、草原革蜱中均扩增出人嗜粒细胞无形体 16S rRNA 基因序列。

直接接触危重患者或带菌动物的血液等体液，有可能会导致传播，但具体传播机制尚需进一步研究证实。国外曾有屠宰场工人因接触鹿血经伤口感染本病的报道。

（三）人群易感性

人对嗜吞噬细胞无形体普遍易感，各年龄组均可感染发病。病后或隐性感染后可否获得免疫力，目前还不完全清楚。

高危人群主要为接触蜱等传播媒介的人群，如疫源地（主要为森林、丘陵地区）的居民、劳动者及旅游者等。与人嗜粒细胞无形体病危重患者密切接触、直接接触患者血液等体液的医务人员或其陪护者，如不注意防护，也有感染的可能。

（四）地理分布和发病季节特点

人嗜粒细胞无形体病主要分布在欧美国家，但在中东和亚洲国家也有本病的存在。目前，已报道有人嗜粒细胞无形体病的国家有美国、斯洛文尼亚、法国、英国、德国、澳大利亚、意大利及韩国等。根据国外研究，本病的地理分布与莱姆病的地区分布相似，我国莱姆病流行区亦应关注此病。

我国自 2006 年安徽省某医院院内感染事件报道后，临床医生对本病的认识不断提高，越来越多的省份陆续报道本病。病例高发地区主要集中在湖北省随州、咸宁，河南省信阳光山、罗山等地区。此外，山东省多地也相继报道了本病。北京、天津、河北、安徽、浙江、新疆及福建也有病例诊断及陆续报道。疫源地主要为森林、丘陵地区。

本病全年均有发病，发病高峰为 5 ~ 10 月份。不同国家的报道略有差异，多集中在当地蜱活动较为活跃的月份。

【发病机制】

嗜吞噬细胞无形体通过蜱的叮咬进入体内，侵染粒细胞引起人嗜粒细胞无形体病。其进入血流后，通过与中性粒细胞表面的岩藻糖基化和唾液酸化糖基化折叠蛋白结合而侵染中性粒细胞，随之可经微血管或淋巴道进入血流，播散至全身脏器。采用免疫组化在 HGA 患者和实验感染动物的肝、脾、骨髓和淋巴结等单核巨噬细胞系统的器官组织中均发现嗜吞噬细胞无形体。

嗜吞噬细胞无形体侵染宿主动物中性粒细胞，形成包涵体逃逸溶菌酶的杀伤，同时扰乱宿主细胞的凋亡、自噬，抑制中性粒细胞的杀菌机制。通过一系列毒力因子的表达，干扰宿主细胞的同时，在宿主细胞内生存、繁殖，最终引发机体疾病。

嗜吞噬细胞无形体通过以下机制导致组织、细胞损伤：①直接损伤中性粒细胞，无形体在中性粒细胞内生长和过量繁殖可直接引起细胞的裂解；②抑制中性粒细胞的呼吸爆发，减弱中性粒细胞对其他病原体的清除作用；③嗜吞噬细胞无形体感染后可诱发机体的免疫应答，产生的抗无形体抗体可与宿主细胞表面的无形体抗原结合，介导免疫活性细胞对宿主细胞的攻击。由于该类病原体属于细胞内寄生菌，故细胞免疫（特别是 CD4$^+$T 细胞）在清除病原体的同时，在机体的组织损伤中也发挥着重要作用。

总之，嗜吞噬细胞无形体通过诱发机体免疫应答，影响外周血中性粒细胞的数量及功能导致免疫抑制，从而引起各种继发感染和免疫损伤，引起多器官功能受损，最终发展成多器官功能衰竭。本病大多数患者的死亡与免疫抑制和潜在疾病导致的机会感染有关。

【病理变化】

人嗜粒细胞无形体病的主要病理改变为全身性、多器官淋巴细胞炎症浸润，肝脏、脾脏和淋巴结单核细胞增生，主要与免疫损伤有关。嗜吞噬细胞无形体的主要靶细胞为成熟的粒细胞，免疫组化检查发现血液、脾脏、肺脏、肝脏等器官的中性粒细胞中存在嗜吞噬细胞无形体，感染器官组织有较明显的病理改变。

患者淋巴结、脾脏有巨噬细胞浸润、浆细胞数量增加，并可见噬红细胞和白细胞现象，淋巴结组织有明显的中性粒细胞浸润和巨噬细胞聚集以及副皮质增生；骨髓有淋巴细胞浸润和浆细胞数量增加，泡沫样组织和噬红细胞现象；肺脏病理改变主要为肺间质的淋巴细胞浸润、肺组织水肿、肺泡内出血等；肝脏组织病理改变有淋巴细胞浸润，并有淋巴细胞、巨噬细胞、中性粒细胞等细胞聚集，库普弗细胞数量增加，肝细胞凋亡等。

【临床表现】

潜伏期一般为 7～14 天（平均 9 天）。

典型病例，急起发病，发热多为持续性高热（可高达 40℃ 以上）、全身不适、乏力、头痛、肌肉酸痛，以及恶心、呕吐、厌食、腹泻等。部分患者伴有咳嗽、咽痛。体格检查可见表情淡漠，相对缓脉，少数患者可有浅表淋巴结肿大及皮疹。

重症患者可有间质性肺炎、肺水肿、急性呼吸窘迫综合征等表现。少数患者可因严重的血小板减少及凝血功能异常，出现皮肤、肺、消化道等出血表现，如不及时救治，可发生呼吸衰竭、急性肾衰竭等多脏器功能衰竭及弥散性血管内凝血。老年患者、免疫缺陷及免疫抑制剂治疗患者，慢性炎症性疾病或潜在的恶性病患者感染本病后多为重症。严重的感染病例，可出现致命的结果。

在大多数情况下，人嗜粒细胞无形体病表现为轻度、自限性疾病，大多数患者甚至无须抗生素治疗，在 30 天内所有的临床症状和体征就能消失。

相对于欧美地区，我国无形体病例多呈重症表现。

由粒细胞无形体导致的慢性感染在人类中尚无报道。

温馨提示　本病缺乏特异性临床表现，与其他急性感染性疾病，尤其是某些病毒性疾病相似，容易发生误诊。

【实验室检查】

（一）常规检查

1. 血常规　白细胞、血小板减少，发病第 1 周即出现有白细胞减少，多为（1.0～3.0）×10⁹/L；血小板降低，多为（30～50）×10⁹/L。约第 2 周时白细胞恢复正常，淋巴细胞开始明显增多，伴有异型淋巴细胞。白细胞与血小板减少可作为本病早期诊断的重要线索。

2. 尿常规　蛋白尿、血尿、管形尿。

3. 合并脏器损害的患者　肝、肾功能异常；心肌酶谱升高；肝功能转氨酶轻度升高，少数患者出现血淀粉酶、尿淀粉酶和血糖升高。部分患者凝血酶原时间延长，纤维蛋白原降解产物升高。可有血电解质紊乱，如低钠、低氯、低钙等。少数患者还有胆红素及血清蛋白降低。

（二）血清及病原学检测

感染早期（第 1 周）检查中性粒细胞内包涵体是早期人嗜粒细胞无形体病最有效的诊断方法，阳性率在 25%～75%。取患者的外周血直接涂片，作 Wright、Diff-Quik 或吉萨姆染色，可发现中性粒细胞内的特征性桑葚状包涵体。

最敏感的诊断方法是采用 ELISA 法或间接免疫荧光抗体试验（IFAT）检测患者急性期血清中抗人嗜粒细胞无形体的 IgM 抗体或恢复期血清 IgG 抗体的效价。IFAT 检测血清特异性抗体，一般采集双份血清，分别为发病 1 周时和发病 2～4 周后，抗体效价升高 4 倍或 4 倍以上有诊断价值。临床上一般抗人嗜粒细胞无形体 IgG 抗体效价在发病后第 3 周升高，如单份抗体效价达到 1∶64 以上或二次效价有 4 倍增长，可作为人嗜粒细胞无形体病的血清学阳性诊断。感染早期大部分患者的检测结果为阴性，因此该方法无早期诊断价值，只用于感染后期的确诊。另外，血清学试验在其他立克次体、EBV 感染或 Q 热、莱姆病患者，有时可呈假阳性反应。

采用套式 PCR 扩增患者血标本中的嗜吞噬细胞无形体的 16S rRNA 基因片段，多数人粒细胞无形体病患者的急性期血标本检测为阳性，是目前早期诊断人粒细胞无形体病的有效方法之一。

将患者的抗凝血或从血中分离的白细胞接种于含有 HL-60 细胞悬液，可分离出嗜吞噬细胞无形体。嗜吞噬细胞无形体分离是确诊人粒细胞无形体病的金标准，但是无论细胞培养还是动物实验分离的方法均复杂而耗时，且成功率不高，难以在临床常规中应用。

温馨提示 发热伴白细胞、血小板减少可作为本病早期诊断的重要线索，血涂片检查中性粒细胞内包涵体是最有效的早期人粒细胞无形体病诊断方法。仅仅早期抗嗜吞噬细胞无形体特异性抗体阴性不能排除本病，应检测恢复期血清明确诊断。有条件可于早期查外周血人嗜粒细胞无形体病核酸明确诊断。

案例 5-4【临床特点及诊断思路】

病史特点如下。

（1）患者老年男性，农民，家中养犬。起病急，病程短。

（2）以急起高热伴畏寒、寒战、肌肉酸痛为主要表现，伴有腹泻、腹痛等消化道症状。当地给予"阿莫西林"治疗无好转。

（3）查体：T 39.5℃；神清，面颈胸部潮红，右腹股沟淋巴结肿大、软、轻压痛；心肺（−）；腹软，无压痛及反跳痛，肝脾未触及，肝区有轻叩痛，腹水征（−）；双下肢无水肿。

（4）实验室检查：血常规见白细胞及血小板明显下降，血沉正常；尿蛋白（＋）；肝功能及心肌酶学轻度异常；腹部 B 超提示肝脾轻度肿大；胸部 CT 未见异常。

诊断思路：该患者可初步判断为急性感染性疾病。由于其临床表现缺乏特异性，故难以根据临床表现及常规实验室检查明确诊断。细菌性、病毒性、立克次体病及恶性疟疾等均需考虑。由于其白细胞及血小板明显下降，故病毒性感染、立克次体病等可能性相对较大，需重点考虑。

故需进一步行血培养，伤寒肥达试验，肾综合征出血热、登革热抗体，血涂片查疟原虫，血涂片查中性粒细胞内 HGA 包涵体，IFAT 检测 HGA 血清特异性抗体、恙虫病东方体特异性抗体，外斐反应检测患者血清中斑疹伤寒抗体等检测进一步确诊。条件允许可做相关病原体核酸检测以确诊。

【诊断与鉴别诊断】

1. 诊断

（1）流行病学资料：发病前 2 周内有被蜱叮咬史，有在有蜱活动的丘陵、山区（林区）工作或生活史，特殊人群可能直接接触过危重患者的血液等体液。

（2）临床表现：急性起病，主要症状为发热（多为持续性高热，可高达 40℃以上）、全身不适、乏力、头痛、肌肉酸痛，以及恶心、呕吐、厌食、腹泻等。个别重症病例可出现皮肤瘀斑、出血，伴多脏器损伤、弥散性血管内凝血等。

（3）实验室检查：早期外周血象白细胞、血小板降低，严重者呈进行性减少，异型淋巴细胞增多。末梢血涂片镜检中性粒细胞内可见桑葚状包涵体，急性期血清 IFAT 检测嗜吞噬细胞无形体 IgM 抗体或 IgG 抗体阳性可做出诊断。明确诊断需恢复期血清 IFAT 检测嗜吞噬细胞无形体 IgG 抗体滴度较急性期有 4 倍及以上升高或者血嗜吞噬细胞无形体特异性核酸阳性。

温馨提示 对有类似于感冒症状的发热患者，特别是有血小板减少和白细胞减少，并有蜱接触史者，应当考虑到人嗜粒细胞无形体病的可能。

2. 鉴别诊断

（1）与其他蜱传疾病相鉴别：包括人单核细胞埃立克体病（HME）、斑疹伤寒、恙虫病、斑点热及莱姆病等。

（2）与发热、出血的感染性疾病相鉴别：主要是病毒性出血性疾病，如肾综合征出血热、登革热等。

（3）与发热及血白细胞、血小板降低的胃肠道疾病相鉴别：伤寒、急性胃肠炎。

（4）与血液系统疾病相鉴别：血小板减少性紫癜，粒细胞减少，骨髓异常增生综合征。可通过骨髓穿刺及相应病原体检测进行鉴别。

（5）与自身免疫病相鉴别：主要是免疫系统疾病，如皮肌炎、系统性红斑狼疮、风湿热。可通过自身抗体等免疫学指标进行鉴别。

（6）其他：如支原体感染、钩端螺旋体病、鼠咬热、药物反应等。

温馨提示　上述疾病的鉴别，需要进行血涂片、骨髓穿刺或者特异性血清学检查以明确诊断。

案例 5-4【诊断及诊断依据】

进一步行检查提示血培养、肾综合征出血热抗体、伤寒肥达试验、血涂片查疟原虫、登革热抗体、钩端螺旋体抗体、外斐反应均为阴性。IFAT 检测 HGA 血清特异性抗体 IgM：1∶160、IgG：1∶64，末梢血涂片镜检查见中性粒细胞包涵体。

基于以下依据，诊断为人嗜粒细胞无形体病。

（1）老年男性，农民，有可疑蜱叮咬史（养犬）。

（2）以急起的感染中毒症状为主要表现，出现肾、肝等多器官功能损伤。

（3）白细胞及血小板明显下降。

（4）HGA 血清特异性抗体 IgM：1∶160、IgG：1∶64，末梢血涂片镜检查见中性粒细胞包涵体。

【治疗】

及早使用抗生素，避免出现并发症。对疑似病例可进行经验性治疗。一般慎用激素类药物，以免加重病情。

（一）病原治疗

1. 多西环素　为首选药物，应早期、足量使用。成人口服：每次 0.1g，每 12 小时 1 次，必要时首剂可加倍。8 岁以上儿童常用量：首剂 4mg/（kg·d），最大剂量 100mg；之后，每次 2mg/kg，每 12 小时 1 次。一般病例口服即可，重症患者可考虑静脉给药。

多西环素治疗疗程不少于 7 天。一般用至退热后至少 3 天或白细胞及血小板计数回升，各种酶学指标基本正常，症状完全改善。早期使用多西环素，一般可在 24～48 小时退热。因人嗜粒细胞无形体病临床表现无特异性，尚缺乏快速的实验室诊断方法，可对疑似病例进行经验性治疗，一般用药 3～4 天仍不见效者，可考虑排除人嗜粒细胞无形体病的诊断。

2. 利福平　因药物过敏或妊娠而不适合四环素类抗生素治疗的患者，以及 8 岁以下儿童应考虑选用利福平。成人 450～600mg；儿童 10 mg/kg，每日 1 次口服。疗程一般至退热后至少 3 天。

3. 喹诺酮类　如左氧氟沙星等。

温馨提示　磺胺类药有促进病原体繁殖的作用，应禁用。

（二）一般治疗

患者应卧床休息，进高热量、适量维生素、流食或半流食，多饮水，注意口腔卫生，保持皮肤清洁。

对病情较重患者，应补充足够的液体和电解质，以保持水、电解质和酸碱平衡；体弱或营养不良、低蛋白血症者可给予胃肠营养、新鲜血浆、白蛋白、丙种球蛋白等治疗，以改善全身功能状态，提高机体抵抗力。

（三）对症支持治疗

1. 对高热者可物理降温，必要时使用药物退热。

2. 对有明显出血者，可输血小板、血浆。

3. 对合并有弥散性血管内凝血者，可早期使用肝素。

4. 对粒细胞严重低下者，可用粒细胞集落刺激因子。

5. 对少尿患者，应碱化尿液，注意监测血压和血容量变化。对足量补液后仍少尿者，可用利尿剂。如出现急性肾衰竭时，应进行相应处理。

6. 心功能不全者，应绝对卧床休息，可用强心药、利尿剂控制心力衰竭。

7. 应慎用激素。国外有文献报道，人嗜粒细胞无形体病患者使用糖皮质激素后可能会加重病情并增强疾病的传染性，故应慎用。对中毒症状明显的重症患者，在使用有效抗生素进行治疗的情况下，可适当使用糖皮质激素。

温馨提示　对于发生多器官功能损害甚至多器官功能衰竭患者对症支持治疗具有重要意义，需要医生具有充分的危重症抢救的理论知识和丰富的临床经验。

（四）预后

如能及时处理，本病绝大多数患者预后良好，病死率低于1%。如出现败血症、中毒性休克、中毒性心肌炎、急性肾衰竭、呼吸窘迫综合征、弥散性血管内凝血及多脏器功能衰竭等严重并发症的患者，易导致死亡。

> **案例5-4【治疗】**
>
> 患者应卧床休息，进高热量、适量维生素、流食或半流食，多饮水，注意口腔卫生，保持皮肤清洁。补充足够的液体和电解质，以保持水、电解质和酸碱平衡。高热等给予对症治疗。
>
> 给予多西环素，每次200mg，每天1次，连用7天。用药2天后体温下降。连续1周体温正常，白细胞恢复到正常（5.0×10^9/L），再住院观察1周出院。
>
> 对多西环素过敏或不宜使用四环素类抗生素者，可选用利福平或者喹诺酮类抗菌药物。

【预防】

1. 避免蜱叮咬　减少或避免蜱的暴露是降低感染风险的主要措施。蜱主要栖息在草地、树林等环境中，如需进入此类地区，尤其是已发现过患者的地区，应注意做好个人防护。

蜱可寄生在家畜或宠物的体表。如发现动物体表有蜱寄生时，应减少与动物的接触，避免被蜱叮咬。

2. 媒介与宿主动物的控制　出现暴发疫情时，应采取灭杀蜱、鼠和环境清理等措施，降低环境中蜱和鼠的密度。

3. 患者的管理　对患者的血液、分泌物、排泄物及被其污染的环境和物品，应进行消毒处理。一般不需要对患者实施隔离。

4. 报告　各级医疗机构发现符合病例定义的人嗜粒细胞无形体病疑似、临床诊断或确诊病例时，应参照乙、丙类传染病的报告要求于24小时内通过国家疾病监测信息报告管理系统进行网络直报，报告疾病类别选择"其他传染病"。

【复习思考题】

1. 人粒细胞无形体病的临床诊断要点是什么？

2. 成人人嗜粒细胞无形体病如何治疗？

【习题精选】

5-26. 患者，男，42岁，农民。家中养貂。因"发热、咳嗽5天，加重伴腹泻、呕吐1⁺天"入院。T 40.5℃，面颈胸部潮红，双侧腹股沟淋巴结肿大、轻压痛，球结膜充血，双肺可闻及少量散在湿啰音，肝区有轻叩痛。WBC 1.98×10^9/L，N 0.46，RBC 3.7×10^{12}/L，PLT 49×10^9/L，尿蛋白（+），ALT 213U/L，AST 326U/L，CK-MB 101.3U/L。

5-26-1. 本例可能性最小的临床诊断是（　　　）

A. 脓毒血症　　　　B. 肾综合征出血热　　　　　　　C. 钩端螺旋体病

D. 感染性腹泻　　　E. 人嗜粒细胞无形体病

5-26-2. 下一步最不需要的实验室检查是（　　　）

A. 血培养　　　　　B. 血涂片查疟原虫　　　　　　　C. 血涂片查中性粒细胞内HGA包涵体

D. 登革热抗体　　　E. 大便培养

5-26-3. 患者末梢血涂片镜检中性粒细胞内查见桑葚状包涵体，首选的治疗药物是（　　　）

A. 青霉素　　　B. 糖皮质激素　　　C. 多西环素　　　D. 利巴韦林　　　E. 左氧氟沙星

5-26-4. 该患者感染病原体的传播媒介是（　　　）

A. 蚊　　　　　B. 蜱　　　　　C. 跳蚤　　　　　D. 老鼠　　　　　E. 患者

（陈　文）

第六章　螺旋体病

第一节　钩端螺旋体病

【学习要点】

1. 钩端螺旋体病的流行病学特征有哪些？
2. 钩端螺旋体病的典型临床表现如何？
3. 钩端螺旋体病如何诊断与治疗？

案例 6-1

患者，男，37 岁，农民。因"发热、头痛、全身酸痛 4 天，眼黄、尿黄 1 天"入院。

患者 5 天前曾下水田干农活。4 天前出现高热、头痛，全身肌肉酸痛，小腿部明显。体温最高 39.8℃，伴畏寒。自认为是感冒，服"维 C 银翘片"无明显好转。近 1 天出现尿黄如浓茶及眼黄。

体格检查：T 39.5℃，P 108 次/分，R 22 次/分，BP 115/75mmHg。急性病容，神志清楚，精神萎靡，无肝掌、蜘蛛痣。头颅外形正常，颜面、眼睑无水肿，结膜充血明显，皮肤、巩膜中度黄染，全身散在出血点。腹股沟有蚕豆大小淋巴结 3 个，质软、活动、有触痛。胸廓正常无畸形，双肺呼吸音清晰，未闻及干、湿啰音及胸膜摩擦音。心前区无隆起，心尖冲动正常，心界不大，心音有力，各瓣膜区未闻及杂音。腹平软，无腹壁静脉曲张，腹部无包块、无压痛，肝脾未扪及，肠鸣音正常。脊柱四肢正常，无畸形，双下肢肌力 3～4 级，腓肠肌压痛明显。

【问题】

1. 该患者的可能诊断是什么？
2. 为明确诊断需要做哪些检查？
3. 如何进一步治疗？

钩端螺旋体病（leptospirosis）简称钩体病，是由致病性钩端螺旋体（以下简称钩体）引起的自然疫源性急性传染病。其临床特点为起病急骤，早期可有高热、全身酸痛、乏力、球结合膜充血、淋巴结肿大和明显的腓肠肌疼痛；中期可伴有肺出血、脑膜脑炎、肝衰竭、肾衰竭、心力衰竭等；晚期多数患者恢复，少数患者可出现后发热、眼葡萄膜炎及脑动脉闭塞性炎症等。常见致死原因为肺弥漫性出血、心肌炎、溶血性贫血与肝肾衰竭。

【病原学】

钩体呈细长丝状，有 12～18 个螺旋，长 6～20μm，菌体的一端或两端弯曲成钩状。钩体革兰氏染色阴性，但不易着色，镀银染色易查见（图 6-1）。在暗视野显微镜或相差显微镜下，可看见钩体沿长轴旋转运动，有较强的穿透力。电镜（图 6-2）观察到钩体结构包括圆柱形菌体、轴丝（又称鞭毛）和外膜 3 部分，外膜具有抗原性和免疫原性，其相应抗体为保护性抗体。

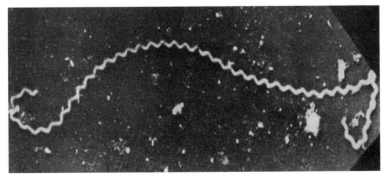

图 6-1　钩体（负银染色）

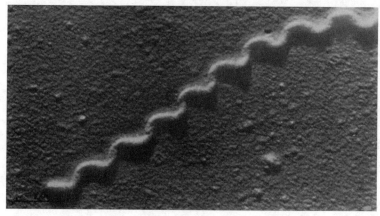

图 6-2　钩体（电镜下）

钩体应在含兔血清柯氏培养基有氧条件下培养，适宜温度为 28～30℃，生长缓慢，需 1 周以上。用幼龄豚鼠腹腔内接种分离，可显著提高分离阳性率。钩体抵抗力弱，在干燥环境下数分钟死亡，对常用的各种消毒剂敏感，极易被稀盐酸、70% 乙醇、漂白粉、苯酚和肥皂水所灭活，但在 pH 7.0～7.5 的潮湿土壤和水中，可存活 1～3 个月。

钩体的抗原结构复杂，全世界已发现 25 个血清群，200 多个血清型，新血清型仍在不断发现中。我国已知有 19 群 75 型，波摩那群分布最广，是洪水型和雨水型的主要菌群；黄疸出血群毒力最强，是稻田型的主要菌群。钩体的型别不同，其毒力和致病性也不同，某些钩体的细胞壁含有内毒素样物质，有较强的致病作用。

【流行病学】

（一）传染源

钩体的动物宿主相当广泛，鼠类和猪是主要的储存宿主和传染源。鼠类是我国南方稻田型钩体病的主要传染源。鼠类所带菌群主要为黄疸出血群，其次为波摩那群、犬群和流感伤寒群。猪是我国北方钩体病的主要传染源，易引起洪水型或雨水型流行。猪携带钩体主要是波摩那群，其次是犬群和黄疸出血群。犬的带菌率也较高，是造成雨水型流行的重要传染源。犬所带钩体主要是犬群，其毒力较低，所致钩体病较轻。牛、羊、马等亦能长期带菌，但其传染源作用远不如猪和犬重要。人带菌时间短，排菌量小，人尿为酸性，不适宜钩体生存，作为传染源的意义不大。

（二）传播途径

1. 直接接触传播　此为本病主要传播途径。带钩体动物排尿污染周围环境，人通过皮肤，尤其是破损的皮肤和黏膜，接触受污染的水是本病的主要感染方式。如南方收割水稻、洪水、暴雨时接触疫水易受感染。在饲养或屠宰家畜过程中，可因接触病畜或带菌牲畜的排泄物、血液和脏器等而受到感染。

2. 消化道传播　进食被鼠尿污染的食物和水，经口腔和食管黏膜也可感染。

3. 其他　有报道经鼠、犬咬伤后可感染本病，也有患钩体病的孕妇经胎盘传给胎儿的报道。

（三）人群易感性

本病人群普遍易感，感染后可获得较强同型免疫力，部分型间或群间也有一定的交叉免疫，可有其他型钩体二次感染。

（四）流行特征

1. 流行形式　主要为稻田型、洪水型及雨水型三个主要类型。我国南方各省以稻田型为主，主要传染源是鼠类，以黑线姬鼠为主。北方各省呈洪水型暴发流行；平原低洼地也可呈雨水型，主要传染源为猪。当南方各省发生洪水暴发流行时，猪也是主要传染源。

2. 发病季节　稻田型主要集中于夏季之交水稻收割期间，以 6～10 月份为高峰。在双季稻区有两个高峰。洪水型发病高峰与洪水高峰一致，常在 6～9 月份。

3. 发病年龄　青壮年发病多。20～40 岁组占病例总数 40% 左右。疫区儿童常下河洗澡、戏水亦易感染。性别与职业的发病情况常取决于与传染源及疫水接触的频度。农民、渔民发病率较高，畜牧业及屠宰工人常与病畜接触，亦易发病。

4.地区分布 遍布世界各地，热带及亚热带地区较为严重，如亚洲、非洲及南美大陆地区最为常见。我国除新疆、甘肃、宁夏、青海外，其他地区均有本病散发或流行，以西南和南方各省多见。

【发病机制与病理解剖】

钩体经皮肤、黏膜侵入人体，经小血管和淋巴管至血液循环。在血流中繁殖，形成钩端螺旋体血症，并释放溶血素、细胞致病作用物质、细胞毒因子及内毒素样物质等致病物质，引起临床症状。钩体大量侵入内脏如肺、肝、肾及脑等，致脏器损害，并出现相应脏器的并发症。病情的轻重与钩体的菌型、菌量、毒力以及人体的免疫状态有关。多数患者为单纯性败血症，内脏损害轻，少数患者出现较重的脏器损害，出现肺出血、黄疸、肾衰竭、脑膜脑炎等严重表现。免疫低下者、初次到疫区或接触疫水引起的感染者病情较重。

钩体侵入人体后，外周血中性粒细胞、单核巨噬细胞增多，呈现对钩体的吞噬作用。发病1周后，血液中出现特异性IgM抗体，继之出现IgG抗体。随着钩端螺旋体血症逐渐消除，体液免疫在抗感染中起重要作用。部分患者在起病后数日或数月的恢复期或后发症期，对钩体毒素出现超敏反应，导致免疫病理反应，可出现后发热、眼后发症和神经系统后发症。

钩体病的病变基础是全身毛细血管中毒性损伤。轻者除中毒反应外，无明显的内脏损伤，重者可有不同脏器的病理改变。

1.肺 钩体的毒素作用于肺毛细血管，使内皮细胞损伤及完整性功能受损，影响了肺微循环。主要表现为肺毛细血管广泛扩张充血、弥漫性点片状出血。肺泡内含有红细胞、纤维蛋白及少部分肺泡内含有渗出的浆液。肺间质呈现轻重不等的充血、水肿、较轻的炎症反应。电镜下可见肺泡毛细血管和肺泡上皮细胞缺口、缺口处可见毛细血管修复现象；有的上皮细胞与内皮细胞质内线粒体肿胀变空，嵴突消失。有的细胞质内有变性的钩体。

2.肝 肝小叶显示轻重不等的充血、水肿及肝细胞退行性变性与坏死。肝窦间质水肿、肝索断裂、炎症细胞浸润，以单核细胞和中性粒细胞为主；胆小管内胆汁淤积。电镜下肝细胞质内线粒体肿胀，嵴突减少或消失、变空。毛细胆管的微绒毛减少。在肝细胞和星状细胞内可见变性钩体。

3.肾 肾组织广泛充血、水肿。肾小管退行性变性与坏死。肾间质水肿、单核和淋巴细胞浸润，见小出血灶。间质内亦可见钩体。电镜下肾小球上皮细胞不规则，呈灶性足突融合和灶性基底膜增厚。近曲管上皮细胞刷毛显著减少或完全消失。多数肾组织中可查见钩体。

4.其他 脑膜及脑实质充血、出血，神经细胞变性及炎症细胞浸润。心肌呈点状出血，灶性坏死及间质炎。横纹消失、出血及炎症细胞浸润，尤其是腓肠肌肿胀、灶性坏死。出血倾向与菌体内毒素损伤、血液内凝血酶原降低及微循环障碍有关。

【临床表现】

潜伏期为7~14天，长至28天，短至2天。典型的临床经过可分为3期：早期、中期和后期。

（一）早期（钩体败血症期）

在起病后3天内，为早期钩体病败血症阶段，主要为全身感染中毒表现。急起发热，伴畏寒或寒战，体温39℃左右，多为稽留热，部分患者为弛张热，热程7~10天。脉搏增快。乏力、头痛明显，一般为前额部。全身肌肉酸痛，包括颈、胸、腹、腰背肌和腿肌。其中第1病日即可出现腓肠肌疼痛，轻者仅感小腿胀，轻度压痛；重者疼痛剧烈，不能行走，甚至拒按。发病第1天即可出现眼结膜充血，以后迅速加重，可发生结膜下出血。病后第2天出现浅表淋巴结肿大，以腹股沟淋巴多见，其次是腋窝淋巴结群。一般为黄豆或蚕豆大，个别也可大如鸽蛋。质较软，有压痛，但无红肿和化脓。其他还可有咽部疼痛和充血，扁桃体肿大，软腭小出血点，恶心，呕吐，腹泻，肝、脾轻度增大等。

（二）中期（器官损伤期）

起病后3~10天，为症状明显阶段，其表现因临床类型而异。

1.流感伤寒型 无明显器官损害，是早期临床表现的继续，经治疗热退或自然缓解，病程一般5~10天，是临床最常见类型。

2.肺出血型 在早期感染中毒表现的基础上，于病程3~4天开始，病情加重而出现不同程度的肺出血。

（1）肺出血轻型：痰中带血或咯血，肺部无明显体征或听到少许啰音，X线胸片仅见肺纹理增多、点状或小片状阴影，经及时而适当治疗易痊愈。

（2）肺弥漫性出血型：又称肺大出血型。本型是在渐进性变化基础上突然恶化，来势猛，发展快，是近年无黄疸型钩体病的常见死因，其进展可分为3期。

1）先兆期：患者气促、心慌、烦躁，呼吸、脉搏进行性增快；肺部呼吸音增粗，双肺可闻及散在而逐渐增多的湿啰音，可有血痰或咯血。X线胸片可见散在点片状阴影或小片融合。此期治疗及时，病情尚易逆转。

2）出血期：患者在先兆期未得到及时有效治疗，可出现极度烦躁、气促发绀；有窒息和恐惧感；呼吸、心率显著加快，第1心音减弱或呈奔马律，双肺满布湿啰音，多数有不同程度的咯血。X线胸片双肺广泛点片状阴影或大片融合。救治难度很大。

3）垂危期：病情可在1～3小时或稍长时间内迅速加剧，表现为神志不清、恍惚或昏迷；呼吸不规则，高度发绀，大量咯血，继而可在口鼻涌出不凝泡沫血液，迅即窒息死亡。

以上3期演变，短则数小时，长则24小时，有时3期难以截然划分。偶有暴发起病者，可迅速出现肺弥漫性出血而死亡。

3. 黄疸出血型　又称魏尔病（Weil disease）。于病程4～8天后出现进行性加重的黄疸、出血和肾损害。

（1）肝损害：患者食欲减退，恶心、呕吐；血清丙氨酸转氨酶（ALT）升高，黄疸于病程第10天左右达到高峰；肝轻至中度肿大，触痛；部分患者有轻度脾大。轻症者预后较好；重型者黄疸达正常值10倍以上，可出现肝性脑病，多有明显出血和肾衰竭，预后较差。

（2）出血：常见为鼻出血，皮肤、黏膜瘀点，瘀斑，咳血，尿血，阴道流血，呕血，重者有消化道大出血引致休克或死亡。少数患者在黄疸高峰期出现肺弥漫性出血而死亡。

（3）肾损害：轻者仅少量蛋白尿，镜下血尿，少量白细胞和管型。重者出现肾衰竭，表现为少尿、大量蛋白尿和肉眼血尿、电解质紊乱、氮质血症与尿毒症。肾衰竭是黄疸出血型的常见死亡原因，占死亡病例的60%～70%。

4. 肾衰竭型　各型钩体病都可有不同程度肾损害的表现，黄疸出血型的肾损害最为突出，单纯肾衰竭型较少见。

5. 脑膜脑炎型　出现严重头痛，烦躁，颈强直，凯尔尼格征、布鲁津斯基征阳性等脑膜炎表现，以及嗜睡、神志不清、谵妄、瘫痪、抽搐与昏迷等脑炎表现。严重者可发生脑水肿、脑疝及呼吸衰竭。脑脊液检查压力增高，蛋白质含量增加，白细胞数目增多，以淋巴细胞为主，糖正常或稍低，氯化物正常。脑脊液中分离到钩体的阳性率较高。仅表现为脑膜炎者预后较好；脑膜脑炎者往往病情重，预后较差。

（三）后期（恢复期或后发症期）

少数患者退热后于恢复期可再次出现症状和体征，称钩体后发症。

1. 后发热　热退后1～5天，再次出现发热，38℃左右，不需抗生素治疗，经1～3天自行退热。后发热与青霉素剂量、疗程无关。

2. 眼后发症　多发生于波摩那群钩体感染，退热后1周至1个月出现。以葡萄膜炎、虹膜睫状体炎常见，也有虹膜表层炎、球后视神经炎或玻璃体混浊等。

3. 反应性脑膜炎　少数患者在后发热的同时出现脑膜炎表现，但脑脊液钩体培养阴性，预后良好。

4. 闭塞性脑动脉炎　病后半个月至5个月出现，表现为偏瘫、失语、多次反复短暂肢体瘫痪，脑血管造影证实有脑基底部多发性动脉狭窄。

【实验室检查】

1. 一般检查　血常规显示外周血白细胞总数和中性粒细胞轻度增高或正常，在后期可出现血嗜酸性粒细胞增高。重型者可有外周血杆状核细胞增高（核左移），血小板减少。黄疸出血型白细胞总数常增高，大于$20×10^9/L$。尿常规显示：约70%患者有轻度蛋白尿，可见红细胞、白细胞及管型。通常血沉增快。血生化检查显示血清胆红素及转氨酶升高，血尿素氮及肌酐升高，严重者可出现肾衰竭的表现。凝血酶原时间延长及D-二聚体阳性等DIC表现。

2. 病原体检查

（1）涂片染色：以血、脑脊液或尿液为送检标本，离心后取沉淀涂片，以暗视野或镀银染色或甲苯胺染色后镜检，可查见典型钩体，但阳性率较低。涂片还可以行荧光抗体检查。

（2）培养：将血或脑脊液等体液标本接种于含兔血清的柯氏培养基上，培养 1 ～ 8 周，阳性率为 20% ～ 70%。

（3）分子生物学检查：用血或脑脊液等体液标本进行 PCR 检测钩体的 DNA，适用于早期诊断。

3. 血清学检查

（1）显微凝集试验：检测血中特异抗体，一次凝集效价达到或超过 1∶400，或早、晚期双份血清效价递增 4 倍以上可确诊。此法是目前国内最常用的钩体血清学诊断方法。病后 1 周出现，15 ～ 20 天达高峰，可持续多年，故也常用于流行病学调查。

（2）酶联免疫吸附试验（ELISA）：国内外已较广泛应用此法检测钩体 IgM 型抗体，其敏感性及特异性均高于显微凝集试验。

（3）其他血清学试验：补体结合试验、荧光抗体测定、反向血凝、红细胞凝集试验等也可用于诊断本病。

4. X 线胸片检查　双肺呈磨玻璃状或双肺有弥散性点状、片状或融合性片状阴影。

【诊断】

（一）流行病学资料

易感者在最近 28 天内有接触疫水或接触病畜史。

（二）临床表现

急起发热，全身酸痛，腓肠肌疼痛与压痛，腹股沟淋巴结肿大；或并发有肺出血、黄疸、肾损害、脑膜脑炎；或在青霉素治疗过程中出现赫氏反应等。

（三）实验室检查

特异性血清学检查或病原学检查阳性，可明确诊断。

案例 6-1【诊断及诊断依据】

　　1. 诊断　钩体病，黄疸出血型。

　　2. 依据

　　（1）农民，秋季发病，有可疑疫水接触史。

　　（2）有符合本病的临床症状，发热、头痛、全身酸痛、眼黄、尿黄。

　　（3）有符合本病的阳性体征，结膜充血、出血、黄疸、淋巴结肿大、腓肠肌压痛等。

【进一步检查】

　　为明确诊断，应进行钩体特异性血清学检查或病原学检查，例如，显微凝集试验检测血中特异抗体，一次凝集效价达到或超过 1∶400，或早、晚期双份血清效价递增 4 倍以上；涂片染色、培养找钩体，PCR 法扩增钩体 DNA。

【鉴别诊断】

根据不同的临床类型进行鉴别。流感伤寒型需与上呼吸道感冒、流感、伤寒、败血症等相鉴别；肺出血型应与肺结核咯血和大叶性肺炎相鉴别；黄疸出血型与急性黄疸型病毒性肝炎、肾综合征出血热、急性溶血性贫血相鉴别；脑膜脑炎型需与病毒性脑膜脑炎、化脓性脑膜脑炎、结核性脑膜炎等相鉴别。

【预后】

本病预后与病情轻重、治疗早晚和正确与否有关。轻症者预后良好；起病 2 天内接受抗生素和对症治疗，恢复快，病死率低。重症者，如肺弥漫性出血型、肝衰竭、肾衰竭或未得到及时、正确处理者，其预后不良，病死率高。葡萄膜炎与脑内动脉栓塞者，可遗留长期眼部和神经系统后遗症。

【治疗】

（一）一般治疗

早期卧床休息，给予易消化、高热量饮食，补充液体和电解质，高热酌情给予物理降温，烦躁者可给镇静药。毒血症状重，呼吸、心率增快明显者，可适当给予皮质激素，如氢化可的松100～200mg/d。加强病情观察与护理。

（二）病原治疗

杀灭病原菌是治疗本病的关键和根本措施，因此强调早期应用有效的抗生素。钩体对多种抗菌药物敏感，如青霉素、庆大霉素、四环素、第三代头孢菌素和喹诺酮类等。

1. 青霉素　仍为国内治疗钩体的首选药物。常用40万U肌内注射，每6～8小时1次，至退热后3日即可，疗程一般5～7日。但其治疗首剂后发生赫氏反应者较多（23.1%～68.4%或更高），因此青霉素以小剂量肌内注射开始，首剂为5万U，4小时后10万U，渐过渡到40万U。

赫氏反应：指部分钩体病患者在青霉素治疗后发生的加重反应。一般在首剂青霉素注射后2～4小时发生，发生时间越早病情越重。其表现为忽然畏寒、寒战、高热、气促、心慌，甚至超高热，持续0.5～2小时，继则大汗，发热骤退，重者可发生低血压或休克。反应后病情恢复较快。但一部分患者在此反应之后，病情加重，促发肺弥漫出血。赫氏反应的机制可能与抗生素使钩体大量裂解，释放毒素有关。

2. 氨基糖苷类　①庆大霉素。对于发生赫氏反应或青霉素过敏的患者，可选择庆大霉素每日16万～24万U，分次肌内注射，5～7天为1个疗程。②链霉素0.5g，每日2次，疗程5天。

3. 四环素类　赫氏反应强烈者可选择四环素0.5g，每6小时口服1次，疗程5～7天。多西环素0.1g，每8小时1次，疗程5～7天。

（三）对症治疗

1. 赫氏反应　尽快使用镇静药及皮质激素。镇静药可选择地西泮或苯巴比妥钠100mg肌内注射，必要时2～4小时重复1次。氢化可的松100～200mg静脉推注或快速静脉滴注，每天2～3次。

2. 肺弥漫性出血型　采取抗菌、解毒、镇静、止血、给氧、强心为主的综合措施。保持呼吸道通畅，及时吸出呼吸道分泌物和血凝块。如血块堵塞气管须气管插管或气管切开，清除血块，加压或高速给氧。

3. 黄疸出血型　加强护肝、解毒、止血等治疗，可参照病毒性肝炎的治疗。如有肾衰竭者，应进行血液净化治疗。

4. 脑膜脑炎型　除抗菌治疗外，主要应进行降颅内压治疗，可选择20%甘露醇250ml，每6～8小时1次。

（四）后发症的治疗

1. 后发热和反应性脑膜炎　明确诊断后，一般采取对症治疗，短期即可缓解。

2. 眼后发症　虹膜睫状体炎应及早应用阿托品扩瞳，热敷，1%阿托品或10%新福林滴眼液扩瞳，尽可能使瞳孔扩大至最大限度，将已形成的虹膜后粘连分开。

3. 神经系统后发症　闭塞性脑动脉炎者，早期应用大剂量青霉素，并给予肾上腺皮质激素。如有瘫痪，可给予针灸、推拿治疗。口服维生素 B_1、维生素 B_6、维生素 B_{12} 及血管扩张药，亦可选用中药治疗。

案例6-1【治疗】
针对病原行青霉素肌内注射，为预防赫氏反应以小剂量开始，首剂为5万U，4小时后10万U，渐过渡到40万U，疗程5～7天。针对黄疸出血，加强护肝、解毒、止血等治疗。

【预防】

本病预防较为困难，因为野生动物不可能消除。开展群众性综合性预防措施，灭鼠，管理好猪、犬和预防接种是控制钩体病暴发流行、减少发病的关键。

（一）控制传染源

1. 灭鼠 灭鼠防病是预防钩体病的关键措施。疫区应因地制宜，采取各种有效办法尽力消灭田间鼠类，同时也应尽力消灭家鼠。

2. 管理好家畜 对猪、犬等限制放养，提供圈养。对于家畜排出的粪及尿严格管理，不让其流入水沟、池塘、稻田；对带菌者和病畜进行检查治疗。

3. 患者污染物处理 对患者的血、脑脊液等严密消毒处理。

（二）切断传播途径

1. 改造疫源地 开沟排水，防洪排涝。在许可的情况下，收割水稻前 1 周放干田中积水。兴修水利防止洪水泛滥。

2. 加强环境卫生和消毒 保护水源和食物，防止鼠和病畜尿污染。对于牲畜饲养场所、屠宰场等应搞好环境卫生和消毒工作。

3. 加强防护 在流行地区和流行季节避免在疫水中游泳、嬉水、涉水。加强个人防护，可穿长筒橡皮靴，戴橡皮手套。

（三）保护易感染人群

1. 预防接种 增强个人免疫力，疫区居民、部队及参加收割、防洪、排涝可能与疫水接触的人员，在钩体病流行前，尽可能提前 1 个月接种与本地区流行菌型相同的钩体多价菌苗。每年 2 次，间隔 7 天。剂量成人第一次 1ml，第二次 2ml。全程注射后人体产生的免疫力可持续 1 年左右。以后每年仍需同样注射。

2. 药物预防 对高危易感者如孕妇、儿童青少年、老年人或实验室工作人员意外接触钩体、疑似感染本病但无明显症状时，可注射青霉素每日 80 万～ 120 万 U，连续 2 ～ 3 天；对进入疫区的人群或工作人员可用多西环素 0.2g，每周 1 次，保护率达 90%。

【复习思考题】

1. 简述钩端螺旋体病的临床表现。
2. 钩端螺旋体病诊断要点有哪些？
3. 如何治疗钩端螺旋体病？

【习题精选】

6-1. 钩端螺旋体病的主要传染源是（　　）

A. 鼠类和犬　　　　B. 老鼠和猪　　　　C. 患者和携带者　　　D. 牛和马　　　　E. 以上均是

6-2. 钩端螺旋体病的传播方式是（　　）

A. 呼吸道传播　　　B. 体液传播　　　　C. 虫媒传播　　　　D. 垂直传播　　　　E. 接触传播

6-3. 感染钩端螺旋体后，发病与否取决于（　　）

A. 患者的年龄　　　B. 钩端螺旋体的数量　　　　　　　C. 钩端螺旋体的菌群

D. 钩端螺旋体的菌型及患者的免疫力　　　　　　　　E. 患者的职业

6-4. 黄疸出血型钩端螺旋体病的常见死亡原因为（　　）

A. 肝衰竭　　　　　B. 上消化道大出血　C. 肾衰竭　　　D. 中枢型呼吸衰竭　E. 呼吸衰竭

6-5. 钩端螺旋体病时，首剂大剂量青霉素治疗可出现（　　）

A. 过敏性休克　　　B. 二重感染　　　　C. DIC　　　　　D. 赫氏反应　　　　E. 呼吸衰竭

6-6. 诊断钩端螺旋体病意义较大的实验室检查是（　　）

A. 红细胞溶解试验　B. 补体结合试验　　C. 血培养　　　D. 钩端螺旋体显微凝集试验

E. PCR 检查钩端螺旋体 DNA

6-7. 在临床钩端螺旋体病与流行性出血热鉴别中最有意义的是（　　）

A. 稽留热　　　　　B. 腓肠肌压痛　　　C. 皮肤出血　　D. 头痛、全身痛　　E. 结膜充血

6-8. 为迅速控制钩端螺旋体病的流行，对进入疫区的居民最重要的措施是（　　）

A. 隔离患者　　　　B. 接触洪水者医学观察　　　　　C. 全部接种疫苗　　D. 开展灭鼠运动

E. 可疑疫水接触者口服多西环素进行预防

（张　权）

第二节 莱 姆 病

【学习要点】

　　1. 莱姆病有哪些流行病学特征？

　　2. 莱姆病典型临床表现有哪些？如何治疗？

案例 6-2

　　患者，男，35 岁。因反复皮肤红斑 3 个月，关节疼痛 1 个月，发热 1 周入院。

　　3 个月来反复出现皮肤红斑，最先出现于左侧大腿，后逐渐蔓延至双侧、上肢、躯干及面部，局部可有间断性瘙痒感、刺痛感。曾在当地医院以"湿疹"予皮炎平等治疗，症状时好时坏。近 1 个月来，患者踝、膝、髋、肘部关节处出现游走性、对称性关节疼痛和活动受限。每次发作时伴发热（体温 38℃左右）和乏力、头痛。曾于当地医院考虑"风湿性关节炎"住院治疗，经青霉素抗炎及对症处理后，症状好转出院。近 1 周来，患者出现发热（体温 39℃），左侧膝关节疼痛加重。无寒战、畏寒，伴头痛、食欲减退、恶心、呕吐胃内容物数次。今为诊治，来我院就诊。

　　入院查体：T 38.8℃，P 95 次/分，R 19 次/分，BP 110/70mmHg。神志清楚，精神萎靡，表情自然，发育正常，营养良好，自主体位，查体合作，语言正常，对答切题。头颅、五官无畸形，颜面眼睑无水肿。皮肤、黏膜无充血、出血，躯干、双侧腋窝及双侧腿部环形和结节状红斑，色暗、有色素沉着。全身浅表淋巴结未扪及。胸廓正常无畸形，双肺呼吸音清晰，未闻及干、湿啰音及胸膜摩擦音。心率 95 次/分，心前区无隆起，心尖冲动正常，心界不大，心音有力，各瓣膜区未闻及杂音。腹平软，无腹壁静脉曲张，腹部无包块、无压痛，肝脾未扪及，肠鸣音正常。左侧膝关节肿胀、有压痛、活动受限。

　　辅助检查：血常规示白细胞 $3.52×10^9/L$。肝功能示轻度异常。肾功能、电解质均阴性。尿常规示白细胞（＋），镜检白细胞 4～6 个/HP。

　　追问病史，其入院前 1 年曾有数次到野外游玩史。

【问题】

　　1. 该患者的可能诊断是什么？

　　2. 需要做哪些检查？

　　3. 如何进一步治疗？

　　莱姆病（Lyme disease）是一种由伯氏疏螺旋体所引起，经硬蜱为主要传播媒介的自然疫源性疾病，临床表现为慢性炎症性多系统损害。除慢性游走性红斑和关节炎外，莱姆病还常伴有心脏损害和神经系统受累等症状。

【病原学】

　　莱姆病的病原体为伯氏疏螺旋体（*Borrelia burgdorferi*），属于包柔氏疏螺旋体属。其长 11～39μm，宽 0.18～0.25μm，有 7～11 根鞭毛。吉姆萨染色呈紫红色。中国菌株基因分类显示主要有 3 个基因种（*Borrelia burgdorferi sensu stricto*，*Borrelia garinii* 和 *Borrelia afzelii*）。北方地区 3 个基因种均存在，而南方地区主要为 1 个基因种（*Borrelia garinii*）。基因种与临床表现有密切关系，如 *Borrelia garinii* 基因种与神经损伤有关，*Borrelia afzelii* 与皮肤损伤关系密切。伯氏疏螺旋体微需氧，在含有酵母、矿盐和还原剂的培养基中于 30～35℃条件下生长良好，在含牛血清白蛋白或兔血清的培养基中培养效果尤佳。易感动物有小白鼠、金黄地鼠及兔等。

　　伯氏疏螺旋体在潮湿、低温情况下抵抗力较强，但对热、干燥和一般消毒剂均较敏感。

【流行病学】

（一）传染源

　　啮齿目的小鼠由于其数目多、分布广、感染率高，是本病的主要传染源。患者仅在感染早期血液中存在伯氏疏螺旋体，故作为本病传染源的意义不大。

（二）传播途径

节肢动物蜱为莱姆病的主要传播媒介，可在宿主动物与宿主动物、宿主动物与人之间造成传播，也可因蜱粪中螺旋体污染皮肤伤口而传播。传播媒介蜱的种类因地区而异，我国主要是全沟硬蜱和嗜群血蜱。全沟硬蜱是北方林区优势种蜱，其带菌率为 20% ～ 50%，而粒形硬蜱和二棘血蜱可能是南方地区的重要生物媒介。除蜱外，蚊、马蝇和鹿蝇也可感染伯氏疏螺旋体而充当本病的传播媒介。

患者早期血中存在伯氏疏螺旋体，其血液经常规处理并置于血库 4℃储存 48 天后仍有感染性，故需警惕输血传播的可能。

（三）易感人群

本病人群普遍易感，无年龄性别差异。人体感染后可表现为临床上的显性感染或无症状的隐性感染，两者的比例约为 1∶1。无论隐性或显性感染者，其血清中均可出现高滴度的特异性 IgM 和 IgG 抗体。当患者痊愈后血清 IgG 抗体在体内可长期存在，但临床上仍可见重复感染，故认为特异性 IgG 抗体对人体无保护作用。

（四）流行特征

本病分布广泛，遍及世界五大洲，但以欧美各国为多。我国自 1985 年在黑龙江省海林县发现本病以来，已经有 23 个省、自治区报告伯氏疏螺旋体感染病例。主要流行地区是东北地区、内蒙古林区和西北林区。

全年均可发病，但 6 ～ 10 月份呈季节高峰，以 6 月份最为明显。青壮年居多，发病与职业关系密切，室外工作人员患病的危险性较大。

【发病机制与病理解剖】

伯氏疏螺旋体由媒介蜱叮咬时随唾液进入宿主，经 3 ～ 32 天，病原体在皮肤中由原发性浸润灶向外周迁移。伯氏疏螺旋体在淋巴组织（局部淋巴腺）中播散，或经血液蔓延到各器官（如中枢神经系统、关节、心脏和肝、脾等）或其他部位皮肤，从而诱发复杂的炎症反应。从皮肤红斑、血液、脑脊液、关节液及其他组织器官中可检出螺旋体。此外，患者可出现循环免疫复合物阳性、抑制性 T 细胞活性低下及 IL-1 活性增加等免疫学异常。因此，目前认为本病机制与螺旋体的直接作用及机体异常的免疫应答有关。另外，伴慢性关节炎患者的 B 细胞同种抗原 DR$_3$ 和 DR$_4$ 的频率增加，故认为免疫遗传因素可能参与本病的形成。

皮肤红斑组织切片仅见上皮增生，轻度角化伴单核细胞浸润及表层水肿、无化脓性及肉芽肿反应。关节炎患者滑膜囊液中含淋巴细胞及浆细胞。少数患者可发生类似于风湿性关节炎的病理改变如滑膜、血管增生，骨及软骨的侵蚀等慢性损害。

【临床表现】

潜伏期 3 ～ 32 天，平均 9 天左右。临床上根据典型的临床表现将莱姆病分为 3 期（表 6-1），各期可相互重叠，多数患者并不完全具备 3 期表现。

表 6-1　莱姆病临床分期及临床表现

分期	临床表现				
	皮肤	心脏	神经系统	关节	其他
第一期（局部皮肤损害期）	慢性游走性红斑	无	可出现脑膜刺激征	无	偶有结膜炎、虹膜炎、咽炎、脾大、肝炎或睾丸肿胀
第二期（播散感染期）	慢性游走型红斑	房室传导阻滞、心肌炎、心包炎及左心室功能障碍等	脑膜炎、脑炎、脑神经炎、运动及感觉性神经根炎、脊髓炎及舞蹈病等	关节、肌肉游走性疼痛，无关节肿胀	无
第三期（持续感染期）	慢性萎缩性肢端皮炎	房室传导阻滞、心肌炎、心包炎及左心室功能障碍等	脑膜炎、脑炎、脑神经炎、运动及感觉性神经根炎、脊髓炎及舞蹈病等	关节肿痛，活动受限。以肘、髋、膝等大关节周围多发	无

1. 第一期（局部皮肤损害期） 主要表现为皮肤的慢性游走性红斑，见于大多数病例。游走性红斑、慢性萎缩性肢端皮炎和淋巴细胞瘤是莱姆病皮肤损害的三大特征。

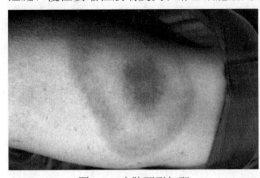

图 6-3　皮肤环形红斑

初起常见于被蜱叮咬部位出现红斑或丘疹，逐渐扩大，形成环状，平均直径 15cm，中心稍变硬，外周红色边界不清（图 6-3）。病变为一处或多处不等，多见于大腿、腹股沟和腋窝等部位，局部可有灼热及痒感。病初常伴有乏力、畏寒、发热、头痛、恶心、呕吐、关节和肌肉疼痛等症状，亦可出现脑膜刺激征。局部和全身淋巴结可肿大，偶有结膜炎、虹膜炎、咽炎、脾大、肝炎或睾丸肿胀。皮肤病变一般持续 3 ～ 8 周。皮肤病变不经特殊治疗可自行消失。

2. 第二期（播散感染期） 发病后 2 ～ 4 周，患者出现神经系统症状和心脏受累的征象。神经系统可表现为脑膜炎、脑炎、小脑共济失调、脑神经炎、运动及感觉性神经根炎脊髓炎以及舞蹈病等多种病变，但以脑膜炎、脑神经炎及神经根炎多见。病变可反复发作，偶可发展为痴呆及人格障碍。少数病例在出现皮肤病变后 3 ～ 10 周发生不同程度的房室传导阻滞、心肌炎、心包炎及左心室功能障碍等心脏损害。心脏损害一般持续仅数周，症状缓解、消失，但可复发。

此外，此期常有关节和肌肉游走性疼痛，但通常无关节肿胀。

3. 第三期（持续感染期） 感染后数周至 2 年内，约 80% 的患者出现程度不等的关节损害症状。表现为关节肿胀、疼痛和活动受限，以肘、髋、膝等大关节多发，小关节周围组织亦可受累，常反复发作。少数患者大关节的病变可变为慢性，伴有软骨和骨组织的破坏。

慢性萎缩性肢端皮炎是莱姆病晚期的皮肤表现，好发于前臂或小腿皮肤，初为皮肤微红，数年后萎缩、硬化。主要见于老年妇女。

【实验室检查】

（一）血常规

外周血常规基本正常，偶有白细胞总数升高伴核左移。血沉常增快。

（二）血清学检查

1. 间接免疫荧光抗体试验（IFAT） 可检测血液或脑脊液中的特异性抗体，其中 IgM 抗体 ≥ 1∶64 为阳性，多在莱姆病发生后 2 ～ 4 周出现，6 ～ 8 周达高峰，大多数患者 4 ～ 6 个月后降至正常水平。IgG 抗体多在病后 6 ～ 8 周开始升高，4 ～ 6 个月达高峰，维持数月或数年。国内常以血清抗 B31（美国标准菌株）IFAT IgG 抗体 ≥ 1∶128 或双份血清抗体效价 4 倍以上增高作为诊断依据。血清学诊断的可靠性在疾病早期不超过 50%，而晚期近 100%。

2. 蛋白质印迹法（Western blotting） 其敏感度与特异性均优于免疫荧光试验，适用于经用 ELISA 筛查结果可疑者。

（三）病原学检查

1. PCR 检测 用此法检测血液及其他标本中的伯氏疏螺旋体 DNA，其敏感水平可达 2×10^4 pg。皮肤和尿标本的检出率高于脑脊液。

2. 组织学染色 取患者皮损皮肤、滑膜、淋巴结及脑脊液等标本，用暗视野显微镜或银染色法检查伯氏疏螺旋体，该法可快速做出病原学诊断，但检出率低。也可取游走性红斑周围皮肤作培养分离螺旋体，需 1 ～ 2 个月。

【诊断】

莱姆病的诊断有赖于对流行病学资料、临床表现和实验室检查结果的综合分析。

（一）流行病学

在发病季节曾进入或居住于疫区，有被蜱叮咬史。

（二）临床表现

特征性的慢性游走性红斑以及在皮肤病变后出现神经、心脏或关节受累症状。

（三）实验室检查

从血、脑脊液及病变皮肤等标本中可检出螺旋体；采用免疫荧光、免疫印迹等方法可在患者血中测出特异性抗体；病原体分离及特异性抗体检测具有确诊意义。

> **案例6-2【诊断及诊断依据】**
>
> 进一步检查，血液中特异性抗体IgM 1∶128为阳性。
>
> 根据患者有野外游玩史；临床有慢性游走性红斑以及关节受累症状。故诊断：莱姆病，持续感染期。

【鉴别诊断】

本病需与多种其他病因引起的皮肤、心脏、关节及神经系统病变如风湿热、多形性红斑及风湿性关节炎等相鉴别。实验室检查亦需与梅毒等其他螺旋体感染相鉴别。

【治疗】

早期、及时给予抗生素治疗非常重要，能够控制病因，减轻症状，预防并发症发生。对症治疗，发热、皮损部位疼痛者，给予解热镇痛剂治疗。高热及全身症状重者，可给肾上腺皮质激素治疗。关节损伤应避免关节腔内注射治疗。

1. 第一期 成人可应用多西环素0.1g，每天2次口服；阿莫西林250～500mg/d；红霉素0.25g，每天4次口服。疗程3～4周。儿童首选阿莫西林治疗，剂量为每天40mg/kg，也可按每千克体重每天给予红霉素30mg进行治疗，均为分次口服。疗程3～4周。

2. 第二期 无论是否伴有其他神经系统病变，出现脑膜炎的患者应静脉用药，成人可选用头孢曲松2g/d治疗，也可应用头孢噻肟，每次3g，2次/天或青霉素G 2000万U/d，分6次给药进行治疗；儿童可按每千克体重每天给予头孢曲松75～100mg或头孢噻肟90～180mg治疗，疗程均为2～4周。脑膜刺激征等临床表现多，在治疗后第2天开始缓解。7～10天消失。

3. 第三期 有严重心脏、神经或关节损害者，可采用静脉滴注青霉素2000万U/d，或头孢曲松2g/d治疗，疗程均为14～21天。

> **案例6-2【治疗】**
>
> 静脉滴注青霉素2000万U/d，或头孢曲松2g/d治疗，疗程14～21天。

【预防】

加强个人防护及灭蜱、灭鼠。遭遇蜱虫吸血，第一要紧的是尽快拔出蜱虫。但这个过程中，不能按压、捏碎，或是仅仅拔出蜱虫外露的腹部。在取蜱虫时，应使用精细镊子、抓住蜱虫尽可能接近皮肤的表面平稳、均匀地向上拉。因为蜱虫腹部和口器的连接处容易断裂，所以应该尽可能抓牢头部，从下方发力。不要让蜱虫的口器残留在身体内；不要让蜱虫饱满腹部内的血倒流回人体。剔除蜱虫后，要用医用酒精或肥皂和水彻底清洁咬合区域和手，并将蜱虫烧死（因为雌蜱腹中可能还有看不见的蜱卵，捏碎会有危险）。

【复习思考题】

1. 莱姆病的流行病学特点有哪些？

2. 莱姆病分几期？各期临床表现如何？

3. 莱姆病如何诊断？如何治疗？

【习题精选】

6-9. 莱姆病的病原体是（　　　）

A. 病毒　　　　　B. 细菌　　　　　C. 原虫　　　　　D. 螺旋体　　　　　E. 立克次体

6-10. 莱姆病的主要传播途径是（　　　）

A. 飞沫传播　　　　B. 蚊虫叮咬　　　　C. 性传播　　　　D. 输血传播　　　　E. 蜱叮咬

6-11. 莱姆病的传播媒介是（　　　）

A. 蚊子　　　　　　B. 蜱虫　　　　　　C. 虱子　　　　　　D. 蚤　　　　　　E. 螨

6-12. 莱姆病最常见的皮肤损害是（　　　）

A. 虫咬皮炎　　　B. 慢性移行性红斑　　C. 斑丘疹　　　　D. 多形性红斑　　　E. 荨麻疹

（赵雪珂）

第三节　回　归　热

【学习要点】

1. 什么是回归热？

2. 回归热临床表现有什么特征？

3. 回归热有哪些实验检查？

案例 6-3

患者，女，25 岁。因"发热、头痛、肌痛 2⁺个月"入院。

入院前 2⁺个月出现不明原因出现发热，最高体温 39.3℃，伴畏寒、寒战；头痛、四肢肌肉及关节痛明显。服用"头痛粉、阿莫西林"后好转，体温曾降至正常，数天后又上升到 39℃ 左右。发热、体温至正常间断出现，中间间隔 7 天左右。现因发热病程 2 个多月而到我院诊疗。追问病史，患者半年前曾外出务工，期间有被虱咬伤情况。病来有乏力、食欲减退，二便正常。

体格检查：T 37.5℃，心、肺无特殊，肝轻度肿大、质软，双肾区无叩痛，双下肢不肿。四肢肌肉有压痛，以双侧腓肠肌明显。

实验室检查：WBC 4.9×10^9/L，PLT 180×10^9/L，Hb 116g/L，RBC 4.4×10^{12}/L，N% 52%，L% 42%，EOS 0.9%，MON% 4.6%，BAS 0.5%。肝功能、肾功能正常。

【问题】

1. 该病诊断考虑什么？

2. 主要与哪种疾病鉴别？

3. 如何治疗？

回归热（relapsing fever）是由回归热螺旋体（*Borrelia recurrentis*，包柔螺旋体）引起的急性虫媒传染病。其临床特点是阵发性高热伴全身疼痛、发热、肝脾大，重症可出现黄疸和出血倾向，短期内热退呈无热的间歇期，数日后又反复出现发热，发热期与间歇期反复交替出现，故称回归热。根据不同的传播媒介，又可分为虱传（流行性）回归热及蜱传（地方性）回归热。我国流行的主要是虱传回归热。

【病原学】

回归热螺旋体属于疏螺旋体属，以虱为传播媒介的包柔螺旋体仅有一种，为回归热包柔螺旋体。以蜱为传播媒介的包柔螺旋体有 10 余种，在亚洲及中国流行波斯包柔螺旋体（*B.persica*）及拉迪什夫包柔螺旋体（*B.tatyshevi*）等。回归热的包柔螺旋体从形态上很难区分，都为纤细的疏螺旋体，两端尖锐，长 8 ~ 30μm，宽 0.2 ~ 0.5μm，有 3 ~ 10 个粗而不规则的螺旋。在暗视野中可见旋转弯曲的螺旋活动，回归热包柔螺旋体革兰氏染色呈阴性，吉姆萨染色呈紫红色，较红细胞染色略深。回归热包柔螺旋体需用含有血液、腹水或组织（兔肾）碎片的培养基，其在普通培养基上不能生长，在微需氧环境下，37℃ 2 ~ 3 天螺旋体即可生长繁殖，但不易传代保存。在鸡胚绒毛尿囊膜上生长良好。敏感的实验动物有大白鼠、小白鼠。豚鼠仅对蜱传回归热包柔体敏感，此有鉴别意义。回归热包柔螺旋体具有内毒素样活性。含有类属抗原和特异性抗原，体表抗原极易变异。

回归热包柔螺旋体耐低温，在离体组织中，0 ~ 8℃ 环境下存活 7 天；在凝血块中，0℃ 至少可存活 100 天。但对热、干燥和一般消毒剂均较敏感。在 56℃ 时 30 分钟即可杀灭。

【流行病学】

（一）传染源

患者是虱传回归热的唯一传染源，以人-虱-人的方式传播。蜱传回归热是一种自然疫源型传染病，借蜱叮咬人时将螺旋体带入人体而感染。鼠类等啮齿动物既是蜱传回归热主要传染源又是储存宿主。牛、羊、马、驴等家畜及犬、狼、蝙蝠等亦可成为蜱传回归热传染源。患者亦可为蜱传回归热的传染源，但作为传染源的意义不大。

（二）传播途径

体虱是虱传回归热的主要媒介。虱吸患者血后，回归热包柔体穿过虱的肠壁进入体腔繁殖增生，经 4～5 天成熟，在虱体腔中，包柔体可终身（约 30 天）存活，但不能进入胃肠道和唾液腺，故虱叮咬及虱粪不是传播本病的途径。人被虱叮咬后因抓痒将虱体压碎，螺旋体自体腔内逸出，随皮肤创面进入人体，也可因污染手指接触眼结膜或鼻黏膜而感染。

蜱传回归热因蜱叮咬人时将螺旋体带入人体而感染。蜱的体腔、唾腺和粪便内均含有病原体，当蜱吸血时可直接将病原体从皮肤创口注入人体，其粪便和体腔内（压碎后）的病原体也可经皮肤破损处侵入体内。亦可经眼结膜、胎盘或输血感染。

发作间歇期患者的血液中含有病原体，故输血亦可传播本病。

（三）人群易感性

人群普遍易感，两种回归热之间无交叉免疫力，病后免疫力均不持久。虱传回归热病后免疫力持续 2～6 个月，最长 2 年。蜱传回归热感染后第 1 周即可出现 IgM 型抗体，1 个月后逐渐下降，继之出现 IgG 型抗体，持续约 1 年。

（四）流行特征

虱传回归热分布于世界各地，冬春季流行。在贫困、灾荒、战争和居住拥挤、卫生条件差的情况下容易流行。目前，我国已很少有本病报道。蜱传回归热散发于世界各国的局部地区，以热带、亚热带地区为多。发病以春夏季（4～8 月份）为多，国内主要见于新疆、山西等地。

【发病机制与病理解剖】

回归热的中毒症状与螺旋体血症有关。其发作及间歇之"回归"表现与机体免疫应答和螺旋体体表抗原变异有关。螺旋体侵入人体进入血流繁殖，产生大量代谢产物，导致发热和毒血症症状。机体对侵入的螺旋体产生特异性抗体如溶解素、凝集素、制动素等，单核巨噬细胞系统可吞噬和溶解螺旋体，当螺旋体从周围血流中消失，高热骤退，转入间歇期。但血流中病原体并未完全被杀灭，故此期仍具传染性。少数未被杀灭的螺旋体通过螺旋体表面蛋白抗原结构发生变异，其变异类似于基因重组或基因重排的机制进行，以逃避机体的免疫清除。抗原性发生变异的螺旋体隐匿于肝、脾、骨髓、脑及肾等脏器中，经繁殖达一定数量再次入血流，引起发热等临床症状，但较前次为轻。每次"回归"发作，螺旋体的抗原蛋白发生次新的变异，导致新的免疫应答，如此反复抗原蛋白变异和新的免疫应答，引起发热间歇表现的回归热。复发次数越多，产生特异性免疫范围越广，病原体抗原变异范围越加有限直至其抗原变异不能超越特异免疫作用的范围时，终将螺旋体消灭，疾病不再复发。

螺旋体产生的代谢产物能破坏红细胞和损伤小血管内皮细胞，激活补体活化凝血因子等，导致溶血性黄疸、贫血、出血性皮疹及严重的腔道出血，甚或发生 DIC。

病变主要见于脾、肝、肾、心、脑、骨髓等，以脾的变化最为显著。脾大，质软，有散在的梗死、坏死灶及小脓肿，镜检可见巨噬细胞、浆细胞浸润和单核巨噬细胞系统增生。肝细胞可见变性、坏死、充血和浑浊肿胀。心脏有时呈弥漫性心肌炎。肾浑浊肿胀、充血。肺出血。脑充血水肿，有时出血。上述脏器中均可检出回归热螺旋体。

【临床表现】

（一）虱传回归热

潜伏期 1～14 天，常见为 7～8 天，个别可长达 3 周。

1. 前驱期　1～2 天，可有畏寒、头痛、关节肌肉疼痛及乏力等前驱症状。

2. 发热期　多数患者起病急骤，最初有畏寒、寒战，数小时后体温达 38℃左右，伴有剧烈头痛及四肢、背部肌肉疼痛。1～2天迅速高达40℃左右，多呈稽留热，少数为弛张型或间歇型。剧烈头痛及全身肌肉骨骼疼痛为本病突出症状，尤以腓肠肌为著。部分患者可有鼻出血。高热可伴谵妄、抽搐、神志不清等症状。严重者可有呕血、黑便等出血症状。面部及眼结膜充血、呼吸次数增加、肺底闻及啰音、脉快，可有奔马律及室性期前收缩，心脏扩大及心力衰竭也非罕见。半数以上的病例脾明显增大，约2/3的病例肝大伴压痛，重症病例可出现黄疸。淋巴结可肿大。皮肤有时出现一过性点状出血性皮疹。少数病例可发生DIC。高热一般持续6～7天。后体温下降，并伴有大量出汗，呈虚脱状态。

3. 间歇期　高热一般持续6～7天后体温骤降，伴大量出汗，呈虚脱状态，随着体温下降，症状逐渐消失，肝大、脾大及黄疸随之消退。仍感乏力、食欲及精神差。

4. 复发期　经7～9天的无热间歇期后，体温再次上升，各种症状又重复出现。如此每次发作，发热期逐渐缩短而间歇期则愈见延长。一般在重复发作前血中即可查到螺旋体，但数量常较初发期为少。虱传回归热病例发作1～2次的为最多。

（二）蜱传回归热

潜伏期2～15天，常见为4～9天。临床表现与虱传回归热基本相同，但较轻。发病前在蜱叮咬的局部有炎症改变，初为斑丘疹，刺口有出血或小水疱，伴痒感，局部淋巴结可肿大。肝脾增大较虱传回归热为少且缓慢。一般发作2～4次，多者可达10余次。

【实验室检查】

（一）血、尿常规

虱传回归热患者白细胞多增高，在（10～20）×10⁹/L，中性粒细胞比例增加，间歇期恢复正常或偏低。蜱传回归热白细胞多正常。发作次数多者贫血常较严重，血小板可减少。

（二）尿和脑脊液

尿中常有少量蛋白、红白细胞及管型。少数患者的脑脊液压力可稍增高，蛋白质和淋巴细胞中等度增多。

（三）血生化试验

血清中丙氨酸转氨酶（ALT）升高，严重者血清胆红素上升，可达170μmol/L以上。

（四）病原学检查

1. 暗视野检查　在发热期采血暗视野检查可查到螺旋体。在滚动的红细胞附近很容易发现活动的螺旋体。尿和脑脊液亦可查到螺旋体。

2. 涂片染色检查　血液、骨髓或脑脊液同时涂厚片或薄片，吉姆萨或瑞特染色可查到红色或紫色螺旋体。

3. 动物接种　取血1～2ml接种于小鼠腹腔，逐日尾静脉采血，1～3天内即可检出螺旋体。

【并发症】

本病最常见的并发症为支气管肺炎，可有虹膜睫状体炎、中耳炎、关节炎，偶见脑炎、脑膜炎及脾破裂出血等。

【诊断与鉴别诊断】

根据典型临床表现，结合有无体虱或野外作业和蜱叮咬史等流行病学资料，应考虑本病诊断。凡在流行地区和流行季节，有体虱或蜱叮咬，又有不规则间歇发热者，均应考虑本病的可能。确诊有赖于查获病原螺旋体。国内已多年没有本病的报道，应警惕首发病例被忽略。

回归热应与布鲁氏菌病、斑疹伤寒、钩端螺旋体病、疟疾、伤寒、登革热和肾综合征出血热等疾病相鉴别。疾病反复"回归"发作，是本病鉴别诊断的要点，最终鉴别诊断依赖于病原学检查。

案例6-3【诊断及鉴别诊断】

1. 诊断　根据患者典型的热型伴有头痛、肌肉痛，血涂片查到包柔螺旋体，确诊为回归热。

2. 鉴别诊断　主要与流行性斑疹伤寒相鉴别：斑疹伤寒发病季节与回归热相同，二者甚至可同时发生于同一患者，且发病均较急，均有剧烈头痛及肝脾大，但斑疹伤寒患者皮疹较多且为出血性，病程较长，血清外斐反应为阳性。

笔记栏

【治疗】

1. 一般治疗及对症治疗　卧床休息。给予高热量流质饮食。补充足量液体和所需电解质。毒血症状严重者，可适当应用肾上腺皮质激素。

2. 病原治疗　四环素为首选药物，成人 2g/d，分 4 次服，热退后减量为 1.5g/d，疗程 7 ～ 10 天。可用多西环素，第 1 日 0.2g，以后每日 0.1g，连用 7 天。孕妇及 7 岁以下儿童禁用四环素，可用红霉素或头孢菌素治疗。应用抗生素治疗时，首次剂量不宜过大，以免发生赫氏反应，需及时采用肾上腺皮质激素治疗。

案例 6-3【治疗】

该患者给予左氧氟沙星等治疗 7 天，无好转，给予四环素片治疗 4 天，症状消失，体温正常，治愈出院。

【预防】

本病最有效的预防措施是消灭体虱、改善个人卫生条件，流行区野外作业时须穿防护衣。

1. 管理传染源　患者必须住院隔离及彻底灭虱。隔离至体温正常后 15 天。接触者灭虱后医学观察 14 天。

2. 切断传播途径　灭虱、蜱及鼠等是预防回归热的关键措施。

3. 保护易感者，预防接种　主要做好个人防护，防止被虱、蜱叮咬。在野外作业时必须穿防蜱衣，必要时可口服多西环素或四环素以防发病。对进入疫区而确被蜱叮咬者可口服多西环素 0.1g 预防发病。

【复习思考题】

1. 回归热的临床表现是什么？

2. 如何预防回归热？

【习题精选】

6-13. 回归热最突出的症状是（　　）

A. 畏寒　　　　　　　B. 发热　　　　　　　C. 头痛、肌肉痛，以腓肠肌突出　　　D. 多形性红斑

E. 荨麻疹

6-14. 回归热的传播途径是（　　）

A. 飞沫传播　　　　　B. 性传播　　　　　　C. 蚊叮咬　　　　　　D. 蜱叮咬　　　　　　E. 输血传播

6-15. 回归热的初步媒介是（　　）

A. 蚊子　　　　　　　B. 羔　　　　　　　　C. 跳蚤　　　　　　　D. 虱子　　　　　　　E. 螨

6-16. 回归热的病原体是（　　）

A. 螺旋体　　　　　　B. 立克次体　　　　　C. 细菌　　　　　　　D. 病毒　　　　　　　E. 原虫

（张　权）

第七章 原虫感染性疾病

第一节 阿米巴病

【学习要点】

1. 掌握阿米巴病的病原学和临床表现，包括肠阿米巴病、肠外阿米巴病及阿米巴脑膜脑炎临床表现。

2. 掌握阿米巴病的诊断及鉴别诊断；掌握阿米巴病的病原学治疗。

3. 建立对临床出现阿米巴病相关症状的患者进行针对性检查并做出诊断的思路。

案例 7-1

患者，男，66岁。因反复血便4个月余，腹痛1个月，发现肝占位3天就诊。

患者4个月前开始解血便，为暗红色稀便，2～3次/天，无里急后重、发热等，于诊所按"肠炎"治疗无缓解。1个月前出现腹痛，以右上腹及剑下为主，为阵发性隐痛，每次持续10余分钟，可自行缓解。消瘦，体重减少20kg。于当地县医院治疗（治疗方案不详）后，上述症状反复。3天前行上腹部增强CT示：右肝后叶上段占位（图7-1），遂来就诊。1985年诊断为"精神病"，一直间断服药治疗，病情平稳；既往无类似症状，否认腹泻患者接触史，无饮酒史，否认"肝炎"病史。家庭中无类似患者。

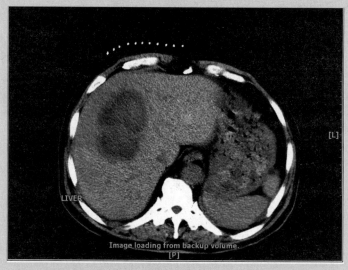

图 7-1 患者上腹部 CT 片

体格检查：T 36.7℃，营养稍差，神志清。皮肤、巩膜无黄染，未见肝掌、蜘蛛痣。心肺未见异常。腹部平软，未见腹壁浅静脉怒张，右上腹及中上腹压痛，无反跳痛及肌紧张，全腹未扪及包块，肝、脾肋下未触及，肋间无触痛，肝区轻度叩痛，移动性浊音阴性，双下肢无水肿。

【问题】

1. 该患者的可能诊断是什么？

2. 需要做哪些检查？

3. 如何进一步治疗？

阿米巴病（amebiasis）是由溶组织内阿米巴感染所致疾病的总称，是一种高致病性人兽共患寄生虫病，包括肠阿米巴病和肠外阿米巴病。阿米巴原虫在人体内最常侵犯的部位是结肠黏膜，原虫在该处形成溃疡而引起阿米巴痢疾，即肠阿米巴病，易迁延发展为慢性，或愈后复发；肠外阿米巴

病包括阿米巴肝脓肿、阿米巴肺脓肿、皮肤阿米巴等，其中以阿米巴肝脓肿最为常见。

　　温馨提示　除了上述阿米巴病外，还有阿米巴脑膜脑炎，可由福氏纳格里阿米巴及棘阿米巴感染引起。病原进入鼻腔，或由皮肤、眼、肺等原发部位，侵入中枢神经系统而引起原发性阿米巴脑膜脑炎、肉芽肿性阿米巴脑炎。常与宿主黏膜防御功能受损、免疫功能抑制或减弱有关。

【病原学】

　　阿米巴原虫以包囊的形式进入人体后开始其生活周期，因此，以生活史的不同阶段形式存在于相应组织和肠腔中（图 7-2）。

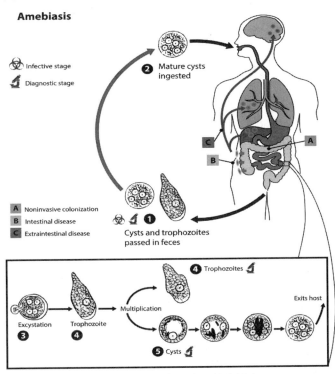

图 7-2　溶组织内阿米巴的生活史

　　1. 滋养体（trophozoite）　是溶组织内阿米巴的致病形态，存在不同大小（图 7-3A）。大滋养体直径 20～60μm，依靠伪足做一定方向的移动，见于急性期患者的粪便或肠壁组织中，吞噬组织和红细胞，故又称组织型滋养体。小滋养体直径 6～20μm，伪足少，以宿主肠液、细菌、真菌为食，亦称肠腔型滋养体。其胞质分内、外两层，内、外质分明。内质呈颗粒状，可见食物颗粒和被吞噬的红细胞（只有溶组织型阿米巴可吞噬红细胞 1 个至数个不等）。外质透明，运动时外质伸出，形成伪足，能做定向变形运动侵袭组织，形成病灶；有时亦可自组织内落入肠腔，逐渐变成包囊，随粪便排出体外。

　　2. 包囊（cyst）　是溶组织内阿米巴的感染形态，包囊抵抗力强，能耐受人体胃酸的作用，在潮湿的环境中能存活数周或数月（图 7-3B）。

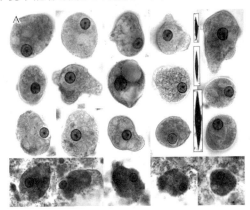
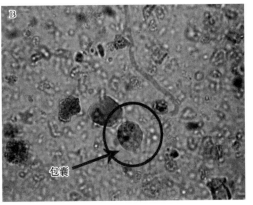

图 7-3　阿米巴滋养体（A）和阿米巴包囊（B）

温馨提示 临床上，检测到阿米巴滋养体常作为确诊标准，溶组织内阿米巴滋养体比其他肠阿米巴的活动快，且其原浆内含被吞噬的红细胞。送检的粪便标本务必要新鲜，滋养体排出后半小时就丧失活力，1～2小时内死亡。挑选含黏液、脓血部分，容器不能加消毒药物，且不要混有尿液，因消毒药及尿液可杀死滋养体，并有形态改变。送检至少4～6次，反复检查才能找到滋养体。行阿米巴培养和结肠镜下采取标本送检可提高阳性率。

【流行病学】

（一）传染源

阿米巴病是人兽共患疾病，传染源为患者，包括恢复期患者和无症状包囊携带者，还有受感染的多种哺乳动物。

（二）传播途径

阿米巴包囊污染食物和水，人摄入后被感染，生食包囊污染的瓜果蔬菜亦可致病；苍蝇、蟑螂可成为传播媒介。水源污染可导致地方性局部流行。

温馨提示 阿米巴病主要通过粪-口途径传播，亦有在江河湖塘中游泳或使用疫水洗脸、鼻时，进入鼻腔，增殖并穿过鼻黏膜和筛状板，沿嗅神经上行侵入中枢神经致病，引起原发性阿米巴性脑膜炎。

（三）人群易感性

人类对溶组织内阿米巴普遍易感，但婴儿与儿童发病机会相对较少。营养不良、免疫力低下及接受免疫抑制剂治疗者，发病机会较多，病情较重。人群感染后特异性抗体滴度虽高，但不具有保护作用，故可重复感染。

（四）流行特征

阿米巴病的分布遍及全球，以热带、亚热带及温带地区发展中国家发病较多。免疫力低下、营养不良，或长期使用肾上腺皮质激素者易感染。感染率高低与卫生状况及生活习惯有关。近年来该病在我国得到很好控制，仅个别地区有散发病例。

【发病机制与病理解剖】

1. 发病机制

（1）肠阿米巴病（intestinal amebiasis）：又称阿米巴痢疾（amebic dysentery），是由溶组织内阿米巴寄生于结肠引起的疾病，主要病变部位在近端结肠和盲肠。被溶组织内阿米巴包囊经口摄入后，未被胃液杀死的包囊由胃进入小肠下段，经胰蛋白酶作用脱囊而逸出4个滋养体，寄生于结肠腔内。被感染者免疫力低下时，滋养体发育并侵入肠壁组织，吞噬红细胞及组织细胞，损伤肠壁，形成溃疡性病灶。溶组织内阿米巴对宿主损伤主要通过其接触性杀伤机制，包括变形、活动、黏附、酶溶解、细胞毒和吞噬等作用，大滋养体的伪足运动可主动靠近、侵入肠组织，滋养体在数秒内分泌出蛋白水解酶、细胞毒性物质，使靶细胞于20分钟后死亡。滋养体亦可分泌具有肠毒素样活性的物质，可引起肠蠕动增快、肠痉挛而出现腹痛、腹泻。

（2）阿米巴肝脓肿（amebic liver abscess）：又称阿米巴肝病，是溶组织内阿米巴通过门静脉到达肝脏，引起细胞溶化坏死形成的脓肿。肝脓肿也可在没有阿米巴痢疾的患者中出现。目前有特效的治疗药物和方法，治愈率较高。疗效欠佳或病死者多数是未及时接受治疗或未经正规治疗者，以及病情危重或有并发症和伴有其他严重疾病者。

2. 病理解剖

（1）肠阿米巴病：病变部位主要在结肠，有时可侵犯回肠，多见于粪便停留时间较长的回盲部、升结肠、乙状结肠与直肠。病变轻者黏膜有充血、水肿或浅溃疡。重者可见多数底大、口小如烧瓶样的溃疡，深者基底可达结肠肌层，溃疡大小从数毫米至3～4cm不等，溃疡间黏膜多正常。溃疡内容物可找到阿米巴滋养体。病变部位易有血栓形成、出血及坏死，故粪便含红细胞；或可引起肠腔大出血，严重者病变可引起肠穿孔及腹膜炎。慢性期的特点为肠黏膜上皮增生，使肠壁增厚、狭窄。结缔组织反应过强易引发粘连，或形成阿米巴瘤。

（2）阿米巴肝脓肿：多继发于肠阿米巴病后1～3个月，亦可发生于肠道症状消失后数年。阿米巴滋养体可侵入肠壁小静脉，经门静脉系统侵入肝脏，亦可从结肠肝脏接触面直接侵入。滋养体不断分裂增殖，造成肝组织液化坏死形成小脓肿；滋养体从坏死组织向周围扩散，使脓腔不断扩大，邻近的小脓肿可融合成单个的大脓肿。80%脓肿位于肝右叶顶部。脓液为棕褐色果酱样，由液化坏死肝组织和陈旧性出血混合而成，可见夏科-莱登晶体和滋养体，但无包囊。炎症反应不明显，尤其缺乏中性粒细胞，故与一般化脓菌引起的脓肿不同。有时可合并细菌感染，脓液变为黄白色，似奶油巧克力状。脓肿有明显的薄壁，附着有尚未彻底液化的坏死组织，外观似破棉絮样，其上易找到滋养体。慢性脓肿周围则有较多肉芽组织和纤维组织包绕，在坏死组织与正常组织交界处可找到滋养体。阿米巴肝脓肿如继续扩大并向周围组织溃破，可引起膈下脓肿或腹膜炎、肺脓肿和脓胸等，亦可穿入腹腔器官（胃、肠和胆囊等）。

【临床表现】

1. 肠阿米巴病 潜伏期常为3周，亦可短至数天或长达年余。根据临床表现可分为以下几型。

（1）无症状型（包囊携带者）：临床常不出现症状，多次粪检时发现阿米巴包囊。当感染者的免疫力低下时，此型可转变为急性阿米巴痢疾。

（2）急性阿米巴痢疾：可分为轻型、普通型和重型。

1）轻型：临床症状较轻，表现为腹痛、腹泻，粪便中有溶组织内阿米巴滋养体和包囊。肠道病变轻微，有特异性抗体形成。当机体抵抗力下降时，可发生痢疾症状。

2）普通型：起病缓慢，全身症状轻，无发热或低热、腹部不适、腹泻。典型表现为黏液血便、呈果酱样，每日3～10余次，便量中等，粪质较多，有腥臭，伴有腹胀或轻中度腹痛，以右下腹为主，伴轻度压痛。典型急性表现历时数日或几周后自发缓解。未经治疗或治疗不彻底者易复发或转为慢性。症状轻重与病变程度有关，如病变局限、黏膜溃疡较轻时仅有便次增多，偶有血便；如病变广泛、溃疡明显时表现典型；若直肠受累明显时可出现里急后重。

3）重型：此型少见，多发生在感染严重、体弱、营养不良、孕妇或接受激素治疗者。起病急剧、中毒症状重、高热、出现剧烈肠绞痛，随之排出黏液血性或血水样大便，每日15次以上，伴里急后重，粪便量多，伴有呕吐、失水，甚至虚脱或肠出血、肠穿孔或腹膜炎。如不积极抢救，可于1～2周因毒血症或并发症死亡。

（3）慢性阿米巴痢疾：急性阿米巴痢疾患者的临床表现若持续存在达2个月以上，则转为慢性。慢性阿米巴痢疾患者常表现为食欲减退、贫血、乏力、腹胀、腹泻，体检肠鸣音亢进、右下腹压痛较常见。腹泻反复发作，或与便秘交替出现。症状可持续存在或间歇发作，间歇期内可无任何症状，间歇期长短不一。

并发症主要有肠道并发症，包括肠出血、肠穿孔、阑尾炎、结肠病变和直肠-肛周瘘管等；还有肠外并发症，如阿米巴肝脓肿、阿米巴肺脓肿、阿米巴脑脓肿、阿米巴胸膜炎等。这是由于阿米巴滋养体自肠道经血液或淋巴蔓延至肠外器官，形成相应各脏器脓肿或溃疡。阿米巴滋养体还可侵犯泌尿生殖系统，引起阿米巴尿道炎、阴道炎等。

2. 肠外阿米巴病 以阿米巴肝脓肿最为常见。

阿米巴肝脓肿：临床表现的轻重与脓肿的位置、大小及有否继发细菌感染等有关。起病大多缓慢，多继发于肠阿米巴病后1～3个月，亦可发生于肠道症状消失后数年。体温逐渐升高，以弛张热型居多，清晨体温较低，黄昏时体温最高，夜间热退而盗汗，可持续数月。常伴食欲减退、恶心、呕吐、腹胀、腹泻及体重下降等。肝区疼痛为本病重要症状，疼痛的性质和程度轻重不一，可为钝痛、胀痛、刺痛、灼痛等，深呼吸及体位变化时疼痛加重。当肝脓肿向肝脏顶部发展时，刺激右侧膈肌，疼痛可向右肩部放射。脓肿位于右肝下部时可出现右上腹痛或腰痛。部分患者右下胸部或上腹部饱满，体检可发现肝大，边缘多较钝。脓肿靠近肝包膜者疼痛常较显著，肋间可有局限性触痛，肝区有明显的叩击痛。左叶肝脓肿，疼痛出现早，类似溃疡病穿孔样表现或有中、左上腹部包块。脓肿压迫右肺下部发生肺炎、反应性胸膜炎时，可有气促、咳嗽、右侧胸腔积液。少数患者由于脓肿压迫胆小管、较大的肝内胆管或肝组织受损范围过大而出现黄疸，但多为隐性或轻度黄疸。

脓肿可穿破肝脏，侵犯邻近脏器导致相应的并发症，其发生原因与病程长、脓肿靠近肝脏边缘、脓肿较大、穿刺抽脓次数较多及腹压增高等因素有关。脓肿穿破的并发症中，以向肺实质和胸腔穿破最为多见，可致脓胸；向腹腔溃破可引起急性腹膜炎；向心包溃破可发生心脏压塞和休克，是阿米巴肝脓肿的严重并发症。有时可穿破至胃、胆等处。还可引起膈下脓肿、肾周脓肿和肝-肺-支气管瘘等。继发细菌感染是阿米巴肝脓肿的重要并发症，此时寒战、高热，中毒症状明显，外周血白细胞总数及中性粒细胞均显著增多，单用抗阿米巴药物治疗无效，必须加用有效的抗菌药物。

【实验室检查】

1. 血常规 轻型、慢性阿米巴痢疾患者白细胞总数和分类均正常。重型与普通型阿米巴痢疾伴细菌感染者及阿米巴肝脓肿患者，白细胞总数和中性粒细胞比例增高。少数患者嗜酸性粒细胞比例增多。

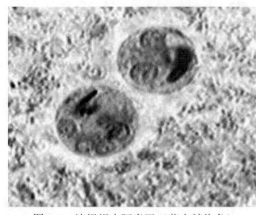

图 7-4 溶组织内阿米巴（苏木精染色）

2. 粪便检查 粪便呈暗红色果酱样，腥臭、粪质多，含血液及黏液。粪便生理盐水涂片镜检可见大量聚团状红细胞，少量白细胞和夏科-莱登结晶。检出伸展伪足活动、吞噬红细胞的溶组织内阿米巴大滋养体，即可明确诊断。成形的粪便可直接涂片找包囊，也可经碘液或苏木精染色观察包囊结构（图 7-4）。

3. 免疫学检查 适用于反复粪便病原体检查阴性患者。

（1）阿米巴抗体检测：采用酶联免疫吸附试验（ELISA）等检测阿米巴抗体。人感染溶组织内阿米巴后可产生多种抗体，即使肠阿米巴已治愈，阿米巴原虫已从体内消失，抗体还可在血清中存在相当长的一段时间，故阳性结果反映既往或现在感染。血清学检查 IgG 抗体阴性者，一般可排除本病。特异性 IgM 抗体阳性提示近期或现症感染，但阴性者不排除感染。

（2）阿米巴滋养体抗原检测：利用单克隆抗体、多克隆抗体检测患者粪便溶组织内阿米巴滋养体抗原，灵敏度高、特异性强，检测阳性可作明确诊断的依据。

4. 聚合酶链反应（PCR）扩增滋养体 DNA PCR 检测样本包括脓液、活检的肠组织、溃疡分泌物、粪便。可以鉴别溶组织内阿米巴和其他阿米巴原虫。

5. 结肠镜检查 可见肠壁大小不等散在溃疡，中心区有渗出，边缘整齐，周边红晕，溃疡间黏膜正常，溃疡边缘涂片及组织活检可查到滋养体。

6. 脓肿穿刺液检查 典型脓液为棕褐色巧克力糊状，黏液带腥味；当合并感染时，可见黄白色脓液伴恶臭。由于阿米巴滋养体常附着于脓肿内壁，故穿刺液滋养体阳性检出率不高。

7. 肝功能检查 大部分有轻度肝受损表现如白蛋白下降、ALT 增高、胆碱酯酶活力降低等。

8. 影像学检查 超声检查可见肝内液性占位病灶，CT、肝动脉造影及磁共振检查均可见占位性病变。CT 表现为圆形或卵圆形不均质低密度影，边缘不甚清晰，增强后周围增强。

温馨提示 对疑似格里阿米巴原虫及棘阿米巴原虫所致的脑膜炎患者，可行脑脊液检查，此类患者脑脊液多为血性或脓血性，常规检查示蛋白升高，糖降低，细胞数增加，以中性粒细胞为主，脑脊液涂片可找到相应滋养体。

案例 7-1【临床特点】

（1）患者为老年男性，务农，卫生条件差，起病缓，病程较长，以血便及腹痛为主要症状。

（2）体检右上腹压痛，无反跳痛及肌紧张，肝区叩痛明显。

（3）上腹部增强 CT 示：肝脏占位。

初步诊断：①肠道肿瘤伴出血？②原发性肝癌？③阿米巴肝脓肿？④阿米巴痢疾？

需完善粪便常规、病原体检查，肝脏占位穿刺病理、病原学检查，结肠镜及血清学检查等进一步确诊。

【诊断与鉴别诊断】

1. 诊断

（1）肠阿米巴病

1）流行病学资料：患者居住地区阿米巴病流行情况、卫生条件，询问发病前是否有进食不洁饮食史或慢性腹泻患者密切接触史。

2）临床表现：起病缓慢，主要表现为腹痛、腹泻，每天排暗红色果酱样粪便 3 ～ 10 次，每次粪便量较多，腥臭味浓。患者无发热或仅有低热，常无里急后重感，但腹胀、腹痛、右下腹压痛常较明显，肠鸣音亢进。

3）实验室检查：粪便及肠壁活检组织中发现溶组织内阿米巴滋养体和包囊可确诊。可在血清中检出抗溶组织内阿米巴滋养体抗体。粪便中可检出溶组织内阿米巴抗原与特异性 DNA。

4）乙状结肠镜：可见大小不等的散在溃疡，边缘隆起、有红晕，溃疡间黏膜正常，取溃疡面特别是边缘处刮取标本涂片及组织活检检查到病原体的机会较多。

5）X 线钡剂灌肠检查：对于肠道狭窄、阿米巴瘤有一定价值。

（2）肠外阿米巴：若患者体温升高，伴寒战及出汗，血象升高，肝区疼痛，出现肝大和压痛，粪便找到溶组织内阿米巴，表示形成阿米巴肝脓肿。对于肠外阿米巴诊断有困难时，可用超声波、X 线检查，可发现肝脏液性病灶及右膈抬高、右肺底云雾状阴影、胸腔积液等征象，可在超声引导下行穿刺术，如引流出典型脓液，即使未找到滋养体亦可确诊，同时宜做细菌培养，以明确有无继发感染。还可采用免疫学方法辅助诊断。

温馨提示 粪便中未找到阿米巴，并不能否定阿米巴肝脓肿，因脓肿可发生于肠道感染自行消失之后，或经治疗消失之后。如流行病学及临床表现高度怀疑本病而各种检查不能帮助确诊，可考虑应用抗阿米巴药物诊断性治疗，如疗效确实，则诊断成立。

2. 鉴别诊断

（1）急性阿米巴痢疾需与急性细菌性痢疾鉴别：除借助流行病学、临床表现进行辨析外，病原学检查是确诊的最主要手段。主要鉴别要点见表 3-1。

（2）阿米巴肝脓肿需与细菌性肝脓肿、肝寄生虫感染、原发性肝癌和肝血管瘤等相鉴别。

阿米巴肝脓肿与细菌性肝脓肿的鉴别要点如表 7-1 所示。

表 7-1 阿米巴肝脓肿与细菌性肝脓肿的鉴别诊断

	阿米巴肝脓肿	细菌性肝脓肿
病史	有阿米巴肠病史	常继发于败血症或腹部化脓性疾病
全身症状	起病较慢、病程长	起病急，毒血症状显著
脓肿表现	脓肿常较大、单个，好发于右叶顶部，可有局部隆起，触痛较明显	脓肿常较小、数个，多位于肝脏外周，常无肝肿大，局部压痛亦较轻
肝穿刺	脓量多，大都呈棕褐色，可找到阿米巴滋养体	脓液少，黄白色，肝组织病理检查可见化脓性病变
外周血	白细胞计数轻、中度增高	白细胞计数，特别是中性粒细胞显著增多
病原检测	脓液、脓腔壁找到阿米巴滋养体	脓液、血液细菌培养阳性
治疗反应	甲硝唑、氯喹、依米丁等有效	抗菌药物治疗有效
预后	相对较好	发生脓毒症时预后较差

案例 7-1【诊断及鉴别诊断】

患者入院后行肝脏穿刺病理检查，提示肝脓肿。

肠镜检查示：进镜至回盲部，直肠及回盲部可见多发斑片状充血，顶部可见糜烂及浅溃疡，所见其余结肠各段及直肠黏膜光滑，血管纹理清晰，未见糜烂、溃疡及肿物。肠壁无异常分泌物，蠕动正常。肠腔清洁、通畅，无狭窄。回盲部肠壁溃疡面刮取组织活检，查见阿米巴包囊（图 7-5）。

超声引导下穿刺引流肝脓肿：抽出暗褐色果酱样脓液约 40ml。行病原学检查未查见阿米巴滋养体。

1. 诊断 阿米巴痢疾、阿米巴肝脓肿。

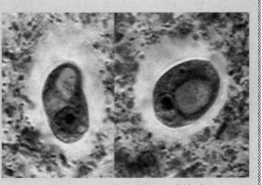

图 7-5 结肠内阿米巴包囊涂片

2. 鉴别诊断　患者在穿刺抽脓检测前经抗感染治疗无缓解。粪便、脓肿引流液细菌培养均阴性，不支持细菌性痢疾、细菌性肝脓肿。行肝穿刺病理组织学检查提示肝脓肿，排除肝脏肿瘤性疾病。患者无右上腹绞痛、发热、黄疸表现，查体右上腹压痛，但无肌紧张、墨菲征表现，超声未发现胆道结石或胆囊肿大，均不支持胆囊炎、胆石症诊断。至于肠结核、肝结核等，肠镜及肝脏穿刺病理检查等不支持。肠镜检查可见结肠充血、糜烂及浅溃疡，回盲部肠壁溃疡面刮取组织活检，查见阿米巴包囊，肝脏穿刺引流出典型果酱样脓液，结合流行病学资料、临床表现，诊断阿米巴痢疾、阿米巴肝脓肿明确。

【治疗】

1. 一般治疗　患者应卧床休息，给高蛋白、高热量饮食，急性腹泻患者注意予流质、少渣饮食，腹泻严重时注意补液，纠正水、电解质紊乱。慢性患者加强营养，补充维生素，饮食宜清淡。重型患者给予输液、输血等支持治疗。

2. 病原治疗　抗阿米巴治疗应选用组织内杀阿米巴药，辅以肠腔内抗阿米巴药。

（1）硝基咪唑类

1）甲硝唑：为首选药物。成人每次口服 0.4g，每天 3 次，10 天为 1 个疗程。儿童 35mg/kg，分 3 次服。重型患者可静脉滴注，成人每次 0.5g，每 8 小时 1 次，病情好转后每 12 小时 1 次，或改口服，疗程 10 天，必要时可酌情重复。肝脓肿病情一般 2 周左右恢复，脓腔吸收需 4 个月左右。

2）替硝唑：口服吸收良好，能进入各种体液，成人每天 2g，1 次口服，连服 5 天为 1 个疗程。重者可静脉滴注。

3）二氯尼特：又名糠酯酰胺（furamide），是目前最有效的杀包囊药，口服，每次 0.5g，每天 3 次，疗程 10 天。

（2）氯喹：氯喹有杀灭阿米巴滋养体的作用。口服后肝中浓度比血浆浓度高数百倍，而肠壁的分布量很少，对肠阿米巴病无效，仅用于甲硝唑无效或禁忌的阿米巴肝脓肿患者。磷酸氯喹，成人每次 0.5g（基质 0.3g），每天 2 次，连服 2 天后改为每次 0.25g（基质 0.15g），每天 2 次，以 2～3 周为 1 个疗程。

（3）卤化喹啉类：依米丁和去氢依米丁。

依米丁（emetine）是吐根中提取的一种生物碱，又称吐根碱。其衍生物去氢依米丁（dehydroemetine）抗阿米巴作用更强。

依米丁和去氢依米丁主要对组织中的阿米巴滋养体有直接杀灭作用。由于其刺激性很强，口服可致吐，只能深部肌内注射。除引起胃肠道反应外，对心肌有严重毒性。仅在急性阿米巴痢疾和肠外阿米巴病病情严重，甲硝唑疗效不满意时才考虑使用。使用依米丁和去氢依米丁时必须住院，在严密监护下给药。

3. 抗菌治疗　主要通过作用于肠道共生菌影响阿米巴生长，合并细菌感染时疗效更好。可选巴龙霉素或喹诺酮类。

4. 穿刺引流　肝脓肿直径 6cm 以上、靠近体表者，应于抗阿米巴药治疗 2～4 天后，行脓肿穿刺引流术，可同时向脓腔内注射抗阿米巴药物。

5. 外科治疗　若脓肿直径 > 8cm，且穿刺易伤及邻近器官者或多发性脓肿，或脓肿穿破入腹腔或邻近内脏而引流不畅者，应考虑手术治疗。

案例 7-1【治疗】

　　该患者给予甲硝唑治疗 10 天，症状消失，病情好转，定期随访肝脏脓肿吸收情况。

【预防】

1. 管理传染源　包括对患者和病毒携带者的隔离、治疗和管理；对饮食业从业人员严格检疫，发现排包囊者及慢性患者，应彻底治疗，患者治疗期间应调换工作，以控制传染源。溶组织内阿米巴常隐伏于肠腺窝和绒毛间隙间，肠腔和组织内药物不易根治，对于无症状阿米巴携带者亦需彻底治疗，消灭肠道寄生的病原体，杜绝传染源，防止后患。

2. 切断传播途径　加强水源管理，扑灭苍蝇及蟑螂，不吃生冷蔬菜，不喝生水，食具消毒，饭前便后洗手，对粪便进行无害化处理，杀灭包囊等。

3. 保护易感者 目前尚无有效疫苗可供预防应用。

【复习思考题】

1. 溶组织内阿米巴生活史的几种形式与产生症状的关系如何？

2. 阿米巴肝脓肿与细菌性肝脓肿有哪些异同？

3. 阿米巴肝脓肿如何治疗？

【习题精选】

7-1. 肠阿米巴病最常见的病变部位是（ ）

A. 盲肠、升结肠　　　B. 直肠、乙状结肠　　C. 空肠、回肠　　　D. 盲肠、回肠

7-2. 患者，男，35 岁。低热 1 个月余，体温 37.5 ～ 38℃，伴有上腹疼痛，盗汗，消瘦明显。查体：右下肺呼吸音减弱，局部皮肤水肿，肝肋下 3cm，有压痛及叩痛。血常规示白细胞数偏高。2 年前有慢性腹泻史。最可能的诊断是（ ）

A. 阿米巴肝脓肿　　　B. 细菌性肝脓肿　　C. 肺脓肿　　　D. 肝癌　　　E. 肺结核

7-3. 患者，男，32 岁。腹痛、腹泻 10 天，每天大便 4 ～ 6 次，呈暗红色果酱样。体检右下腹压痛。粪便镜检红细胞（+++）、白细胞（+）。血 WBC 9.1×10^9/L，N% 70%，对诊断最有参考价值的实验室检查是（ ）

A. 粪便涂片检查　　　　　　　　B. 粪便培养致病菌

C. 粪便镜检寄生虫虫卵　　　　　D. 粪便镜检溶组织阿米巴包囊

E. 粪便镜检溶组织阿米巴滋养体

7-4.（多选题）阿米巴痢疾的临床表现类型有（ ）

A. 感染后无症状的包囊型　　　　B. 易于识别的急性痢疾型

C. 便秘腹泻交替或长期不愈的慢性型　　D. 感染严重甚至导致死亡的重型

E. 肠炎型大便为稀水样者

7-5.（多选题）阿米巴病的肠道病变特点有（ ）

A. 主要累及回肠末端　　　　　　B. 形成"烧瓶"状溃疡

C. 大量纤维素渗出　　　　　　　D. 溃疡周围可见滋养体

7-6.（多选题）关于阿米巴肝脓肿的叙述，正确的是（ ）

A. 原虫经肠系膜上静脉、门静脉入肝　　B. 阿米巴痢疾后可长达数年才出现肝脓肿

C. 以肝右叶单个脓肿多见　　　　D. 肝脓肿抽出液中可发现阿米巴包囊

E. 抗生素治疗是很关键的治疗

7-7.（共用备选答案）

A. 甲硝唑　　　B. 氯喹　　　C. 依米丁　　　D. 二氯尼特　　　E. 泛喹酮

7-7-1. 对阿米巴肝脓肿有效，而对肠阿米巴病无效的是（ ）

7-7-2. 对组织内滋养体有直接杀灭作用，但其毒性较大的是（ ）

7-7-3. 对肠内外阿米巴滋养体均有杀灭作用的是（ ）

7-8. 患者，女，52 岁。反复腹泻 2 年余就诊。大便每日 3 ～ 6 次，粪便数量较多，有腥臭味，乙状结肠镜检查提示肠壁可见大小不等的散在潜形溃疡，边缘略隆起，有红晕，溃疡间黏膜正常。

7-8-1. 以下检查最利于明确诊断的是（ ）

A. 血常规　　　B. 血培养　　　C. 大便常规　　　D. 大便培养

E. 溃疡面刮取标本镜检查找滋养体

7-8-2. 若患者粪便镜检可见阿米巴包囊。针对包囊最有效的药物是（ ）

A. 甲硝唑　　　B. 替硝唑　　　C. 奥硝唑　　　D. 磺胺　　　E. 二氯尼特

7-8-3. 针对患者的治疗和预防，错误的是（ ）

A. 多卧床休息，进流质或少渣软食　　B. 注意加强营养

C. 进食辛辣、刺激食物　　　　　　　D. 腹泻严重时可以适当补液

E. 平时注意饮食卫生及手卫生

（赵颂涛　毛　青）

第二节 疟 疾

1. 掌握疟疾的临床特点、并发症、实验室检查、诊断、治疗原则。
2. 熟悉疟疾的流行病学、鉴别诊断、抗疟原虫治疗药物、预防措施。
3. 了解疟疾的病原学特点、生活史、发病机制。

案例 7-2

患者，男，29 岁。因间歇性发热 5 天入院。

入院前 5 天无明显诱因出现低热（37.8℃）、头痛、全身肌肉酸痛、食欲不佳，解稀烂便 3 次，自服"感冒药"，3 天前体温上升至 40℃，伴寒战，继续服用"感冒药"，大汗后体温正常，第 2 天未发热。今日再次出现寒战、高热，遂就诊。以"发热待查"收入院。病后尿色如浓茶样。

既往史：既往体健，无特殊病史。家族史无特殊。

个人史：海南人，3 年前前往埃塞俄比亚工作，2 周前返回海南，既往有类似病史发作。

体格检查：T 38.5℃，HR 113 次/分。全身未见皮疹、焦痂；浅表淋巴未扪及肿大。巩膜黄染，心肺听诊未见异常，腹软，无压痛、反跳痛，肝右肋下 1cm 可触及，质软，无压痛，脾肋下 2cm 可触及，质软，无压痛。双肾区无叩击痛，双下肢无水肿。颈软，脑膜刺激征（−），病理反射未引出。

实验室检查：血常规示 WBC 11×10^9/L，RBC 2.8×10^{12}/L，Hb 70g/L，PLT 240×10^9/L，网织红细胞 2.5%；尿常规示尿胆红素（＋）、尿胆原（＋＋）、尿蛋白（＋）、隐血（＋＋）、管型（＋）；肝功能示 ALT 86U/L，AST 70U/L，TBil 70μmol/L，IBil 50μmol/L，DBil 20μmol/L，ALB 37g/L，G-6-PD：0NBT（＞7.8NBT）；肾功能：BUN 10mmol/L，Cr 200μmol/L，UA 69μmol/L；空腹血糖 5mmol/L。血和骨髓涂片均找到间日疟原虫环状体和滋养体（＋＋）；血和骨髓培养阴性；肥达试验"O"1:40，"H"1:80，钩体凝集溶解试验 1:200。病毒性肝炎血清标志物均阴性。

治疗：磷酸氯喹即服 1.0g，6 小时后 0.5g，第 2、3 天各服 0.5g；他非诺喹 300mg，每天 1 次，连服 7 天。治疗次日体温降至正常。

【问题】

1. 该病诊断考虑什么？
2. 主要与哪种疾病相鉴别？
3. 如何治疗？

疟疾（malaria）是由人类疟原虫感染引起的寄生虫病，主要由雌性按蚊（anopheles, anopheline mosquito）叮咬传播。疟原虫先侵入肝细胞发育繁殖，再侵入红细胞繁殖，引起红细胞成批破裂而发病。临床上以反复发作的间歇性寒战、高热、继之出大汗后缓解为特点。间日疟及卵形疟可出现复发，恶性疟发热常不规则，病情较重，并可引起脑型疟等凶险发作。

温馨提示 疟疾是世界六大热带病之一，对人类危害极大。据 WHO 2013 年统计，全球约 2.07 亿例疟疾病例，有 62.7 万人死亡。多数疟疾病例和死亡发生在撒哈拉以南的非洲。我国早在 3000 多年前的殷商时代就已有疟疾流行的记载，《素问》"疟论"和"刺论"就是两部疟疾专论，全面总结了秦汉及其以前人们对疟疾的认识，形成了较为系统的疟疾医学理论。中国研究团队在中医古籍的启发下从植物中提取高效抗疟药青蒿素和双氢青蒿素，为此做出突出贡献的科学家屠呦呦获得 2015 年诺贝尔生理学或医学奖。

【病原学】

疟疾的病原体为疟原虫。疟原虫属于真球虫目（*Eucoccidiida*）疟原虫科（*Plasmodidae*）疟原虫属（*Plasmodium*）。疟原虫种类繁多，虫种宿主特异性强。可感染人类的疟原虫共有 4 种，即间日疟原虫（*Plasmodium vivax*）、恶性疟原虫（*Plasmodium falciparum*）、三日疟原虫（*Plasmodium malariae*）和卵形疟原虫（*Plasmodium ovale*），分别引起间日疟、恶性疟、三日疟和卵形疟。间日疟原虫、卵形疟原虫和恶性疟原虫均专性寄生于人体，三日疟原虫可感染人及非洲猿类。另外几种猴疟原虫也可偶尔感染人体，但非常罕见。在我国主要有间日疟原虫和恶性疟原虫，三日疟原虫少见，卵形疟原虫罕见。

（一）形态结构

疟原虫的基本结构包括核、胞质和胞膜，环状体以后各期尚有消化分解血红蛋白后的最终产物——疟色素。血片经吉姆萨或瑞氏染液染色后，核呈紫红色，胞质为天蓝色至深蓝色，疟色素呈棕黄色、棕褐色或黑褐色。四种人体疟原虫的基本结构相同，但发育各期的形态各有不同，可资鉴别。除了疟原虫本身的形态特征不同外，被寄生的红细胞在形态上也可发生变化。被寄生红细胞的形态有无变化以及变化的特点，对鉴别疟原虫种类很有帮助。

1. 发育期 疟原虫在红细胞内生长、发育、繁殖的过程为发育期。疟原虫发育期分为 3 个主要发育期。

（1）滋养体（trophozoite）：为疟原虫在红细胞内摄食和生长、发育的阶段。按发育先后，滋养体有早、晚期之分。早期滋养体胞核小，胞质少，中间有空泡，虫体多呈环状，故又称为环状体（ring form）。随后虫体长大，胞核亦增大，胞质增多，有时伸出伪足，胞质中开始出现疟色素（malarial pigment）。间日疟原虫和卵形疟原虫寄生的红细胞可以变大、变形，颜色变浅，常有明显的红色薛氏点（Schüffner's dots）；被恶性疟原虫寄生的红细胞有粗大的紫褐色茂氏点（Maurer's dots）；被三日疟原虫寄生的红细胞可有齐氏点（Ziemann's dots）。此时虫体称为晚期滋养体，亦称大滋养体。

（2）裂殖体（schizont）：晚期滋养体发育成熟，核开始分裂后即称为裂殖体。核经反复分裂，最后胞质随之分裂，每一个核都被部分胞质包裹，成为裂殖子（merozoite），早期的裂殖体称为未成熟裂殖体，晚期含有一定量的裂殖子且疟色素已经集中成团的裂殖体称为成熟裂殖体。

（3）配子体（gametocyte）：疟原虫经数次裂体生殖后，部分裂殖子侵入红细胞中发育长大，核增大而不再分裂，胞质增多而无伪足，最后发育成为圆形、卵圆形或新月形的个体，称为配子体；配子体有雌雄（或大小）之分：雌（大）配子体虫体较大，胞质致密，疟色素多而粗大，核致密而偏于虫体一侧或居中；雄（小）配子体虫体较小，胞质稀薄，疟色素少而细小，核质疏松、较大，位于虫体中央。

2. 超微结构

（1）裂殖子：红细胞内期裂殖子呈卵圆形，有表膜复合膜（pellicular complex）包绕。大小随虫种略有不同，平均长 1.5μm，平均直径 1μm。表膜（pellicle）由一层质膜和两层紧贴的内膜组成。质膜厚约 7.5μm，内膜厚约 15μm，有膜孔。紧靠内膜的下面是一排起于顶端极环（polar ring）并向后部放散的表膜下微管（subpellicular microtubule）。内膜和表膜下微管可能起细胞骨架作用，使裂殖子有硬度。游离的裂殖子的外膜有一厚约 20μm 表被（surface coat）覆盖。此表被是电子致密、坚实的纤丝，在性质上似是蛋白质，可能在对宿主免疫反应的应答中起作用。在裂殖子侧面表膜有一胞口（cytostome），红细胞内各期原虫通过胞口摄取宿主细胞质。裂殖子顶端是一截头的圆锥形突起称为顶突（apical prominence），有三个极环。在此区可见两个电子致密的棒状体（rhoptry）和数个微线体（micronemes）。棒状体和微线体可能在裂殖子侵入宿主细胞时起作用。裂殖子后部可见一线粒体。内质网很少，但胞质内有丰富的核糖体。高尔基体不明显。裂殖子的核大而圆，位于虫体后半部，沿核膜可见核孔，未见有核仁。

（2）子孢子：子孢子形状细长，长约 11μm，直径为 1.0μm，常弯曲呈 C 形或 S 形，前端稍细，顶端较平，后端钝圆，体表光滑。子孢子内的细胞器基本上与裂殖子相似。表膜由一外膜、双层内膜和一层表膜下微管组成。膜下微管自极环向后延伸至核或稍越过核而终止。虫体的微弱运动可能是膜下微管的伸缩引起的。子孢子的前端顶部有一向内入的顶杯即顶突，在顶突的周围有 3～4 个极环。一个长形细胞核。有一对电子致密的棒状体，可能开口于顶环。在核的前方或后方，有数量很多的微线体，呈圆形、卵圆形或长形。

（二）生活史

寄生于人体的 4 种疟原虫生活史基本相同，需要人和按蚊两个宿主（图 7-6）。在人体先后寄生于肝细胞和红细胞，进行裂体生殖（schizogony）。在红细胞内，除进行裂体生殖外，部分裂殖子形成配子体，开始有性生殖的初期发育。在蚊体内，完成配子生殖（gametogony），继而进行孢子生殖（sporogony）。

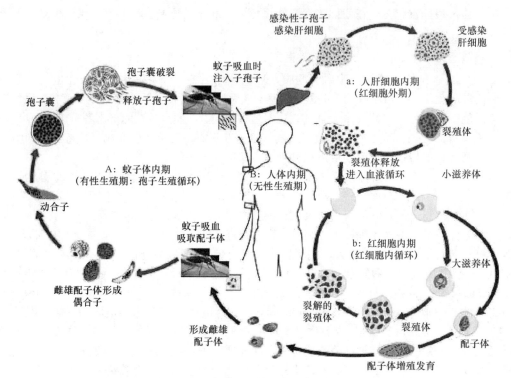

图 7-6 疟原虫生活史

1. 在人体内的发育 分肝细胞内发育和红细胞内发育两个阶段。

（1）红细胞外期（exoerythrocytic stage，简称红外期）：当唾腺中带有成熟子孢子（sporozoite）的雌性按蚊刺吸人血时，子孢子随唾液进入人体，约经 30 分钟后随血流侵入肝细胞，摄取细胞内营养进行发育并裂体生殖，形成红细胞外期裂殖体。成熟的红细胞外期裂殖体内含数以万计的裂殖子。裂殖子胀破肝细胞后释出，一部分裂殖子被巨噬细胞吞噬，其余侵入红细胞，开始红细胞内期发育。间日疟原虫完成红细胞外期约需 8 天，恶性疟原虫约 6 天，三日疟原虫为 11～12 天，卵形疟原虫为 9 天。目前一般认为间日疟原虫和卵形疟原虫的子孢子具有遗传学上不同的两种类型，即速发型子孢子（tachysporozoites，TS）和迟发型子孢子（bradysporozoites，BS）。当子孢子进入肝细胞后，速发型子孢子继续发育完成红细胞外期的裂体生殖，而迟发型子孢子视虫株的不同，需经过一段或长或短的休眠期后，才完成红细胞外期的裂体生殖。经休眠期的子孢子被称为休眠子（hypnozoite）。恶性疟原虫和三日疟原虫无休眠子。

（2）红细胞内期（erythrocytic phase，简称红内期）：红细胞外期的裂殖子从肝细胞释放出来，进入血流后很快侵入红细胞。裂殖子侵入红细胞的过程包括以下步骤：裂殖子通过特异部位识别和附着于红细胞膜表面受体；红细胞广泛变形，红细胞膜在环绕裂殖子处凹入形成纳虫空泡；裂殖子入侵完成后纳虫空泡密封。在入侵过程中裂殖子的细胞表被脱落于红细胞中。侵入的裂殖子先形成环状体，摄取营养，生长发育，经大滋养体、未成熟裂殖体，最后形成含有一定数量裂殖子的成熟裂殖体。红细胞破裂后，裂殖子释出，其中一部分被巨噬细胞吞噬，其余再侵入其他正常红细胞，重复其红细胞内期的裂体生殖过程。完成一代红细胞内期裂体生殖，间日疟原虫约需 48 小时，恶性疟原虫约需 36～48 小时，三日疟原虫约需 72 小时，卵形疟原虫约需 48 小时。恶性疟原虫的早期滋养体在外周血中经十几小时的发育后，逐渐隐匿于微血管、血窦或其他血流缓慢处，继续发育成晚期滋养体及裂殖体，这两个时期在外周血液中一般不易见到。疟原虫经几代红细胞内期裂体生殖后，部分裂殖子侵入红细胞后不再进行裂体生殖而是发育成雌、雄配子体。恶性疟原虫的配子体主要在肝、脾、骨髓等器官的血窦或微血管中发育，成熟后始出现于外周血中，约在无性体出现后 7～10 天才见于外周血。配子体的进一步发育需在蚊胃中进行，否则在人体内经 30～60 天即衰老变性而被清除。四种疟原虫寄生于红细胞的不同发育期，间日疟原虫和卵形疟原虫主要寄生于网织红细胞中，三日疟原虫多寄生于较衰老的红细胞中，而恶性疟原虫可寄生于各发育期的红细胞中。

2. 在按蚊体内的发育 当雌性按蚊刺吸患者或带虫者血液时，在红细胞内发育的各期原虫随血液入蚊胃，仅雌、雄配子体能在蚊胃内继续发育，其余各期原虫均被消化。在蚊胃内，雄配子体核分裂成 4～8 块，胞质也向外伸出 4～8 条细丝；不久，每一小块胞核进入一条细丝中，细丝脱离母体，在蚊胃中形成雄配子（male gamete）。雄配子体在蚊胃中游动，此后，钻进雌配子（female gamete）体内，受精形成合子（zygote）。合子变长，能动，成为动合子（ookinete）。动合子穿过胃壁上皮细胞或其间隙，在蚊胃基底膜下形成圆球形的卵囊（oocyst）。卵囊长大，囊内的核和胞质反复分裂进行孢子生殖，从成孢子细胞（sporoblasy）表面芽生子孢子，形成数以万计的子孢子（sporozoite）。子孢子随卵囊破裂释出或由囊壁钻出，集中于按蚊的涎腺，发育为成熟子孢子。当受染蚊再吸血时，子孢子即可随唾液进入人体，又开始在人体内的发育。在最适条件下，疟原虫在按蚊体内发育成熟所需时间：间日疟原虫约 9～10 天，恶性疟原虫约 10～12 天，三日疟原虫约 25～28 天，卵形疟原虫约 16 天。疟原虫在蚊体内发育受多种因素影响，诸如配子体的感染性（成熟程度）与活性、密度及雌雄配子体的数量比例，蚊体内生化条件与蚊体对入侵疟原虫的免疫反应性，以及外界温、湿度变化对疟原虫蚊期发育的影响。

【流行病学】

（一）传染源

疟疾患者和带疟原虫者为本病主要传染源。

（二）传播途径

疟疾的传播媒介为雌性按蚊，经叮人体传播。少数病例可因输带有疟原虫的血液或经母婴传播。母婴传播的疟疾称为先天性疟疾（congenital malaria）或经胎盘传播的疟疾（transplacental malaria）。

在我国，最重要的疟疾传媒介是中华按蚊（Anopheles sinensis），是平原地区间日疟的主要传播媒介。山区则以微小按蚊（Anopheles minimus）为主。在丘陵地区则以嗜人按蚊（Anopheles anthropophagus）为重要媒介。在海南省的山林地区，主要的传播媒介是中华大劣按蚊（Anopheles drius）。

（三）人群易感性

人群对疟疾普遍易感。感染后虽可获得一定程度的免疫力，但不持久。各种疟疾之间无交叉免疫存在。多次重复感染后，发病症状可较轻，而初次进入疫区感染者，症状常较重。

温馨提示　以下人群是特定危险人群：①在稳定传播区中尚未形成对最严重疟疾形式免疫力的幼童。②无免疫力的孕妇。疟疾导致高流产率，并可导致孕产妇死亡。③高传播区中具有半免疫力的孕妇。疟疾可以导致流产和低出生体重，尤其在第一次怀孕和第二次怀孕期间。④在稳定传播区中具有半免疫力的感染艾滋病病毒的孕妇在各次怀孕中均面临风险。胎儿已感染疟疾的妇女将艾滋病病毒传给新生儿的风险也较高。⑤艾滋病病毒感染者和艾滋病患者。⑥来自无疟疾流行地区的国际旅客，由于缺乏免疫力而面临风险。⑦现居住在无疟疾区的源自流行区的移民及其子女，在回原籍国探亲访友时，因缺乏免疫力或免疫力减退，也面临类似风险。

（四）流行特征

本病呈世界性分布，尤以热带和亚热带最为严重。热带地区全年均可发病，温带流行主要在夏秋季节，明显与传播媒介蚊虫的生活条件有关。

间日疟的流行区最广，恶性疟主要流行于热带，三日疟和卵形疟相对较少见。我国云南和海南两省为间日疟及恶性疟混合流行区，其余地区主要以间日疟流行为主。

温馨提示　疟疾在全球致死性寄生虫病中居第一位。目前全球约有 93 个国家 27 亿人居住在疟疾流行区，每年新发的病例为 1.4 亿～2.9 亿例，病死 21 万～63 万例，死亡病例中约 2/3 为 5 岁以下的幼儿。超过 85% 的死亡病例发生在撒哈拉以南的非洲地区。随着我国出境旅游和对外人员交流的迅速发展，出现不少在境外疟疾流行区感染的输入性病例。

目前，疟原虫对各种抗疟药的耐药性在增多、增强，其中包括对青蒿琥酯的耐药性。

【发病机制与病理】

疟原虫在红细胞内发育时一般无症状。当成批被寄生的红细胞破裂、释放出裂殖子及代谢产物时，它们作为致热原（pyrogen），可刺激机体产生强烈的保护性免疫反应，引起寒战、高热、继之大汗的典型发作症状。释放出来的裂殖子部分被单核巨噬细胞系统吞噬而消灭，部分则侵入新的红细胞，并继续发育、繁殖，不断循环，因而导致周期性临床发作。患者可获得一定的免疫力，此时虽仍有少量疟原虫增殖，但可无疟疾发作的临床表现，成为带疟原虫者。疟疾患者临床表现的严重程度与感染疟原虫的种类密切相关。恶性疟原虫在红细胞内的繁殖周期较短，只有 36～48 小时，并且能侵犯任何年龄的红细胞，可使 20% 以上的外周血红细胞（相当于每立方毫米血液中 10^6 个红细胞）受感染，血液中疟原虫密度很高。因此，贫血和其他临床表现较严重。间日疟原虫和卵形疟原虫常仅侵犯较年幼的红细胞，红细胞受感染率较低，每立方毫米血液中受感染的红细胞常低于 2.5 万个。三日疟仅感染较衰老的红细胞，每立方毫米血液中受感染的红细胞常低于 1 万个，故贫血和其他临床表现都较轻。贫血的原因除了疟原虫直接破坏红细胞外，还与下列因素有关：①脾功能亢进，吞噬大量正常的红细胞。②免疫病理的损害。疟原虫寄生于红细胞时，使红细胞隐蔽的抗原暴露，刺激机体产生自身抗体，导致红细胞的破坏。此外宿主产生特异性抗体后，容易形成抗原抗体复合物，附着在红细胞上的免疫复合物可与补体结合，使红细胞膜发生显著变化而具有自身免疫原性，并引起红细胞溶解或被巨噬细胞吞噬。疟疾患者的贫血程度常超过疟原虫直接破坏红细胞的程度。③骨髓造血功能受到抑制。

恶性疟原虫在红细胞内繁殖时，可使受感染的红细胞体积增大成为球形，胞膜出现微孔，彼此较易黏附成团，并较易黏附于微血管内皮细胞上，引起微血管局部管腔变窄或堵塞，使相应部位的组织细胞发生缺血性缺氧而引起变性、坏死的病理改变。若此种病理改变发生于脑、肺、肾等重要器官，则可引起相应的严重临床表现，如脑型疟（cerebral malaria）。脑型疟是恶性疟的严重临床类型，亦偶见于间日疟。其发生除与受感染的红细胞堵塞微血管有关外，低血糖（hypoglycemia）及细胞因子亦可能起一定作用。低血糖的发生与患者进食较少和寒战、高热时消耗较多能量有关。脑型疟的病情凶险，病死率较高。

大量被疟原虫寄生的红细胞在血管内裂解，可引起高血红蛋白血症，出现腰痛、酱油色尿，严重者可出现中度以上贫血、黄疸，甚至发生急性肾衰竭，称为溶血性尿毒综合征（hemolytic-uremic syndrome，HUS），亦称为黑尿热（blackwater fever）。此种情况也可由抗疟药物如伯氨喹所诱发。

在单核巨噬细胞系统的吞噬细胞中可有明显的疟色素沉着。细胞因子在疟疾发病机制中的作用尚未完全明确，但已发现 TNF-α 在恶性疟者的血清中含量明显升高，并与脑型疟的发生和死亡相关。IFN-γ 对肝细胞内疟原虫的繁殖有抑制作用，但对红细胞内疟原虫的繁殖则没有抑制作用。

疟疾的病理改变随疟原虫的种类、感染时间而异，主要有脾大、肝大、软脑膜充血、脑组织水肿，由于脾脏有充血性改变及网状内皮细胞的增生，疟疾患者常有脾大，反复感染者可导致脾脏纤维化。其他器官如肾和胃肠道黏膜也有充血、出血和变性。

【临床表现】

（一）潜伏期

间日疟及卵形疟为 13～15 天，三日疟为 24～30 天，恶性疟为 7～12 天。输血后疟疾的潜伏期较短，在输血后 7～10 天发病。

（二）典型疟疾发作

疟疾的典型症状为突发性寒战、高热和大量出汗。寒战常持续 20～60 分钟。随后体温迅速上升，可达 40℃以上，伴有全身酸痛乏力，但神志清楚，无明显中毒症状，一般持续 2～4 小时。随后全身大汗，体温骤降，持续 0.5～1 小时，此时患者自觉明显好转，但常感乏力、口干。各种疟疾的两次发作之间都有一定的间歇期。早期患者的间歇期可不规则，但经数次发作后逐渐变得规律。间日疟及卵形疟间歇期为 48 小时，三日疟为 72 小时，恶性疟为 36～48 小时。出现周期性的相同症状发作。恶性疟发作无规律，在疟疾发作之初或有反复感染的情况下，亦可表现为无规律发作。疟疾的典型发作，常对临床诊断提供重要帮助。疟疾发作数次后，可出现贫血（anemia），尤以恶性疟为甚。孕妇和儿童最常见，流行区的高死亡率与严重贫血有关。初发患者多在发作 3～4 天后，脾开始肿大，长期不愈或反复感染者，脾大十分明显，可达脐下。

在非洲或亚洲某些热带疟疾流行区，出现"热带巨脾综合征"，可能由疟疾的免疫反应所引起。患者多伴有肝大、门静脉高压、脾功能亢进、巨脾、贫血等症状；血中 IgM 水平增高。

（三）疟疾发作的严重类型

脑型疟发作主要见于恶性疟，亦偶见于重度感染的间日疟。由于大量受染的红细胞聚集堵塞脑部微血管，患者出现剧烈头痛、呕吐、发热及不同程度意识障碍。如未获及时诊治，病情可迅速发展，最终死于呼吸衰竭。脑型疟时常伴发低血糖，应及时纠正以免加重病情。恶性疟的高原虫血症造成微血管堵塞，加之红细胞破坏对肾脏的损害，可引起肾衰竭。

（四）输血后疟疾

输血后疟疾的潜伏期多为 7～10 天，国内主要为间日疟，临床表现与蚊传疟疾相同，但因无肝细胞内繁殖阶段，缺乏迟发型子孢子，故不会复发。经母婴传播的疟疾较常于出生后 1 周左右发病，亦不会复发。

（五）再燃与复发

再燃（recrudescence）是由血液中残存的疟原虫引起的，故四种疟疾都有发生再燃的可能性。再燃多见于病愈后的 1～4 周，可多次出现。复发（relapse）是由寄生于肝细胞内的迟发型子孢子引起的，只见于间日疟和卵形疟。复发多见于病愈后的 3～6 个月。

【实验室及辅助检查】

（一）病原学检查

厚、薄血膜染色镜检是目前最常用的方法。从受检者外周血中检出疟原虫是确诊的最可靠依据，最好在服药前取血检查。取外周血制作厚、薄血膜，经吉姆萨或瑞氏染液染色后镜检查找疟原虫。薄血膜中疟原虫形态完整、典型，容易识别和鉴别虫种，但原虫密度低时，易漏检。厚血膜由于原虫比较集中，易获检，但染色过程中红细胞溶解，原虫形态有所改变，虫种鉴别较困难。因此，最好一张玻片上同时制作厚、薄两种血膜，如果在厚血膜查到原虫而鉴别有困难时，可再检查薄血膜。恶性疟在发作开始时，间日疟在发作后数小时至 10 余小时采血能提高检出率。

（二）免疫学检查

1. 循环抗体检测　常用的方法有间接荧光抗体试验、间接血凝试验和酶联免疫吸附试验等。由于抗体在患者治愈后仍能持续一段时间，且广泛存在着个体差异，因此检测抗体主要用于疟疾的流行病学调查、防治效果评估及输血对象的筛选，而在临床上仅作辅助诊断用。

2. 循环抗原检测　利用血清学方法检测疟原虫的循环抗原能更好地说明受检对象是否有活动感染。常用方法有放射免疫试验、酶联免疫吸附试验和快速免疫色谱测试卡（ICT）等。

（三）分子生物学技术

PCR 和核酸探针已用于疟疾诊断，分子生物学检测技术最突出优点是对低原虫血症检出率较高。用核酸探针检测恶性疟原虫，其敏感性可达感染红细胞内 0.000 1% 的原虫密度。国内学者采用套式 PCR 技术扩增间日疟原虫 SSU rRNA 基因 120bp 的特定片段，其敏感性达 0.1 原虫/μl 血。

【并发症】

1. 黑尿热　是恶性疟最严重的并发症，见于重疟区，病死率高。

2. 肝脏损害　疟疾可引起肝炎，伴有黄疸与肝功能减退，尤以恶性疟为甚。慢性疟疾多次发作有导致肝硬化的可能。

3. 肺部病变　部分患者在发作时其胸部 X 线检查可发现有肺部炎症改变，大多呈小片状阴影。呼吸道症状极轻微或缺如，大多在抗疟治疗后 3～7 天消退。此等损害系原虫入侵肺部所致，抑或并发其他病原微生物感染引起，尚待研究。

4. 肾脏损害　重症恶性疟和间日疟患者，尿中可出现蛋白质与红细胞，但经抗疟治疗后较易恢复。三日疟长期未愈的部分患者，可出现肾病综合征，早期给予抗疟治疗，病变可逆；一旦变为慢性，抗疟治疗亦难以恢复，病情逐步发展，甚至导致肾衰竭。

5. 其他损害　在脑型疟凶险发作的恢复期，少数患者可出现手震颤、四肢瘫痪、吞咽障碍或语言障碍等后遗症，一般经治疗可恢复。

【诊断】

疟疾的典型临床发作对诊断有很高的特异性。但在不规则发作的病例，诊断常有一定难度。重视患者流行病学史，对诊断有较大帮助。

（一）流行病学资料

注意询问患者发病前是否到过疟疾流行区，有否被蚊虫叮咬，近期有无输血史等。

（二）临床表现

疟疾的典型症状为突发性寒战、高热和大汗。寒战常持续 20 ～ 60 分钟。随后体温迅速上升，通常可达 40℃以上，伴头痛、全身酸痛、乏力，但神志清楚。发热常持续 2 ～ 6 小时。随后出现大量出汗，体温骤降，持续时间为 0.5 ～ 1 小时。此时，患者自觉明显好转。但常感乏力、口干。各种疟疾的两次发作之间都有一定的间歇期。早期患者的间歇期可不规则，但经数次发作后即逐渐变得规律。间日疟和卵形疟的间歇期约为 48 小时，三日疟约为 72 小时，恶性疟为 36 ～ 48 小时。反复发作者可出现不同程度的贫血和脾大。但应注意在发病初期及恶性疟，其发作常不规则，使临床诊断有一定难度。

（三）实验室检查

取外周血制作厚、薄血膜，经吉姆萨或瑞氏染色液染色后镜检找疟原虫。

【鉴别诊断】

对于症状不明显的疟疾，或疑似疟疾的其他疾病，应进行鉴别。疟疾有发热和肝脾大症状，应与有此特征性症状的其他疾病相鉴别。

（一）与常见疾病鉴别

1. 血吸虫病　曾有在血吸虫病流行区接触疫水和有尾蚴皮炎史。有发热、肝脾大、腹泻、黏血便等，常见嗜酸性粒细胞增多。血吸虫病抗原、抗体检测均阳性，以及患者粪便中血吸虫卵阳性可以确定诊断。

2. 阿米巴肝脓肿　不规则发热，肝明显肿大和有明显压痛，白细胞计数增多，以中性粒细胞占多数，超声波检查可见肿块，肝穿刺抽液检查找到阿米巴滋养体可以确诊。

3. 败血症　畏寒或寒战、高热，肝脾大。可出现迁徙性脓肿，白细胞和中性粒细胞明显增多。一般可追问出感染原因及过程。血细菌培养阳性。

4. 伤寒　初为弛张热，后为稽留热或弛张热，出现玫瑰疹，可见胃肠道症状和全身中毒症状。血、骨髓、粪尿细菌培养阳性，肥达试验阳性。

5. 钩端螺旋体病　弛张热或持续性发热，有腓肠肌痛的特征性症状。可能出现皮肤黏膜出血，肝脾大。血清免疫学试验阳性。

6. 布鲁氏菌病　波状热或弛张热，睾丸炎是特征性症状之一，脾大而有压痛。血清凝集试验或 ELISA 法阳性。

7. 病毒感染　如病毒性感冒，发热、畏寒，常伴有明显的上呼吸道感染症状。又如登革热，高热伴畏寒，肝脾大，四肢及躯干出疹。有些病毒感染，发热不规则，多方面检查均未查出病因，用分子生物学技术检测，却测出一种病毒的阳性结果。

（二）与脑型疟以外的昏迷的鉴别

脑膜炎、脑炎、癫痫、脑脓肿、脑瘤、脑血管意外、热带地区的锥虫病等均可引起昏迷，如将其临床表现与实验室诊断结果综合分析，不难判断是否是脑型疟引起的昏迷。凡近期在非洲和东南亚等疟疾流行地区居留过而出现昏迷症状者，脑型疟是首先要考虑的疾病。

案例 7-2【诊断与鉴别诊断】

1. 诊断　间日疟疾并发黑尿热、急性肾衰竭、中度贫血、继发肝功能损害。

2. 主要与败血症鉴别　该患者有寒战、高热、全身肌肉酸痛、头痛等全身中毒症状，伴肝脾大，血常规见白细胞升高，但患者未见迁徙性脓肿，血和骨髓培养阴性，且血和骨髓涂片均找到间日疟原虫环形状和滋养体（++），抗疟疾治疗体温下降，进一步明确为疟疾。

【治疗】

（一）基础治疗

发作期及退热后 24 小时应卧床休息。注意补足水分，对食欲减退者给予流质或半流质饮食，至恢复期予高蛋白饮食；吐泻不能进食者，则适当补液；贫血者可辅以铁剂。寒战时注意保暖；大汗时应及时用毛巾擦干，并随时更换汗湿的衣被，以免受凉；高热时采用物理降温，过高热患者因高热难忍可药物降温；凶险发热者应严密观察病情，及时发现生命体征的变化，详细记录出入量，做好基础护理。按虫媒传染病做好隔离。患者所用的注射器要洗净消毒。

（二）抗疟原虫治疗

按抗疟药对疟原虫不同虫期的作用，可将其分为杀灭红细胞外期裂子体及休眠子的抗复发药，如伯氨喹；杀灭红细胞内裂体生殖期的抗临床发作药，如氯喹、咯萘啶、青蒿素类；杀灭子孢子抑制蚊体内孢子生殖的药，如乙胺嘧啶。

1. 选药原则　根据诊断是否为恶性疟疾，血中疟原虫密度大小，病情轻重，是否来自耐药流行区，当地疟原虫的耐药类型，当地药物的可及性来选择药物。在全球大多数地区，恶性疟原虫已对氯喹、磺胺多辛-乙胺嘧啶和单独使用的其他抗疟疾药物产生耐药性。世界卫生组织建议使用青蒿素衍生物与另一种有效抗疟疾药物的联合方案，这是目前最有效，并且可以避免疟原虫产生耐药性的方法。

2. 常用药物

（1）杀灭红细胞内疟原虫配子体和肝细胞内迟发型子孢子的药物：防止疟疾的传播与复发。

1）磷酸伯氨喹：成人每次口服磷酸伯氨喹 13.2mg（7.5mg 基质），每天服 3 次，连服 8 天。虽然恶性疟和三日疟无复发问题，但是为了杀灭其配子体，防止传播，亦应服用伯氨喹 2～4 天。由于伯氨喹可使红细胞内 6-磷酸葡萄糖脱氢酶（G-6PD）缺陷的患者发生急性血管内溶血（acute intravascular hemolysis），严重者可因发生急性肾衰竭而致命，因此，应常规做 G-6PD 活性检测，确定无缺陷后才给予磷酸伯氨喹治疗。

2）他非诺喹（tafenoquine）：是美国研制的氨喹类杀灭红细胞内疟原虫配子体和迟发型子孢子的药物。临床试验显示，成人每天口服 300mg，连服 7 天，预防疟疾复发效果良好。

（2）杀灭红细胞内裂体生殖期疟原虫的药物：控制临床发作。

1）青蒿素及其衍生物：以青蒿素为基础的联合药物治疗在所有疟疾流行区有效，是近年来全球疟疾控制取得成功的重要因素。可根据病情轻重或急缓选用口服、肌内注射或静脉注射。青蒿素（artemisinin）片，成人首次口服 1.0g，6～8 小时后服 0.5g，第 2、3 天各服 0.5g，3 天总剂量为 2.5g。青蒿素的衍生物，如双氢青蒿素（dihydroartemisinin）片，成人第 1 天口服 120mg，随后每天服 60mg，连用 7 天；或蒿甲醚（artemether）注射剂，首剂 300mg 肌内注射，第 2、3 天各再肌内注射 150mg；或青蒿琥酯（artesunate），成人第 1 天每次服 100mg，服 2 次，第 2～5 天每次服 50mg，每天服 2 次，总剂量为 600mg。

2）氯喹：用于对氯喹敏感的疟原虫感染治疗，具有高效、耐受性好、不良反应轻的优点。一般成人首次口服磷酸氯喹 1g（0.6g 基质），6～8 小时后再服 0.5g（基质 0.3g）。第 2、3 天再各服磷酸氯喹 0.5g。3 天总剂量为 2.5g。

3）盐酸甲氟喹：该药的血液半衰期较长，约为 14 天。成人顿服 750mg 即可。对耐氯喹的恶性疟原虫感染亦有较好的疗效。然而，近年来已有耐药株较广泛存在的报道。

4）磷酸咯萘啶（malaridine phosphate）：是我国 20 世纪 70 年代研制的抗疟新药，能有效地杀灭红细胞内裂体生殖的疟原虫。

5）哌喹（piperaquine）：本品作用类似氯喹，半衰期为 9 天，是长效抗疟药。耐氯喹的虫株对本品仍敏感。

6）盐酸氨酚喹啉（amodiaquine dihydrochloridum）：作用与氯喹相似，副作用较氯喹少。

7）其他：新近研制或目前国内临床上较少应用的抗疟药物，包括奎宁、本芴醇（lumefantrine）、柏鲁捷特（paluject）、阿替夫林（arteflene）、阿托伐醌（atovaquone）、磷酸萘酚喹（naphthoquine phosphate）等。

3. 特殊疟疾的抗疟原虫治疗

（1）耐药疟疾的抗疟原虫治疗：因青蒿琥酯和甲氟喹杀灭耐氯喹疟原虫效果好、不良反应轻、价格便宜，用于妊娠妇女及儿童安全性高，前者为我国首选，后者为欧美无青蒿琥酯国家治疗耐氯喹疟疾的首选药物。应采用联合用药，如甲氟喹加磺胺多辛、蒿甲醚加本芴醇、青蒿琥酯加本芴醇、乙胺嘧啶加磺胺多辛、咯萘啶加乙胺嘧啶等。

耐氯喹恶性疟疾治疗：可选用不同类型的青蒿素类联合、甲氟喹联合青蒿琥酯、奎宁联合多西环素或克林霉素。

（2）妊娠妇女患疟疾的抗疟原虫治疗：与非妊娠妇女比较，妊娠妇女对疟疾易感，并易发展为重症。可导致流产或胎儿先天性感染。

妊娠早期：氯喹敏感者选用氯喹。耐氯喹或恶性疟感染者可选用奎宁联合克林霉素；妊娠中晚期：青蒿琥酯联合克林霉素，或奎宁联合克林霉素。

（3）脑型疟的抗疟原虫治疗：应迅速杀灭疟原虫，临床上可选用以下药物。

1）青蒿琥酯：成人用 60mg 加入 5% 碳酸氢钠 0.6ml，摇匀 2 分钟至完全溶解，再加 5% 葡萄糖注射液 5.4ml，使最终为 10mg/ml 青蒿琥酯溶液，做缓慢静脉注射。或按 1.2mg/kg 计算每次用量。首剂注射后 4、24、48 小时分别再注射 1 次。若患者的神志恢复正常，可改为口服，每日服 100mg，连服 2～3 天。

2）氯喹：可用于敏感疟原虫株感染的治疗。用量为 16mg/kg，加入 5% 葡萄糖注射液中，于 4 小时内静脉滴注，继以 8mg/kg，于 2 小时内滴完。每天总用量不宜超过 35mg/kg。

3）奎宁：用于耐氯喹疟原虫株感染者治疗。二盐酸奎宁 500g 加入 5% 葡萄糖注射液中，于 4 小时内静脉滴注。12 小时后可重复使用。清醒后可改为口服。静脉滴注过快可导致心律失常、低血压，甚至死亡。

4）磷酸咯萘啶：按 3～6mg/kg 计算，用生理盐水或等渗葡萄糖注射液 250～500ml 稀释后静脉滴注，12 小时后可重复应用。神志清醒后可改为口服。

（三）对症及支持治疗

脑型疟常出现脑水肿与昏迷，应及时给予脱水及改善颅内循环治疗。静脉给予低分子右旋糖酐，有利于改善微血管堵塞，或加用血管扩张剂己酮可可碱（pentoxifylline）治疗，可提高脑型疟患者的疗效。监测血糖，以及时发现和纠正低血糖，注意头部降温，充分给氧十分重要。糖皮质激素的应用尚存在争议，多数报道认为其疗效不确切，仅短程用于临床出现超高热的患者。注意维持水、电解质平衡。

> **案例 7-2【治疗】**
> 该患者磷酸氯喹即服 1.0g，6 小时后 0.5g，第 2、3 天各服 0.5g；他非诺喹 300mg，每日 1 次，连服 7 天。治疗次日体温降至正常，住院治疗 7 天，体温正常，复查血液无疟原虫，治愈出院。

【预后】

疟疾的病死率因感染的虫种不同而差异较大，间日疟、三日疟和卵形疟患者病死率很低，而恶性疟患者病死率则较高。婴幼儿感染、延误诊治和耐多种抗疟药物疟原虫株感染者病死率较高。脑型疟患者病死率达 9%～31%，而且病后可出现多种后遗症，如偏瘫、失语、斜视、失明、小脑共济失调和精神异常等。

【预防】

我国疟疾的防治策略是执行"因地制宜、分类指导、突出重点"的方针，采取相对应的综合性防治措施，坚持长期作战，反复斗争。经过 70 余年不懈奋斗，终于在 2021 年 8 月，经世界卫生组织多次缜密的检查，认定中国消除疟疾，宣布中国为无本土疟疾国家，中国在防治疟疾的工作中取得了辉煌成果。

（一）管理传染源

健全疫情报告制度，根治疟疾现症患者及带疟原虫者。

（二）切断传播途径

切断传播途径主要是消灭按蚊，防止被按蚊叮咬。清除按蚊幼虫滋生场所及广泛使用杀虫药物是预防疟疾的基本方法。个人防护可应用驱蚊剂或蚊帐等，避免被蚊虫叮咬。

（三）保护易感人群

1. 药物预防　包括治疗带疟原虫者及进入疟区的健康人。在流行区对 1～2 年内有疟疾史的人，进行流行高峰集体抗复发治疗。常用乙胺嘧啶 2 片（基质 50mg）连服 2 天，继续服伯氨喹 2 片（基质 15mg）连服 8 天，可清除疟原虫，减少传染源。在非耐氯喹疟疾流行区，外来人员预防服药可口服氯喹 0.5g（基质 0.3g），每周 1 次。耐氯喹疟疾流行区可口服甲氟喹 0.25g，每周 1 次。亦可用乙胺嘧啶 25mg，每周 1 次，或多西环素 200mg，每周 1 次。

2. 疫苗预防　疟疾疫苗的研究在最近的 30 年中取得了明显的成果。已研制出了一系列针对疟原虫生活史各期的候选疫苗。疟疾疫苗可分为子孢子疫苗（抗感染疫苗）、肝内期疫苗（抗红细胞外期疫苗）、无性血液期疫苗（抗红细胞内期疫苗和抗裂殖子疫苗）和有性期疫苗（传播阻断疫苗）等。由于疟原虫抗原虫期多且抗原成分复杂，因此单一抗原成分的疫苗免疫效果较差。多虫期多抗原复合疫苗是目前研究的重点。

【复习思考题】

1. 疟疾的病原学及流行病学有哪些特征？
2. 从疟原虫的生活史角度来阐述如何预防疟原虫？
3. 疟疾的治疗原则与特殊人群的抗疟治疗方案注意事项有哪些？

【习题精选】

7-9. 疟疾流行的主要区域是（　　）

A. 亚热带和温带　　　B. 温带和寒带　　　C. 寒带　　　　　D. 温带　　　　　E. 热带和亚热带

7-10. 我国疟疾的常见类型是（　　）

A. 恶性疟　　　　　　B. 卵形疟　　　　　C. 脑型疟　　　　D. 间日疟　　　　E. 三日疟

7-11. 疟原虫感染人体的阶段是（　　）

A. 裂殖子　　　　　　B. 裂殖体　　　　　C. 环状体　　　　D. 子孢子　　　　E. 滋养体

7-12. 人体感染疟疾后获得的免疫力是（　　）

A. 带虫免疫　　　　　B. 终身免疫　　　　C. 持久免疫　　　D. 交叉免疫　　　E. 无免疫力

7-13. 疟疾发作典型的临床表现是（　　）

A. 寒战—高热—大汗　　　　　　　B. 高热—大汗—寒战

C. 大汗—高热—寒战　　　　　　　D. 大汗—寒战—高热

E. 高热—寒战—大汗

7-14. 最凶险的疟疾是（　　）

A. 间日疟　　　　　　B. 脑型疟　　　　　C. 卵形疟　　　　D. 三日疟　　　　E. 肾型疟

7-15. 妊娠期服用抗疟药时宜选用（　　）

A. 奎宁+伯氨喹啉　　　　　　　　B. 奎宁+磷酸咯萘啶

C. 氯喹+磷酸咯萘啶　　　　　　　D. 氯喹+伯氨喹啉

E. 磷酸咯萘啶+伯氨喹啉

7-16. 诊断疟疾最可靠的依据是（　　）

A. 蛋白尿　　　　　　B. 转氨酶升高　　　C. 血涂片见疟原虫

D. 间接荧光抗体试验阳性　　　　　E. 血沉增快

7-17. 控制疟疾最常用的药物是（　　）

A. 青蒿素　　　　　　B. 氯喹　　　　　　C. 甲氟喹　　　　D. 奎宁　　　　　E. 磷酸喹哌

7-18. 控制疟疾复发，中断疟疾传播的药物是（　　）

A. 磷酸咯萘啶　　　　B. 氯喹　　　　　　C. 伯氨喹啉　　　　D. 青蒿素　　　　E. 奎宁

7-19. 患者，男，32 岁。寒战、高热、出汗间歇发作 1 周，今日发作时伴剧烈腰痛，并解酱油样小便。体检：贫血貌，脾肋下 2cm。化验：WBC 3.8×10^9/L，涂片找到疟原虫。治疗时下列不妥的措施是（　　）

A. 用奎宁及伯氨喹迅速控制症状　　　B. 静脉滴注氢化可的松

C. 静脉滴注碳酸氢钠　　　　　　　　D. 适量输液，鼓励饮水

E. 贫血严重时可输血

7-20. 患者，男，20岁。幼时有蚕豆黄病史，近日寒战、发热、出汗，血涂片找到间日疟原虫。治疗时不宜采用的药物是（　　）

A. 氯喹　　　　　B. 伯氨喹　　　　　C. 甲氟喹　　　　　D. 青蒿素　　　　　E. 奎宁

（林　锋　王　姣）

第三节　弓形虫病

【学习要点】

1. 掌握弓形虫病的临床表现，包括先天性弓形虫病和后天性弓形虫病的临床特点。
2. 掌握弓形虫病的病原学检查：直接涂片或活组织切片检查。
3. 掌握弓形虫病的诊断与鉴别诊断，预防和治疗。
4. 熟悉弓形虫病的传染源、传播途径和易感人群。
5. 了解弓形虫的生活周期及其发病机制与病理解剖。

案例 7-3

孕妇王某，塑料厂工人，孕第一胎。在孕早期有吃火锅史，食有牛羊肉，有"伤风感冒"，未服用过药物。孕期 7 个月体检时，B 超检查显示无脑儿而入院引产分娩。产下 1 个无脑儿、死胎。

【问题】

1. 该患者最有可能的诊断是什么？判断依据是什么？
2. 后续需要做哪些检查？
3. 如何进一步治疗？

弓形虫病（toxoplasmosis）是由刚地弓形虫（*Toxoplasma gongdii*）寄生于人体引起的人兽共患寄生虫病。本病流行范围广，呈世界性分布。人多为隐性感染，虫体寄生于人和多种哺乳动物（如猫）的有核细胞内，妊娠期妇女感染弓形虫后可通过胎盘侵犯胎儿，导致胎儿神经等系统病变，致畸严重。

温馨提示　弓形虫常侵袭免疫低下或免疫缺陷的人群，如艾滋病（AIDS）患者，是一种重要的机会性致病原虫。除刚地弓形虫外，微小隐孢子虫和粪类圆线虫也是机会性致病性寄生虫（opportunistic parasite）。

【病原学】

（一）形态

弓形虫根据其发育阶段的不同，可分 5 个形态阶段：速殖子、包囊、裂殖体、配子体和卵囊。

1. 速殖子（tachyzoite）　亦称滋养体或内芽殖子。虫体呈新月形或香蕉形，一端较尖，一端钝圆，一边较平，另一边较弯曲。长 4～7μm，最宽处 2～4μm。经吉姆萨或瑞氏染液染色后，核呈红色，位于虫体中央稍偏后；细胞质呈蓝色，有少量颗粒。在组织切片中，虫体呈椭圆形或圆形。速殖子见于弓形虫病的急性期，虫体常散布于血液、脑脊液和炎性渗出液中，单个或两个相对排列。亦常见到一个膨胀的吞噬细胞内有数个至数十个虫体，这个被宿主细胞膜包绕的速殖子群落由于没有真正的囊壁而称为假包囊。

2. 包囊　呈圆形或椭圆，具有一层由虫体分泌而成的嗜银性和富有弹性的坚韧囊壁。囊内虫体反复增殖，包囊体积逐渐增大，小的直径仅 5μm，内含数个虫体；大的直径可达 100μm，内含数百个虫体。囊内虫体称为缓殖子（bradyzoite），其形态与速殖子相似。

3. 裂殖体　取包囊感染的猫肠壁组织制成印片或切片，经吉姆萨染色后可见到形态各异的虫体。早期裂殖体的胞质为强嗜碱性，含有粗大颗粒。成熟裂殖体的胞质着色较淡，颗粒几乎见不到。内含 4～29 个或多至 30～40 个裂殖子，呈扇状排列；有些裂殖体有残留体（residual body）。裂殖子呈新月状，前端较尖，后端较钝，大小为（3.5～4.5）μm×1μm。

4. 配子体　有雌雄之分，雄配子体呈卵圆形或椭圆形，直径约 10μm。成熟雄配子体含 12～32

个雄配子（androgamete），1～2 个残留体。雄配子近似新月形，两端尖，长约 3μm。光镜下不易见到鞭毛。雌配子体呈圆形，成熟后称为雌配子（macrogamete）。在生长过程中形态变化不大，仅体积增大，可达 15～20μm。经吉姆萨染色后，核呈深红色，较大，常位于虫体的一侧；胞质内充满粗大深蓝色颗粒，这些颗粒随着虫体的成熟逐渐减少至完全消失。

5. 卵囊 或称囊合子。刚从猫粪排出的是未孢子化卵囊，呈圆形或椭圆形，大小约 10μm×12μm。稍带绿色，具两层光滑透明囊壁，无小孔和极粒（polar granules），充满均匀小颗粒。孢子化卵囊的体积稍增大，大小为 11μm×13μm，含 2 个孢子囊。经切片染色后，可见到每个孢子囊内含 4 个子孢子，互相交错挤在一起，呈新月状，一端较尖，一端较钝，大小为 2μm×（6～8）μm。1 个核居中或在亚末端。

（二）生活史

弓形虫发育过程需要两个宿主，经历无性生殖和有性生殖两个世代的交替（图 7-7）。猫或猫科动物吞食假包囊、包囊或卵囊后，子孢子、速殖子或缓殖子在小肠内逸出，主要在回肠部侵入小肠上皮细胞发育增殖，经 3～7 天，上皮细胞内的虫体形成裂殖体，成熟后释出裂殖子，侵入新的肠上皮细胞形成第二代裂殖体，经数代裂体生殖后，部分裂殖子发育为雌雄配子体，继续发育为雌雄配子，雌雄配子受精成为合子，最后形成卵囊，从上皮细胞内逸出进入肠腔，随粪便排出体外，经 2～4 天即发育成具有感染性的成熟卵囊。当猫粪内的卵囊或动物肉类中的包囊或假包囊被中间宿主如人、羊、猪等吞食后，在肠内逸出子孢子、缓殖子或速殖子，随即侵入肠壁经血或淋巴进入单核巨噬细胞系统的细胞内寄生，并扩散到全身各组织器官，如脑、淋巴结、肌肉、肝、心、肺等进入细胞内并发育增殖，形成假包囊，破裂后，速殖子侵入新的组织细胞。虫体侵入宿主细胞是一个主动的过程，在免疫功能正常的机体，部分速殖子侵入宿主细胞后，特别是脑、眼、骨骼肌的虫体增殖速度减慢，形成囊壁而成为包囊，包囊在宿主体内可存活数月、数年或更长。当机体长期应用免疫抑制剂或免疫功能低下时，组织内的包囊可破裂，释出缓殖子，进入血流并到其他新的组织细胞形成包囊或假包囊，继续发育增殖。

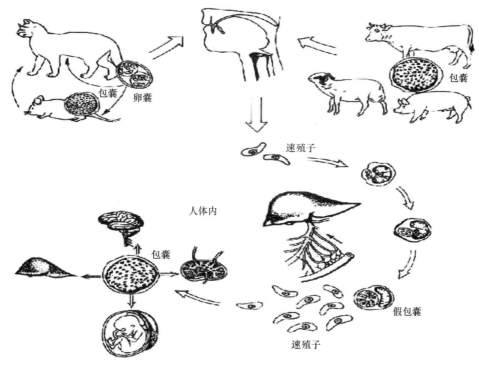

图 7-7 弓形虫的生活史

【流行病学】

弓形虫呈全球性分布，有的国家弓形虫感染率较高，我国人群感染率为 1%～38.6%，平均为 5%～20%。弓形虫对理化环境和消毒剂的抵抗力均较强，对消化酶也有相当强的抵抗力。滋养体对温度和消毒剂较敏感，加热54℃能存活10分钟；在1%甲酚皂溶液（来苏尔）或盐酸溶液中1分钟即死亡。包囊的抵抗力较强，4℃可存活68天，胃液内可耐受3小时，但不耐干燥，56℃10分钟即可死亡。卵囊对酸、碱和常用消毒剂的抵抗力较强，但对热的抵抗力较弱。

1. 传染源　弓形虫病重要的传染源是猫和猫科动物，因其粪便中排卵囊数量多，且持续时间长。家禽家畜的弓形虫感染率也较高，人也是重要的传染源。

2. 传播途径　有先天性和获得性两种。前者指胎儿在母体经胎盘而感染；后者主要经口感染，可因食入未煮熟的含弓形虫的肉制品、蛋品、奶类而感染。经输血、器官移植、母婴垂直感染，以及损伤的皮肤、黏膜感染也都是可能的感染途径。食入节肢动物（如苍蝇、蟑螂等）携带卵囊污染的食物或接触被卵囊污染的土壤、水源亦是重要的传播途径。

3. 易感人群　人类对弓形虫普遍易感，胎儿、幼儿、老弱者、肿瘤患者及免疫功能低下者（如艾滋病患者及使用免疫抑制剂者）对弓形虫易感性增强。职业、生活方式、饮食习惯与弓形虫感染率密切相关，如兽医、屠宰人员、孕妇及免疫功能低下者为高危人群。

4. 流行特征　本病呈世界性分布，我国为流行地区，人群感染率较高，少数民族地区及农村感染率更高。

【发病机制与病理解剖】

1. 发病机制　在宿主免疫力低下或妇女妊娠期感染弓形虫时，速殖子可在细胞内寄居和增殖，以致细胞被破坏，速殖子逸出后侵犯邻近细胞，引起组织的炎症反应、水肿，单核细胞和少数多核细胞的浸润。虫体经血流散播可侵犯多种器官及组织。如宿主产生了免疫力，虫体的繁殖受到抑制并形成包囊，则成为慢性感染。包囊偶尔可破裂而释放出缓殖子，部分缓殖子可形成新包囊，部分被宿主细胞所杀灭。缓殖子的死亡可激起宿主强烈的超敏反应。炎症发生于脑组织，病灶区会逐渐由胶质细胞所代替。这种病灶很多时，宿主就会出现慢性脑炎的症状。视网膜细胞被速殖子大量破坏或形成许多包囊时，可引起视网膜炎，甚至失明。

2. 病理解剖　肠系膜淋巴结肿大，有点状出血、坏死灶。肺内可见坚硬的白色结节、坏死斑。脾大、坏死，血管周围有浸润现象。

温馨提示　弓形虫经局部淋巴结或直接进入血液循环，播散入器官，形成局部坏死灶及局部急性炎症反应。慢性期包囊破裂、机体免疫力低下时，引起上述病变及迟发型变态反应，导致坏死及强烈肉芽肿样反应。

> **案例 7-3【病理改变】**
> 　尸解报告：①无脑儿伴双侧外耳畸形；②肝、肺、肾淤血浊肿，部分坏死；③颅骨缺损未见脑组织；④胎盘退行性变，绒毛间纤维素渗出，部分钙化。实验室检查：胎儿血液、羊水涂片及肝、肺、脾组织印片均未见有虫体。

【临床表现】

正常免疫状态的个体感染弓形虫后，可无症状或有一过性的不适和淋巴结肿大等轻微症状，呈自限性。临床上弓形虫病可分为先天性和获得性两类。

1. 先天性弓形虫病　是在母体原虫血症时经胎盘垂直传播。母体在妊娠前感染弓形虫，一般不会传给胎儿。在妊娠初期3个月内感染则症状较严重，常使胎儿发生广泛的病变而致流产、死产或婴儿出现弓形虫病症状。常见的有脑积水、小脑畸形、大脑钙化灶、精神障碍、小眼球畸形、脉络膜视网膜炎、肝脾大，伴有黄疸等。经感染而能存活的儿童常有脑部先天性损害而遗留智力发育不全或癫痫。部分先天感染的婴儿无明显症状而仅表现为血清抗体阳性，这类婴儿可在成年后才出现脉络膜视网膜炎。受到感染的母亲在产下一胎先天性感染的婴儿后，因本身已成为慢性感染者，故罕见有次胎再出现先天性感染。

2. 获得性弓形虫病　最常见的表现为淋巴结肿大。较硬，有象皮样感，伴有长时间的低热、疲倦、肌肉不适。部分患者有暂时性脾大，偶尔出现咽喉肿痛、头痛和皮肤出现斑疹或丘疹。如弓形虫侵犯其他器官则可出现相应的症状，如心肌炎、肺炎、脑炎等。成人获得性弓形虫病很少出现脉络膜视网膜炎。

温馨提示　先天性弓形虫感染可能与孕妇在孕早期食入未熟动物肉类有一定关系。

【实验室检查】

（一）病原检查

1. 直接涂片　取患者血液、骨髓或脑脊液、胸腹水、痰液、支气管肺泡灌洗液、眼房水、羊水等作涂片，用常规染色或免疫细胞化学法检测，在涂片中可发现弓形虫花环、链条和簇状群体，位于细胞质内。淋巴结、肌肉、肝、胎盘等活组织切片，瑞氏或吉姆萨染色镜检可找到滋养体或包囊，但阳性率不高。

2. 动物接种　取待检体液或组织悬液，接种到小白鼠腹腔内，可造成感染并找到病原体，第一代接种阴性时，应至少盲目传代 3 次。

3. 细胞培养　弓形虫速殖子适应多种传代细胞系。已有 HeLa 细胞、鸡胚成纤维细胞与兔睾丸单层成纤维细胞培养的报道。

（二）免疫学检查

1. 检测抗体

（1）弓形虫染色试验：这是一种独特的免疫学检验方法。将新鲜弓形虫速殖子与正常血清混合，经温育后大部分弓形虫失去原来的新月形，而变为圆形或椭圆形。用碱性亚甲蓝染色时着色很深。而新鲜弓形虫与免疫血清混合时，虫体仍保持原有形态，因弓形虫受到特异性抗体和血清中辅助因子的协同作用，虫体变性，因而对碱性亚甲蕊蓝不易着色。该方法敏感性高、特异性强，被认为是诊断弓形虫病有价值的方法。但所需材料较难制备和保存，仅在有条件的实验室进行。

（2）间接免疫荧光抗体试验：本方法具有敏感性高、特异性较好、报告结果迅速等优点；但存在非特异性染色，同时判定结果易带主观性。

（3）直接凝集试验和间接血凝试验：前者采用甲醛固定的弓形虫悬液与受检血清温育，观察沉淀反应；后者以致敏红细胞凝集状况作为判断指标。

（4）酶联免疫吸附试验（ELISA）：该种检测试验用于诊断弓形虫病目前已衍生出多种方法，如斑点 ELISA、凝集扩散 ELISA、抗生物素蛋白-生物素 ELISA、双夹心 ELISA 等，这些方法已成为弓形虫病免疫学诊断的常用方法。

（5）放射免疫测定：是一种将同位素的高度灵敏性和抗原抗体反应的高度特异性相结合的超微量分析新技术。

（6）其他检测方法：如补体结合试验等。

2. 检测抗原　系用免疫学方法，检测患者血清及体液中的代谢或裂解产物（循环抗原），主要方法有循环抗原（circulating antigen，CAG）检测和循环免疫复合物（circulating immunocomplex，CIC）检测。具有高度的敏感性和特异性。

3. 基因诊断　基于分子生物学的新进展，核酸探针和聚合酶链反应（PCR）技术用于弓形虫病的诊断研究，均显示出较高的敏感性和特异性。

> **案例 7-3【实验室检查】**
> 　　产妇血清检测弓形虫抗体结果显示：IHA 1∶80（+），IFAT 1∶50（+）。病原分离：在分娩后当天取羊水腹腔接种于健康 CFW 小鼠上，盲目传代 3 次，在小鼠腹腔液中查见有大量寄生的原虫。

【并发症】

本病主要并发症为继发细菌感染。胎儿、婴幼儿、肿瘤、艾滋病患者及长期使用免疫抑制剂者患弓形虫病后，极易继发细菌感染，出现寒战、高热、毒血症状。

【诊断】

如有视网膜脉络膜炎、脑积水、头小畸形、眼球过小或脑钙化者，应考虑本病的可能，确诊则必须找到病原体或血清学试验阳性。

【鉴别诊断】

先天性弓形虫病应与 TORCH 综合征（风疹、巨细胞病毒感染、单纯疱疹和弓形虫病）中的其他疾病相鉴别。此外尚需与梅毒、李斯特菌或其他感染性脑病、胎儿败血症、传染性单核细胞增多症、淋巴结核等鉴别。病原体应与利-杜小体和荚膜组织胞浆菌相鉴别。

【预后】

本病预后取决于宿主的免疫功能状态及受累的器官。孕期感染可致妊娠异常或胎儿先天畸形。成人免疫功能缺损（如有艾滋病、恶性肿瘤、器官移植等），弓形虫病易发生全身播散，有相当高的病死率。单纯淋巴结肿大型预后良好。

【治疗】

1.病原治疗　成人弓形虫感染多呈无症状带虫状态，一般不需抗虫治疗。只有以下几种情况才进行抗虫治疗：①急性弓形虫病；②免疫功能缺损，如艾滋病、恶性肿瘤、器官移植等患者发生弓形虫感染；③确诊为孕妇急性弓形虫感染；④先天性弓形虫病（包括无症状感染者）。弓形虫病治疗药物的选择和持续时间取决于弓形虫病的临床表现和免疫状态。目前公认的药物有乙胺嘧啶、磺胺嘧啶、阿奇霉素、螺旋霉素、克林霉素等。常用疗法为乙胺嘧啶，成人每日 50mg，儿童 1mg/kg 分 2 次服；加磺胺嘧啶，成人每日 4g，儿童 150mg/kg，疗程最短 1 个月，超过 4 个月或更长时则疗效更佳。因乙胺嘧啶有致畸可能，孕妇在妊娠 4 个月内可选用螺旋霉素进行治疗，成人每日 2～4g，儿童 50～100mg/kg，4 次分服，3 周为 1 个疗程，间隔 1 周再重复 1 个疗程。孕妇还可应用克林霉素每日 600～900mg。乙胺嘧啶和磺胺嘧啶联合治疗有协同作用，免疫功能正常的急性感染者疗程 1 个月，免疫功能低下者应适当延长疗程，伴 AIDS 病的患者应给予维持量长期服用。

2.支持疗法　可采取加强免疫功能的措施，如给予胸腺肽等药物。对眼弓形虫病和弓形虫脑炎等可应用肾上腺皮质激素以防治脑水肿。

案例 7-3【诊断与治疗】

（1）孕早期有吃火锅史，食有牛羊肉，有"伤风感冒"。

（2）产妇血清检测弓形虫抗体结果显示：IHA 1∶80（+），IFAT 1∶50（+）。

（3）产下 1 个无脑儿、死胎。尸解报告：①无脑儿伴双侧外耳畸形；②肝、肺、肾淤血浊肿，部分坏死；③颅骨缺损未见脑组织；④胎盘退行性变，绒毛间纤维素渗出，部分钙化。实验室检查：胎儿血液、羊水涂片及肝、肺、脾组织印片均未见有虫体。病原分离：在分娩后当天取羊水腹腔接种于健康 CFW 小鼠中，盲目传代 3 次，在小鼠腹腔液中查见有大量寄生的原虫。

诊断：弓形虫病。

治疗：及时和恰当的治疗可使弓形虫病得到控制或治愈。传统的抗弓形虫药物是磺胺嘧啶和乙胺嘧啶，现也可采用螺旋霉素、克林霉素、阿奇霉素等药物治疗。弓形虫病的治疗必须在有经验的医生指导下进行，以确定合宜的药物配伍、剂量和疗程，并防止药物副作用的发生。

【预防】

1.开展卫生宣教　开展社区卫生宣传教育，增强对弓形虫病的危害性及预防常识的了解。对病猫进行治疗或改变养猫习惯，尽量减少与猫的接触。加强对肉类及奶、蛋类食品的消毒、管理，改变进食的不良习惯。改善对家畜的饲养管理，加强水源的卫生控制，减少对环境的污染。对育龄妇女及孕妇应加强普查，做到早发现、早治疗，以免产生严重后果。

2.妊娠前定期检查　孕妇应定期检测血清抗体。首次检测孕期为 10～12 周，阴性者则须在 20～22 周时复查，不论首次检查还是复查，如能确定孕期内感染，均应考虑治疗性人工流产，本措施可以预防将近 50% 的先天性弓形虫病的发生。复查阴性者，应于接近足月或足月时，进行第 3 次检测。首次检测 IgM 阳性提示为最近感染。对孕妇进行治疗可降低新生儿出生时的亚临床感染率。

【复习思考题】

1. 弓形虫病的临床表现特点是什么？

2. 弓形虫病的诊断要点是什么？

3. 弓形虫病的治疗是什么？

【习题精选】

7-21. 患者，女，25 岁。因"发热，咽痛 4 天"来诊。平素体健，家中养猫 2 年。查体：T 39℃；咽部充血；双侧扁桃体无肿大。血常规：Hb 8.2 g/L，WBC 5.5×10⁹/L，N 0.68，L 0.32；末梢血涂片，瑞氏染色，10×100 油镜检查：单核细胞胞质内以及细胞外可见散在、成堆、链条状分布的小体，形似弓形虫，类似血小板大小；

ELISA 检测 Toxo IgM 1∶100、IgG 1∶200，均阳性。

7-21-1. 最可能的诊断是（　　）

A. 上呼吸道感染　　　B. 系统性红斑狼疮　　C. 肺炎　　　　　　　D. 后天获得性弓形虫病

E. 风湿热

7-21-2. 最常用的抗生素是（　　）

A. 链霉素　　　　　　B. 吡罗昔康　　　　　C. 乙胺嘧啶　　　　　D. 异烟肼　　　　　　E. 青霉素

7-21-3. 该病的病原体为（　　）

A. 细菌　　　　　　　B. 病毒　　　　　　　C. 蠕虫　　　　　　　D. 原虫　　　　　　　E. 立克次体

7-21-4. 本病最主要的传染源是（　　）

A. 猫科动物　　　　　B. 急性期患者　　　　C. 鼠　　　　　　　　D. 蚊　　　　　　　　E. 跳蚤

7-22. 关于弓形虫发病机制的说法错误的是（　　）

A. 弓形虫经淋巴结进入血液循环　　　　　B. 弓形虫卵囊可在机体内长期存在

C. 弓形虫最常侵犯脑、眼、淋巴结　　　　D. 弓形虫卵囊最易在脑和眼中形成

E. 弓形虫感染后，宿主的 T/B 细胞功能障碍

7-23. 获得性弓形虫病最常累及的病变部位是（　　）

A. 脑　　　　　　　　B. 肺　　　　　　　　C. 心　　　　　　　　D. 淋巴结　　　　　　E. 眼

7-24. 弓形虫的临床表现中，说法正确的是（　　）

A. 先天感染多在分娩时经产道感染　　　　B. 后天感染多致中枢神经系统病变

C. 艾滋病患者少见弓形虫感染　　　　　　D. 感染弓形虫后，少数人为无症状

E. 先天性弓形虫病典型表现为视网膜脉络膜炎、精神障碍、脑积水、钙化等

7-25. 下列关于弓形虫病的说法，不正确的是（　　）

A. 弓形虫常引起先天畸形　　　　　　　　B. 弓形虫有双宿主生活周期

C. 弓形虫分为红细胞内期和红细胞外期　　D. 急性患者作为传染源的意义不大

E. 弓形虫病可通过胎盘造成母婴传播

（郑明华）

第四节　黑　热　病

【学习要点】

1. 掌握黑热病的临床表现、诊断方法及病原治疗。

2. 熟悉利什曼原虫的生活史、黑热病的流行病学及发病机制。

3. 了解黑热病的预防。

案例 7-4

　　患者，男，25 岁，青海陇南人。因"畏寒、发热伴进行性消瘦、贫血、鼻出血 4 个月"入院。

　　既往体健。在当地医院诊断为"败血症"，先后予青霉素、头孢菌素及喹诺酮类等抗生素治疗无效。

　　查体：T 39.5℃，高热病容，形体消瘦、贫血貌，全身皮肤见散在瘀斑、瘀点，肝肋下 4cm，脾肋下 10cm，质中、触痛。

　　化验：血常规示 WBC $1.8×10^9/L$，N% 20%，Hb 40g/L，PLT $35×10^9/L$；肝功能示转氨酶正常，球蛋白 39g/L；B 超示肝脾大；入院后患者 3 次伤寒沙门抗体、4 次外周血疟原虫及 3 次血培养均阴性。

【问题】

　　1. 该患者最有可能的诊断是什么？

　　2. 进一步需要做什么检查？

　　3. 首选什么药物治疗？

笔记栏

　　黑热病（kala-azar）又称内脏利什曼病（visceral leishmaniasis），是由杜氏利什曼原虫（*Leishmania donovani*）引起，经中华白蛉（*sandfly*）传播的慢性地方性传染病，属于人兽共患传染病，是我国五大寄生虫病之一。以长期不规则发热、肝脾大、全血细胞减少及血清球蛋白增多为主要临床特征。

　　温馨提示　我国的五大寄生虫病分别是疟疾、血吸虫病、钩虫病、丝虫病和黑热病。

【病原学】

　　杜氏利什曼原虫属锥体科，为细胞内寄生的鞭毛虫。对人有致病性的4种利什曼原虫属在形态上无差异，但致病性与免疫学特性却有差异。热带利什曼原虫和墨西哥利什曼原虫引起皮肤利什曼原虫病（即"东方疖"），巴西利什曼原虫引起鼻咽黏膜利什曼原虫病。

　　引起黑热病的杜氏利什曼原虫病主要侵犯内脏，寄生于单核巨噬细胞系统。杜氏利什曼原虫需在白蛉和人或哺乳动物两个宿主体内完成其生活史，其生活史分前鞭毛体（promastigote）和无鞭毛体（amastigote）两个阶段（图7-8）。前鞭毛体寄生于白蛉消化道，呈纺锤形，前端稍宽，后端则较尖细，前端有一游离鞭毛自前端伸出体外，其长度与体长相仿，11～16μm。无鞭毛体又称利-杜小体（Leishman-Donovani body），寄生于人和哺乳动物单核巨噬细胞内，呈卵圆形或椭圆形，大小约4.4μm×2.8μm，染色后可见胞核和动基体。

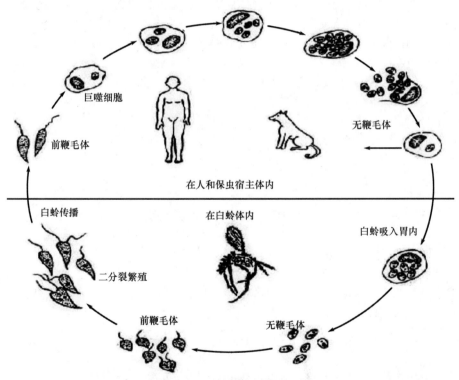

图7-8　杜氏利什曼原虫的生活史

　　当雌性白蛉叮咬患者和被感染动物时，将血中利-杜小体吸入白蛉胃中，2～3天后发育为成熟前鞭毛体，活动力加强并迅速以纵二分裂法繁殖。1周后，前鞭毛体大量聚集于白蛉口腔并进入喙部，发育成熟而具有感染力。当白蛉再次叮咬人和动物时，前鞭毛体即随其唾液侵入宿主体内，为巨噬细胞所吞噬，脱掉鞭毛转化为无鞭毛体。无鞭毛体在巨噬细胞内大量繁殖，直至巨噬细胞不能容纳而被胀破，原虫逸出入血，随血液被带到身体各部位，特别是肝、脾、骨髓和淋巴结等富含单核巨噬细胞的脏器，再被其他巨噬细胞吞噬。

【流行病学】

（一）传染源

　　患者、病犬及某些野生动物为本病的主要传染源。不同地区的主要传染源各异，皖北和豫东以北平原地区以患者为主（人源型），西北高原山区以病犬为主（犬源型），而在内蒙古、新疆的荒漠地区，则以野生动物为主（自然疫源型或荒漠型）。

（二）传播途径

中华白蛉是我国黑热病主要传播媒介，主要通过白蛉叮咬传播，偶可经破损皮肤和黏膜、胎盘或输血传播。

（三）人群易感性

本病人群普遍易感，但易感性随年龄增长而降低，病后获得较持久的免疫力。

（四）流行特征

本病起病缓慢，发病无明显季节性。男性较女性多见。农村较城市多发，不同地区发病年龄有所不同。人源型以较大儿童及青壮年发病多，犬源型及自然疫源型则儿童多，成人少。儿童发病率无明显性别差异。本病为地方性传染病，但分布较广，亚洲、欧洲、非洲、拉丁美洲均有本病流行。主要流行于中国、印度及地中海沿岸国家。

温馨提示 在我国，黑热病流行于长江以北的广大农村地区，包括山东、河北、河南、江苏、安徽、陕西、甘肃、新疆、宁夏、青海、四川、山西、湖北、辽宁、内蒙古及北京市郊。目前，人源型黑热病除新疆流行区外，在其他流行区已得到控制。而犬源型和野生动物源型黑热病则在其流行区不断出现，有死灰复燃之势。从 2005 年开始，在我国新疆、甘肃、内蒙古、陕西、山西和四川呈散发态势，每年新发生的病例数在 400 例左右，其中新疆、甘肃和四川新发病例占全国新发病例的 90% 以上。

【发病机制与病理解剖】

当受感染白蛉叮咬人时，将前鞭毛体注入宿主的皮下组织，少部分被中性粒细胞破坏，大部分被巨噬细胞所吞噬并在其中增生、繁殖。从胀破的巨噬细胞中逸出的原虫随血流至全身，又被其他巨噬细胞所吞噬并再行繁殖，如此循环反复，导致机体巨噬细胞大量破坏和增生，受累最严重的是富含单核巨噬细胞的脾、肝、骨髓、淋巴结等。细胞增生和继发的小血管阻塞性充血是肝、脾、淋巴结肿大的基本原因。由于脾功能亢进及细胞毒性变态反应所致免疫性溶血，引起全血细胞减少。血小板显著降低，患者易发生鼻出血、齿龈出血。粒细胞减少致机体免疫功能低下，易引起继发感染。因单核巨噬细胞系统不断增生，浆细胞大量增加，致血浆球蛋白增高，主要为 IgG，大多为非特异性抗体，无保护性作用。

黑热病的基本病理变化为巨噬细胞及浆细胞明显增生，主要病变在富含巨噬细胞的脾、肝、骨髓及淋巴结。脾显著肿大，重量可达 4～5kg，巨噬细胞极度增生，内含大量利-杜小体；肝可轻至中度肿大，库普弗细胞、肝窦内皮细胞及汇管区巨噬细胞内有大量利-杜小体；肝小叶中心肝细胞受压而萎缩，周围肝细胞浑浊肿胀，或因缺血发生肝脂肪变性。骨髓显著增生，巨噬细胞内有大量利-杜小体，中性粒细胞、嗜酸性粒细胞及血小板生成均显著减少。淋巴结轻度至中度肿大，其内有含利-杜小体的巨噬细胞及浆细胞。

温馨提示 前鞭毛体为杜氏利什曼原虫的感染阶段，黑热病的致病机制主要与无鞭毛体导致巨噬细胞破裂和大量增生有关。

【临床表现】

本病潜伏期长短不一，平均 3～5 个月（10 天～9 年）。大多起病缓慢，偶有急性起病者。

（一）典型临床表现

1. 发热 其特征是发热虽持续较久，但全身中毒症状不明显，仍能坚持一般照常工作及劳动。典型病例呈双峰热型，但大多为长期不规则发热，发热时可伴畏寒、盗汗、食欲减退、乏力、头昏等症状。发热一般持续 1 个月左右消退，间歇数周后体温又上升，如此复发与间歇交替，逐渐转为长期不规则发热。

2. 脾、肝及淋巴结大 脾呈进行性肿大，自病后 2～3 周即可触及，质地柔软，以后随病情延长，脾脏逐渐明显且变硬，半年可平脐，年余可达盆腔，若脾内栓塞或出血，则可引起脾区疼痛和压痛。肝轻度至中度增大，质地软，偶有黄疸和腹水。淋巴结亦为轻度至中度肿大。

3. 贫血及营养不良 病程晚期可出现，有精神萎靡、心悸、气短、面色苍白、水肿及皮肤粗糙。皮肤常有暗的色素沉着，故又称 kala-azar，即印度语黑热的意思。亦可因血小板减少而有鼻出血、齿龈出血及皮肤出血点等。

在病程中症状缓解与加重可交替出现，一般病后1个月进入缓解期，体温下降，症状减轻，脾缩小，血象好转，持续数周后又可反复发作，病程迁延数月。

（二）特殊临床类型

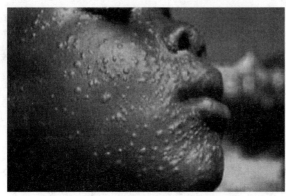

图 7-9　黑热病患者的皮肤损害

1. 皮肤型黑热病　50%患者发生在黑热病病程中，同时伴有内脏感染症状，另有40%患者既往有黑热病病史，经治疗康复后多年发生皮肤损害，即所谓的黑热病后皮肤利什曼病（post kala-azar dermal leishmaniasis），其余10%为无黑热病病史的原发患者。皮损主要是结节、丘疹和红斑，偶见褪色斑，表面光滑，不破溃亦很少自愈，结节可连成片（图7-9）。皮损可见于身体任何部位，但多见于面颊部。患者一般情况良好，大多数能照常工作及劳动，病程可达数年之久。

2. 淋巴结型黑热病　此型较少见，患者均无黑热病病史。表现为浅表淋巴结肿大，尤以腹股沟多见，花生米大小，亦可融合成大块状，较浅可移动，局部皮肤无红肿热痛。全身情况良好，肝、脾多不大或轻度增大。

【实验室检查】

（一）血常规

所有患者均有全血细胞减少，随脾肿大而加重。白细胞首先减少，血小板和红细胞继之减少。其中白细胞数减少最明显，一般为（1.5～3）×10⁹/L，重者可少于1×10⁹/L，中性粒细胞减少甚至可以完全消失；血小板数明显降低，一般为（40～50）×10⁹/L；常有中度贫血，晚期可有重度贫血。嗜酸性粒细胞数减少或消失。

（二）血清蛋白检测

球蛋白显著增加，白蛋白减低。白、球蛋白比例倒置。球蛋白试验（蒸馏水试验、醛凝试验等）常于病程3个月后呈阳性。

（三）病原学检查

1. 涂片检查　骨髓、淋巴结或肝、脾组织穿针涂片找到利-杜小体或穿刺物培养（NNN培养基）查见前鞭毛体为本病可靠的确诊依据。骨髓涂片最为常用，阳性率高达80%～90%。脾穿刺涂片阳性率虽高达90%～99%，因出血的危险性较大而很少采用。淋巴结穿刺涂片阳性率亦高达46%～87%，可用于检查治疗后复发患者，因原虫在此消失最慢而成为复发病灶。外周血涂片简便，厚涂片阳性率为60%，血液沉淀法涂片阳性率为90%。皮肤型及淋巴结型患者，可从皮损处及肿大淋巴结中取材涂片检出利-杜小体。

2. 培养法　如原虫量少涂片阴性，可将穿刺物作利什曼原虫培养。将穿刺物接种于NNN培养基，置于22～25℃温箱内。经7～10天，如培养基中查见活动活泼的前鞭毛体，则判断为阳性结果。操作及培养过程应严格注意无菌操作。

（四）血清免疫学检验

1. 检测特异性抗体　采用酶联免疫吸附试验（ELISA）、间接免疫荧光抗体试验（IFAT）及间接血凝试验（IHA）等方法检测患者外周血中的特异性抗体，其阳性率及特异性均较高，其中ELISA法及IFAT法阳性率几乎达100%，对黑热病的诊断有较大的应用价值，但可有假阳性。患者治疗痊愈后，其血中抗体消失较慢，甚至长期存在，故特异性抗体检测一般不用于疗效考核。

2. 检测特异性抗原　单克隆抗体抗原斑点试验（McAb-AST）及单隆抗体斑点ELISA（Dot-ELISA）检测患者外周血中的抗原，特异性及敏感性高，除用于早期诊断外，还用于疗效考核（治愈后1个月内转阴）。

（五）rK39重组抗原试纸条法

利什曼原虫基因片段K39存在于所有引起内脏利什曼病的利什曼原虫虫种（株）中。以此基因片段的重组抗原（rK39）制备的免疫层析试纸条检测黑热病具有较高的特异性和敏感性，阳性检出率高达 100%，用于现症患者的诊断优于病原学方法。该法简便、快速、准确，是一种比较适合基层使用的快速诊断黑热病的方法。

> **案例 7-4【实验室检查】**
> 患者行 2 次骨髓穿刺涂片，均找到利-杜小体。

【并发症】

黑热病的并发症多见于疾病晚期。

（一）继发细菌性感染

本病易并发肺部炎症、细菌性痢疾、齿龈溃烂、走马疳等。

（二）急性粒细胞缺乏症

急性粒细胞缺乏症表现为高热、极度衰竭、口咽部溃疡与坏死、局部淋巴结肿大及外周血象中性粒细胞显著减少，甚至消失。

【诊断及鉴别诊断】

（一）诊断

黑热病主要依据流行病学资料、临床表现及实验室检查进行诊断。

1. 流行病学资料 有白蛉活动季节（5～9 月份），在流行区居住或逗留史。

2. 临床表现 起病缓慢，长期、反复不规则发热，全身中毒症状相对较轻，进行性肝脾大，贫血、白细胞减少及营养不良。

3. 实验室检查 全血细胞减少，甚至中性粒细胞缺乏；中度贫血，血小板减少；血浆球蛋白显著增高，白蛋白减少；血清特异性抗原抗体检测阳性有助于诊断。骨髓、淋巴结、肝、脾组织穿针涂片找到利-杜小体或穿刺物培养查见前鞭毛体可确诊。尽早行骨髓涂片检测是避免误诊的关键。

4. 治疗性诊断 对高度疑诊而未检出病原体者，可用锑剂试验治疗，若疗效显著有助于本病诊断。

温馨提示 长期发热+肝脾大+全血细胞减少+来自黑热病疫区→高度怀疑本病。尽早骨髓穿刺涂片检测利-杜小体是避免误诊的关键。

（二）鉴别诊断

本病需与其他长期发热、脾大及白细胞减低的疾病相鉴别。

1. 疟疾 可有发热和肝脾大，但流行区不同，且患者末梢血液白细胞数正常或轻度升高，血涂片中可找到疟原虫。

2. 伤寒 可有高热和肝脾大，但患者中毒症状明显，常有相对缓脉，胸腹部有时可见玫瑰疹，血清肥达试验阳性，血培养可培养出伤寒沙门菌。

3. 布鲁氏菌病 可有长期发热和肝脾大，但患者常有牛、羊、猪等家畜的密切接触史，头痛及关节疼痛较明显，血清布鲁氏菌凝集试验阳性。

【预后】

本病预后取决于是否及时治疗及有无并发症，有并发症者预后差。未经有效治疗的患者病死率高达 95%，多在病后 1～2 年内因继发感染而死亡。采用葡萄糖酸锑钠治疗后，病死率可降至 1% 左右，但少数可复发。

【治疗】

（一）一般治疗

卧床休息，高蛋白饮食。以及针对脾功能亢进可给予输血或输注粒细胞、抗感染等。

（二）病原治疗

1. 锑制 5 价锑制剂，葡萄糖酸锑钠（sodium stibogluconate）因对杜氏利什曼原虫有很强的杀虫作用，具有疗效迅速显著、疗程短、不良反应少等优点，是治疗黑热病的首选药物，其病原体消除率为 93%～99%。一般采用 6 日疗法，成人总剂量按体重 90～130mg/kg（以 50kg 为限），小儿总剂量按体重 150～200mg/kg，等分为 6 份，每日 1 次肌内注射或静脉注射。对敏感性较差的虫株感染，可重复 1～2 个疗程，间隔 10～14 天。对全身情况较差者，总剂量等分为 6 份，可每周注射 2 次，疗程 3 周或更长。对新近曾接受锑剂治疗者，可减少剂量。复发病例可再用本品治疗。5 价锑制剂的副作用轻微，有鼻出血、咳嗽、恶心、呕吐、腹泻、腹痛等，病情重危或有心、肝疾病患者慎用或改用 3 周疗法。粒细胞显著减少者忌用。

2. 非锑剂 对锑剂无效或禁忌者可选下列非锑剂药物。

（1）喷他脒（pentamidine）：剂量为每次 4mg/kg，临用时新鲜配制成 10% 溶液肌内注射，每日或间日 1 次，10～15 次为 1 个疗程。治愈率在 70% 左右。不良反应有注射局部红肿硬块，也可见头晕、心悸、脉搏加快，甚至血压下降，可引起肝、肾损害。

（2）米替福新（miltefosine）：是近年来合成的一种口服治疗内脏利什曼病的新药，疗效好而且安全。成人患者口服 100mg/d，相当于 2.5mg/kg，28 天为 1 个疗程。其疗效优于肌内注射葡萄糖酸锑钠，近期治愈率可达 100%，但治疗后 6 个月复发率较高，达 2%～10%，目前认为口服米替福新可作为肌内注射葡萄糖酸锑钠的替代治疗。

3. 两性霉素 B 对本病亦有良好疗效，每次剂量为 1mg/kg，静脉滴注，每 2 天用药 1 次，15 次为 1 个疗程。但因两性霉素 B 的不良反应较多、较重，只有上述药物治疗无效时才试用。

黑热病的治愈标准：①体温正常，症状消失，一般情况改善；②增大的肝、脾回缩；③血象恢复正常；④原虫消失；⑤治疗结束随访半年以上无复发。

（三）脾切除

巨脾或伴脾功能亢进，或多种治疗无效时应考虑脾切除。术后再给予病原治疗，治疗 1 年后无复发者视为治愈。

案例 7-4【诊断与治疗】

（1）青年男性，青海陇南人，为此病疫区。

（2）主诉：发热伴进行性消瘦、贫血、鼻出血 4 个月。外院诊断为"败血症"，先后予青霉素、头孢菌素及喹诺酮类等抗生素治疗无效。

（3）查体：T 39.5℃，高热病容，形体消瘦、贫血貌，全身皮肤见散在瘀斑、瘀点，肝脾大。

（4）实验室检查：全血细胞减少，WBC $1.8×10^9$/L，N% 20%，Hb 40g/L，PLT $35×10^9$/L；球蛋白 39g/L。

（5）2 次骨髓穿刺涂片找到利-杜小体。

诊断：黑热病。

治疗：首选葡萄糖酸锑钠，对锑剂过敏或抗锑剂患者，可选用喷他脒或米替福新。

【预防】

（一）管理传染源

在流行区白蛉繁殖季节前，应普查及根治患者。山丘地带应及时查出病犬，捕杀掩埋。病犬多的地区动员群众不养犬。

（二）消灭传播媒介

用敌敌畏、美曲膦酯（敌百虫）1.5～2.0g/m² 或溴氰菊酯 12.5～25mg/m² 进行喷洒杀灭白蛉，防止其滋生。

（三）加强个人防护

用细孔纱门纱窗或蚊帐。用邻苯二甲酸二甲酯涂皮肤，以防白蛉叮咬。

【复习思考题】

1.什么是黑热病？

2.临床确诊黑热病常用的可靠方法是什么？

3.黑热病的病原学治疗及治愈标准是什么？

【习题精选】

7-26. 患者，男，20岁。因"发热5个月，腹痛、齿龈出血、皮肤出血点1个月"来诊，5个月前无明显诱因发热，体温37.5～38.5℃，无明显规律。发热时精神、食欲尚好，无乏力、肌肉酸痛，仍能正常参加工作。按感冒治疗效果不好，发热持续1个月后停止，3周后又出现发热，性质同前，反复发作。在多家医院给予抗生素及对症治疗，症状反复。1个月前渐出现腹胀，齿龈出血（饭后明显），搔抓处皮肤有出血点。患者6个月前从四川来广东打工。查体：贫血貌，一般情况尚好；心、肺正常；肝肋下4cm，脾肋下平脐，质地硬，无触痛。血常规：Hb 89g/L，RBC $3.12×10^{12}$/L，WBC $2.1×10^9$/L，N% 15%，PLT $42×10^9$/L；白蛋白28g/L，球蛋白52g/L。

7-26-1. 为明确诊断，应最先进行的检查是（　　）

A. 血培养　　　　　B. 淋巴结活检　　　C. 血涂片找疟原虫　D. 骨髓检查　　　　E. PPD试验

7-26-2. 最可能的诊断是（　　）

A. 淋巴瘤　　　　　B. 恶性组织细胞病　C. 黑热病　　　　　D. 疟疾　　　　　　E. 结核

7-26-3. 该病的特效治疗药物是（　　）

A. 青霉素　　　　　B. 锑剂　　　　　　C. 乙胺嘧啶　　　　D. 氯喹　　　　　　E. 吡喹酮

7-27. 下列不属于黑热病传播途径的是（　　）

A. 胎盘传播　　　　B. 血液传播　　　　C. 经破损皮肤或黏膜传播　　　　D. 消化道传播

E. 虫媒叮咬

7-28. 黑热病的基本病理变化为（　　）

A. T细胞增生　　　B. B细胞增生　　　C. 巨噬细胞及浆细胞增生　　　　D. 库普弗细胞增生

E. 白细胞增生

7-29. 我国黑热病的主要传播媒介是（　　）

A. 黑蛉　　　　　　B. 中华白蛉　　　　C. 中华按蚊　　　　D. 蝉　　　　　　　E. 虱

7-30. 黑热病治疗痊愈的标准是（　　）

A. 症状消失，体温恢复正常　　　　　　B. 重大的肝脾恢复正常大小

C. 原虫消失，外周血象正常　　　　　　D. 治疗后经随访12个月以上无复发

E. 以上均是

7-31. 下面的检查方法中，可用于确诊黑热病的是（　　）

A. 免疫抗体检测　　B. 骨髓穿刺涂片　　C. 血清蛋白电泳　D. 脾穿刺　　　　　E. 血液培养

7-32. 下面关于黑热病的描述，错误的是（　　）

A. 其病原体为利-杜小体　　　　　　　B. 为慢性地方性疾病

C. 属于人兽共患病　　　　　　　　　　D. 长期规则发热　　　　　　　E. 主要侵犯内脏

（郑明华）

第八章 蠕虫感染性疾病

第一节 血吸虫病

【学习要点】

1. 掌握日本血吸虫病的临床表现、诊断依据和治疗措施。
2. 熟悉日本血吸虫病的病原学、流行病学和预防。
3. 了解日本血吸虫病的发病机制、病理过程、鉴别诊断。

案例 8-1

患者，男，23 岁，渔民，江西鄱阳县人。因发热 20 天就诊。

20 天前患者开始发热，体温最高可达 39.5℃，多为下午或晚上发热，次晨可退热。发热伴畏寒、腹痛、腹泻、腹胀、反应迟钝，热退后症状明显缓解。发病前 1 个月有下湖捕鱼史，且在捕鱼后当日双下肢皮肤出现数量较多的、针尖大小的红色丘疹，伴瘙痒，2 天后自行消退。

体格检查：T 39.3℃，P 98 次/分，BP 115/75mmHg，体重 65kg。急性病容，皮肤、巩膜无黄染，两肺未闻及啰音，HR 98 次/分，律齐，无杂音。腹部平软，肝肋缘下 1.0cm，剑突下 3.0cm，质中，脾肋缘下未触及。移动性浊音阴性。血常规：WBC 16.0×10^9/L，分类：N% 45%，L% 20%，嗜酸性粒细胞 0.35，RBC 4.6×10^{12}/L，PLT 119.0×10^9/L。

【问题】

1. 该患者最可能的诊断是什么？
2. 确诊还需完善哪些检查？
3. 如何进行治疗？

血吸虫病（schistosomiasis）是血吸虫寄生于人体所致的疾病。目前公认寄生于人体的血吸虫主要有 5 种，即日本血吸虫、曼氏血吸虫、埃及血吸虫、间插血吸虫与湄公血吸虫。血吸虫病广泛分布于非洲、亚洲、南美和中东 78 个国家。据世界卫生组织估计，全球约 6 亿人受血吸虫感染威胁，约 2 亿人受感染。

我国流行的血吸虫病是日本血吸虫病。日本血吸虫病（schistosomiasis japonica）是日本血吸虫寄生于门静脉系统引起的疾病，由皮肤接触含尾蚴的疫水而感染。主要病变是虫卵沉积于肝脏或肠道等组织而引起的虫卵肉芽肿。急性期有发热、肝大与压痛、腹痛、腹泻、便血等表现，血嗜酸性粒细胞显著增多；慢性期以肝脾大或慢性腹泻为主要表现；晚期表现主要与门静脉周围纤维化有关，可发展为肝硬化、巨脾、腹水等。

【病原学】

日本血吸虫雌雄异体，寄生在人或其他哺乳动物的门静脉系统。成虫在血管内交配产卵，一条雌虫每天可产卵 1000 个左右。大部分虫卵滞留于宿主肝及肠壁内，部分虫卵从肠壁穿破血管，随粪便排至体外。粪便排出的虫卵入水后，在适宜温度（25～30℃）下孵出毛蚴，毛蚴侵入中间宿主钉螺体内，经过母胞蚴和子胞蚴二代发育繁殖，7～8 周后即有尾蚴不断逸出，平均每天逸蚴 70 余条。尾蚴从螺体逸出后在水面浮游，当人、畜接触含尾蚴的疫水时，尾蚴在极短时间内从皮肤或黏膜侵入，脱去尾部形成童虫。童虫随血液循环流经肺而终达肝，30 天左右在肝内发育为成虫，又逆血流移行至肠系膜下静脉中产卵，完成其生活史。

日本血吸虫生活史中，人是终末宿主；钉螺是必需的唯一中间宿主。日本血吸虫在自然界除人以外，尚有牛、猪、羊、犬、猫等数十种哺乳动物可作为保虫宿主。

【流行病学】

日本血吸虫首先在日本发现。但血吸虫病在我国流行历史悠久，据湖南长沙马王堆西汉女尸与湖北江陵西汉男尸体内发现血吸虫虫卵的事实，证明两千多年前我国长江流域已有日本血吸虫病流行。中华人民共和国成立初期调查表明血吸虫病在我国长江流域及其以南的 12 个省（自治区、直辖市）的部分地区流行。血吸虫病不仅影响了个人健康，也影响到整个血吸虫病流行区域的经济发展。经过几十年来的大规模综合防治，我国血吸虫病得到了有效控制，血吸虫病的流行状况发生了显著变化。截至 2005 年底，上海、浙江、福建、广东、广西已达到传播阻断标准，其余 7 个省血吸虫病流行范围也大幅度缩小。根据地理环境、钉螺分布和流行病学特点，我国血吸虫病流行区可分为 3 种类型。

1. 湖沼型 流行最为严重，分布于湖北、湖南、江西、安徽、江苏等省，钉螺呈大片状分布，螺面积最广。居民常因防洪抢险、捕鱼摸蟹、游泳等感染，易引起急性血吸虫病。

2. 水网型 主要分布于江浙两省。钉螺沿河沟呈网状分布，居民大多因生产或生活接触疫水而感染。

3. 山丘型 主要分布在四川和云南省，钉螺自上而下沿水系呈点状分布，患者较少而分散，给防治工作造成困难。

（一）传染源

日本血吸虫病是人兽共患病，传染源为患者和保虫宿主，视不同流行区而异。湖沼型，除患者外，感染的牛与猪亦为重要传染源。水网型主要传染源为患者。山丘型，野生动物如鼠类也可作为传染源。

（二）传播途径

带虫卵的粪便入水、钉螺滋生和接触疫水是本病传播的 3 个重要环节。

1. 粪便入水 带虫卵的粪便污染水源的方式有河边洗刷马桶、稻田采用新粪施肥、粪船渗漏和病畜随地排便等。

2. 钉螺滋生 钉螺是日本血吸虫必需的唯一中间宿主，为淡水螺类，水陆两栖，生活在水线上下，滋生在土质肥沃、杂草丛生、潮湿的环境中。钉螺感染的阳性率以秋季为高。

3. 接触疫水 居民因生产（捕鱼摸蟹、割湖草、种田等）或生活（洗澡、游泳等）接触疫水而感染。饮用生水时尾蚴亦可从口腔黏膜侵入。

（三）易感人群

本病人群普遍易感，以农民、渔民为多。男多于女。5 岁以下儿童感染率低，感染率随年龄增长而增高，以 15 ～ 30 岁青壮年感染率最高。夏秋季感染机会最多。感染后可有部分免疫力，经常重复感染。儿童及非流行区人群如遭受大量尾蚴感染，易发生急性血吸虫病。有时集体感染发病，呈暴发流行。

【发病机制】

在血吸虫发育的不同阶段中，尾蚴、幼虫、成虫、虫卵对宿主均可引起一系列的免疫反应。尾蚴穿过皮肤可引起局部速发与迟发型变态反应。幼虫移行过程中，其体表抗原决定簇逐渐向宿主抗原转化，以逃避宿主的免疫攻击，因此不引起严重的组织损伤或炎症。成虫表膜具抗原性，可激发宿主产生相应抗体，发挥一定的保护作用。成虫肠道及器官的分泌物和代谢产物可作为循环抗原，与相应抗体形成免疫复合物出现于血液或沉积于器官，引起免疫复合物病变。虫卵是引起宿主免疫反应和病理变化的主要因素。通过卵壳上的微孔释放可溶性虫卵抗原，使 T 细胞致敏，释放各种淋巴因子，吸引大量巨噬细胞、单核细胞和嗜酸性粒细胞等聚集于虫卵周围，形成虫卵肉芽肿，又称虫卵结节。急性血吸虫病患者血清中检出循环免疫复合物与嗜异抗体，属于体液与细胞免疫反应的混合表现；而慢性与晚期血吸虫病的免疫病理变化被认为属于迟发型变态反应。

血吸虫病引起的肝纤维化产生于肉芽肿基础之上。虫卵释放的可溶性虫卵抗原、巨噬细胞与 T 细胞产生的成纤维细胞刺激因子，均可促使成纤维细胞增殖与胶原合成。

温馨提示 人体感染血吸虫后可获得部分免疫力，针对再感染的童虫有一定的杀伤作用，但不破坏原发感染的成虫，这种现象称为"伴随免疫"。

【病理过程】

日本血吸虫主要寄生在肠系膜下静脉与直肠痔上静脉内。虫卵肉芽肿是本病的基本病理改变。

虫卵沉积于宿主肠壁黏膜下层，并可顺门静脉血流至肝内分支，故病变以肝脏与结肠最显著。

1. 结肠 病变以直肠、乙状结肠、降结肠为最重，横结肠、阑尾次之。早期为黏膜充血水肿、片状出血、浅表溃疡等。慢性患者由于纤维组织增生，肠壁增厚，引起肠息肉和结肠狭窄。肠系膜增厚与缩短，淋巴结肿大与网膜缠结成团，可发生肠梗阻。虫卵沉积于阑尾，易诱发阑尾炎。

2. 肝脏 早期肝脏充血肿胀，表面可见黄褐色粟粒样虫卵结节；晚期由于虫卵结节形成纤维组织，在肝内门静脉周围出现广泛纤维化。因血液循环障碍，导致肝细胞萎缩，肝脏表面有大小不等结节，凹凸不平，形成肝硬化。由于门静脉血管壁增厚，门静脉细支发生窦前阻塞，引起门静脉高压，致食管、胃底静脉曲张，易破裂引起上消化道出血。

3. 脾脏 早期轻度充血、水肿、质软，晚期肝硬化引起门静脉高压、脾淤血、纤维化、血栓形成，脾脏呈进行性增大，可呈现巨脾，继发脾功能亢进。

4. 异位损害 虫卵或（和）成虫寄生在门静脉系统之外的器官，以肺与脑多见。肺部病变为间质性虫卵肉芽肿伴周围肺泡炎症浸润。脑部病变以顶叶与颞叶的虫卵肉芽肿为多。

【临床表现】

潜伏期 30 ～ 60 天，平均 40 天。感染重则潜伏期短，感染轻则潜伏期长。临床表现复杂多样，根据患者感染的程度、时间、免疫状态、治疗是否及时等因素，可分为急性、慢性、晚期以及异位损害。

（一）急性血吸虫病

急性血吸虫病多发生于夏秋季，以 7 ～ 9 月为常见，男性青壮年与儿童居多。患者常有明确的疫水接触史，如游泳、捕鱼摸蟹等，多见于初次感染者，但慢性患者感染大量尾蚴后亦可出现急性感染。

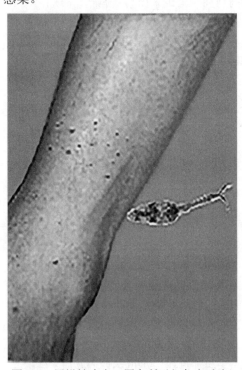

图 8-1 尾蚴性皮炎（图中所示红色小丘疹）

1. 尾蚴性皮炎 疫水接触处的皮肤出现红色小丘疹，发痒，1 ～ 3 天后自行消退。常因症状轻微而被忽视（图 8-1）。

2. 发热 急性患者都有发热。热型、热程及全身反应视感染轻重而异。体温多数在 38 ～ 40℃，热型以间歇型为多见，其次为弛张型，午后升高，伴畏寒，汗出热退，无明显毒血症症状。重度感染者，高热持续不退，可有精神萎靡、意识淡漠、重听、腹胀、相对缓脉等，易误诊为伤寒，热退后自觉症状好转。热程短者 2 周，重者可长达数月，多数患者在 1 个月左右。

3. 过敏反应 以荨麻疹较多见，其他尚有血管神经性水肿、全身淋巴结肿大、支气管哮喘等。血中嗜酸性粒细胞常显著增多。

4. 腹部症状 半数以上患者有腹痛、腹泻，每天 2 ～ 5 次，粪便稀薄，可带血和黏液，部分患者可有便秘。重型患者由于虫卵在结肠浆膜层和肠系膜大量沉积，可引起腹膜刺激征，有柔韧感和压痛。

5 肝脾大 90% 以上患者肝大伴压痛，以左叶显著。黄疸少见。半数患者轻度脾大。

6. 其他 半数以上患者有咳嗽、气喘、胸痛。危重患者咳嗽较重、咯血痰，伴胸闷、气促等。呼吸系统症状多在感染后两周内出现。重症患者可出现神志淡漠、心肌受损、重度贫血及恶病质等，亦可迅速发展为肝硬化。

急性血吸虫病病程一般不超过 6 个月，经杀虫治疗后，常迅速痊愈。如不治疗，可发展为慢性甚至晚期血吸虫病。

（二）慢性血吸虫病

慢性血吸虫病在流行区占绝大多数。急性症状消退而未经治疗者或疫区反复轻度感染而获得部分免疫力者，病程超过半年，称慢性血吸虫病。病程可长达 10 ～ 20 年或更长。临床表现分为无症状型和有症状型。

1. 无症状型　患者无任何症状或体征，常于粪便普查或因其他疾病就医时发现。

2. 有症状型　以腹泻、腹痛为多见，每天 1 ～ 2 次，便稀、偶带血，重者有脓血便，伴里急后重。常有肝脾大，但无脾功能亢进和门静脉高压征象。随病变进展，常有乏力、消瘦、劳动力减退，进而发展为肝纤维化。

（三）晚期血吸虫病

反复或大量感染血吸虫尾蚴，未经及时治疗，可发展成晚期血吸虫病。临床表现主要与肝硬化、门静脉高压和结肠纤维化有关。可分为巨脾型、腹水型、结肠肉芽肿型和侏儒型。

1. 巨脾型　最为常见，占晚期血吸虫病绝大多数。脾脏进行性增大，下缘可达盆腔，表面光滑，质硬，可有压痛，常伴脾功能亢进。因门静脉高压，可发生上消化道出血，易诱发腹水。

2. 腹水型　约占 25%。腹水可长期维持在中等量以下，多数为进行性加剧，以致腹部极度膨隆，呼吸困难，难以进食，腹壁静脉怒张，脐疝和巨脾。可因上消化道出血、肝衰竭、肝性脑病或败血症死亡。

3. 结肠肉芽肿型　以结肠病变为突出表现。患者经常腹痛、腹泻、便秘，或腹泻与便秘交替出现，可有不全性肠梗阻。左下腹可扪及痞块或痉挛性条索状物。结肠镜检见黏膜增厚、粗糙、息肉形成或肠腔狭窄。本型有并发结肠癌可能。

4. 侏儒型　极少见。幼年反复慢性感染血吸虫后，内分泌腺可出现不同程度的萎缩和功能减退，以性腺和垂体功能不全最为明显。除晚期血吸虫病的其他表现外，患者身材呈比例矮小，性器官与第二性征发育不良，但无智力减退。

温馨提示　晚期血吸虫病的各型可交互存在，同一患者可具有 2 ～ 3 个型的主要表现。

（四）异位损害

1. 肺型血吸虫病　多见于急性患者。在肺部虫卵沉积部位，有间质性病变、灶性血管炎和血管周围炎。呼吸道症状多轻微，表现为轻度咳嗽与胸部隐痛，常被全身症状所掩盖，胸部体征也不明显。肺部病变经病原学治疗后 3 ～ 6 个月逐渐消失。

2. 脑型血吸虫病　是流行区局限性癫痫的主要原因。病变多位于大脑顶叶与枕叶。临床上可分为急性与慢性两型。急性型多见于急性血吸虫病，表现为脑膜脑炎，脑脊液检查正常或蛋白质与白细胞轻度增多。慢性型多见于慢性早期患者，主要症状为局限性癫痫发作，可伴头痛、偏瘫等，无发热。颅脑 CT 显示单侧多发性高密度结节阴影。若能及时诊治预后多良好。

【并发症】

（一）肝硬化并发症

肝硬化并发症以上消化道出血最为常见。晚期患者并发食管下段或胃底静脉曲张者占 2/3 以上，曲张静脉破裂引起上消化道出血者占 16% ～ 31%，可反复多次发生。临床上有大量呕血和黑便，可引起出血性休克，出血后可出现腹水或诱发肝性脑病。此外，并发原发性腹膜炎和革兰氏阴性杆菌败血症者亦不少见。

（二）肠道并发症

血吸虫病并发阑尾炎者颇为多见。流行区患者切除的阑尾标本中找到虫卵者可达 30%。血吸虫病并发急性阑尾炎时易引起阑尾穿孔、局限性脓肿或腹膜炎。血吸虫病结肠肉芽肿可并发结肠癌，多为腺癌，恶性程度较低、转移较晚，早期手术预后较好。

（三）感染

1. 乙型肝炎　血吸虫病患者，尤其是晚期病例，合并病毒性肝炎者较为常见，如乙型肝炎感染率可达 31% ～ 60%。此类患者病理变化常呈混合性肝硬化，肝功能损害较为严重。

2. 伤寒、副伤寒　慢性血吸虫病合并伤寒或副伤寒时，临床表现常呈迁延型，患者长期发热，迁延数月，中毒症状一般不明显，血嗜酸性粒细胞一般不低，需同时治疗血吸虫病才能控制病情。

【实验检查】

（一）血常规

急性血吸虫病外周血常规以嗜酸性粒细胞显著增多为主要特点。白细胞总数在 $10×10^9$/L 以上，嗜酸性粒细胞一般占 20% ～ 40%，高者可达 90%。慢性患者嗜酸性粒细胞常在 20% 以内；晚期患者因脾功能亢进，白细胞及血小板减少，并有不同程度的贫血，嗜酸性粒细胞增多不明显。

（二）粪便检查

粪便检出虫卵和孵出毛蚴是确诊血吸虫病的直接依据。一般急性期检出率较高，而慢性和晚期阳性率不高。检查虫卵常用改良加藤厚涂片法或虫卵透明法。

（三）肝功能试验

急性期血清 ALT、AST 轻度升高，γ-球蛋白可中度增高；慢性患者肝功能大多正常；晚期患者血清白蛋白降低，白蛋白与球蛋白比例倒置。

（四）血清免疫学检查

血清免疫学诊断建立在抗原-抗体反应的基础上。抗体检测的常用方法有环卵沉淀试验（COPT）、间接血凝试验（IHA）、酶联免疫吸附试验（ELISA）等。近年来采用单克隆抗体检测患者循环抗原的微量法有可能诊断活动性感染，可作为考核疗效的参考。

温馨提示 由于患者血清中抗体在治愈后持续时间很长，故不能区别既往感染与现症患者。

（五）直肠黏膜活检

直肠黏膜活检是血吸虫病原诊断的方法之一。一般于粪检多次阴性，而临床仍高度怀疑血吸虫病时进行。通过直肠或乙状结肠镜，在病变处取米粒大小黏膜，置光镜下压片检查有无虫卵。以距肛门 8 ～ 10cm 背侧黏膜处取材阳性率最高。该方法获得的大部分是远期变性虫卵。

温馨提示 本检查近期与远期变性卵不易区别，故不能作为考核疗效或再次治疗的依据。有出血倾向、严重痔疮或肛裂，以及极度衰弱者均不宜作本检查。

（六）上腹部影像学检查

1. B超 可判断肝纤维化和肝硬化程度。可见肝、脾体积大小改变，门静脉直径，有无腹水等。

2. CT 晚期患者可显示肝包膜增厚钙化，与肝内钙化中隔相垂直。重度肝纤维化可显示龟背样图像。

（七）其他检查

急性重型患者可有心肌损害，心电图检查可显示 T 波降低、平坦或倒置，QRS 电压降低等变化。急性患者胸部 X 线可见肺纹理增多，粟粒状或絮状阴影。慢性和晚期患者胃镜可见食管下段或胃底部静脉曲张，结肠镜可见结肠息肉、狭窄等器质性改变。晚期患者可有脑垂体、肾上腺、甲状腺和性腺等内分泌器官的功能改变。

案例 8-1【临床特点】

（1）流行病学资料：患者为渔民，有经常下湖捕鱼接触疫水的机会。本次发病前 1 个月有下湖接触疫水的经历。患者生活所在地属江西省鄱阳湖区域，为血吸虫流行地区。

（2）临床表现：下湖捕鱼后，下肢出现针尖大小的红色小丘疹，有瘙痒感，2 天后自行消退。1 个月后出现发热、腹痛、腹泻等消化道症状。

（3）体检：肝大。

（4）实验室检查：血白细胞和嗜酸性粒细胞计数明显升高。

该患者应怀疑急性日本血吸虫病。需做粪便检查虫卵及血清免疫学、肝功能、胸片等检查，必要时行直肠黏膜活检以明确诊断。

【诊断与鉴别诊断】

（一）诊断依据

1. 流行病学史 疫水接触是本病诊断的必要条件。患者的籍贯、职业、疫区居住史亦对诊断有重要的参考价值。

2. 临床特点　具有急性、慢性、晚期血吸虫病的症状或体征。

3. 实验诊断

（1）病原学诊断：粪便检查检出虫卵或孵出毛蚴，提示体内有活成虫寄生。但慢性与晚期患者，常因肠壁纤维化，虫卵不易掉入肠腔，粪便检查常为阴性。必要时可行直肠黏膜活检。

（2）血清免疫学诊断：随着我国血吸虫病防治工作的深入，许多地区已消灭或基本消灭血吸虫病，人群血吸虫病感染率明显下降，血清学诊断具有重要价值。

> **案例 8-1【诊断】**
> 　　进一步查患者粪便查出血吸虫卵（++），血清中血吸虫抗体为阳性。
> 　　根据临床特点考虑诊断：急性血吸虫病。

（二）鉴别诊断

1. 急性血吸虫病　有时可与伤寒、副伤寒、阿米巴肝脓肿、粟粒性结核、结核性腹膜炎、败血症等混淆。血中嗜酸性粒细胞显著增多有重要鉴别价值，粪便检查检得虫卵或孵出毛蚴即可确诊。

2. 慢性与晚期血吸虫病　慢性与晚期血吸虫病肝脾大者应与慢性病毒性肝炎相鉴别，有时两者可同时存在。以腹泻、便血为主要表现者易与慢性菌痢、阿米巴痢疾、结肠癌等混淆，直肠镜检查对后者有重要意义。流行区的癫痫患者，应考虑脑型血吸虫病的可能。晚期患者应与其他原因引起的肝硬化鉴别。

【预后】

本病预后与感染程度、病程、年龄、有无并发症、异位损坏及治疗是否及时彻底有明显关系。急性患者经及时有效的抗虫治疗多可痊愈。慢性早期患者接受抗虫治疗后绝大多数症状消失、体力改善、粪便及血清学检查转阴，可长期保持健康状态。晚期患者出现肝硬化则难以恢复，易出现上消化道出血、腹水、肝性脑病等并发症，预后较差。

【治疗】

（一）病原治疗

目前治疗日本血吸虫病最有效的药物是吡喹酮，对血吸虫各个发育阶段均有不同程度的杀虫效果，特别是杀成虫作用大，适用于各期各型血吸虫病。吡喹酮毒性较低，治疗量对人体心血管、神经、造血系统及肝肾功能无明显影响，无致畸、致癌作用。少数患者出现心脏期前收缩，偶有室上性心动过速、心房颤动等。神经肌肉反应以头昏、头痛、乏力较常见。吡喹酮正规治疗后，3～6个月粪便检查虫卵阴转率达85%，虫卵孵化阴转率为90%～100%。血清免疫学转阴需1～3年。

1. 急性血吸虫病　吡喹酮，总量按120mg/kg，6天分次服完，其中50%必须在前两天服完，体重超过60kg者按60kg计。

2. 慢性血吸虫病　吡喹酮，成人总量按60mg/kg，2天内分4次服完，儿童体重在30kg以上者与成人剂量相同，30kg以下总量可按70mg/kg计算。

3. 晚期血吸虫病　如患者一般情况较好，肝功能代偿尚佳，吡喹酮总量可按40～60mg/kg，2天分次服完。年老、体弱、有其他并发症者可按总量60mg/kg，3天内分次服完。感染严重者可按总量90mg/kg，分6天内服完。

4. 预防性服药　重疫区特定人群，如防洪、抢险人员，预防性服药能有效预防血吸虫感染。青蒿素衍生物蒿甲醚和青蒿琥酯能杀灭感染尾蚴后5～21天的血吸虫童虫。在接触疫水后15天口服蒿甲醚，剂量为6mg/kg，以后每15天1次，连服4～10次；或者在接触疫水后7天口服青蒿琥酯，剂量为6mg/kg，顿服，以后每7天1次，连服8～15次。

（二）对症治疗

1. 急性期血吸虫病　高热、中毒症状严重者给予补液，维持水和电解质平衡，加强营养及全身支持疗法。合并其他寄生虫者应先驱虫治疗，合并伤寒、痢疾、败血症、脑膜炎者均应先抗感染，后用吡喹酮治疗。

2. 慢性和晚期血吸虫病　除一般治疗外，应加强营养，改善体质，及时治疗并发症，巨脾、门静脉高压、上消化道出血可选择适当时机手术治疗。

案例8-1【治疗】
（1）病原治疗：该患者为急性血吸虫病，治疗首选吡喹酮。总剂量为120mg/kg，患者体重为65kg，按照60kg计，总剂量为7200mg，6天分次服完，其中50%必须在前两天服完。
（2）对症治疗：物理降温；小檗碱（黄连素）止泻。
（3）加强支持治疗。

【预防】

（一）控制传染源

在流行区每年对患者、病畜进行普查普治。

（二）切断传播途径

消灭钉螺是预防本病的关键，可采取改变钉螺滋生环境的物理灭螺法（如土埋法），同时结合化学灭螺法，采用氯硝柳胺等药物杀灭钉螺。粪便须经无害化处理后方可使用。保护水源，改善用水。

（三）保护易感人群

严禁在疫水中游泳、戏水。接触疫水时应穿着防护衣裤和使用防尾蚴剂。重疫区特定人群，如防洪、抢险人员预防性服用蒿甲醚和青蒿琥酯能有效预防血吸虫感染。

【复习思考题】

1. 血吸虫病传播的三个重要环节是什么？
2. 血吸虫病临床表现分为哪四种类型？
3. 血吸虫病如何治疗？
4. 血吸虫病如何预防？

【习题精选】

8-1. 血吸虫的中间宿主是（　　）

A. 人　　　　　　B. 虾　　　　　　C. 蟹　　　　　　D. 水蛭　　　　　　E. 钉螺

8-2. 日本血吸虫的主要病理变化是（　　）

A. 尾蚴性皮炎　　B. 过敏性皮炎　　C. 虫卵肉芽肿　　D. 成虫寄生门静脉引起血管阻塞

E. 肝细胞变性坏死

8-3. 确诊血吸虫病的实验室方法是（　　）

A. 血象　　　　　B. 上腹部影像学　　C. 肝功能　　　　D. 粪便查虫卵　　　E. 血吸虫抗体

8-4. 急性血吸虫病的外周血象特征性改变是（　　）

A. 中性粒细胞显著增高　　　　　　　B. 淋巴细胞显著增高

C. 嗜酸性粒细胞显著增高　　　　　　D. 嗜碱性粒细胞显著增高

E. 单核细胞显著增高

8-5. 抗血吸虫的常用药物是（　　）

A. 乙胺嗪　　　　B. 吡喹酮　　　　C. 喹诺酮　　　　D. 阿苯达唑　　　　E. 伊维菌素

（穆　茂）

第二节　钩　虫　病

【学习要点】

1. 掌握钩虫病的病原学、流行病学、临床表现和治疗方法。
2. 熟悉钩虫病的发病机制、病理解剖、实验室检查。
3. 了解钩虫病的鉴别诊断和预防。

案例 8-2

患者，男，37 岁，农民。因上腹部不适 4 个月，头晕、乏力、气促 2 个月就诊。

4 个月前出现上腹部不适，伴食欲减退、腹胀，无反酸、厌油、尿黄、目黄。2 个月前逐渐出现头晕、乏力、气促，劳动后加重。发病前 1 个月赤足接触农田后足趾间出现红色小丘疹伴瘙痒，十多日后自行消退。

体格检查：T 37℃，P 98 次/分，BP 115/75mmHg，体重 55kg。消瘦体型，慢性病容，面色苍白，皮肤、巩膜无黄染，指甲缺乏光泽。浅表淋巴结未触及肿大，胸骨无压痛。心肺正常。腹部平软，肝脾未触及，移动性浊音阴性。双下肢无水肿。

【问题】

1. 该患者的可能诊断是什么？

2. 需要做哪些检查？

3. 如何治疗？

钩虫病（ancylostomiasis，hookworm disease）是由十二指肠钩虫和（或）美洲钩虫寄生于人体小肠所致的疾病。临床表现主要为钩蚴性皮炎、咳嗽、喘息、贫血、营养不良、胃肠功能紊乱。严重贫血者可致心功能不全和儿童发育障碍。

【病原学】

寄生于人体的钩虫主要有十二指肠钩口线虫（简称十二指肠钩虫）和美洲板口线虫（简称美洲钩虫）。钩虫生活史包括人体内和人体外 2 个阶段，不需要中间宿主。成虫寄生于人的小肠及十二指肠，其口囊咬吸在肠黏膜上摄取血液，成活期可长达 5 ～ 7 年。所产虫卵随粪便排出，在温暖潮湿的土壤中，24 ～ 48 小时内发育为杆状蚴。杆状蚴经 5 ～ 7 天发育为丝状蚴。丝状蚴通过人体皮肤或黏膜侵入人体，从微血管随血流经右心至肺，穿破肺微血管进入肺泡，沿支气管上行至咽喉部，随吞咽活动到达肠道发育为成虫。自幼虫侵入皮肤至成虫产卵需 4 ～ 7 周。

【流行病学】

钩虫感染遍及全球，有 10 亿人以上有钩虫感染，以热带和亚热带地区最普遍。我国除西藏和西北诸省（自治区）外，其他各省（自治区）均有不同程度的分布与流行，以海南、广西、四川、福建较重。农村感染率明显高于城市，感染高度流行区感染率在 80% 以上，一般感染率为 5% ～ 30%。

（一）传染源

钩虫感染者与钩虫病患者是本病主要传染源。钩虫病患者粪便排出的虫卵数量多，作为传染源的意义更大。

（二）传播途径

钩蚴主要经皮肤黏膜感染人体，亦可通过生食含钩蚴的蔬菜、瓜果等经口腔黏膜侵入体内。未经无害化处理的新鲜粪便施肥，污染土壤和农作物是引起传播的重要因素。

（三）人群易感性

任何年龄与性别均可感染。以青壮年农民、矿工感染率为高。男性高于女性。不同人群感染的高低与接触钩蚴污染土壤的机会及人群抵抗力有关。本病无终身免疫，可反复感染。

【发病机制与病理解剖】

钩虫幼虫可引起皮肤损害和肺部病变；成虫在肠道吸血可致贫血。

（一）皮肤损害

钩虫幼虫侵入皮肤后数分钟至 1 小时，局部皮肤充血、水肿，中性粒细胞和嗜酸性粒细胞浸润，可出现红色点状疱丘疹，1 ～ 2 天变为水疱。

（二）肺部病变

钩虫幼虫穿过肺微血管到达肺泡，可引起肺间质和肺泡点状出血和炎症，感染严重者产生支气管肺炎。幼虫沿支气管移行至咽喉部引起支气管炎和哮喘。

（三）小肠病变

钩虫口囊咬附在小肠黏膜绒毛上皮，摄取黏膜上皮与血液为食，且不断更换吸附部位，并分泌抗凝血物质，导致小肠黏膜多处受损，持续渗血，出现散在的点状或斑状出血。慢性失血是钩虫病贫血的主要原因。

长期严重贫血可引起心肌脂肪变性、心脏扩大，长骨骨髓显著增生，脾骨髓化，肝脏脂肪变性和食管与胃黏膜萎缩等病理变化。

【临床表现】

本病轻度感染大多无临床症状，感染较重者可出现轻重不一的临床表现。

（一）幼虫引起的临床表现

1. 钩蚴性皮炎 钩蚴侵入皮肤处，可在 20 ～ 60 分钟出现瘙痒、水肿、红斑，继而形成红色点状疱丘疹，奇痒，多发生于手指和足趾间，俗称"粪疙瘩"。一般 3 ～ 10 天症状消失，皮损愈合。若皮肤抓破可继发细菌感染。

2. 呼吸道症状 感染后 1 周左右可出现咳嗽、咳痰、咽部发痒等症状。重者伴有阵发性哮喘，痰中带血等。肺部可闻及干啰音或哮鸣音。X 线检查显示肺纹理增粗或点片状浸润阴影。持续数日至 1 个月自行消退。

（二）成虫引起的临床表现

1. 消化道症状 大多数患者于感染后 1 ～ 2 个月后出现食欲减退、腹胀、上腹部不适和腹泻等胃肠功能紊乱和营养不良表现。

温馨提示 偶有发生消化道出血，表现为持续黑便，易误诊为十二指肠溃疡出血，需予以警惕。

2. 钩虫性贫血 慢性失血所致的贫血是钩虫病的主要症状。重度感染 3 ～ 5 个月后逐渐出现渐进性贫血，表现为头昏、眼花、耳鸣、乏力、劳动后心悸与气促，严重者出现异嗜症、贫血性心脏病和心功能不全的表现。重度贫血伴低蛋白血症者，常有下肢水肿，甚至出现腹水与全身水肿。

温馨提示 患钩虫病的孕妇易并发妊娠高血压综合征。在妊娠期由于需铁量增加，钩虫感染更易发生缺铁性贫血，引起流产、早产或死胎，新生儿病死率增高。

【实验室检查】

（一）血常规

本病常有不同程度的小细胞低色素贫血，血清铁浓度显著降低，一般在 9μmol/L 以下。网织红细胞数正常或轻度增高，白细胞数大多正常，嗜酸性粒细胞数略增多。

（二）骨髓象

本病显示造血旺盛现象，但红细胞发育受阻于幼红细胞阶段，中幼红细胞显著增多。骨髓游离含铁血黄素与铁粒细胞减少或消失。

（三）粪便检查

1. 粪便隐血试验 可呈阳性。

2. 钩虫卵检查法

（1）直接涂片或饱和盐水漂浮法：可查见虫卵。

（2）虫卵计数法：用于调查研究和疗效考核，若每克粪便所含虫卵数 < 2000 个为轻度感染；2000 ～ 10 000 个为中度感染；> 10 000 个为重度感染。

（3）钩蚴培养法：采用滤纸条试管法培养丝状蚴，阳性率较直接涂片或饱和盐水漂浮法高。但耗时较长，不能用于快速诊断。

（四）胃、肠镜等物理检查

胃、肠镜检查时在十二指肠、盲肠等处可见活的虫体吸附于肠壁。胃肠道钡餐可见十二指肠下段和空肠上段黏膜纹理紊乱、增厚；蠕动增加，被激惹而呈节段性收缩现象。

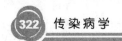

案例8-2【临床特点】

（1）患者为青年男性，农民，起病前有赤足接触农田后足趾间出现红色小丘疹的病史。

（2）有胃肠功能紊乱和贫血的临床表现。

（3）体检发现消瘦、面色苍白，指甲缺乏光泽，心率增快。

该患者应怀疑钩虫病，需做血常规、骨髓象、铁代谢和粪便钩虫卵检查以明确诊断。

【诊断】

在流行区有赤手裸脚接触农田土壤者，出现钩蚴性皮炎、咳嗽、喘息、贫血、黑便、胃肠功能紊乱、营养不良等临床表现，应怀疑钩虫病：粪便检出钩虫卵或孵出钩虫蚴即可确诊。

【鉴别诊断】

1. 钩虫病患者有上腹隐痛，尤其是黑便时应与十二指肠溃疡、慢性胃炎等相鉴别，胃镜与胃肠钡餐有助于鉴别。

2. 钩虫病贫血需与其他原因引起的贫血相鉴别，如妊娠期贫血及其他胃肠道慢性失血所致的贫血。

案例8-2【诊断】

进一步检查发现：

（1）血常规：Hb 80g/L，RBC 3.1×10^{12}/L，MCV 75fl，MCH 25.8pg，MCHC 30g/L。

（2）骨髓象：骨髓增生活跃，中幼红细胞显著增多。

（3）铁代谢：血清铁7.8μmol/L，血清铁蛋白10.1μmol/L，转铁蛋白饱和度12%。

（4）粪便涂片查见钩虫虫卵。

结合临床特点诊断：①钩虫病；②中度缺铁性贫血。

【治疗】

（一）一般治疗

本病治疗以纠正贫血为主。补充铁剂，同时给予富含维生素与蛋白质饮食。重度贫血者，给予小量输血，滴速要慢，以免发生心力衰竭。

温馨提示 一般病例宜于驱虫治疗后补充铁剂，但重度感染伴严重贫血者，宜先纠正贫血再驱虫治疗。合并有贫血性心脏病、心力衰竭者，输血有助于改善心功能。

（二）驱虫治疗

1. 阿苯达唑 400mg顿服，隔10天再服1次。2岁以下幼儿和孕妇禁用。

2. 甲苯咪唑（甲苯达唑） 100mg，每天2次，连服3天，儿童、老年人、体弱者剂量和疗程酌减。2岁以下幼儿和孕妇禁用。

3. 双羟萘酸噻嘧啶 每天11mg/kg，连服3天，最大每日剂量不超过1g。1岁以下幼儿和孕妇禁用。

4. 复方阿苯达唑（每片含阿苯达唑67mg，双羟萘酸噻嘧啶250mg） 成人和7岁以上儿童2～3片顿服；2～6岁儿童1.5片顿服。2岁以下幼儿和孕妇禁用。

5. 复方甲苯咪唑（每片含甲苯咪唑100mg，盐酸左旋咪唑25mg） 成人每天2片，连服3天。4岁以下儿童剂量减半。2岁以下幼儿和孕妇禁用。

温馨提示 两种钩虫对驱虫药物的敏感性有明显差异，常需多次治疗方能根治。驱虫药物种类很多，对严重感染或钩虫混合感染者采用联合治疗可提高疗效。

（三）钩蚴性皮炎的治疗

在感染后24小时内局部皮肤可用左旋咪唑涂肤剂或15%阿苯达唑软膏1天2～3次涂抹患处，重者连续2天。皮炎广泛者口服阿苯达唑，每天10～15mg/kg，分2次口服，连续3天。

案例8-2【治疗】

（1）补充铁剂，纠正贫血。

（2）阿苯达唑400mg顿服，隔10日再服1次。

（3）定期随访，复查血常规、铁代谢及粪便钩虫虫卵检查以指导治疗，可重复多次阿苯达唑治疗，必要时可使用复方阿苯达唑等驱虫药物联合治疗。

【预防】

1.管理传染源 在流行区每年冬季采取普查普治，如对中小学生用阿苯达唑或复方甲苯咪唑每年进行驱虫。

2.切断传播途径 加强粪便管理，推广粪便无害化处理是预防钩虫病的关键。改变施肥和耕作方法，尽量避免赤足与污染土壤密切接触，防止钩蚴侵入皮肤。不吃不洁蔬菜瓜果，防止钩蚴经口感染。

3.保护易感人群 重点在于宣传教育，提高对钩虫病的认识。目前预防钩虫感染的疫苗尚处于实验研究阶段，还不能用于人体。

【复习思考题】

1.钩虫感染引起哪些病理损害？

2.钩虫病的临床表现有哪些？

【习题精选】

8-6.钩虫具有感染力的是（　　　）

A.成虫　　　　　B.虫卵　　　　　C.杆状蚴　　　　D.丝状蚴　　　　E.六钩蚴

8-7.钩虫病的主要传染源是（　　　）

A.鼠　　　　　B.猪　　　　　C.犬　　　　　D.家禽　　　　E.感染者和患者

8-8.关于钩虫病的流行病学描述错误的是（　　　）

A.热带和亚热带为高度流行区　　　　B.感染者和患者为主要传染源

C.可通过呼吸道黏膜侵入人体　　　　D.感染的高低与接触钩蚴污染土壤的机会有关

E.本病可反复感染

8-9.不属于钩虫成虫引起的临床表现是（　　　）

A.贫血　　　　B.钩蚴性皮炎　　　C.生长发育障碍　　D.胃肠功能紊乱　　E.消化道出血

8-10.不属于驱钩虫药物的是（　　　）

A.阿苯达唑　　　B.甲苯咪唑　　　C.双羟萘酸噻嘧啶　D.左旋咪唑　　　E.吡喹酮

（穆　茂）

第三节　绦　虫　病

【学习要点】

1.掌握绦虫病的分类、传播途径，各型绦虫病的临床表现及诊断和鉴别诊断。

2.熟悉绦虫病的发病机制和实验室检查。

3.了解绦虫病治疗药物选择。

案例8-3

患者，女，18岁。因反复头痛、抽搐2年入院。

患者2年来无诱因反复出现头部胀痛，面部肌肉抽动，四肢抽动，以左侧肢体抽搐为常见，呈间歇性发作，平均每月2～3次，每次持续1～2分钟，大发作时意识不清，双眼上翻，口吐白沫，可自行缓解。在外院查头颅MRI示右侧额叶多发结节、顶叶异常信号，诊断为"颅内多发病变待查；继发性癫痫"，予以卡马西平治疗但症状无明显改善。入院前于门诊查囊尾蚴抗体IgG阳性。遂入院诊治。有生食猪脑史，否认结核病病史，既往史及家族史无特殊。

体格检查：生命体征平稳。体表未见明显皮下结节。心、肺、腹及神经系统检查无特殊。

【问题】

1. 该患者最可能的诊断是什么？

2. 需进一步做哪些检查？

3. 应如何治疗？

绦虫病是各种绦虫的不同生活史阶段寄生于人体各组织器官引起的寄生虫病。人进食含活囊尾蚴的猪肉或牛肉引起肠绦虫病（intestinal cestodiasis），人吞食猪带绦虫虫卵则引起猪囊尾蚴病（cysticercosis）。

【病原学】

绦虫属扁平动物门的绦虫纲（Class cestode），寄生于人体的绦虫属于多节绦虫亚纲中的圆叶目（*Cyclophyllidae*）和假叶目（*Pseudophyllidea*）。人是圆叶目猪带绦虫、牛带绦虫的终宿主。在我国最常见的是猪带绦虫和牛带绦虫。

猪或牛带绦虫成虫为乳白色，背腹扁平、左右对称、大多分节，长如带状，无口和消化道，缺体腔。绦虫雌雄同体，分为头节、颈节、体节三部分。头节为其吸附器，上有四个吸盘，猪带绦虫头节上还有两排小钩，颈节为其生长部分，体节分为未成熟、成熟和妊娠三种节片。猪带绦虫成虫长 2～4m，牛带绦虫为 4～8m。成虫寄生于人体小肠上部，头节多固定于十二指肠或空肠。妊娠节片内充满虫卵，可随粪便排出。中间宿主猪或牛吞食后，虫卵在十二指肠内经消化液作用 24～72 小时后孵出六钩蚴（oncosphere）。六钩蚴钻破肠壁，随淋巴、血液散布至全身，主要在骨骼肌内经 60～72 天发育成囊尾蚴（cysticerci）。含囊尾蚴的猪肉俗称"米猪肉"。人进食含活囊尾蚴的猪肉或牛肉后，囊尾蚴在人小肠内受胆汁激活而翻出头节，附着于肠壁，经 10～12 周发育为成虫，引起肠绦虫病。人体也可成为猪带绦虫的中间宿主。猪带绦虫虫卵经口感染进入人肠道后，虫卵内的六钩蚴脱壳而出，穿过肠壁进入血流，在人体不同部位发生猪囊尾蚴病。在人体肠道外其他部位的囊尾蚴，未经过消化液激活，故不能发育为成虫。猪带绦虫与牛带绦虫生活史相同。猪带绦虫在人体内可存活 25 年以上。牛带绦虫可达 30～60 年以上。

【流行病学】

（一）传染源

感染猪或牛带绦虫病的患者是肠绦虫病的传染源。牛带绦虫的囊尾蚴不在人体寄生，所以牛带绦虫感染不会引起猪囊尾蚴病，因此猪带绦虫病患者是猪囊尾蚴病的唯一传染源。患者粪便排出的虫卵对其自身和周围人群均具有传染性。

（二）传播途径

人进食生的或未熟的含活囊尾蚴的猪肉或牛肉可导致肠绦虫病。

猪带绦虫卵经口感染是猪囊尾蚴病的主要传播途径。感染方式分为两种。

1. 自体感染 患者手指污染本人粪便中虫卵再经口感染（外源性感染）；或患者因呕吐等逆蠕动使绦虫妊娠节片或虫卵反流至十二指肠或胃，虫卵经消化液作用，六钩蚴孵出所致（内源性感染）。

2. 异体感染 患者因食用被猪带绦虫虫卵污染的蔬菜、生水、食物或与猪带绦虫患者密切接触经口吞食虫卵所致。

（三）易感人群

本病普遍易感，肠绦虫病和猪囊尾蚴病均以青壮年农民居多，男性多于女性。

（四）流行特征

本病在世界范围内流行，在我国分布较广，猪带绦虫病散发于北方，在云南可出现地方性流行；牛带绦虫病在各牧区或以牛畜为主要家畜的地区可出现地方性流行。猪带绦虫流行地区可见猪囊尾蚴病的散发病例，全国有 200 万～300 万猪囊尾蚴病患者。发病与食肉习惯、饮食卫生及个人生活习惯有密切关系。

【发病机制】

猪带绦虫和牛带绦虫的成虫头节吸附于小肠黏膜上引起黏膜损伤、局部亚急性炎症反应。因猪带绦虫以小钩配合吸盘吸附于肠黏膜并缓慢变换吸附部位，可引起比牛带绦虫更重的黏膜损伤，少数穿透肠壁引起腹膜炎。多条成虫虫体缠结可造成部分性肠梗阻。

猪带绦虫卵通过自体感染或异体感染的方式进入人体的胃和十二指肠，在消化液和胆汁的作用下，孵出六钩蚴。六钩蚴钻破肠壁进入循环系统到达全身各组织器官，引起局部组织炎症反应，大量中性粒细胞、嗜酸性粒细胞浸润，继而淋巴细胞聚集，纤维组织增生，局部出现以嗜酸性粒细胞和淋巴细胞浸润为主的结节样病灶，经60～72天六钩蚴可逐渐发育为囊尾蚴。囊尾蚴在人体寄生部位广泛，数量各不相同。囊尾蚴寄生于人体的肌肉、皮下、组织、脑和眼，其次为心脏、舌、口、肝、肺、腹膜、上唇、乳房、子宫、神经鞘、骨等部位。囊尾蚴在生长过程中与宿主争夺组织中的糖分、蛋白质等营养物质，造成机体营养缺乏，影响正常发育。另外，囊尾蚴发育过程中体积逐渐增大对周围组织产生压迫作用，向周围组织释放溶解酶以及排泄代谢产物，影响周围组织正常功能，造成局部组织溶解。部分囊尾蚴在机体炎症反应中死亡，囊体钙化，也有部分虫体长期存活，可达20年或更久。

囊尾蚴寄生在脑组织中，多见于灰质与白质交接处，以额叶、颞叶、顶叶、枕叶居多，可引起癫痫发作。在脑室中可因炎症反应和局部堵塞脑脊液循环导致脑室扩大、脑积水、脑疝。颅底的葡萄状囊尾蚴易破裂引起脑膜炎、脑膜粘连，继发脑积水等改变。囊尾蚴囊液中大量的异体蛋白可引起局部明显的炎症反应，导致脓肿并在脑内形成石灰小体（calcareous body）。弥漫性的脑囊尾蚴病可因广泛脑组织破坏与炎性改变，出现颅内压升高和器质性精神病与痴呆。在眼部的囊尾蚴常寄生在视网膜、玻璃体、眼肌、眼结膜下甚至眼周结缔组织等处引起相应病变与功能失常。

【临床表现】

（一）肠绦虫病

猪或牛带绦虫自囊尾蚴被吞食至粪便中出现虫体节片或虫卵需8～12周的潜伏期。一般临床症状轻微，多以粪便中出现绦虫白色带状孕节为唯一症状，牛带绦虫孕节蠕动能力强，常自患者肛门自行逸出，引起肛周瘙痒。约半数患者有上腹或脐周疼痛，可伴有恶心、呕吐、腹泻、食欲改变等消化系统症状，偶见失眠、磨牙、癫痫样发作等神经精神系统症状。牛带绦虫感染易因多条虫体缠结引发肠梗阻或阻塞阑尾引起阑尾炎。猪带绦虫除了类似的并发症外，还可因自体感染并发猪囊尾蚴病。

（二）猪囊尾蚴病

猪囊尾蚴病潜伏期为3个月～5年。多数感染者无明显临床症状。根据囊尾蚴寄生部位不同，临床表现主要分为以下3类。

1. 脑囊尾蚴病 60%～90%猪囊尾蚴病患者表现为脑囊尾蚴病，病程缓慢，临床表现轻重不一，可全无症状，也可猝死。癫痫发作、颅内压增高和精神症状是脑囊尾蚴病的三大主要症状，以癫痫发作最多见。脑囊尾蚴病合并脑疝、严重的脑炎可致死。因临床表现不同可将本病分为如下4型。

（1）皮质型：占脑囊尾蚴病84%～100%，多寄生在运动中枢的灰质与白质交界处，多无症状。若寄生在运动区，以癫痫为突出症状，可出现局限性或全身性短暂抽搐或持续状态。严重感染者颅内压升高，出现恶心、呕吐、头痛等症状。病程达数月至数年不等。

（2）脑室型：以第四脑室多见，囊尾蚴阻塞脑室孔，早期表现为颅内压升高，囊尾蚴悬于室壁，患者在急转头时刻突发眩晕、呕吐或循环呼吸障碍而猝死，或发生小脑扁桃体疝，称布伦斯综合征或体位改变综合征。

（3）蛛网膜下隙型或颅底型：主要病变为囊尾蚴性脑膜炎，局限在颅底后颅凹。初期有低热、头痛、呕吐、颈强直等颅内压增高症，以及眩晕、听力减退、耳鸣及共济失调等，预后较差。

（4）混合型：以上三型混合存在，其中以皮质型和脑室型混合存在的症状最重。

2. 眼囊尾蚴病 眼囊尾蚴病占猪囊尾蚴病的1.8%～15%，可寄生在眼内的任何部位，常为单侧感染，以玻璃体及视网膜下多见，症状轻者可有视力下降、视野改变、结膜损害、虹膜炎、角膜炎等，重者可致失明，裂隙灯或B超检查可见视网膜下或玻璃体内的囊尾蚴蠕动。囊尾蚴存活时症状轻微，若虫体死亡则产生严重视网膜炎、脉络膜炎、化脓性全眼炎等，发生视网膜脱离、白内障等。

3. 皮下及肌肉囊尾蚴病 超过半数猪囊尾蚴病患者可有皮下囊尾蚴结节，在皮下呈圆形或椭圆形，直径 0.5～1.5cm，质地偏硬，手可触及，与皮下组织无粘连，无压痛，无炎症反应及色素沉着。常分批出现，并可自行逐渐消失。数目从 1 个至数千个不等，以躯干和头部较多，四肢较少。肌肉囊尾蚴病表现为肌肉酸痛无力、发胀、麻木或因慢性炎症刺激引起假性肌肥大症。

【实验检查】

（一）常规检查

1. 血常规 多数患者外周血象正常，嗜酸性粒细胞可出现轻度升高。

2. 脑脊液 脑囊尾蚴病颅内压升高型患者脑脊液压力明显升高，细胞数为（10～100）×10^6/L，以淋巴细胞增多为主，蛋白含量升高，糖和氯化物多正常。

（二）病原学检查

1. 粪便检查 虫卵、孕节检查多用于肠绦虫病检查。多数患者粪便中可检出虫卵。检出虫卵可确诊肠绦虫病，对孕节进行压片检查节片内子宫分支数目及形状可辅助鉴别虫种。驱虫治疗后 24 小时留取全部粪便检查头节，可辅助判断疗效和鉴别虫种，若查见头节说明治疗较为彻底。

2. 皮下结节活组织检查 皮下及肌肉囊尾蚴病患者可做皮下结节活检，找到猪囊尾蚴可直接确诊。

（三）免疫学检查

免疫学检查可用于肠绦虫病、猪囊尾蚴病检查。使用虫体匀浆或虫体蛋白进行皮内试验、环状沉淀试验、补体结合试验或乳胶凝集试验可检测体内抗体，阳性率为 70%～99%，敏感性高，但特异性不强，需注意假阳性，临床多用于初筛或流行病学调查。酶联免疫吸附试验（ELISA）、间接血凝试验（IHA）、酶免疫测定（EIA）的敏感性、特异性均较高，临床上用于检测血清、脑脊液中特异性抗原来辅助诊断和评估疗效。ELISA 可检测宿主粪便中特异性抗原，阳性率达 100%。

（四）分子生物学检查

DNA-DNA 斑点印迹法用于检测绦虫虫卵。聚合酶链反应（PCR）可通过扩增虫卵或虫体的种特异性 DNA 来检测人体内的猪或牛带绦虫成虫。

（五）影像学检查

1. 头颅 CT、MRI CT 检查对脑囊尾蚴病诊断阳性率可达 80%～90%，通过增强对比可发现病灶周围的炎性水肿区及包膜，对钙化灶的敏感性比 MRI 高。MRI 检查对活囊尾蚴检出率明显高于 CT，更易发现脑室及脑室孔处病灶，临床常用于高度怀疑脑囊尾蚴病但 CT 表现不典型的患者，并用于复查时疗效的评估。

2. 检眼镜、裂隙灯、B 超检查 可用于疑诊眼囊尾蚴病患者确诊或驱虫治疗前眼囊尾蚴病灶的排查。若发现视网膜下或玻璃体内囊尾蚴蠕动则可明确诊断。B 超检查同时还可以对皮下及肌肉囊尾蚴的数量、大小进行检测判断。

（六）病理检查

病理检查用于猪囊尾蚴病检查。皮下大结节或多结节病变常规需进行活组织检查，见到囊腔中囊尾蚴头节可确诊。

案例 8-3【临床特点】

（1）患者为青年女性，主诉头痛及反复癫痫发作，有生食猪脑史，既往史及家族史无特殊。

（2）病程长，给予卡马西平维持对症治疗无明显效果，外院头颅 MRI 提示颅内多发结节样占位，院前查囊尾蚴抗体 IgG 阳性。

（3）体格检查无特殊。

初步诊断：脑囊尾蚴病；继发性癫痫。

需进一步行血常规、生化、PPD、尿常规、粪便查寄生虫虫卵、脑电图、腹部 B 超等检查，治疗前需完善眼底检查、眼部 B 超、胸部影像学检查，必要时再次复查头颅 MRI 以评估颅内病灶状态。

笔记栏

【诊断】

1. 肠绦虫病

（1）来自流行病区，有与猪、牛等畜类密切接触史，生活环境中有本病患者，有生食猪肉、牛肉史者，出现恶心、食欲减退、腹痛、磨牙、癫痫样发作或不明原因肠梗阻等临床症状时均应注意排查本病。

（2）曾呕吐或粪便排出白色带状节片者或实验室检查发现绦虫虫卵可诊断本病。

2. 猪囊尾蚴病

（1）流行病史：来自流行地区或有与猪、牛等畜类密切接触史，生活环境中有本病患者，有生食猪肉、牛肉史者，既往有肠绦虫病史者。

（2）临床表现：不明皮下结节或局部肌肉胀痛、肌肥大，不明原因出现视力受损、反复葡萄膜炎，甚至化脓性全眼炎应注意排查本病。凡有癫痫样发作、颅内压升高或精神神经系统症状者，应考虑本病。

（3）实验室检查：免疫学检查可辅助诊断。皮下组织和肌肉囊尾蚴病经 B 超、CT 等影像学检查可辅助诊断，经病理学活检可确诊。眼囊尾蚴病经检眼镜、裂隙灯等检查发现蠕动虫体可确诊或经眼球影像学排查。脑囊尾蚴病经头颅 CT、MRI 检查并结合免疫学检查可确诊。

【鉴别诊断】

肠绦虫病需与普通胃肠炎、阑尾炎、腹腔占位等相鉴别，在诊断后需通过分析脱落的孕节等对虫种进行鉴别。

猪囊尾蚴病依据寄生部位不同，与相应部位、系统常见病相鉴别。

【治疗】

（一）病原治疗

1. 吡喹酮 为广谱驱虫药物，是绦虫病首选药物，杀虫效果强烈而迅速。其可破坏虫体表层细胞，使虫体抗原暴露于机体免疫前，并能导致虫体表膜对钙离子通透性增加，引起虫体肌肉麻痹与痉挛，还可通过继发性葡萄糖摄取障碍引起虫体内源性糖原枯竭进而代谢活动终止。肠绦虫病剂量为 15 ～ 20mg/kg，清晨顿服有效率可达 95% 以上。猪囊尾蚴病总剂量因寄生部位不同而不同。皮下肌肉囊尾蚴病每疗程剂量为 120mg/kg，3 ～ 5 天为 1 个疗程，每天量分 3 次口服。脑囊尾蚴病每疗程剂量为 200mg/kg，9 ～ 10 天为 1 个疗程，每天量分 3 次口服。因杀虫效果强烈，可因虫体死亡破裂出现囊尾蚴寄生部位炎症反应加重，颅内压升高甚至突发脑疝死亡，因此在治疗猪囊尾蚴病前应排查全身病灶，并在综合评估后用药，用药过程中加强生命体征及颅内压监测，配合使用降颅内压药物和糖皮质激素缓解炎症反应。药物本身不良反应可有头痛、恶心、呕吐、皮疹、精神异常、心电活动异常、一过性氨基转移酶升高等，停药后自行缓解。

2. 苯并咪唑类 以阿苯达唑为首选，通过抑制虫体摄取葡萄糖起到驱杀作用，但因有致畸作用，孕妇禁用。肠绦虫病剂量为每天 8mg/kg，疗程 3 天，少有不良反应。因疗效良好，作用没有吡喹酮强烈，目前已成为重型脑囊尾蚴病首选药物。猪囊尾蚴病每天剂量为 15 ～ 20mg/kg，分 2 次服用，10 天为 1 个疗程。停药 15 ～ 20 天后，可行第 2 个疗程治疗，一般需进行 2 ～ 3 个疗程，必要时重复治疗。不良反应包括头痛、低热、视物障碍等，个别患者可因虫体死亡炎症反应加重出现脑疝或过敏性休克。杀虫后反应可出现于服药后 2 ～ 7 天，持续 2 ～ 3 天，部分患者可延迟至第 1 个疗程结束后 1 周才出现反应。

（二）对症治疗

猪囊尾蚴病患者，尤其是脑囊尾蚴病伴颅内压升高者，应注意降颅内压治疗，予 20% 甘露醇 250ml 快速静脉滴注，配合地塞米松 5 ～ 10mg，连用 3 天后再进行病原治疗。药物治疗过程中应常规使用降颅内压药物和地塞米松，必要时手术开颅减压。发生严重过敏反应致过敏性休克时可用 0.1% 肾上腺素 1mg 皮下注射，同时使用氢化可的松 200 ～ 300mg 配合葡萄糖静脉滴注缓解病情。其他症状如癫痫频繁发作，可酌情使用地西泮、苯妥英钠等。

（三）手术治疗

眼囊尾蚴病应安排手术摘除眼内囊体。皮下肌肉囊尾蚴病若结节部位表浅且数量较少时可手术摘除。脑囊尾蚴病患者颅内压过高（超过 400mmH$_2$O）或出现脑室通道梗阻时，应手术开颅减压等处理后再行驱虫药物治疗。

温馨提示

（1）猪囊尾蚴病驱虫必须住院进行。

（2）眼囊尾蚴病禁止用药驱虫。

（3）脑囊尾蚴寄生于脑室可能导致脑室孔堵塞者应先选择手术开颅减压。

（4）有痴呆、幻觉和性格改变者多为晚期脑囊尾蚴病患者，疗效差，易出现严重并发症，应优选阿苯达唑治疗。

案例 8-3【诊断与治疗】

（1）查血常规、生化、PPD、粪便常规和尿常规均正常，粪便中未找到寄生虫虫卵。

（2）查眼底、眶周 B 超未提示眼囊尾蚴。腹部 B 超无异常。胸部 CT 无异常。头颅 MRI 增强示右额叶、顶叶多发结节，可见强化，脑室未见明显占位。

患者为青年女性，因反复癫痫发作和颅内占位就诊，查血囊尾蚴抗体阳性，头颅 MRI 增强示多发颅内结节样占位，可强化，脑囊尾蚴病诊断明确。完善胸部影像学等检查排除结核、肺部感染灶；眼部检查排除眼囊尾蚴病。

【诊断】

脑囊尾蚴病；继发性癫痫。

治疗上给予阿苯达唑每次 400mg，每天 2 次口服，疗程 10 天；配合 20% 甘露醇 125ml 快速静脉滴注，每天 2 次；地塞米松 10mg 静脉滴注，每天 1 次；并维持卡马西平口服抗癫痫治疗。

治疗过程无癫痫发作，疗程结束后安排出院，口服卡马西平、泼尼松治疗，每个月复诊再次行驱虫治疗。第 2、3 个疗程前院外共发作癫痫 2 次，程度较前无差异。第 3 个疗程前复查头颅增强 MRI 提示颅内结节无明显增多，强化灶、结节周围水肿带减少，部分病灶缩小。规律治疗 3 个疗程后监测偶有癫痫发作，头颅 CT 示病灶数量无明显变化，基本转为钙化灶，停用驱虫治疗，长期卡马西平维持。

【预后】

肠绦虫病一般预后良好。猪囊尾蚴病预后与寄生部位、数量、大小、治疗时机等密切相关，一般预后较好。少数脑囊尾蚴病患者颅内病变广泛，并伴有痴呆，严重精神异常时治疗预后不佳。治疗过程中出现严重并发症或对治疗药物过敏者预后不佳。

【预防】

（一）控制传染源

在流行区进行普查，彻底治疗肠绦虫病患者，并对感染绦虫病的猪尽早行驱虫治疗，这是消灭传染源和预防猪囊尾蚴病发生的最根本措施。

（二）切断传播途径

加强健康宣传教育工作，倡导卫生生活方式，不生食猪肉、牛肉。加强对屠宰场等场所的管理及卫生检疫工作，防止带囊尾蚴肉类上市。对粪便进行无害化处理，改善畜类饲养方式。

（三）保护易感人群

研究提示猪囊尾蚴病疫苗可极大增强免疫动物对六钩蚴等幼年阶段虫体的免疫力，但目前尚未应用于人体。

【复习思考题】

1. 猪或牛带绦虫的生活史是什么？

2. 肠绦虫病和猪囊尾蚴病的传播途径分别是什么？

3. 猪囊尾蚴病的临床表现分为哪几种类型？

4. 猪囊尾蚴病如何治疗，有哪些注意事项？

笔记栏

【习题精选】

8-11. 猪带绦虫对人体的危害比牛带绦虫大的原因主要是（　　）

A. 头节具顶突和小钩　　　　　　B. 常伴有猪囊尾蚴病　　　　　　C. 虫体大

D. 寄生的虫数多　　　　　　　　E. 成虫的毒素作用强

8-12. 猪带绦虫与牛带绦虫的不同点在于（　　）

A. 均属于圆叶目　　　　　　　　B. 虫体有头节和孕节　　　　　　C. 节的形态

D. 粪便中可找到虫卵　　　　　　E. 成虫均寄生于人的肠道

8-13. 猪带绦虫的诊断依据是（　　）

A. 粪便中查到猪带绦虫虫卵　　　　B. 粪便中发现链状带绦虫孕节

C. 皮下触到囊尾蚴结节　　　　　　D. 血清中检出绦虫抗体

E. 肛门拭子法查虫卵

8-14. 治疗肠绦虫病的首选药物为（　　）

A. 甲苯达唑　　　B. 甲硝唑　　　C. 吡喹酮　　　D. 乙胺嗪　　　E. 罗红霉素

8-15. 猪囊尾蚴病的唯一传染源为（　　）

A. 猪囊尾蚴病患者　　　B. 猪　　　C. 牛　　　D. 猪带绦虫病患者

E. 牛带绦虫病患者

8-16. 确诊脑囊尾蚴病最有效的方法是（　　）

A. 脑电图　　　B. 心室造影　　　C. X线扫描　　　D. 脑脊液的免疫学试验

E. CT或磁共振造影

8-17. 患者，女，33岁。大便排出白色条状节片2次，右上臂皮下结节4个，首先应做下列有助于诊断的检查是（　　）

A. 血清猪囊尾蚴抗体检查　　　　B. 头颅CT　　　　C. 大便沉淀法检查寄生虫虫卵

D. 脑脊液常规生化　　　　　　　E. 皮下结节活检病理检查

8-18. 患者，男，27岁。发现皮下结节两年，近半年来皮下结节增多，近两周来发作癫痫4次。体格检查：背部、头皮下、四肢皮下可触及多个1cm左右的圆形结节，无红、肿、痛、热，与四周无粘连。

8-18-1. 追问病史时应重点了解（　　）

A. 个人卫生习惯及饮食习惯　　　　B. 癫痫的发作情况　　　　　　C. 有无家族史

D. 大便中有无排节片史　　　　　　E. 有无自身免疫病史

8-18-2. 此例患者最可能诊断为（　　）

A. 原发性癫痫　　　B. 脑神经胶质瘤　　　C. 猪囊尾蚴病　　　D. 结核病　　　E. 末梢神经纤维瘤

8-18-3. 进一步首先必须做的检查是（　　）

A. X线胸片　　　B. 脑血管造影　　　C. 胸腹部CT　　　D. 脑脊液检查　　　E. 头颅CT或磁共振

8-18-4. 患者确诊的主要依据为（　　）

A. OT试验　　　B. 脑电图　　　C. 脑脊液　　　D. 皮下结节活检做病理检查

E. X线胸片

（穆　茂）

第四节　棘球蚴病

【学习要点】

1. 掌握棘球蚴病的临床特点、诊断、治疗。

2. 熟悉棘球蚴病的流行病学、实验室检查。

3. 了解棘球蚴病的病原学特点、发病机制与病理解剖。

案例 8-4

患者，男，50岁，牧民。因"腹胀、乏力伴食欲减退半年，加重2周"入院。

半年前无明显诱因出现乏力、腹胀，以上腹为主，进食后加重，伴食欲减退，偶有反酸、恶

笔记栏

心，近 2 周腹胀、乏力进行性加重，当地医院行腹部彩超提示肝脏囊性占位，大小约 12cm×15cm；肝功能异常（未见报告单）。病程中，无头痛、头晕，无胸痛、胸闷、气短，无腹痛、腹泻，无尿频、尿急、尿痛等不适，体重无明显下降。

既往体检，否认慢性肝病病史。

体格检查：神清、精神可，皮肤、巩膜无黄染，无肝掌、蜘蛛痣，心肺查体无特殊，腹软，未触及包块，右上腹压痛（+）、反跳痛（−），肝、脾肋下未触及，肝区叩击痛（+），腹水征（−）。双下肢无水肿。颈软，四肢肌力、肌张力正常，双侧病理征（−）。

实验室检查：血常规示 WBC 5.5×10⁹/L，N% 59%，L% 34.2%，BA% 1.2%，EO% 0.8%，Hb 128g/L，PLT 216×10⁹/L；肝功能示 ALT 62U/L，AST 58U/L，γ-GGT 52U/L，ALP 43U/L，TBil 16μmol/L，ALB 40g/L；肾功能无异常；乙肝表面抗原、丙肝抗体、HIV 抗体、梅毒特异性抗体阴性。

【问题】

1. 该病诊断考虑什么？

2. 主要与哪种疾病相鉴别？

3. 如何治疗？

棘球蚴病（echinococcosis）又称包虫病（hydatidosis），是棘球绦虫的蚴虫感染人体所致的一种人兽共患感染性疾病，通常因误食虫卵经口感染，犬、牛、羊等是主要传染源。棘球绦虫有 16 种，已确认的有细粒棘球绦虫、泡型棘球绦虫、伏氏棘球绦虫和少节棘球绦虫 4 种，其蚴虫分别引起细粒棘球蚴病（echinococcosis granulosa）、泡型棘球蚴病（alveolar echinococcosis）、伏氏棘球蚴病和少节棘球蚴病。

临床特点：农民、牧民多见，男女发病率无明显差别，表现因其寄生部位、囊肿大小以及有无并发症而异。本病流行于畜牧地区，多见于地中海地区、中东、澳大利亚、新西兰、非洲南部和南美洲，在我国新疆、内蒙古、甘肃、宁夏、青海、西藏、四川、陕西多见，河北与东北地区亦有散发。伏氏棘球蚴病和少节棘球蚴病主要分布在中美洲及南美洲，我国主要流行的是细粒棘球蚴病（又称囊型棘球蚴病）和泡型棘球蚴病。

一、细粒棘球蚴病

细粒棘球蚴病是感染细粒棘球绦虫的蚴虫所引起的疾病，又称囊型棘球蚴病，多见于肝，其次是肺和大脑等。

【病原学】

细粒棘球绦虫寄生于终宿主犬、狼等动物小肠内，虫体长 3～6mm，由头节、颈节及幼节、成节、孕节各 1 节组成。头节有顶突及 4 个吸盘，顶突上有两圈钩。孕节的子宫内充满虫卵。虫卵呈圆形，棕黄色，两层胚膜，内有辐射纹。成熟后孕节自宿主肠道排出前后，其子宫破裂排出虫卵。虫卵对外界抵抗力较强，在室温水中可存活 7～16 天，干燥环境可存活 11～12 天；在水果、蔬菜中不易被化学消毒剂杀死。

细粒棘球绦虫的宿主广泛。在我国终宿主主要是犬，中间宿主主要是羊、牛及骆驼等。人摄入虫卵也可成为其中间宿主。虫卵随犬粪排出体外，污染皮毛、牧场、蔬菜、水源等，被羊或人摄入后经消化液作用，在十二指肠内孵化成六钩蚴。六钩蚴穿入肠壁末梢静脉，随血流进入肝脏，发育成囊状的棘球蚴。受染动物的新鲜内脏被犬吞食后，囊中的头节在犬小肠内经 3～10 周发育为成虫，完成其生活循环。

棘球蚴是棘球绦虫的蚴虫，为圆形囊状体，随寄生时间长短、寄生部位和宿主不同，直径可由不足 1cm 至数十厘米。棘球蚴为单房性囊，由囊壁和囊内含物（生发囊、原头蚴、囊液等）组成。有的还有子囊和孙囊。棘球蚴囊壁由外层透明的角质层和内层生发层组成，外层为宿主组织反应所形成的纤维包膜。生发层为具有生殖能力的胚膜组织，其内壁可芽生出许多小突起，并逐渐发育成生发囊，脱落后即为子囊；子囊内可产生几个头节，称为原头蚴；原头蚴从囊壁破入囊液中，称为棘球蚴砂；子囊内又可产生孙囊。囊内同时存在祖孙三代棘球蚴，并充满囊液（图 8-2）。棘球蚴大小受寄生部位组织的影响，一般为 5cm 左右，也可达 15～20cm。在体内可存活数年至 20 年。

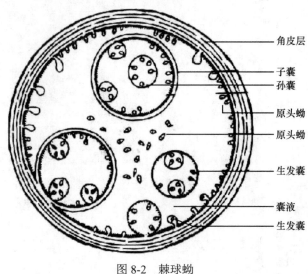

图 8-2 棘球蚴

右侧标注（从上到下）：角皮层、子囊、孙囊、原头蚴、原头蚴、生发囊、囊液、生发囊

【流行病学】

（一）传染源

犬是细粒棘球绦虫最适合的终宿主和主要传染源。流行区犬感染率为 30%～50%。狼和狐等主要是野生动物中间的传染源。牧区绵羊是主要的中间宿主，绵羊感染率达 50%～90%。羊群放牧需养犬防狼。犬-羊循环株是最主要的病原体。犬因吞噬绵羊等含包虫囊的内脏，感染严重，肠内的虫可达数百至数千条，粪便中的虫卵常污染全身皮毛，与其密切接触容易受感染。

（二）传播途径

人与流行区犬密切接触，虫卵污染手经口感染。如犬粪中虫卵污染蔬菜、水源，也可导致感染。在干旱多风地区，虫卵随风飘扬吸入也有感染的可能。

（三）易感性

本病人群普遍易感，与环境卫生和不良卫生习惯有关。多在儿童期感染至青壮年发病。以牧民或农民为多。男女发病率无明显差异。

（四）流行情况

本病呈世界性分布，尤以澳大利亚、阿根廷、法国、土耳其、意大利等畜牧业为主的国家多见。我国主要流行或散发于西北、华北、东北、西南牧区，以新疆、青海、西藏、宁夏、内蒙古、甘肃、四川及陕西多见。在西北地区的流行区，人群患病率为 0.6%～4.5%。

【发病机制与病理解剖】

虫卵被吞入人体肝脏形成棘球蚴囊，少数经肝静脉和淋巴液达肺、心脏、脑、肾等器官。棘球蚴囊致病主要是机械性压迫，其次是其囊破坏引起异蛋白过敏反应。随着病变体积逐渐增大，压迫周围组织和细胞逐渐明显，引起病变，影响其功能或压迫邻近脏器产生相应症状。

棘球蚴囊生长缓慢。六钩蚴在肝内沉着后第 4 天发育至 40μm 大小，第 3 周直径约 250μm，可见囊泡；第 5 个月达 1cm，分化为角质层与生发膜。此后每年生长约 1cm，一般达 10cm 才出现症状，20cm 才出现囊性包块。从感染到现症状常需 10 年或以上。肝棘球蚴逐渐长大时肝内胆小管被压迫，并可被包入外囊之中；有时胆小管因压迫坏死，胆汁可经破裂处进入囊腔，使子囊与囊液呈黄色，并可继发细菌感染。

肺细粒棘球蚴囊生长较快，1 年可增长 4～6cm。肺棘球蚴可破入支气管，角皮层旋转收缩使内面向外翻，偶可生发层与头节及囊液一起咳出，易并发感染；破入细支气管，空气进入内外囊之间即可呈新月状气带。大量囊液与头节破入浆膜腔可引起过敏性休克与继发性棘球蚴囊肿。

【临床表现】

潜伏期为 10～20 年。

1. 肝囊型棘球蚴病 肝囊型棘球蚴病约占棘球蚴病的 75%。多位于肝右叶近肝表面。可有肝区不适、隐痛或胀痛，肝大，表面隆起；可触及无痛性囊性肿块；肝门附近棘球蚴可压迫胆管出现梗阻性黄疸，也可压迫门静脉发生门静脉高压症。合并感染时，与肝脓肿或膈下脓肿症状相似。可因棘球蚴破入腹腔、胸腔，引起弥漫性腹膜炎、胸膜炎及过敏反应，甚至过敏性休克，可因囊液中头节播散移植至腹腔或胸腔产生多发性继发棘球蚴病。

2. 肺囊型棘球蚴病 肺囊型棘球蚴病占棘球蚴病的 8.5% ~ 14.5%。右肺较左肺多，下、中叶较上叶多，常无症状，可有胸隐痛或咳嗽，与支气管相通可咳出大量液体，并带粉皮样囊壁和棘球蚴砂。继发感染可有高热、胸痛、咳脓痰。偶因大量囊液溢出与堵塞而导致窒息。

3. 脑囊型棘球蚴病 脑囊型棘球蚴病约占棘球蚴病的 1%。多见于儿童，以顶叶为常见，多伴有肝或肺棘球蚴病。表现为头痛、视神经乳头水肿等颅内高压症，可有癫痫发作。

4. 其他部位囊型棘球蚴病 肾、脾、心肌、心包等偶尔寄生细粒棘球蚴，出现相应器官压迫症状。

【实验室检查】

1. 一般检查 白细胞计数多正常。嗜酸性粒细胞可轻度增高。继发细菌感染时白细胞及中性粒细胞增高。

2. 免疫学检查

（1）包虫皮内试验（Casoni 试验）：操作简便，快速，阳性率达 90%，可作为初筛试验。但应注意与猪囊尾蚴、结核病有部分交叉反应。

（2）血清免疫学：包括琼脂扩散、对流免疫电泳、间接血凝、ELISA 及斑点酶联免疫吸附试验。ELISA 敏感性与特异性均较高。血清免疫试验与猪囊尾蚴可呈部分交叉反应。因细粒棘球绦虫虫体抗原与原头节虫体抗原有很高的交叉反应性，以细粒棘球绦虫成虫单克隆抗体法检测成虫及棘球蚴抗原，作为筛选试验可能有应用前景。

（3）循环抗原测定：检出循环抗原具有重要诊断价值，但因其敏感性低、特异性差，临床尚难广泛应用。

3. 影像学检查 超声检查可见边缘明确的囊状液性暗区，其内可见散在光点或小光圈；CT 检查对肝、肺、脑、肾囊型棘球蚴病诊断有重要意义，MRI 与 CT 相比无更多优越性；腹部 X 线平片见囊壁的圆形钙化阴影及骨 X 线片上囊性阴影有助于诊断。

【诊断与鉴别诊断】

1. 诊断依据 流行区而肝、肺、肾或颅内有占位病变者，应高度疑诊而进行相关的检查。影像学检查发现囊性病变、血清免疫学试验阳性有助于诊断。如肺囊型棘球蚴病破入支气管，咳出粉皮样膜状物质，尤其是显微镜下查见头节或小钩即可确诊。

2. 鉴别诊断 应分别与先天性多囊肝、肝囊肿、多囊肾、肝脓肿、肺脓肿、肺结核、脑囊尾蚴病、肺转移癌及脑转移癌等相鉴别。

案例 8-4【诊断及鉴别诊断】

1. 诊断 肝囊型棘球蚴病。

2. 鉴别诊断 主要与肝囊肿、肝脓肿等相鉴别。该患者系牧民，以乏力、腹胀为主要表现，血常规：WBC 5.5×10⁹/L，N% 59%，L% 34.2%，BA% 1.2%，EO% 0.8%，Hb 128g/L，PLT 216×10⁹/L；肝功能：ALT 62U/L，AST 58U/L，γ-GGT 52U/L，ALP 43U/L，TBil 16μmol/L，ALB 40g/L；腹部彩超提示肝脏囊性占位，大小约 12cm×15cm。无发热、腹痛，血常规正常，可排除肝脓肿。

【预后】

本病预后多较好。囊型包虫破裂发生休克者预后较差。

【治疗】

1. 手术治疗 以手术切除囊型棘球蚴病变为主，术中可先以 0.1% 西曲溴铵杀原头蚴，将内囊剥离完整取出，严防囊液外溢。术前 2 周服阿苯达唑可以减少术中并发症及术后复发。

2. 药物治疗 有手术禁忌或术后复发且无法再行手术治疗者，采用药物治疗。常用阿苯达唑（albendazole），6.0 ~ 7.5mg/kg 或 0.4g，每天 2 次，疗程 4 周，间隔 2 周后再用 1 个疗程，共 6 ~ 10

个疗程，有效率为80%。不良反应少而轻，偶可引起可逆性白细胞减少及一过性ALT升高等。本品有致畸作用，孕妇禁用。

3. 对症治疗 肝、肺、脑、肾囊型棘球蚴病出现相应器官损害时，酌情治疗，维护器官功能；继发细菌感染时抗菌治疗；过敏反应时对症处理等。

> **案例8-4【治疗】**
>
> 肝囊型棘球蚴病以手术治疗为主，故该患者给予术前2周口服阿苯达唑，后接受手术剥离，术后恢复可，治愈出院。

【预防】

1. 控制传染源 流行区的犬应普查普治，广泛宣传养犬的危害性。可用吡喹酮驱除犬的细粒棘球绦虫。

2. 加强健康知识宣传 使广大群众知道避免与犬接触，注意饮食和个人防护。

3. 加强屠宰场管理 病畜内脏要深埋，防止被犬吞食，避免犬粪中虫卵污染水源。

二、泡型棘球蚴病

泡型棘球蚴病是泡型棘球绦虫，即多房棘球绦虫的蚴虫泡型棘球蚴（泡球蚴）寄生于人体引起的疾病，又称泡型包虫病、多房棘球蚴病。泡型与囊型棘球蚴病在生物学、流行病学、病理学和临床表现等方面都有明显不同。

【病原学】

泡型棘球绦虫较细粒棘球绦虫略小，呈球形，由许多小囊泡组成，埋在致密结缔组织内，无纤维性包膜。囊壁由内层的生发膜与外层的匀质层组成。生发膜富含细胞，增生活跃，产生胚芽和原头节。匀质层内无细胞，不含角蛋白，与细粒棘球蚴角质层不同。囊泡内含黏液性基质。生发层主要向外芽生繁殖，呈浸润性增生，破坏器官实质；也可向囊腔内增生呈棘状突出，延伸至囊泡对壁。

【流行病学】

本病多为散发，主要分布于中南欧、北美、俄罗斯、日本北海道、英国和加拿大等地区。中国青海、宁夏、新疆、甘肃、西藏、内蒙古、黑龙江及四川甘孜等地均有病例报道。野犬、狐、狼、獾和猫等为终末宿主，被其捕食的田鼠等啮齿动物为中间宿主。人可因接触犬、狐，或误食被虫卵污染的食物或水而感染，感染后也可成为中间宿主。农牧民与野外狩猎人员受感染者多，以男性青壮年为主。

【发病机制与病理解剖】

虫卵吞食后在小肠孵出六钩蚴，其穿过肠黏膜达门静脉，到肝后发育为泡球蚴。病变为单个大块型或几个坚硬肿块，周围界限不清。表面可见多数散在灰白色大小不等的结节，切片可见坏死组织和空腔，光镜下可见形状不规则的串珠状小囊泡，囊泡间及周围有肉芽组织增生。严重者可破坏整个肝叶，中心区可形成假腔。病变向邻近器官组织扩散，可侵及下腔静脉、门静脉、胆总管；从泡球蚴脱落入血液循环的生发膜细胞可转移至肺、脑等远处器官，引起相应脏器病理改变。

【临床表现】

潜伏期达10～20年或以上。

1. 肝泡型棘球蚴病 表现为：①单纯肝肿大型，以上腹隐痛或肿块为主，或食欲减退，腹胀，消瘦，肝大；②梗阻性黄疸型，以梗阻性黄疸为主要特点，可有腹水、脾大和门静脉高压征象；③巨肝结节型，也称类肝癌型，表现为上腹隆起，肝左右叶均极度肿大，表面有大小不等的结节，质硬。可因肝衰竭而死亡。

2. 肺泡型棘球蚴病 可由肝右叶病变侵蚀横膈后至肺，或经血液循环引起。临床可见少量咯血，少数可并发胸腔积液。胸部X线摄片可见双肺大小不等的结节性病灶。

3. 脑泡型棘球蚴病 主要表现为颅内占位性病变，常出现局限性癫痫或偏瘫。多伴有肝或肺泡型棘球蚴病。脑泡型棘球蚴病是死亡的常见原因。

【实验室检查】

1. 一般检查 血红蛋白轻至中度降低，部分患者血嗜酸性粒细胞轻度增高。血沉明显加快。约30%患者 ALT、ALP 升高，晚期可有白蛋白与球蛋白比例倒置。

2. 免疫学检查 包虫皮内试验常为阳性，IHA、ELISA 检测泡型棘球蚴抗原 Em2（泡球蚴角质层的一种抗原成分）有高度敏感性和特异性。但与细粒棘球蚴、猪囊尾蚴患者血清有 10%～20% 的交叉反应。

3. 其他检查 肝超声与 CT 检查可见边缘不规则、结构不匀质的大块占位病变，中央坏死时可见液性暗区。腹部 X 线可见肝区局限或弥漫性无定型点状或多数细小环状钙化影。

【诊断和鉴别诊断】

根据流行病学史、临床表现及免疫学检查，结合影像学特点可做出诊断。应与原发性肝癌、结节性肝硬化、肺癌、脑肿瘤等相鉴别。

【治疗】

早期手术切除病灶及周围肝组织或肝叶切除。手术不易根除，常需用阿苯达唑治疗，剂量为 5mg/kg，每天口服 2 次，疗程视病变大小而异，一般 2～3 年或更长。少数可有皮疹、蛋白尿、黄疸及白细胞减少等不良反应，停药后多可恢复正常。

【预防】

加强疫区人群的知识宣传。对流行区犬用吡喹酮进行普治。

【复习思考题】

1. 棘球蚴病的病原学及流行病学有哪些特征？

2. 肝囊型棘球蚴病临床表现是什么？

3. 棘球蚴病如何治疗？

【习题精选】

8-19. 棘球蚴病最常见的临床类型是（　　　）

A. 脑囊型棘球蚴病　　　　　　　　B. 肺囊型棘球蚴病

C. 肝囊型棘球蚴病　　　　　　　　D. 肌肉囊型棘球蚴病

E. 骨骼囊型棘球蚴病

8-20. 棘球蚴病的主要传染源是（　　　）

A. 羊　　　　　　B. 猪　　　　　　C. 人　　　　　　D. 猫　　　　　　E. 犬

8-21. 棘球蚴病的主要治疗方法是（　　　）

A. 药物治疗　　　B. 免疫治疗　　　C. 手术治疗　　　D. 中药治疗　　　E. 生物治疗

8-22. 肝囊型棘球蚴病的特征错误的是（　　　）

A. 病变多位于肝脏右叶　　　　　　B. 血常规示白细胞计数明显升高

C. 肿破裂可引起过敏性休克　　　　D. 其发生率较脑包虫病高

E. 右上腹扪及与肝脏相连表面光滑的无痛性肿块

8-23. 肝囊型棘球蚴病最常见的发病部位是（　　　）

A. 肝右叶　　　　B. 肝各叶　　　　C. 肝尾叶　　　　D. 肝左叶　　　　E. 肝方叶

8-24. 棘球蚴病首选的治疗药物是（　　　）

A. 阿苯达唑　　　B. 甲苯达唑　　　C. 吡喹酮　　　　D. 呋喃嘧酮　　　E. 乙胺嘧啶

8-25. 棘球蚴病的诊断方法不包括（　　　）

A. 补体结合试验　B. 血清学试验　　C. 病原学试验　　D. 影像学检查　　E. 查虫卵

（丁向春）

参 考 文 献

长三角免疫规划一体化项目组, 中华医学会感染病学分会儿童感染和肝病学组. 2020. 儿童轮状病毒胃肠炎预防诊疗专家共识 (2020 年版)[J]. 中华预防医学杂志, 54(4): 392-405.

陈永平, 程明亮, 邓存良. 2017. 传染病学 (案例版)[M]. 2 版. 北京: 科学出版社.

郝琴. 2020. 莱姆病的流行现状及防制措施[J]. 中国媒介生物学及控制杂志, 31(6): 639-641.

李兰娟, 任红. 2018. 传染病学[M]. 9 版. 北京: 人民卫生出版社.

李兰娟, 王宇明. 2015. 感染学[M]. 3 版. 北京: 人民卫生出版社.

彭文伟. 2006. 传染病学[M]. 6 版. 北京: 人民卫生出版社.

邵祝军. 2019. 流行性脑脊髓膜炎流行现状及防控形势[J]. 中华预防医学杂志, 53(2): 129-132.

魏来, 李太生. 2016. 内科学—感染科分册[M]. 北京: 人民卫生出版社.

张爱勤, 沈兆媛, 雷韫睿, 等. 2020. 莱姆病流行病学及其防治研究现状[J]. 中华卫生杀虫药械, 26(1): 79-83.

中华医学会肝病学分会, 中华医学会感染病学分会. 2015. 慢性乙型肝炎防治指南 (2015 年更新版)[J]. 临床肝胆病杂志, 31(12): 1941-1960.

中华医学会感染病学会艾滋病丙型肝炎学组, 中国疾病预防控制中心. 2021. 中国艾滋病诊疗指南 (2021 年版)[J]. 中华传染病杂志, 39(12): 715-735.

中华预防医学会. 2019. 中国脑膜炎球菌疫苗预防接种专家共识[J]. 中华流行病学杂志, 40(2): 123-128.

周元平, 侯金林. 2013. 热带病学[M]. 2 版. 北京: 人民卫生出版社.

Andrew R, Laura E E, Waleed A, et al. 2017. Surviving sepsis campaign: international guidelines for management of sepsis and septic shock: 2016[J]. Intensive Care Med, 43(3): 304-377.

Brown G D, Denning D W, Gow N A, et al. 2012. Hidden killers: human fungal infections[J]. Sci Transl Med, 4(165): 165.

Costa F, Hagan J E, Calcagno J, et al. 2015. Global morbidity and mortality of leptospirosis: a systematic review[J]. PLoS Negl Trop Dis, 9(9): e0003898.

Evans L, Rhodes A, Alhazzani W, et al. 2021. Surviving sepsis campaign: international guidelines for management of sepsis and septic shock 2021[J]. Intensive Care Med, 47(11): 1181-1247.

Halperin J J. 2018. Diagnosis and management of Lyme neuroborreliosis[J]. Expert Rev Anti Infect Ther, 16(1): 5-11.

Jesus A C, Estephania V, Jorge O C, et al. 2018. Clinical spectrum of Lyme disease[J]. Eur J Clin Microbiol Infect Dis, 38(2): 201-208.

Jonathan S Y, Michele C H, Gunther F C, et al. 2008. Surveillance for waterborne disease and outbreaks associated with recreational water use and other aquatic facility-associated health events—United States, 2005-2006[J]. MMWR Surveill Summ, 57(9): 1-29.

Juan C G, Benach J L. 2019. Lyme neuroborreliosis: clinical outcomes, controversy, pathogenesis, and polymicrobial infections[J]. Ann Neurol, 85(1): 21-31.

Julian R, Sarah L G, Bem Bernhard H. 2019. Candidalysin: discovery and function in Candida albicans infections[J]. Curr Opin Microbiol, 52: 100-109.

Khalil I A, Troeger C, Blacker B F, et al. 2018. Morbidity and mortality due to shigella and enterotoxigenic Escherichia coli diarrhoea: the global burden of disease study 1990–2016[J]. Lancet Infect Dis, 18(11): 1229-1240.

Lantos P M. 2015. Chronic Lyme disease[J]. Infect Dis Clin North Am, 29(2): 325-340.

Mead P S. 2015. Epidemiology of Lyme disease[J]. Infect Dis Clin North Am, 29(2): 187-210.

Paul M L, Jeffrey R, Linda K B, et al. 2020. Clinical practice guidelines by the Infectious Diseases Society of America, American Academy of Neurology, and American College of Rheumatology: 2020 guidelines for the prevention, diagnosis, and treatment of Lyme disease[J]. Neurology, 96(6): 262-273.

Selvarajah S, Ran S, Roberts N W, et al. 2021. Leptospirosis in pregnancy: a systematic review[J]. PLoS Negl Trop Dis, 15(9): e0009747.

Stanek G, Strle F. 2018. Lyme borreliosis—from tick bite to diagnosis and treatment[J]. FEMS Microbiol Revi, 42(3): 233-258.

Woodman M E, Cooley A E, Avdiushko R, et al. 2009. Roles for phagocytic cells and complement in controlling relapsing fever infection[J]. J Leukoc Biol, 86(32): 727-736.

Yeon H W, Luis R M. 2021. *Cryptococcus neoformans*—astrocyte interactions: effect on fungal blood brain barrier disruption, brain invasion, and meningitis progression[J].Crit Rev Microbiol, 47(2): 206-223.

习题精选答案

1-1. D	1-2. B	1-3. E	1-4. A	1-5. B
2-1. B	2-2. D	2-3. A	2-4. C	2-5. E
2-6-1. A	2-6-2. C	2-6-3. D	2-6-4. A	2-7. C
2-8. C	2-9. D	2-10. C	2-11. C	2-12. D
2-13. D	2-14. D	2-15. B	2-16-1. A	2-16-2. A
2-16-3. E	2-16-4. E	2-17-1. E	2-17-2. A	2-17-3. D
2-17-4. B	2-18. B	2-19. D	2-20. B	2-21. A
2-22. C	2-23. ABC	2-24. ABCDE	2-25. ABCDE	2-26. CD
2-27. ABCDE	2-28. D	2-29. B	2-30. C	2-31. B
2-32. A	2-33. A	2-34. C	2-35. A	2-36. E
2-37. B	2-38. C	2-39. A	2-40. C	2-41. D
2-42-1. B	2-42-2. E	2-42-3. E	2-43. B	2-44. A
2-45. D	2-46. B	2-47. A	2-48. B	2-49. E
2-50. E	2-51. E	2-52. C	2-53. A	2-54. C
2-55. D	2-56. B	2-57. E	2-58. D	2-59. A
2-60. D	2-61. D	2-62. D	2-63. E	2-64. E
2-65. A	2-66. E	2-67. C	2-68. D	2-69. E
2-70. C	2-71. E	2-72. B	2-73. E	2-74. D
2-75. C	2-76. E	2-77. E	2-78. E	2-79. C
2-80. C	2-81. A	2-82. D	2-83. E	2-84. E
2-85. A	2-86. A	2-87. E	2-88. D	2-89. B
2-90. A	2-91. D	2-92. E	2-93. C	2-94. B
2-95. A	2-96. A	2-97. C	2-98. C	2-99. ABCD
2-100. ABCE	2-101. ABCDE	2-102. D	2-103. D	2-104. A
2-105. D	2-106. E	2-107. D	2-108. C	2-109. C
2-110. A	2-111. D	2-112. D	2-113. A	2-114. E
2-115. D	2-116. E	2-117. B	2-118. A	2-119. A
2-120. B	2-121. A	2-122. D	2-123. C	2-124. E
2-125. E	2-126. C	2-127. C	2-128. E	2-129. A
2-130. B	2-131. C	2-132. A	2-133. A	2-134. D
2-135. C	2-136. C	2-137. B	2-138. D	2-139. C
2-140. C	2-141. C	2-142. A	2-143. B	2-144. D
2-145. A	2-146. ABCD	2-147. AB	2-148. AD	
3-1. C	3-2. D	3-3. B	3-4. C	3-5. A
3-6. B	3-7. C	3-8. D	3-9. B	3-10. B
3-11. C	3-12. C	3-13. C	3-14. C	3-15. B
3-16. C	3-17. D	3-18. C	3-19. E	3-20. E
3-21. C	3-22. A	3-23. E	3-24. E	3-25. D
3-26. E	3-27. C	3-28. E	3-29. E	3-30. D
3-31. E	3-32. B	3-33-1. C	3-33-2. D	3-34-1. B
3-34-2. D	3-34-3. A	3-35. D	3-36. D	3-37. D
3-38. D	3-39. C	3-40. B	3-41. A	3-42. C
3-43. D	3-44. B	3-45. A	3-46. D	3-47. D
3-48. C	3-49. A	3-50. D	3-51. A	3-52. C
3-53. B	3-54. D	3-55-1. D	3-55-2. A	3-55-3. C
3-56-1. C	3-56-2. C	3-56-3. A	3-57. B	3-58. A

3-59. D | 3-60. C | 3-61. A | 3-62. E | 3-63. B
3-64. B | 3-65. D | 3-66. C | 3-67. E | 3-68. D
3-69. E | 3-70. A | 3-71. A | 3-72. A | 3-73. A
3-74. A | 3-75. B | 3-76. C | 3-77. B | 3-78. E
3-79. D | 3-80. D | 3-81. D | 3-82. A | 3-83. A
3-84. D | 3-85. A | 3-86. C | 3-87. E | 3-88. E
3-89. A | 3-90. C | 3-91. D | 3-92. A | 3-93. ABCDE
3-94. A | 3-95. A | 3-96. E | 3-97. B | 3-98. A
3-99. D | 3-100. C | 3-101. D | 3-102. E | 3-103. C
3-104. A | 3-105. B | 3-106. C | 3-107. A | 3-108. D
3-109. B | 3-110. D | 3-111. C | 3-112. A | 3-113. D
3-114. C | 3-115. B | 3-116. C | 3-117. D | 3-118. A
3-119. D | 3-120. A | 3-121. B | 3-122. E | 3-123. A
3-124. C | 3-125. D | | |

4-1. B | 4-2. E | 4-3. E | 4-4. A | 4-5. E
4-6. E | 4-7. D | 4-8. B | 4-9. C | 4-10. D
4-11. D | 4-12. E | 4-13. D | 4-14. A | 4-15. E
4-16. E | 4-17. E | 4-18. C | 4-19. D | 4-20. D
4-21. D | | | |

5-1. A | 5-2. B | 5-3. C | 5-4. D | 5-5. E
5-6. C | 5-7. A | 5-8. A | 5-9. A | 5-10. A
5-11. A | 5-12. C | 5-13. C | 5-14. E | 5-15. B
5-16. C | 5-17. A | 5-18. A | 5-19. D | 5-20. E
5-21. E | 5-22. C | 5-23. E | 5-24. B | 5-25-1. D
5-25-2. E | 5-25-3. A | 5-26-1. D | 5-26-2. E | 5-26-3. C
5-26-4. C | | | |

6-1. B | 6-2. E | 6-3. D | 6-4. A | 6-5. D
6-6. E | 6-7. B | 6-8. E | 6-9. D | 6-10. E
6-11. B | 6-12. B | 6-13. C | 6-14. D | 6-15. D
6-16. A | | | |

7-1. A | 7-2. A | 7-3. E | 7-4. ABCD | 7-5. BD
7-6. ABCD | 7-7-1. B | 7-7-2. C | 7-7-3. A | 7-8-1. E
7-8-2. E | 7-8-3. C | 7-9. E | 7-10. D | 7-11. D
7-12. A | 7-13. A | 7-14. B | 7-15. C | 7-16. C
7-17. B | 7-18. C | 7-19. A | 7-20. B | 7-21-1. D
7-21-2. C | 7-21-3. D | 7-21-4. A | 7-22. E | 7-23. D
7-24. E | 7-25. C | 7-26-1. D | 7-26-2. C | 7-26-3. B
7-27. D | 7-28. C | 7-29. B | 7-30. E | 7-31. B
7-32. D | | | |

8-1. E | 8-2. C | 8-3. D | 8-4. C | 8-5. B
8-6. D | 8-7. E | 8-8. C | 8-9. B | 8-10. E
8-11. B | 8-12. C | 8-13. B | 8-14. C | 8-15. D
8-16. E | 8-17. A | 8-18-1. A | 8-18-2. C | 8-18-3. E
8-18-4. D | 8-19. C | 8-20. E | 8-21. C | 8-22. B
8-23. A | 8-24. A | 8-25. E | |

笔记栏